Terapia ocupacional en geriatría

Principios y práctica

TERAPIA OCUPACIONAL

Durante/Noya: Terapia ocupacional en salud mental: principios y práctica
Durante/Noya/Moruno: Terapia ocupacional en salud mental: 23 casos clínicos comentados
Durante/Pedro: Terapia ocupacional en geriatría: principios y práctica (2.ª edición)
Romero/Moruno: Terapia ocupacional: teoría y técnicas

Terapia ocupacional en geriatría

Principios y práctica

2.ª edición

Pilar Durante Molina
Terapeuta Ocupacional,
Codirectora de Walk,
Rehabilitación y Desarrollo Integral, S.L.L., Madrid

Pilar Pedro Tarrés
Terapeuta Ocupacional, Unidad Funcional Interdisciplinar
Sociosanitaria de Geriatría (UFISS),
Hospital Universitario Germans Trias i Pujol, Badalona;
Profesora de la Escuela Universitaria de Terapia Ocupacional
de la Cruz Roja, Terrassa,
Universidad Autónoma de Barcelona

MASSON

MASSON, S.A.
Travessera de Gràcia, 17-21 - 08021 Barcelona (España)
Teléfono: (34) 93 241 88 00
www.masson.es

MASSON, S.A.
21, rue Camille Desmoulins - 92789 Issy-les-Moulineaux Cedex 9 - Paris (Francia)
www.masson.fr

MASSON S.P.A.
Via Muzio Attendolo detto Sforza, 7/9 - 20141 Milano (Italia)
www.masson.it

MASSON DOYMA MÉXICO, S.A.
Santander, 93 - Colonia Insurgentes Mixcoac - 03920 México DF (México)

Primera edición 1998
Reimpresiones 1999, 2001, 2002
Segunda edición 2004

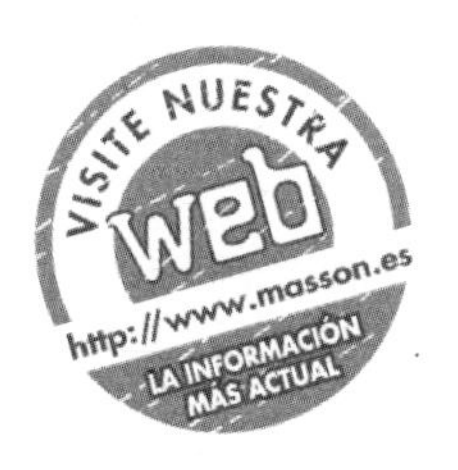

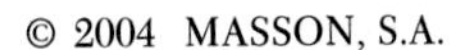
ISBN 84-458-1369-2
Depósito Legal: B. 47.052 - 2003
Composición y compaginación: FD, S.L. - Muntaner, 217 - Barcelona (2004)
Impresión: Gràfiques 92, S.A. - Av. Can Sucarrats, 91 - Rubí (Barcelona) (2004)
Printed in Spain

Colaboradores

Salvador Altimir Losada
Geriatra. Jefe de la Unidad Funcional Interdisciplinaria Sociosanitaria de Geriatría, Hospital Universitario Germans Trias i Pujol, Barcelona (Badalona), Barcelona. Profesor de la Escuela Universitaria de Terapia Ocupacional de la Cruz Roja, Barcelona (Terrassa), Barcelona, Universidad Autónoma de Barcelona, Barcelona.

Carme Basil Almirall
Unidad de Técnicas Aumentativas de Comunicación (UTAC-SIRIUS), Departamento de Bienestar Social, Generalitat de Cataluña, Barcelona.

Judit Boix Pérez
Profesora del Departamento de Psicología Evolutiva y de la Educación, Universidad de Barcelona, Barcelona.

Gonzalo Bravo Fernández de Araoz
Geriatra, Gerente del grupo C & E, Madrid.

Pilar Carrasco Mateo
Terapeuta Ocupacional, Residencia de personas mayores «Parque los Frailes», Leganés, Madrid.

Carmen Cipriano Crespo
Terapeuta Ocupacional, Centro de Día Psicogeriátrico, AFAL, Talavera de la Reina, Toledo.

Ramón Coll Artés
Médico Adjunto, Servicio de Rehabilitación, Hospital Universitario Germans Trias i Pujol, Badalona, Barcelona.

Núria Lluïsa Coral Esteban
Terapeuta Ocupacional, Centro Sociosanitario, Consorci Sanitari Creu Roja, L'Hospitalet de Llobregat, Barcelona.

Teresa Elorduy Hernández-Vaquero
Terapeuta Ocupacional, Centro Autonomía Personal SIRIUS, ICASS, Departamento de Bienestar Social, Barcelona.

Mieke Gerritsma
Terapeuta Ocupacional, Corporación Fisiogestión, Área domiciliaria, Barcelona.

Loreto González Román
Terapeuta Ocupacional, UFISS de Geriatría, Hospital Mútua de Terrassa, Barcelona.

Juan Luis Guijarro García
Geriatra, Casa de la Misericordia, Pamplona.

Sergio Guzmán Lozano
Terapeuta Ocupacional del Hospital de Día para el Diagnóstico y Tratamiento de las Demencias de los Centros Asistenciales de Torribera, Santa Coloma de Gramenet, Barcelona.

Francisco Javier Leturia Arrazola
Psicólogo, Fundación Matía, San Sebastián.

Pilar Martín Olmo
Terapeuta Ocupacional, Departamento de Terapia Ocupacional, Clínica ASEPEYO, Coslada, Madrid; Profesora de la Diplomatura de Terapia Ocupacional, Universidad Alfonso X el Sabio, Villanueva de la Cañada, Madrid.

Victoria Martínez Díez
Terapeuta Ocupacional, Departamento de Terapia Ocupacional, Clínica ASEPEYO, Coslada, Madrid; Profesora de la Diplomatura de Terapia Ocupacional, Universidad Alfonso X el Sabio, Villanueva de la Cañada, Madrid.

Tomás Meixoeiro García
Licenciado en Educación Física, Consultor de Walk, Rehabilitación y Desarrollo Integral, Madrid.

Coral Navarro Correal
Terapeuta Ocupacional, Corporación Fisiogestión, Área domiciliaria, Barcelona.

Blanca Noya Arnaiz
Terapeuta Ocupacional, Walk, Rehabilitación y Desarrollo Integral, Madrid.

M.ª José Orduña Bañón
Terapeuta Ocupacional, Servicio de Geriatría, Hospital Clínico Universitario San Carlos, Madrid.

M.ª José Padilla Jiménez
Terapeuta Ocupacional, Departamento de Terapia Ocupacional, Hospital Militar Generalísimo Franco, Madrid.

Jesús Pérez Muñoz
Geriatra, Servicio de Geriatría, Hospital General de Logroño.

Viridiana Pistorio Jiménez
Terapeuta Ocupacional y Fisioterapeuta, Práctica Privada.

Begoña Polonio López
Terapeuta Ocupacional, Profesora Asociada de la Diplomatura de Terapia Ocupacional, Escuela Universitaria de Talavera de la Reina, Universidad de Castilla-La Mancha; Profesora de la Diplomatura de Terapia Ocupacional, Escuela Universitaria «La Salle», Universidad Autónoma de Madrid, Madrid.

Victoria Prudencio García
Terapeuta Ocupacional, Residencia de personas mayores «Parque los Frailes», Leganés, Madrid.

Cristina Rodríguez Sandiás
Terapeuta Ocupacional, Profesora titular en el Departamento de Terapia Ocupacional, Escuela Universitaria Creu Roja de Terrassa. Universidad de Barcelona. Barcelona.

Isidoro Ruipérez Cantera
Geriatra, Jefe del Servicio de Geriatría, Hospital Central de la Cruz Roja, Madrid; Presidente de la Sociedad Española de Geriatría y Gerontología, Madrid.

Pau Sánchez Ferrín
Médico Geriatra, Director asistencial, Centro Sociosanitario, Consorci Sanitari Creu Roja, L'Hospitalet de Llobregat, Barcelona.

M.ª Teresa Sancho Castiello
Psicóloga, Jefa del Servicio de Observatorio de Personas Mayores; IMSERSO; Vocal del área Psicosocial de la Sociedad Española de Geriatría y Gerontología, Madrid.

Javier Yanguas Lezaun
Pedagogo, Fundación Matía, San Sebastián.

A mis hijos, Raquel, Tomás y Sara

A mi hija Paola

Prólogo a la segunda edición

La terapia ocupacional constituye un pilar básico en la atención especializada al paciente mayor. Además, sus profesionales son, por regla general, uno de los principales exponentes de algo consustancial al trabajo con este tipo de enfermos; me refiero a la estrecha colaboración de los distintos profesionales procedentes de campos muy diversos en los denominados equipos interdisciplinarios y/o multidisciplinarios. El presente libro es testimonio de esta colaboración.

Basta con leer la lista de colaboradores para comprobar cómo se entremezclan en los distintos capítulos terapeutas ocupacionales, propiamente dichos con expertos procedentes de múltiples campos vinculados a la gerontogeriatría: autores procedentes de la medicina geriátrica, de las ciencias sociales, de la psicología, de la educación física, etc.; todos ellos tienen en común al menos dos aspectos básicos para el éxito de un libro como el aquí presentado: su interés por mejorar las condiciones de vida y de salud de las personas mayores, y una competencia profesional fuera de toda duda, suficientemente contrastada durante muchos años.

La primera edición del libro, publicada hace ahora 5 años, fue extraordinariamente útil para el fin que pretendía: contribuir a la formación básica y especializada de los estudiosos de la terapia ocupacional en su vertiente geriátrica. Su acogida fue espléndida, como lo demostraron no sólo el «boca a boca» entre sus lectores, sino también las críticas que glosaron su contenido en las publicaciones especializadas y la rapidez con la que se agotó, aun realizándose tres reimpresiones sucesivas.

En el momento actual, más que de una nueva edición casi podría hablarse de un nuevo libro. En efecto, no sólo se han incorporado tres capítulos totalmente nuevos (24, 26 y 27), sino que se han revisado y reescrito de manera sustancial muchos de los demás, en un intento por actualizar contenidos y recomendaciones. Pero, sobre todo, se ha incorporado como novedad interesante, en forma de apéndice, una serie de casos clínicos tomados de la experiencia real, en lo que se comentan algunos de los problemas más comunes con los que se encuentra a diario el profesional de la terapia ocupacional. Todo ello confiere a esta obra un interés añadido que la aproxima mucho más a la práctica diaria y que, sin duda, repercutirá en beneficio del lector.

La conclusión global es que nos encontramos ante un libro del máximo interés en un ámbito en el que, desgraciadamente, no abundan las muestras de literatura rigurosa, plural en su origen, presentada con criterios académicos y basada en la experiencia indiscutible de los autores. Por estas razones, nuestro agradecimiento a todos y cada uno de los que han contribuido a hacer realidad esta nueva edición de TERAPIA OCUPACIONAL EN GERIATRÍA: PRINCIPIOS Y PRÁCTICA. Un agradecimiento que cabe personificar, ante todo, en su editora y coordinadora, Pilar Durante, persona siempre sensible a este tipo de necesidades y con una gran lucidez para seleccionar temas y autores, así como para coordinar la información recibida, limitar repeticiones y revisar todo aquello que requiere ser corregido. Tal agradecimiento debemos hacerlo extensivo a la totalidad de los autores y, cómo no, al equipo editorial de Masson, que ha elaborado este libro con la profesionalidad que le caracteriza.

Sólo me resta expresar mi satisfacción por haber podido colaborar en esta obra, siquiera sea como prologuista, y mi convencimiento de que el lector no va a sentirse defraudado, de manera que en muy poco tiempo Pilar Durante se verá en la obligación de iniciar las gestiones que conduzcan a una tercera edición de algo que lleva camino de convertirse en un clásico de la especialidad. Que así sea.

JOSÉ MANUEL RIBERA CASADO
Catedrático de Geriatría, Universidad Complutense;
Jefe del Servicio de Geriatría,
Hospital Clínico San Carlos, Madrid.

Prólogo a la primera edición

El progresivo envejecimiento de la población es, sobre todo en los países más desarrollados, un hecho irreversible; en España ya son seis millones las personas que superan los 65 años y más de un millón las mayores de 80 años. Esta situación ha traído consigo, en cuanto a aspectos sociosanitarios se refiere, una real «geriatrización» de la asistencia, con un espectacular aumento del consumo de recursos por este sector de la población y una ineludible necesidad de buscar nuevos modos y modelos para afrontar los retos que plantea la atención a tan específico y vulnerable sector de la población.

En la asistencia sanitaria al anciano coinciden una larga serie de considerandos: alta prevalencia de enfermedad, tendencia de la misma hacia la cronicidad y las complicaciones; habitual asociación de enfermedades, con la consiguiente polifarmacia, y la constante presencia de factores psíquicos y sociales condicionantes. Todo ello ocasiona frecuentes situaciones de pérdida de capacidad funcional para realizar correctamente las actividades de la vida diaria.

La *Gerontología* y la *Geriatría* son las disciplinas concretas que abordan, desde una órbita científica, la amplia gama de situaciones complejas que plantea el estudio del envejecimiento, tanto a nivel poblacional como, y sobre todo, individual. La primera lo hace desde criterios biológicos de normalidad, incluyendo la prevención de formas no fisiológicas de envejecimiento; la segunda, desde la patología ligada al envejecimiento.

La Geriatría en concreto se define como «rama de la medicina dedicada no sólo a la prevención, diagnóstico y tratamiento de las enfermedades en los ancianos, sino también, y sobre todo, a la recuperación de la función y a la posterior reinserción del anciano en la comunidad». La forma de abordaje de los problemas se efectúa a través de la *valoración geriátrica integral,* entendida como un proceso diagnóstico multidimensional, interdisciplinario, diseñado para identificar y cuantificar problemas médicos, evaluar capacidades funcionales y psicosociales, alcanzar un plan de tratamiento global, optimizar la utilización de recursos asistenciales y garantizar el seguimiento del paciente. Se trata del arma clave para planificar la intervención terapéutica en función de las necesidades del paciente anciano.

Sobre estas premisas, que indican la preocupación de la especialidad por la recuperación funcional del paciente, resulta obvio señalar que la *Terapia Ocupacional* pasará a ser un puntal esencial en la praxis geriátrica, ya que el mantenimiento de las actividades de la vida diaria constituye el objetivo básico de la acción terapéutica, convirtiéndose el control de la enfermedad no en el objetivo, sino en el medio para conseguirlo.

La relación Terapia Ocupacional-Geriatría es, desde el comienzo de ambas disciplinas, un matrimonio indisoluble que comparte preocupaciones y objetivos comunes, que tiene una amplia trayectoria en el Reino Unido y que, paulatinamente, se va imponiendo en España como un instrumento rutinario e imprescindible para mejorar la función y, en definitiva, la calidad de vida de las personas de edad avanzada.

Gran parte de la «culpa» del auge de la Terapia Ocupacional en Geriatría en España la tiene Pilar Durante Molina, a quien tuve la oportunidad de tener como alumna en la Escuela Nacional de Terapia Ocupacional y cuya singladura he seguido desde entonces en localidad privilegiada, comprobando casi a diario su vocación, su imaginación y su tenacidad para crear entre los profesionales implicados una nueva cultura sobre lo que significa la Terapia Ocupacional en Geriatría. Del mismo modo, Pilar Pedro Tarrés, alumna de la misma escuela, es el estandarte de ese binomio Geriatría-Terapia Ocupacional en Cataluña.

Pero no basta sólo la continuidad para conseguir los objetivos deseados; es imprescindible basarla en una formación rigurosa y en unos conocimientos profundos del campo elegido y, desde luego, transmitir esos conocimientos, aderezados con la experiencia, al resto de los profesionales interesados o implicados. Esto es lo que han tratado, y desde luego han conseguido, Pilar Durante y Pilar Pedro en el libro que hoy prologamos, libro que tiene, además, el valor añadido de ser la primera obra española que aborda los aspectos más específicos, teóricos y prácticos, de la Terapia Ocupacional y la Geriatría.

Para tan atractivo viaje, las autoras se han hecho acompañar de un selecto grupo de expertos en el tema, cuya sola presencia contribuye al atractivo del empeño. De su mano recorremos los especiales campos que constituyen el esqueleto del libro, desde las bases y fundamentos hasta los recovecos de los problemas específicos, siempre dentro del respeto y del campo de juego en el que se desarrolla la moderna Geriatría.

Por todo ello, es para mí un grato placer y una obligación reconocer la oportunidad y el esfuerzo hecho al diseñar y publicar TERAPIA OCUPACIONAL EN GERIATRÍA. PRINCIPIOS Y PRÁCTICA, libro ambicioso en el que, desde una óptica realmente interdisciplinaria, se exponen todos y cada uno de los ángulos que configuran, desde el prisma de la Terapia Ocupacional, una atención integral al anciano.

El profesional interesado en el tratamiento de los problemas del anciano tiene, pues, en sus manos, un útil instrumento que le ayudará a conocer más y mejor todos los aspectos que rodean el cuidado de los pacientes geriátricos y, por tanto, a mejorar la calidad de su asistencia. Aprovéchelo.

F. GUILLÉN LLERA

Presidente de la Comisión Nacional de la Especialidad de Geriatría; Jefe del Servicio de Geriatría del Hospital Universitario de Getafe; Profesor de Geriatría en la antigua Escuela Nacional de Terapia Ocupacional, Madrid.

Prefacio a la segunda edición

Han transcurrido ya cinco años desde que se publicara la primera edición del libro que ahora presentamos de nuevo. Sobre esa primera edición cabe resaltar que se trataba del primer libro sobre terapia ocupacional escrito por terapeutas ocupacionales, lo cual, en aquellos momentos, fue algo importante para la profesión; también se trataba de la primera publicación sobre terapia ocupacional geriátrica en castellano, lo que supuso una gran aportación para todos los profesionales que trabajaban en la atención de los pacientes geriátricos. El libro fue y ha sido muy bien acogido durante estos cinco años, como así lo demuestran las varias reimpresiones que se han hecho del mismo. No obstante, las autoras, los colaboradores y un número importante de compañeros del ámbito de la atención a las personas mayores han ido aportando sugerencias e ideas para la elaboración de esta nueva edición.

Esta segunda edición presenta capítulos anteriores revisados, nuevos capítulos y casos clínicos anexos. La inclusión de estos últimos se debe especialmente a la petición de muchos de nuestros lectores que nos han sugerido la necesidad de acercar aún más la teoría a la práctica.

Los nuevos temas tratados en esta segunda edición están muy relacionados con las dificultades halladas en la práctica cotidiana. Así, los problemas específicos sobre movilidad y sedestación y los relacionados con la comunicación y su abordaje se tratan en los capítulos 26 y 27, respectivamente. Son áreas muy importantes en el tratamiento de los pacientes geriátricos que, en numerosas ocasiones, son abordadas de manera superficial en los manuales de geriatría. Hemos querido aportar información de interés para facilitar con ello la labor de todos los profesionales que trabajan en el ámbito de la atención geriátrica.

También se han revisado y modificado algunos capítulos de la edición anterior, otorgándoles una mayor dimensión teórica y práctica de la que tenían anteriormente. Destacan los capítulos dedicados a la depresión y a la ansiedad, a la enfermedad de Parkinson y al accidente vasculocerebral, entre otros.

Queremos resaltar la importante labor de todos los colaboradores que han participado en el libro, y también la de aquellas personas que con sus críticas, principalmente constructivas, han hecho posible esta segunda edición que ahora presentamos.

Esperamos que esta nueva edición resulte interesante y útil y que pueda servir para hacer reflexionar a muchos profesionales sobre su práctica cotidiana con el fin de mejorarla día a día.

Pilar Durante Molina
Pilar Pedro Tarrés

Agradecimientos

No sería perdonable por nuestra parte dejar de agradecer al Dr. F. Guillén Llera, quien nos formó e inició en el campo de la Geriatría la atención que nos ha dedicado durante todos estos años, de ahí quizás el prólogo tan entrañable que nos ofrece, así como su constante compromiso con la Terapia Ocupacional en el ámbito geriátrico. Tampoco nos es posible olvidar a nuestro querido y entrañable amigo, que nos dejó recientemente, el Dr. J. R. Parreño Rodríguez, quien nos dio el último, y quizá principal, empujón para la publicación de este libro y contribuyó con sus escritos y conferencias al desarrollo de nuestra profesión.

¡Cómo no mostrar nuestro agradecimiento también a los equipos en los que trabajamos ayer y hoy, gracias a los cuales hemos ido creciendo y madurando! Gracias especialmente a los compañeros de la Residencia de Ancianos Nuestra Señora del Carmen y a los de la U.F.I.S.S. del Hospital Universitario Germans Trias i Pujol; gracias a los compañeros y colegas que nos han hecho críticas constructivas, señalando las deficiencias de la edición anterior y sugiriendo modificaciones y nuevos contenidos; a Silvia Eek y a José Luis Durante por sus ilustraciones y sus fotografías, y a todos aquellos que han contribuido de una u otra manera a hacer posible este libro. Gracias a Manuel y a Tomás por su infinita paciencia y comprensión.

Índice de capítulos

PARTE I

PARTE II

PARTE III

Casos clínicos

Parte I

Historia de la terapia ocupacional: su desarrollo en geriatría

1

P. Durante Molina

Introducción

En 1986 la American Occupational Therapy Association (AOTA) adoptó una definición de diccionario para explicar qué es la profesión: «Terapia ocupacional es el uso terapéutico de las actividades de autocuidado, trabajo y juego para incrementar la independencia funcional, aumentar el desarrollo y prevenir la incapacidad; puede incluir la adaptación de tareas o del entorno para alcanzar la máxima independencia y para aumentar la calidad de vida». La esencia de la terapia ocupacional (TO) descansa en el uso de las actividades como medio de tratamiento, con una meta mínima de mejorar la calidad de vida y una máxima de completar la rehabilitación o habilitación para una plena incorporación y un desarrollo satisfactorio en la sociedad.

Hasta llegar a esta definición, o cualquier otra de las que se manejan actualmente, son muchos los pasos que se han ido dando. De sus orígenes y de sus raíces históricas versa este capítulo.

Uso de la ocupación como medio terapéutico en la antigüedad

El uso terapéutico de la actividad y del movimiento ha sido apreciado desde los inicios de las civilizaciones. Ya en el año 2600 a.C. los chinos pensaban que la enfermedad era generada por la inactividad orgánica y utilizaban el entrenamiento físico, mediante una serie de ejercicios gimnásticos, para promover la salud e incluso, según sus creencias, para asegurar la inmortalidad. Al igual que los chinos, los egipcios (2000 a.C.) utilizaron los juegos y las actividades recreativas para aliviar las dolencias de los «melancólicos».

También los griegos, desde Escolapio (600 a.C.) en la ciudad de Pérgamo, hasta Pitágoras, Tales de Mileto u Orfeo (600 a.C.-200 d.C.), utilizaron las canciones, la música y la literatura como medio terapéutico. Hipócrates recomendaba la lucha libre, la lectura y el trabajo con el fin de mantener y mejorar el estado de salud.

Cornelio Celso, ya en Roma, recomendaba la música, la conversación, la lectura, el ejercicio hasta el punto de fatiga, los viajes e incluso un cambio de escena para mejorar las «mentes trastornadas». Más adelante, Galeno (131-201 d.C.) defendía el tratamiento mediante la ocupación, señalando que el «empleo es la mejor medicina natural y es esencial para la felicidad humana».

Durante la Edad Media apenas se desarrolla la idea del uso de la ocupación con fines terapéuticos y hay que esperar para ello al Renacimiento, con el resurgir de todas las ciencias. Entre los años 1250 y 1700 el interés científico se dirigió hacia el análisis del movimiento tomando nota especial del ritmo, la postura y el gasto de energía. Los estudios de Leonardo, Descartes y Bacon fueron seguidos por Ramazzini, quien resaltó la importancia de la prevención frente al tratamiento, así como la conveniencia de observar al paciente en su lugar de trabajo. Destacó el valor terapéutico de tejer como ejercicio e hizo referencia a la zapatería, la sastrería y la cerámica. Más o menos al mismo tiempo, Sanctorius desarrolló sus teorías del metabolismo y señaló, al igual que lo hicieran otros médicos de la época, que los ejercicios ocupacionales y la recreación podían incrementar la vitalidad.

Durante los siglos XVIII y XIX aparecieron gradualmente los patrones embrionarios de las especialidades de fisioterapia y de terapia ocupacional, aunque fue algo más tarde cuando adquirieron forma reconocible. En 1780 Tissot clasificó el ejercicio ocupacional como activo, pasivo y mixto, recomendando actividades tales como la costura, tocar el violín, serrar, martillear, cortar madera, cabalgar y nadar. En 1786 Pinel prescribió ejercicios físicos y ocupaciones manuales en la creencia de que la labor manual ejecutada rigurosamente era el mejor método de asegurar una buena moral y disciplina entre los pacientes del hospital psiquiátrico.

En Gran Bretaña, desde 1850 en adelante, los servicios de tratamiento suplementario y especializado comenzaron a emerger como nuevas profesiones. La guerra de Crimea precipitó el establecimiento de la enfermería como una profesión, la Primera Guerra Mundial introdujo la fisioterapia y, a pesar de que ya llevaba años ejerciéndose, al igual que las otras dos, fue en la Segunda Guerra Mundial cuando se reconoció la TO realmente. En Inglaterra los centros más conocidos fueron el Retreat de York, fundado por W. Tuke, y el Hanwl Asylum. En Escocia, el uso de la ocupación como tratamiento fue introducido inicialmente en el Murray Royal Infirmary de Perth. El Dr. Browne, conocido como el padre de la TO en Escocia, la introdujo como tratamiento a finales de 1830 en el Montrose y más tarde en el Crichton Royal Hospital de Dumfries. El proyecto Brabazan, introducido en Escocia en 1898, en el Woodilee Asylum de Lenzie fue una notable experiencia. Consistía en «enseñar a los residentes enfermos y tullidos a emplear sus manos de manera útil». El proyecto fue llevado a cabo por dos damas, cada una especializada en enseñar una técnica especial, realizándose trabajos de alfombras, lámparas, macramé, lencería, talla de madera, cestería y trabajos de hierro, todo lo cual resultó ser un prototipo para otros establecimientos, tanto en la salud mental como en el campo físico.

La historia nos sugiere que la profesión de TO emerge, a finales del siglo XIX, como parte del descubrimiento del valor de las ocupaciones como tratamiento.

Inicios de la profesión en los albores del siglo XX

Estados Unidos

Adolf Meyer, psiquiatra que trabajó a finales del siglo XIX y principios del XX, proporcionó a la TO una base filosófica sobre la cual pudo crecer. Meyer creía que los ritmos de la vida (trabajo, juego, descanso y sueño) debían mantener un equilibrio y que éste se conseguía por el hacer y la práctica habitual, con un programa de vida saludable como base para un sentimiento o emoción saludable. Dado que él sentía que el deterioro del hábito era, en parte, causa de la enfermedad mental o un síntoma de ésta, creía firmemente que el uso sistemático de intereses y del tiempo era una parte fundamental de la terapia. En 1892 escribía: «el uso apropiado del tiempo en alguna actividad útil y gratificante parece ser una cuestión fundamental en el tratamiento de pacientes neuropsiquiátricos». Así, el tratamiento se convirtió en una mezcla de placer y trabajo que incluía actividad productiva y recreación. Las relaciones interpersonales fueron igualmente importantes, dado que Meyer afirmaba que el contacto personal con los instructores era lo que hacía emerger un intercambio de recursos y experiencias. Era de vital importancia que estos instructores fueran capaces de respetar los intereses y las capacidades naturales de sus pacientes.

Susan E. Tracy, durante su formación como enfermera en 1905 y mientras trabajaba con pacientes ortopédicos encamados, se dio cuenta de los beneficios de la ocupación para aliviar la tensión nerviosa y permitir a estos pacientes tolerar el encamamiento. Ella vio la ocupación como una importante aliada de la terapéutica farmacológica, así como el entrenamiento de autoayuda. Recalcó que los intereses del bienestar podían ser sustituidos por otros de carácter mórbido y que éstos podían desencadenarse una vez dado de alta el paciente. En 1906, como directora de la Escuela de Enfermería del Adams Nervine Asylum de Boston, Tracy desarrolló el primer curso sistemático de formación en la ocupación para preparar a los instructores encargados de enseñar las actividades a los pacientes. Tracy también creía, como Meyer, que la relación interpersonal entre el instructor y el paciente era un elemento importante para el éxito del tratamiento ocupacional. En 1911 llevó a cabo el primer curso en ocupación en la Massachusetts General Hospital Training School for Nurses. En un esfuerzo por fomentar el uso de este tipo de terapia como tratamiento para los enfermos físicos y mentales, llevó a cabo numerosos cursos de formación en la ocupación.

Herbert J. Hall, médico que practicó la medicina en los inicios del siglo XX, prescribía la ocupación para sus pacientes (lo que él denominaba «cura de trabajo») como un tipo de medicina para dirigir el interés y regular la vida. En 1906, con ayuda de una beca de la Universidad de Harvard, estableció un taller en Marblehead, Massachusetts, en el que se usaban el tejido a mano, la talla de madera, el trabajo en metal y la cerámica como tratamiento para la neurastenia. Hall creía que la adecuada ocupación de la mano y de la mente es un factor muy influyente en el mantenimiento de la salud física, mental y moral en el individuo y en la comunidad. En 1908, en ese mismo hospital, Hall inició un programa de formación (primariamente para enfermeras y trabajadoras sociales) que se centraba en el trabajo como tratamiento. En 1915 fue coautor de un libro cuya traducción es *El trabajo de nuestras manos: un estudio de las ocupaciones para los inválidos*, en el cual distingue las ocupaciones «de diversión o entretenimiento» (para aquellos pacientes en estadios avanzados o incurables de la enfermedad) y las «remediadoras» (para pacientes que se benefician del valor terapéutico y económico del trabajo remediador o restaurativo).

Eleanor Clarke Slagle fue una trabajadora social que estaba interesada por los efectos negativos de la inactividad de los enfermos mentales durante las estancias hospitalarias. Mientras estudiaba realizó un curso de «ocupaciones y entretenimientos curativos para asistentes y enfermeras en instituciones para enfermos». Este curso, impartido por J. Lanthrop, tenía como punto principal la creencia de que los asistentes podrían usar las manualidades, las artes, los juegos y los pasatiempos como un medio de aproximación a sus pacientes y, además, consideraba que el trabajo de los asistentes era educativo por naturaleza. Tras completar este programa en 1911, Slagle llevó a cabo un curso similar en el State Hospital de Newbery en Michigan. Más tarde trabajó, bajo las órdenes de Meyer, como directora del departamento de Terapia Ocupacional del Phipps Psychiatric Clinic del Johns Hopkins Hospital de Baltimore. En 1915 Slagle organizó en Chicago la primera escuela profesional para terapeutas ocupacionales, The Henry B. Favill School of Occupations, de la que fue directora desde 1918 hasta 1922. En esta escuela recalcó la formación de costumbre: el arte de hacer las cosas de una manera aceptable socialmente. La interdependencia de los componentes físico y mental era esencial para realzar la terapia (esto es, la necesidad de graduar la actividad de simple a compleja, la necesidad de establecer el hábito de la atención y construir sobre él, etc.). Las modalidades utilizadas en este programa incluían actividaddes manuales, trabajo vocacional y preindustrial, baile folclórico, juegos, actividades recreativas y gimnasia. El objetivo de este tipo de actividades (basado en la filosofía de Meyer) era desarrollar un equilibrio entre trabajo, descanso y juego en los pacientes mentales.

El Dr. *William Rush Dunton Jr.* está considerado como el padre de la profesión. Como psiquiatra, ya en 1895, utilizaba la TO como tratamiento de los pacientes mentales. Influido por Tracy, dirigió en 1911 una serie de clases sobre la recreación y las ocupaciones para enfermeras en el Sheppard and Enoch Pratt Asylum de Baltimore. En 1912 fue encargado del programa de ocupaciones y recreación de la misma institución. En 1915 Dunton publicó el primer texto completo de TO, *Occupational therapy–a manual for nurses*. En dicho libro se recogían indicaciones para utilizar las ocupaciones tales como: canalizar el pensamiento del paciente hacia áreas sanas, controlar la atención, asegurar el descanso, entrenar los procesos mentales mediante el uso de la educación de las manos, los músculos y los ojos, servir como una válvula de seguridad y proporcionar una nueva vocación. Su segundo libro, *Reconstruction therapy*, publicado en 1919, estableció un credo para los terapeutas ocupacionales que todavía hoy tiene sentido:

– La ocupación es tan necesaria para la vida como el comer y el beber.
– Todo ser humano debe tener ocupación física y mental.
– Todos han de tener ocupaciones en las que participar o distraerse. Éstas son las más necesarias cuando la vocación está apagada o es poco grata. Todo individuo debe tener, al menos, dos entretenimientos: uno interior y otro exterior. Un gran número de ellos ampliará los intereses y la inteligencia.
– Las mentes, los cuerpos y las almas enfermas pueden sanar a través de la ocupación.

George Edward Barton, arquitecto, se volvió un defensor de la TO tras una larga enfermedad y convalecencia durante las cuales experimentó personalmente los beneficios del tratamiento de la ocupación. Ello fue lo que le hizo acuñar el término terapia ocupacional. Él organizó la Consolation House en Nueva York, donde las personas, por medio de las ocupaciones, podían ser reeducadas o preparadas para volver a tener un trabajo remunerado. Según Barton, la terapia ocupacional es «...la ciencia de formar o estimular (fortalecer, fomentar) al enfermo en las labores de tal manera que intervengan aquellas energías y actividades que produzcan un efecto terapéutico beneficioso».

La *Primera Guerra Mundial* trajo consigo el entrenamiento de las «auxiliares de reconstrucción» en cursos de 6 a 12 semanas de duración. Las clases incluían psicología de la discapacidad, fatiga y cura de trabajo, anatomía, higiene personal, cinesiología, administración hospitalaria y ética. Además, éstas proporcionaron formación en carpintería, trabajos de cuerda, trabajos con abalorios, tejido, cerámica y cestería. Las prácticas y el trabajo de campo en los hospitales locales fueron también parte esencial de este programa educativo.

En julio de 1921 se graduaron 1.685 auxiliares de reconstrucción de 25 escuelas. Estas auxiliares eran mujeres civiles que trabajaban con aquellos que sufrían problemas emocionales y nerviosos así como con los que estaban en salas de cirugía y ortopedia.

Fue durante este período cuando la TO empezó a introducirse en el terreno científico relacionado con el tratamiento de la incapacidad física. Específicamente fueron utilizados por primera vez dispositivos, técnicas y métodos como el análisis cinesiológico de las actividades (que permitía elegir éstas según las distintas limitaciones físicas), el desarrollo de elementos para medir la fuerza y el grado de movilidad y el diseño de piezas del equipo adaptadas para ayudar a ejecutar movimientos específicos destinados a incrementar la fuerza y el grado de movimiento.

La rica y profunda herencia que hemos recibido de estos antepasados se puede resumir brevemente en los siguientes puntos:

- Consideración de las labores manuales y creativas como modalidad restauradora.
- Utilización de las necesidades, valores e intereses de los pacientes para la estimulación de la actividad constructiva.
- Aprovechamiento de las destrezas existentes y desarrollo de otras nuevas para remediar la patología.
- Importancia de la relación interpersonal y de las interacciones para establecer y mantener un proceso terapéutico.
- Desarrollo de técnicas y dispositivos para disminuir la incapacidad.
- Aceptación del concepto básico de que la ocupación (actividad significativa y con un propósito) puede ser una fuerza positiva que influya sobre el estado de salud de un individuo.

Gran Bretaña

A raíz de la Primera Guerra Mundial, como ocurriera en EE.UU., surgió la necesidad de atender a los numerosos heridos ocasionados por ésta. Sir Robert Jones, cirujano ortopeda, persuadió al Ministerio de la Guerra para establecer centros de ortopedia. El primero se abrió en el Shepherd Bush Military Orthopedic Hospital en marzo de 1916. Su éxito propició el establecimiento de otros centros en Edimburgo, Glasgow y Aberdeen.

La TO fue introducida en Escocia, en 1919, en un hospital psiquiátrico moderno, el Gartnavel Royal Mental Hospital, por el Dr. Henderson. En 1924 Henderson leyó una comunicación sobre la TO en una reunión celebrada en la Royal Medico-Psychological Society of Mental Science. Entre los asistentes se encontraba la Dra. Casson, psiquiatra, quien tras una visita a EE.UU. en 1926, donde pudo observar el funcionamiento de la TO en la práctica, decidió introducirla en su propia residencia de Clifton, Bristol.

En 1925 comenzó a trabajar en Gran Bretaña la primera terapeuta ocupacional titulada, Margot Fulton, quien se había formado en la escuela de Filadelfia. Fue a esta misma escuela a la que acudió C. Tebbit para formarse y posteriormente abrir un departamento de TO en la Dorset House Psychiatric Nursing Home en Bristol.

En 1930 se fundó la primera escuela de TO en la Dorset House, bajo la dirección de Casson y con Tebbit como su principal colaboradora. En pocos años se fundaron otras escuelas en Londres, en Northampton y en Exeter. En 1936, el Dr. Cunningham, del Astley Ainslie Hospital de Edimburgo, pidió la colaboración de terapeutas ocupacionales canadienses para fundar un departamento de TO y un centro de formación. Los primeros terapeutas allí titulados fueron miembros de la Asociación Canadiense de TO dados los lazos existentes entre el centro y la Universidad de Toronto y la falta de una asociación británica por aquellas fechas.

Paralelamente al tratamiento psiquiátrico facilitado en la Dorset House, Casson adaptó el tratamiento ocupacional para casos físicos en el Hospital General de Bristol y en otros centros. Tebbit abandonó la Dorset House y en 1938 E. M. MacDonald, formado en esa misma escuela, asumió la dirección de la misma y de los departamentos de TO, manteniéndose en el puesto durante 30 años.

Desarrollo de la profesión en España: orígenes y situación actual

La Escuela Nacional de Terapia Ocupacional (ENTO), fundada por el Dr. Ruiz, fue creada por decreto del Ministerio de la Gobernación, aprobado por el Consejo de Ministros, aparecido en el BOE n.° 246 de octubre de 1964. Los estudios, no obstante, habían comenzado de la mano del Dr. Ruiz y de un grupo de colaboradores, en noviembre de 1960, como un curso abreviado de nueve meses. En octubre de 1961, los estudios tuvieron una duración de dos cursos académicos con ampliación no sólo de los horarios sino también de las materias tratadas. El curso, que se inició en octubre de 1967, tuvo una duración de tres años académicos, normalizándose de esta manera el pleno desarrollo de la ENTO.

El 27 de junio de 1967 apareció en el BOE n.° 152 el Reglamento por el que había de regirse la Escuela de Terapia Ocupacional, adscrita como filial de la Escuela Nacional de Sanidad y regida por una Junta Rectora compuesta por un presidente (el director de la Escuela Nacional de Sanidad), un vicepresidente (el decano de la Facultad de Medicina de Madrid), cinco vocales y un secretario (el director de la ENTO). Desde su constitución, todas la directrices, programas y nombramientos de profesores tenían que ser aprobados por la Junta Rectora.

Desde un principio fue criterio de la ENTO adaptar sus programas a los que rigen en la Federación Mundial de Terapeutas Ocupacionales (WFOT) y mantener contacto con dicha federación hasta su integración definitiva, que se produjo el 13 de agosto de 1970, adquiriendo así sus títulos, reconocimiento y validez internacional.

Con la Ley de Reforma Universitaria, promovida por el gobierno socialista, los estudios de TO aparecen por fin reconocidos como título universitario de grado medio (BOE 20/10/1990) y todas las escuelas que surgen a partir de ese momento lo hacen bajo el control de la Universidad. La primera se crea en la Universidad de Zaragoza, dentro de la Escuela de Ciencias de la Salud, y a ésta le siguen la Universidad Complutense de Madrid, la Escuela de la Cruz Roja de Tarrasa (Universidad Autónoma de Barcelona) y el CEU de Talavera de la Reina (Universidad de Castilla-La Mancha), y así un número importante hasta el momento en toda la geografía nacional.

En 1996 se publica en el BOE el decreto que regula la convalidación de títulos obtenidos en la antigua ENTO y que equipara los títulos obtenidos hasta el momento por los terapeutas en la ENTO con los diplomados en las escuelas de reciente creación.

En cuanto al desarrollo de la profesión en el ámbito de la geriatría, nos hemos de situar a principios de los años 70, cuando en el Hospital de la Cruz Roja de Madrid se crean sucesivamente, de manos de los Dres. Salgado Alba y Guillén Llera, y bajo los auspicios del Dr. Blanco Soler, un dispensario y un servicio de geriatría. En estos primeros años de funcionamiento del servicio se incorpora la figura del terapeuta ocupacional, primero en el hospital de día y posteriormente en las unidades de media y larga estancia. Posteriormente, los servicios de geriatría que se han ido abriendo a lo largo de la geografía nacional cuentan al menos con un terapeuta ocupacional entre sus recursos rehabilitadores.

A mediados y finales de los años 70, e impulsado por los Dres. Guillén Llera y Parreño Rodríguez, se incorpora la figura del terapeuta ocupacional en las residencias de ancianos (dependientes unas del Ministerio de Gobernación y otras de la Diputación de Madrid) dentro de las unidades de rehabilitación de nueva creación.

En Cataluña, con el traspaso de competencias sanitarias y sociales se desarrolla el Programa de atención a las personas mayores «Vida als Anys» en el que se cuenta con la figura del terapeuta ocupacional en los distintos niveles de atención geriátrica.

BIBLIOGRAFÍA

Hopkins HL. An historical perspective on occupational therapy. En: Hopkins HL, Smith HD, eds. Willard and Sapckman's occupational therapy, 5.ª ed. Filadelfia: J.B. Lippincott, 1978.

Jiménez Herrero F. Historia de la gerocultura y evolución de la enfermería geriátrica y gerontológica. En: Guillén Llera F, Pérez del Molino Martín J, eds. Síndromes y cuidados en el paciente geriátrico. Barcelona: Masson-Salvat, 1994.

MacDonald EM. Terapéutica ocupacional en rehabilitación, 2.ª ed. Barcelona: Salvat, 1979.

Meuer A. The philosophy of occupation therapy. Am J Occup Ther 1977; 31 (10): 639-642.

Morrison E. A history of the profession. En: Creek J, ed. Occupational therapy and mental health: principles, skills and practice. Edimburgo: Churchill-Livingstone, 1990.

Wallis MA. Profession and professionalism and the emerging profession of occupational therapy (part 1). Br J Occup Ther 1987; 50 (8): 264-265.

Wallis MA. Profession and professionalism and the emerging profession of occupational therapy (part 2). Br J Occup Ther 1987; 50 (9): 300-302.

La actividad como medio terapéutico

2

P. Durante Molina

La base de la terapia ocupacional (TO) es la actividad intencionada, esto es, con un significado o dirigida a un propósito dado. Desde que comenzara la profesión y aún en nuestros días, como se ha observado en el Congreso Europeo de TO celebrado recientemente en Madrid, los terapeutas se han planteado muchas preguntas sobre este tópico de máxima importancia para nosotros: ¿qué entendemos por actividad significativa o intencionada?, ¿son sinónimos los términos «actividad», «manualidad» y «actividad significativa» o, por el contrario, significan cosas diferentes?, ¿pueden utilizarse las manualidades como terapia?, ¿qué otras actividades son terapéuticas?, ¿qué destrezas debe aprender un terapeuta ocupacional?, ¿qué medios, modalidades y métodos deben estudiarse y cuáles han de usarse en la práctica?, y cuando se usan, ¿es más importante realizar una actividad o hacerla bien?

Significado de las actividades

Los pacientes y los terapeutas pueden encontrar significado en todas las actividades si se centran en su papel de supervivencia, en su papel artístico o en su valor terapéutico. El trabajo del terapeuta es encontrar este significado para los pacientes mientras les guía a través del proceso terapéutico. Si una tarea tiene significado para un individuo, merece ser incorporada en la práctica terapéutica.

Para muchos pacientes, las actividades manuales o artesanales pueden estar orientadas hacia un propósito dado, incluso aunque no se consideren herramientas de autocuidado en el sentido en que las entendían nuestros antepasados (p. ej., el hecho de hacer una vasija como elemento ornamental y no como recipiente para contener el agua). Hoy en día, no obstante, resurge el uso de materiales naturales como formas de arte, haciendo más fácil ilustrar que las artes manuales están valoradas y que hacer objetos es satisfactorio.

No todos los pacientes se beneficiarán de hacer objetos de artesanía. Los productos necesitan ser de una calidad y diseño que sean valorados por el paciente y por los demás, junto a otras implicaciones terapéuticas. Los sentimientos de competencia, que son críticos para el proceso terapéutico, dependen del *feedback* positivo que se reciba de los demás. Los objetos bien elaborados merecen respeto y admiración, al contrario que los chapuceros. Con el fin de obtener resultados óptimos hemos de seleccionar con habilidad las posibles actividades que vayamos a utilizar. Si elegimos tareas con las cuales los pacientes pueden alcanzar el éxito, será posible realizar un producto de calidad que les proporcionará autorrespeto y el respeto de los otros.

Los pacientes, a menudo, se sienten atraídos por las actividades que les resultan familiares. No obstante, los *handicaps* adquiridos recientemente pueden hacer que los pacientes no alcancen los estándares de ejecución que tienen interiorizados. Por ello, utilizar tareas familiares como terapia puede destacar las disfunciones de los pacientes cuando debería ocurrir justamente lo contrario. En ocasiones, enseñar nuevas actividades puede ser la mejor manera de desarrollar destrezas antigüas o nuevas, familiares o desconocidas. Todas las actividades tienen un potencial curativo sobre la mente y el cuerpo. La selección de las actividades debe ser una decisión conjunta entre el paciente y el terapeuta, teniendo en cuenta los fines terapéuticos.

Algunas actividades son en exceso laboriosas para que las completen los pacientes por sí solos. Un análisis efectivo de la actividad posibilita que el terapeuta identifique las partes de la actividad que los pacientes pueden completar por sí mismos, con el fin de que puedan sentirse como participantes valiosos integrados en una gran tarea. De esta forma, los individuos pueden trabajar en grupo o individualmente, completando así las distintas partes de un único trabajo final.

Para el terapeuta ocupacional la actividad deberá tener dos sentidos principales. Por un lado, la actividad va a ser el vehículo para alcanzar un fin deseado (p. ej., preparar un pastel con el fin de conseguir mejorar la capacidad de atención y concentración de un individuo para que pueda volver al trabajo); por otro lado, la actividad puede ser el fin en sí mismo (trabajar las destrezas del vestido para conseguir la autonomía en dicha tarea). Para el individuo, sin embargo, el significado de la actividad está más allá del mero hecho rehabilitador.

Actividad intencionada

Según se exploran las raíces históricas de nuestra profesión, encontramos numerosas definiciones de la TO. Algunas de estas definiciones son extensas y otras son más sucintas. Todas ellas reflejan un sincero intento de explicar e interpretar el propósito y el objetivo de la profesión. Sea cual sea el período en el que se haya elaborado cualquiera de ellas, todas tienen un punto en común: la actividad, utilizada de manera intencionada, puede facilitar un cambio positivo en el nivel funcional de una persona.

Si la actividad intencionada es el concepto clave de la TO entonces cabe preguntarse qué es una actividad y cómo la usa el terapeuta ocupacional. Trombly describe la actividad como «cualquier cosa que requiere el procesamiento mental de datos, la manipulación física de los objetos o el movimiento dirigido». El Diccionario de la Lengua Española define actividad como la facultad de obrar o como el conjunto de operaciones o tareas propias de una entidad o persona.

En 1982 la Asamblea Representativa de la AOTA adoptó oficialmente un documento que establece el uso de la actividad intencionada, u orientada hacia un propósito, como la herramienta legítima utilizada por el terapeuta ocupacional para evaluar, facilitar, restaurar y mantener la función.

El ánimo de la actividad orientada a un propósito es producir una respuesta calculada del paciente ante esa actividad aplicable a sus objetivos de tratamiento. Dependiendo de los objetivos terapéuticos, la ejecución de la actividad puede proporcionar el medio de incrementar la fuerza, fomentar la interacción social, disminuir la ansiedad o estimu- lar la función cognitiva. Las actividades pueden graduarse, secuenciarse o monitorizarse; pueden ser facilitadoras, protectoras o adaptativas. El punto clave es que el grado de implicación del paciente en la actividad será indicativo del progreso realizado hacia el incremento de la función.

La actividad debe ofrecer placer a la vez que proporciona bienestar físico, psicológico y social. Junto al hecho de cubrir las necesidades básicas, la actividad debe proporcionar satisfacción al paciente, hacerle sentirse a gusto, capacitarle para expresarse y para relacionarse con otros y permitirle ganarse la vida en la sociedad.

La *teoría de la génesis ocupacional* describe el proceso adaptativo evolutivo en el cual los humanos se dedican a actividades intencionadas que son significativas para sus vidas, su mundo y sus experiencias, destacando la productividad expansiva de los seres humanos al señalar cómo nos ocupamos en una vida significativa y adaptativa durante nuestra existencia.

En este modelo se detalla cómo van ocurriendo estos cambios en cada etapa de la vida, resaltando cómo las destrezas adquiridas en la infancia continúan desarrollándose durante la vida en los individuos sanos, y concluyendo que el desarrollo de destrezas no solamente es una característica del aprendizaje sino también una característica de la salud.

Cynkin y Robinson resumen la importancia y la relevancia que tiene la actividad en la vida cotidiana en cinco puntos:

- La actividad forma parte de los procedimientos de la vida diaria.
- Conlleva el proceso de hacer.
- Es necesaria y característica de la existencia y supervivencia del ser humano.
- Está controlada y/u orientada por la cultura y el entorno.
- Puede aprenderse.

Los terapeutas ocupacionales adoptaron de alguna forma, y en mayor o menor medida, los conceptos de desarrollo y evolución como sus herramientas tradicionales de la práctica profesional porque ofrecían significado a la vida de los pacientes. La adaptación y la graduación de la actividad se aplican en todas las áreas de la práctica utilizando actividades significativas e intencionadas con el fin de desarrollar distintas destrezas en todas las áreas de función.

Características de la actividad en terapia ocupacional

Todas las actividades utilizadas en TO, sea cual sea su naturaleza, se eligen por razones específicas en cada caso. A la hora de seleccionar cualquiera de estas actividades el terapeuta debe tener presente una serie de características comunes a todas ellas:

- Cada actividad debe tener su propósito. Esto es, debe dirigirse a un objetivo específico, tal como ayudar al individuo a ganar confianza en sí mismo cuando realiza un objeto de barro y es felicitado por todos los compañeros.
- Debe ser significativa o relevante para el individuo, en mayor o menor medida según el estadio de tratamiento en que se encuentre, pero en cualquier caso esta relevancia o este significado debe ser apreciado por el usuario.
- La actividad no sólo ha de incrementar o mantener el nivel funcional del usuario, sino que también debe dirigirse a prevenir posibles o futuras disfunciones o *handicaps* y a mejorar la calidad de vida de la persona.
- El individuo no sólo ha de estar involucrado en la ejecución de la actividad sino que también debe colaborar en el proceso de determinar cuál es la actividad importante. La actividad ha de requerir la cooperación, participación y consentimiento del usuario.
- La actividad debe reflejar en mayor o menor medida las funciones y tareas que el individuo mantiene en su vida cotidiana, y debe ajustarse a las necesidades sentidas por él y por su entorno. Ha de estar también en consonancia con su edad.

¿Por qué analizar la actividad?

Como ya se ha señalado con anterioridad, la base filosófica de la TO descansa sobre la actividad intencionada. Conocer y comprender desde el principio hasta el fin esta actividad es crucial para el terapeuta ocupacional. Subrayar esta comprensión es una forma particular de pensar sobre la actividad como medio de ayudar a la gente a alcanzar, mantener o volver a la vida productiva. La actividad es la base de la profesión. La actividad fomenta conductas adaptativas, satisface objetivos específicos y favorece la participación activa del individuo en el control o tratamiento de sus problemas y necesidades.

Con este fin es necesario que el terapeuta desarrolle las habilidades de pensamiento críticas requeridas para identificar, analizar y adaptar las actividades que son potencialmente útiles como modalidad de tratamiento en la práctica profesional.

El análisis de la actividad es el proceso de separar cualquier tarea en sus partes constituyentes. A la hora de analizar una actividad en detalle el terapeuta debe participar él mismo en ella para comprender todos sus componentes y toda su complejidad. El terapeuta debe aprender primero el cómo de la actividad y posteriormente concentrarse en el qué, dónde y demás. Estos últimos interrogantes guiarán el análisis de los componentes físico, cognitivo, social, interpersonal, sensorial, emocional y conductual según el modelo expuesto por Johnson, u otros componentes presentados en otros modelos.

El enfoque básico ha de ser doble. Primero, la actividad intencionada debe ser examinada tal y como se ejecuta normalmente. Segundo, las actividades o los componentes específicos de una actividad se correlacionarán con las necesidades de tratamiento de un paciente dado mediante las implicaciones precisas de tratamiento. Para reflejar este doble enfoque y para proporcionar la oportunidad de desarrollar un proceso particular de pensamiento con el objetivo de aplicar la actividad intencionada en TO se utilizan distintos métodos y formularios. No obstante, sea cual sea el método que se emplee, el fin será relacionar el valor de la actividad con el uso terapéutico de la misma. De la misma forma, sea cual sea el método, el terapeuta debería ser capaz de:

– Comprender las cualidades inherentes encontradas en las actividades intencionadas y el efecto sobre la salud del individuo al participar en las mismas.
– Expresar las actividades en términos descriptivos, separando las acciones utilizadas para ejecutarlas en la correspondiente secuencia de tareas.
– Analizar una actividad en función de las destrezas requeridas para ejecutarla y de las áreas de ejecución ocupacional relacionadas con su realización.
– Listar los requerimientos físicos, psicológicos y ambientales para la ejecución de una actividad, incluidas las precauciones y/o contraindicaciones y los criterios aceptables para determinar una realización satisfactoria de la misma.
– Formular medios alternativos de ejecutar una actividad de forma aceptable mediante la adaptación o la modificación del equipo, del entorno o de la actividad.
– Seleccionar actividades que satisfagan necesidades específicas de un paciente concreto que reciba servicios de TO.
– Proponer objetivos de tratamiento para la terapia, basados en el ejercicio de una actividad con un paciente dado, aplicable a las áreas de destrezas de la ejecución del trabajo, el juego y el autocuidado.
– Aplicar, a ser posible, una terminología uniforme para describir, analizar y documentar el ejercicio de las actividades en la práctica de la TO.

No hay un método universal para completar el análisis de la actividad. A menudo el análisis depende de las áreas de experiencia del terapeuta, del marco de referencia en el que se mueva o de las preferencias personales. La destreza del terapeuta para analizar la actividad es crítica. El análisis de la actividad es una estrategia de resolución de problemas que pretende:

– Proporcionar al terapeuta una profunda comprensión de la actividad y asegurar una base de conocimiento para la instrucción de la actividad mediante las directrices, la simplificación o la adaptación.
– Dar hechos para que el terapeuta determine el equipo, las ayudas y materiales, el coste, el tiempo, el espacio y el personal requeridos para ejecutar la actividad.

– Generar el conocimiento necesario para que el terapeuta juzgue el uso de la actividad dando respuesta a cuestiones tales como: ¿para quién, cuándo, dónde, por qué y bajo qué circunstancias sería terapéutica la actividad?

– Proporcionar al terapeuta una justificación para utilizar la actividad con los pacientes detallando los beneficios terapéuticos de la actividad como se define mediante el análisis.

– Proporcionar información al terapeuta que pueda ser usada para documentar el progreso del paciente en destrezas y capacidades, niveles de consecución, áreas de dificultad y puntos de referencia para establecer el tratamiento.

Conclusión

A modo de sumario cabría decir que una de las claves, quizá la principal, para el tratamiento en TO es la identificación cuidadosa de las destrezas requeridas para una actividad prescrita, así como una total comprensión de la actividad. El paciente toma un papel activo en el proceso de tratamiento al ser envuelto en la elección de las actividades; no obstante, es el juicio profesional del terapeuta y la aplicación de las actividades intencionadas seleccionadas lo que determina la efectividad terapéutica de una actividad.

Un terapeuta ocupacional se centra sobre una actividad desde dos direcciones específicas: cómo se ejecuta normalmente y cómo es ejecutada por el paciente. A veces, la ejecución normal y la del paciente son similares. En TO, muy a menudo, la actividad requiere ser evaluada y reestructurada para colocarla en el nivel de capacidad del usuario. La influencia del espacio vital y una comprensión holística del paciente determinarán la elección final de la actividad.

BIBLIOGRAFÍA

Allen C. Independence through activity: the practice of occupational therapy (psychiatry). Am J Occup Ther 1982; 36: 731-739.

Bissell J, Mailloux A. The use of crafts in occupational therapy for the physically disabled. Am J Occup Ther 1981; 35: 369-374.

Chandani A, Hill C. What really is therapeutic activity? Br J Occup Ther 1990; 53: 15-18.

Creek J. The development of a paradigm. En: Creek J, ed. Occupational therapy and mental health. Principles, skills and practice. Edimburgo: Churchill-Livingstone, 1990.

Dunn W, McGourty L. Application of uniform terminology to practice. Am J Occup Ther 1989; 43: 817-831.

Hatter JK, Nelson DL. Altruism and task participation in the elderly. Am J Occup Ther 1987; 41: 379-381.

Hopkins HL, Smith HD. Willard and Spackmans's occupational therapy, 5.ª ed. Filadelfia: J. B. Lippincott, 1978.

Johnson SE. Activity analysis. En: Turner A, Foster M, Johnson SE, eds. Occupational therapy and physical dysfunction: principles, skills and practice, 3.ª ed. Edimburgo: Churchill-Livingstone, 1992.

Kielhorner G. A heritage of activity: development of theory. Am J Occup Ther 1982; 36: 723-730.

Lamprot N, Coffey MS, Hersch GI. Activity analysis: handbook, 2.ª ed. Thorofare: SLACK, 1993.

Nelson DL. Occupation: form and performance. Am J Occup Ther 1988; 42: 633-641.

Rouyeen CB, Cynkin S, Robinson AM. Analyzing performance through activity. AOTA self-study series: assessing function, n.° 5. Rockville: AOTA, 1990.

Modelos para la práctica

3

P. Durante Molina

Introducción

Tal como se ha descrito en el capítulo 1, la profesión de terapeuta ocupacional (TO) surgió alrededor de 1915. Desde entonces ha venido desarrollándose y cambiando su perspectiva y su filosofía. Desde sus comienzos se pueden distinguir tres fases principales de desarrollo:

La primera, llamada *era holística*, corresponde a la etapa inicial de la profesión, en la que se funcionó con una visión holística –de ahí el nombre– y humanista de los seres humanos y de la ocupación. Para los holistas, las personas cambian si se las separa de las influencias ambientales que las han configurado. Los humanistas creen que las personas son seres que crecen, se desarrollan y crean de manera totalmente autorresponsable, lo que incluye tener la responsabilidad para mantener su propia salud y para hacer elecciones que determinen qué quieren ser o hacer. Todas estas ideas llevaron a los terapeutas de entonces a tratar los problemas de salud mediante programas de ocupación amplios y equilibrados.

La segunda es conocida como la *era reduccionista*. Entre los años 50 y 60 la TO cambió gradualmente su filosofía, en un intento de ser respetada científicamente, hacia un modelo científico-reduccionista adoptado entonces por todas las ciencias de la vida, y especialmente de la salud. Fue un tiempo duro en el que las bases filosóficas holistas se enfrentaban al modelo médico, centrado en la patología, en el tiempo y en la medida. En esta época, los terapeutas se centraron en el uso de técnicas más que en la persona, atendiendo más a los síntomas y dejando a un lado la calidad de vida que el cliente tendría al finalizar la intervención. El interés se trasladó de la salud a la enfermedad, y la responsabilidad del bienestar pasó del cliente a la profesión médica. Los terapeutas comenzaron a prescribir actividades para los pacientes en vez de darles la oportunidad de influir sobre su propia salud a través de la ocupación. Lo cierto es que esta fase contribuyó también de manera positiva al desarrollo de la profesión, ya que se produjo una enorme acumulación de experiencias a través de variadas y numerosas técnicas de evaluación y tratamiento en los distintos campos de la práctica.

Finalmente, en la llamada *era de la síntesis*, que comenzó en los años 70 y perdura en la actualidad, se ha realizado un esfuerzo consciente por parte de los profesionales para retomar la filosofía original. En estos momentos se está intentando reafirmar la validez de las tradiciones y de los valores de la TO, sin olvidar los grandes avances teóricos y prácticos logrados durante la era reduccionista.

En las dos últimas décadas, y principalmente en el mundo anglosajón, se han desarrollado diversos constructos teóricos para la práctica de la TO. Es importante que el terapeuta ocupacional sea un buen conocedor de la teoría y de su aplicación. Mediante una comprensión de nuestra base teórica es posible entender las grandes conexiones que existen entre los diversos y numerosos aspectos de este campo. La teoría, pues, puede ser un soporte para justificar el qué y el porqué de la terapia.

En este capítulo se van a presentar únicamente algunos de los modelos más estrechamente relacionados, por su aplicación cotidiana, con el cuidado y tratamiento de personas ancianas, sin olvidar que existen algunos otros, igualmente importantes, quizás en otras áreas.

Modelo de las habilidades adaptativas de Mosey

Mosey desarrolló un modelo biopsicosocial en el cual el foco de atención está colocado sobre la mente, el cuerpo y el entorno del usuario. Sus primeras ideas fueron desarrolladas entre finales de los años 60 y principios de los 70, pero fue en el declinar de los 80 cuando estableció un modelo teórico más estable. Mosey establece una serie de premisas filosóficas básicas (tabla 3-1) acerca del individuo y su relación con el entorno humano y no humano. Estas creencias son también importantes para el propósito profesional de la TO hacia el cliente.

TABLA 3-1
Premisas filosóficas fundamentales en el modelo de Mosey

Cada persona tiene derecho a una existencia significativa, que incluye productividad, placer y diversión, amor y un entorno seguro y sustentador
Todo ser está influido por el estadio específico de maduración de las especies
Cada individuo tiene una necesidad inherente de juego, trabajo y descanso que se mantiene de forma equilibrada
Cada persona tiene el derecho de elegir personalmente dentro del contexto de la sociedad
Sólo es posible entender a cada ser en el contexto de su comunidad, familia y grupo cultural
Toda persona puede alcanzar su potencial únicamente a través de la interacción intencionada con el entorno humano y no humano
La TO se centra en la promoción de la independencia a través de estrategias dirigidas a mejorar la participación de los pacientes en más papeles sociales (ejecuciones ocupacionales) y desarrollar los componentes de esta ejecución (destrezas físicas, cognitivas, psicológicas y sociales)

Al igual que ocurre con el modelo de Reed, éste está relacionado con el conocimiento, las tareas, las habilidades y los valores que un individuo necesita aprender con el fin de funcionar de forma productiva. Su dogma básico descansa sobre la recapitulación de la ontogénesis, centrada en el desarrollo de las tareas o destrezas adaptativas necesarias para una participación satisfactoria en la ejecución ocupacional.

El modelo está especialmente dirigido a la atención de los problemas de la función psicosocial. Mosey explica estos problemas como una respuesta maladaptativa aprendida o como una pérdida de destrezas, lo cual afecta a la planificación y a la ejecución de las tareas y a las interacciones o a las habilidades para identificar y satisfacer las necesidades. La disfunción es el resultado de una pérdida durante el desarrollo, o de la falta de un componente o de una destreza necesaria, lo cual puede ser acusado por una tensión emocional severa, una falta de madurez o una anormalidad de las estructuras físicas, y/o por la escasez de elementos ambientales necesarios para el desarrollo de estas destrezas. En este contexto, Mosey señala cuatro componentes para la ejecución (integración sensorial, función cognitiva, función psicológica e interacción social), los cuales se utilizan en cinco áreas de la ejecución ocupacional: interacciones familiares, actividades de autocuidado, escuela/trabajo, ocio, juego y recreación, y adaptación temporal.

En su trabajo recopilatorio se afirma que hay seis (siete en su primer texto) destrezas adaptativas –cada una con sus propias subdestrezas y éstas, a su vez, conformadas por diversos componentes–, las cuales se presentan en un orden secuencial (tabla 3-2). La madurez ocurre, según apunta la autora, cuando el individuo ha integrado todos los componentes de cada destreza.

TABLA 3-2
Las seis destrezas adaptativas de Mosey

Destreza perceptivomotora. Capacidad de recibir, seleccionar, combinar y coordinar la información vestibular, propioceptiva y táctil para su utilización funcional
Destreza cognitiva. Capacidad de percibir, representar y organizar la información sensorial para pensar y resolver problemas
Capacidad de interactuar en pareja
Capacidad de interactuar en grupo
Autoidentidad. Capacidad de percibirse a sí mismo como una persona relativamente autónoma, holista y aceptable, que tiene permanencia y continuidad en el tiempo
Identidad sexual. Capacidad de percibir la naturaleza sexual de uno mismo como buena y participar en una relación sexual a un plazo largo relativo, orientada a la satisfacción mutua de las necesidades sexuales

En el tratamiento, el terapeuta ocupacional evalúa primero cada una de las seis destrezas como una secuencia del desarrollo (relacionada con los estadios de desarrollo cronológico en los cuales cada destreza adquiere su complejo potencial adaptativo). Una valoración del nivel funcional capacita al terapeuta para determinar la edad o el nivel de desarrollo del individuo en cada destreza. Una vez que se ha perfilado esto, se seleccionan las actividades y las interacciones que están al nivel del individuo, con el fin de que los componentes de las destrezas adaptativas sean aprendidos o reincorporados, unos tras otros, en una secuencia correcta.

El tratamiento lleva consigo cambios efectivos y predeterminados, dentro de las limitaciones del cliente, para que el individuo pueda convertirse en un miembro productivo de la sociedad. El cambio se consigue mediante la delimitación de las necesidades de aprendizaje y del proceso de enseñanza-aprendizaje, en el cual el terapeuta comienza el trabajo en el lugar/estadio donde se encuentra el usuario y se mueve en un margen cómodo para incrementar la función. Al igual que la mayoría de los modelos de TO, Mosey insiste en el empleo de la actividad para lograr esos cambios, tanto de forma individual como a través de grupos estructurados. Las experiencias de aprendizaje a través de la actividad, de las interacciones y del trabajo grupal se consideran un medio de producir respuestas adaptativas y realzar con ello las destrezas.

Este modelo está relacionado con el concepto de «salud» más que con el de «enfermedad» y sugiere una lista, semejante a la jerarquía de necesidades de Maslow, de «necesidades para la salud», que el terapeuta debe conocer e intentar satisfacerlas mediante los programas de TO (tabla 3-3).

Las técnicas empleadas dentro de este modelo están relacionadas con las seis destrezas adaptativas ya presentadas y pueden incluir, entre otras: actividades que promuevan la integración sensorial, actividades cognitivas, actividades perceptivas, interacciones y actividades en pareja y en grupo, actividades para mejorar la autoimagen y la identidad, consejo sexual y *role-play* interactivo, técnicas de aprendizaje conductual, modelado social, etc.

De forma resumida, se podría decir que entre las ventajas de este modelo se encuentra el reconocimiento de que los progresos no pueden alcanzarse si el individuo no tiene el nivel de desarrollo requerido (identifica el nivel y ayuda a la elección adecuada de las actividades en una secuen-

TABLA 3-3
Jerarquía de las necesidades de salud propuesta por Mosey

Necesidades psicofísicas
Equilibrio temporal y regularidad
Seguridad, tanto física como emocional
Amor y aceptación
Asociación grupal, compartir con/en el grupo
Dominio
Estima
Necesidades sexuales (reconocerlas, posibilitar su satisfacción)
Placer (definición personal)
Autoactualización

cia correcta). Es un modelo útil para individuos con un bajo nivel de funcionamiento. Entre las desventajas únicamente cabría citar que la gran importancia que se da al aspecto psicosocial limita su aplicabilidad en el tratamiento físico.

En términos de aplicación práctica, Mosey asevera que la terapia es una experiencia que, mediante una acción orientada, conlleva el aprendizaje a través del «hacer». Las actividades se utilizan para proporcionar situaciones realistas en las cuales el paciente es capaz de aprender nuevas destrezas y de identificar patrones de conducta defectuosos (p. ej., depresión, hiperactividad, etc.). El terapeuta trata de ayudar al individuo a obtener mayor *insight* de sí mismo y a desarrollar sus destrezas.

Conducta ocupacional: perspectiva de Reilly

El aspecto central de los conceptos teóricos de Reilly es la afirmación de que el dominio de la TO se sitúa en la promoción de la satisfacción vital a través de papeles recreativos y ocupacionales (trabajo). En el paradigma de Reilly se encuentran cuatro puntos fundamentales: *a)* los seres humanos necesitan alcanzar y mantener la competencia; *b)* los individuos se desarrollan a través de varios aspectos del juego y del trabajo; *c)* la naturaleza del papel ocupacional, y *d)* la salud y la adaptación humana tienen una relación esencial.

La autora destaca que, en el proceso de satisfacer la necesidad de realización, los individuos adquieren capacidades, intereses, destrezas, competencias o hábitos de cooperación que apoyan sus diversos papeles ocupacionales a lo largo de sus vidas. La elección de la ocupación, pues, es esencial en el proceso de desarrollo del papel ocupacional. Más allá, Reilly ve la salud del individuo en términos de su grado o nivel de adaptación a su entorno, señalando la disfunción del papel ocupacional como el campo de interés de la TO. Según esto, el objetivo de la TO es valorar el nivel de desarrollo de los papeles ocupacionales del paciente/cliente para favorecer el crecimiento apropiado. El tratamiento se centra en el apoyo ambiental para lograr un equilibrio apropiado entre la actividad y la realización diaria. El espacio de la TO se convierte entonces en un lugar donde los pacientes tienen la oportunidad de practicar un equilibrio saludable entre descanso, trabajo y juego/ocio.

El continuo trabajo-ocio es una parte fundamental en la teoría de Reilly, quien cree que el juego es un instrumento por el cual los pacientes/clientes disfuncionales pueden aprender a adaptarse saludablemente a su entorno y conseguir experiencia. Reilly señala que en el juego participan tres subsistemas: *a)* el subsistema imaginativo de aprendizaje, constituido por los componentes de exploración, competencia y realización; *b)* el subsistema fabuloso o mítico (de las palabras), y *c)* el subsistema onírico (de las imágenes visuales); todos ellos, trasladados al resto de las ocupaciones, ayudarán a la adaptación del individuo a su entorno.

Modelo de la ocupación humana de Kielhofner

La teoría del modelo de la ocupación humana (MOH) de Kielhofner está fuertemente influenciada por el trabajo de Reilly, el cual, como ya se ha mencionado, está claramente centrado en las ocupaciones humanas. No obstante, el modelo se dibuja sobre distintas áreas de conocimiento que aparecen recogidas en la tabla 3-4.

El MOH se basa en la premisa de que la ocupación es un aspecto central de la experiencia humana, siendo la interacción del individuo con el entorno lo que entendemos como conducta ocupacional.

Según Kielhofner y Burke, el «sistema humano abierto» está construido sobre tres subsistemas: el volitivo (SSV), el habituacio-

TABLA 3-4
Teorías y campos principales en los que se basa el modelo de la ocupación humana

Teoría de la ocupación
Teoría de la conducta ocupacional
Teoría de los sistemas generales
Teoría del desarrollo humano
Teoría de la motivación
Teoría de los papeles *(roles)*
Ecología
Humanismo
Existencialismo
Psicología cognitiva

nal (SSH) y el ejecutivo (SSE). Ordenados de una manera jerárquica, todos los subsistemas se influyen entre sí: las funciones de orden superior gobiernan a las inferiores mientras que estas últimas constriñen a las primeras. El conjunto del sistema opera mediante un proceso de circularidad, automanteniéndose y abriéndose a una interacción dinámica con el entorno. Igualmente, la evolución y el cambio del sistema a través del tiempo están guiados por un circuito de información (la entrada de material y de información desde el entorno, el proceso interno que transforma esta entrada en algún plan o proyecto nuevo, y la respuesta que actúa sobre el entorno y vuelve a generar nueva información para el sistema).

El MOH es un intento de conceptuar las dinámicas subyacentes de la conducta humana. Como ya se ha dicho, ésta se establece sobre los tres subsistemas jerárquicos mencionados anteriormente, donde el SSV es el más alto de la jerarquía y el SSE el más bajo. Un acontecimiento en cualquier parte del sistema afecta a la totalidad del mismo, esto es, «resuena a través de él».

Uno debe, pues, considerar el sistema como un todo indivisible e interrelacionado y no intentar reducirlo a sus partes. Los elementos del sistema se combinan (o fracasan) para producir conductas ocupacionales efectivas. A su vez, cada subsistema contiene diversas subsecciones constituidas, de nuevo, por varios aspectos (tabla 3-5).

El *SSV* está motivado por el impulso innato del ser humano hacia el dominio y la exploración.

Podemos distinguir en su conformación tres subsecciones diferentes:

– Las causas personales, que están relacionadas con la percepción que el individuo tiene de sí mismo sobre su competencia o incompetencia en este mundo.
– Los valores, esto es, lo que uno siente como correcto o importante. Son los que van a determinar si un individuo quiere o no involucrarse en una ocupación.
– Los intereses, es decir, lo que uno prefiere o disfruta haciendo.

TABLA 3-5
Subsistemas del modelo de la ocupación humana y sus componentes

Volitivo
Causas personales
Control interno/externo
Confianza en las destrezas
Expectativa de éxito/fracaso
Valores
Orientación temporal y uso del tiempo
Significado de las actividades
Objetivos ocupacionales
Nivel de exigencia personal
Intereses
Discriminación
Patrones
Potencia
Habituacional
Papeles
Percepción de incumbencia
Interiorización de obligaciones
Equilibrio de papeles
Hábitos
Grado de organización
Adaptación social
Rigidez frente a flexibilidad
Ejecutivo
Destrezas (perceptivomotrices, procesales y comunicativas/interpersonales)
Componente simbólico
Componente neurológico
Componente musculoesquelético

El *SSH* ordena las conductas en papeles y patrones. Funciona organizando los patrones de acción que se convertirán en las respuestas del sistema. Con el fin de llevar a cabo las distintas ocupaciones, las destrezas deben ensamblarse en procesos y éstos, a su vez, organizarse en rutinas. La ocupación humana implica la adopción de una variedad de papeles en la vida y el individuo tiene que reconocerlos y adaptar su conducta de acuerdo con ello. Este subsistema consiste en:

– Los papeles, es decir, las expectativas interiorizadas de la forma en que uno se comporta con relación a situaciones o personas.

– Los hábitos, que son las actividades automáticas o rutinarias que realizamos de manera más o menos cotidiana.

El *SSE* es el que capacita al individuo para ser competente en la realización de las tareas, de los procesos y de las interacciones. Esta capacitación se produce a través de las distintas destrezas (perceptivomotrices, procesales y comunicativas) que posee el individuo, cada una de las cuales tiene, además, un componente neurológico, simbólico y musculoesquelético.

Según la teoría de Kielhofner, el recién nacido entra en el mundo en un sistema abierto. La primera actividad del bebé es la exploración. A través de ésta el niño comienza a desarrollar destrezas, las cuales, al ser repetidas o practicadas, darán al niño seguridad, dominio y competencia. Los hábitos se forman mediante la combinación de destrezas que se aúnan y se hacen rutinarias. En este momento, el niño empieza a comprender las expectativas de su conducta en los papeles específicos (miembro familiar, estudiante, amigo). Los intereses se desarrollan cuando el niño, a través de la exploración y del desarrollo de hábitos y destrezas, comienza a descubrir qué le gusta hacer y qué no. El sentido individual de la efectividad de sus causas personales surge a través de la interacción del niño con el entorno humano y no humano y mediante la exploración y el desarrollo de la competencia y el dominio. Los valores se desarrollan a través de la interacción del niño con el entorno.

Una vez que se ha desarrollado un sentido sobre las causas personales, los intereses y los valores, estos factores se vuelven instrumentales y ejercen una influencia controladora sobre los papeles, los hábitos y la ejecución.

De acuerdo con Kielhofner, los individuos son ocupacionalmente funcionales cuando satisfacen sus propias necesidades de exploración y dominio y cumplen con las necesidades sociales de participación productiva y de ocio. La disfunción ocupacional ocurre donde o cuando alguna de estas necesidades no se satisface. Los ciclos adaptativos representan un estado de función ocupacional mientras que los ciclos maladaptativos corresponden a un estado de disfunción ocupacional, es decir, al enfrentamiento del individuo con el entorno, en el sentido de una disminución, cesación, impropiedad, ineficacia o desequilibrio de la respuesta. Por ello, los factores ambientales son capitales y es necesario tenerlos en cuenta cuando evaluamos la disfunción ocupacional.

Para ayudar a un individuo a romper un ciclo maladaptativo, el terapeuta debe proporcionar experiencias que refuercen el control, la competencia, el disfrute y el éxito. A diferencia de otros modelos, que valoran el proceso por encima del producto (que en ocasiones consideran incluso irrelevante), en este modelo el valor y el significado del producto para el paciente se considera muy relevante y terapéutico.

Características especiales de la vejez. El anciano disfuncional

La característica fundamental del grupo de personas mayores catalogado como disfuncional es la pluripatología, generalmente de carácter crónico. Los problemas causados por las enfermedades específicas se ven complicados por las condiciones preexistentes, ya descritas, de alguno o todos los subsistemas. Debido a la complejidad que todo ello supone, el terapeuta debe reconocer y evaluar las capacidades y *handicaps* que presenta el individuo con el fin de proporcionarle un tratamiento óptimo.

Según Snow y Rogers, las áreas problemáticas generales que debe valorar el terapeuta ocupacional pueden recogerse en cuatro categorías: *a)* los problemas debidos a los cambios normales que ocurren en el proceso de envejecimiento; *b)* los ocasionados por la presencia de enfermedades crónicas; *c)* aquellos que derivan de la atrofia por mal uso o desuso, y *d)* finalmente, los que surgen de acciones traumáticas sobre uno o más subsistemas del conjunto.

En los ancianos que experimentan únicamente los cambios que ocurren normalmente con la edad es más frecuente encontrar problemas en los subsistemas de ejecución y de habituación. La dificultades en el SSE se centran alrededor de los cambios graduales e insidiosos que afectan a la percepción sensorial, a la movilidad y a la resistencia. Estos cambios pueden causar eventualmente pérdidas significativas en la capacidad de ejecución de muchas facetas de la vida diaria en el caso de estar comenzando un ciclo maladaptativo. Las alteraciones referidas proporcionan a la persona mayor una evidencia concreta de los cambios sufridos en las destrezas de ejecución e impactan fuertemente sobre la autoevaluación de la capacidad para continuar con las actividades y los papeles previos. Dichos cambios también proporcionan evidencia de la disminución de la competencia a los miembros de la familia, amigos y profesionales de la salud, suscitando preguntas en torno a la seguridad y a la independencia del individuo. Estas pérdidas hacen que se debatan cuestiones y problemas sobre los derechos y las responsabilidades con relación al mantenimiento o no de la conducta autodeterminante, en contra de las decisiones médicas o sociales tomadas en lugar de algunos ancianos con deficiencias.

Los cambios que experimentan las personas mayores en el SSH son, a menudo, el resultado de: *a)* la dificultad de ajustar o equilibrar las nuevas rutinas y papeles con los hábitos previos; *b)* los problemas relacionados con la selección y la integración satisfactoria de nuevos papeles, y *c)* la dificultad para modificar conductas que han sido aprendidas durante toda su vida. Para determinar si se produce una adaptación satisfactoria a los cambios normales del envejecimiento es esencial evaluar la percepción que las personas mayores tienen de sus nuevos papeles, los cambios en las conductas y capacidades y el deseo de asumir los papeles asignados y modificar las estructuras de los hábitos.

Las personas mayores que experimentan problemas debidos a situaciones o enfermedades crónicas pueden tener dificultades en todos los subsistemas. A las exacerbaciones periódicas de las enfermedades persistentes e incurables, que generan alteraciones similares a las experimentadas por las personas más jóvenes, hay que añadir las dificultades originadas por la pluripatología y/o por los cambios normales en los distintos sistemas corporales, que aumentan los problemas. Es necesario realizar una reevaluación periódica de cada subsistema en aquellas personas que sufren una patología crónica; los cambios pueden ser identificados secundariamente al proceso de enfermedad, a los cambios normales que acompañan al envejecimiento y a las lesiones traumáticas.

La atrofia por desuso o mal uso es un fenómeno que afecta principalmente al SSE y al SSV debido al desajuste con el SSH. Las típicas rutinas cotidianas y las decisiones individuales relativas a la interiorización del papel crean coacciones ambientales que promueven o previenen aquellas actividades que mantienen los niveles previos de ejecución motriz, cognitiva y social. Estos cambios actúan a través de todos los componentes del sistema abierto y predisponen a las personas mayores a un mayor tiempo y dificultad para la rehabilitación tras lesiones traumáticas o durante las fases agudas de la patología crónica.

Las situaciones traumáticas debidas a lesiones físicas (p. ej., accidentes vasculocerebrales [AVC] o fracturas de cadera), a la pérdida de papeles (p. ej., muerte de la pareja o de los amigos) o a los cambios ambientales (p. ej., el traslado de domicilio) afectan a todos los subsistemas. En este caso, la maladaptación resultante es mucho mayor que en la población más joven con discapacidad física o enfermedad mental, debido, como en ocasiones anteriores, a la suma de las pérdidas debidas al propio envejecimiento y a la posible concomitancia de pluripatología y/o atrofia por desuso. Además, las expectativas sociales y familiares en cuanto al potencial de rehabilitación, las destrezas de ejecución de referencia y los limitados recursos de salud y rehabilitación restringen, y en ocasiones eliminan, las opciones relativas a las necesidades y capacidades de muchos ancianos.

Modelo rehabilitador

La Organización Mundial de la Salud (OMS) definió la rehabilitación como «el uso combinado de medidas médicas, sociales, educativas y vocacionales para el entrenamiento o reentrenamiento del individuo a los niveles más altos posibles de capacidad funcional», distinguiendo tres apartados fundamentales: rehabilitación médica, rehabilitación social y rehabilitación vocacional.

En España, como en otros países de nuestro entorno, se emplea el modelo rehabilitador en la inmensa mayoría de los espacios de la práctica profesional, en gran medida por la influencia de los pocos textos traducidos del inglés, que fueron escritos antes de los años 80, y por el marco referencial de la práctica geriátrica hasta ahora. En todos ellos aparecen claramente definidas las metas de la rehabilitación, que son:

– Posibilitar al individuo el alcanzar la independencia en las áreas de autocuidado, trabajo y ocio.

– Restaurar la capacidad funcional del individuo al nivel previo al traumatismo o lo más que sea posible.

– Maximizar y mantener el potencial de las destrezas indemnes o conservadas.

– Compensar la incapacidad residual mediante ayudas técnicas, ortesis o adaptaciones ambientales.

El proceso de rehabilitación requiere un detallado conocimiento de las circunstancias médicas, sociales y ambientales del paciente, esto es, se enmarca dentro de un modelo nominal y teóricamente holístico, aunque, al estar íntimamente y durante mucho tiempo relacionado con el modelo médico tradicional, se ha ido volviendo reduccionista (lo que se ve claramente en las intervenciones con un enfoque biomecanicista en la rehabilitación física). Las metas del tratamiento deben girar en torno a las necesidades del individuo. Los métodos incluyen la aplicación de técnicas desarrolladas a partir de enfoques biomecánicos, de neurodesarrollo, cognitivos, interactivos y centrados en el cliente, siendo los tres primeros los más introducidos en nuestro país. El principal foco de atención para la intervención a través de este modelo ha sido tradicionalmente la restauración de la función sensitivomotora, la independencia en las actividades de la vida diaria (AVD) y en las destrezas de trabajo y sociales.

El modelo rehabilitador puede utilizarse tanto en el tratamiento de enfermedades o traumatismos físicos como en enfermedades psiquiátricas.

Una de las ventajas de este modelo es la posibilidad de emplear muchas y variadas técnicas para la consecución de los objetivos (tabla 3-6), aunque esto también tiene el peligro de hacerlas terapéuticamente inconsistentes cuando se mezclan técnicas incompatibles entre sí.

Entre las mayores desventajas se halla la inherente presunción de la mejora, que difícilmente se obtendrá en los procesos degenerativos, crónicos o terminales. Además,

TABLA 3-6
Técnicas específicas utilizadas en el modelo rehabilitador

Técnicas
Valoración y reentrenamiento de las actividades de la vida diaria (AVD)
Suministro de ayudas técnicas y adaptaciones del hogar
Programas graduados de rehabilitación física/cognitiva/perceptual
Prescripciones específicas de actividades terapéuticas
Reentrenamiento y restablecimiento del trabajo
Prescripción y suministro de ortesis
Entrenamiento protésico
Valoración de las destrezas sociales y de autocuidado
Entrenamiento de las habilidades sociales
Modificaciones de conducta
Actividades específicas para desarrollar destrezas cognitivas, sociales, de autocuidado o creativas
Otras

puede haber una tendencia negativa a centrarse en las capacidades perdidas más que en las aún existentes.

Modelo de discapacidad cognitiva de Allen

Este modelo está basado en la teoría de la discapacidad cognitiva, que refleja la incapacidad de un individuo para procesar la información necesaria para llevar a cabo las actividades cotidianas de manera segura. Como veremos más adelante, hay 6 niveles cognitivos que bosquejan el grado de discapacidad *(handicap)*, del más profundo (nivel 1) al más seguro (nivel 6). Según palabras de Allen, la discapacidad está causada por una situación médica que restringe la manera de operar del cerebro. La restricción resulta aparente cuando ocurre algo anormal, por ejemplo, si la información necesaria para aprender algo con el fin de adaptarse a una situación no se procesa, la actividad puede resultar peligrosa y se requiere ayuda o apoyo social para la protección del individuo.

La teoría de la discapacidad cognitiva está relacionada con el aprendizaje. Como se ha dicho anteriormente, cuando el aprendizaje está bloqueado o restringido por un proceso patológico, la capacidad del individuo para realizar actividades de manera segura está también mermada. Esta teoría intenta describir tales dificultades o restricciones aunque su objetivo principal es identificar las capacidades conservadas. Estas últimas son las habilidades que el terapeuta intentará explotar en la práctica para ayudar a las personas con dificultades a adaptarse a su discapacidad.

Los niveles cognitivos miden la capacidad para aprender a adaptarse a una discapacidad. Un individuo se adapta a una discapacidad durante el proceso de hacer una actividad. Para participar en las actividades el individuo debe procesar la información a través del sistema sensitivomotor. Según la autora, este sistema es un medio de aprendizaje abierto a través de la formación de asociaciones sensitivomotoras, la utilización de los modelos sensitivomotores almacenados, la intervención de nuevos modelos sensitivomotores y la especulación sobre las posibles acciones motrices.

Allen establece 6 niveles cognitivos (tabla 3-7), clasificados en una escala ordinal, para describir los distintos modelos sensitivomotores. Los 6 niveles marcados por Allen se subdividen a su vez en modos (del decimal 0 al 9) lo que ofrece un total de 52 modelos de ejecución o modos de realización que van en la escala del 0,9 al 6,0, cada uno de los cuales es un «patrón de conducta o de resolución de problema».

TABLA 3-7
Niveles cognitivos de Allen

0	Coma
1	Acciones automáticas
2	Acciones posturales
3	Acciones manuales
4	Acciones dirigidas a un objetivo
5	Acciones exploratorias
6	Acciones planeadas

Se utiliza para la evaluación el Nivel cognitivo de Allen (*Allen Cognitive Level,* ACL) que es, primariamente, una herramienta de detección que permite evaluar muy rápidamente los niveles 3, 4 y 5, además de otros métodos más complejos como el Inventario de tareas rutinarias (*Routinary Task Inventory*, RTI) y Test de ejecución cognitiva (*Cognitive Performance Test,* CPT) entre otros.

Según el modelo, se puede predecir, a través de los niveles cognitivos, la realización/ejecución por el sujeto de los subcomponentes físico y cognitivo de las distintas tareas de la vida diaria. Las intervenciones a cada nivel proporcionan apoyo y estimulación ambiental para maximizar las capacidades funcionales, disminuir la confusión y posibilitar a la persona el mantener un sentido de competencia o valía a pesar de que pueda haber deterioros significativos. En general, el terapeuta ajusta las demandas de la tarea al modo de ejecución del individuo en cada momento. A su vez, el terapeuta debe buscar un cambio hacia modos de ejecución superiores mediante la estimulación sensorial del siguiente modo. Cuando el paciente haya procesado la información dada se trabajará para afianzarla y se intentará un modo superior. En caso de que el paciente la ignore, rechace o le cause frustración dicho estímulo será retirado y las demandas de la tarea se mantendrán ajustadas a la situación funcional actual del individuo. De igual manera se deben tratar los ajustes en situaciones de declinar funcional.

Quizá la mayor aportación del modelo es el esfuerzo que ha hecho para analizar todas las AVD de acuerdo con los niveles establecidos, pudiendo con ello elaborar un plan de atención y cuidados ajustado a las necesidades individuales del paciente, siempre en colaboración con la familia y/o cuidadores.

Conclusión

El principal objetivo de la TO es capacitar al cliente para alcanzar un equilibrio saludable en sus ocupaciones mediante el desarrollo de habilidades que le permitan funcionar a un nivel satisfactorio para él y para los otros. El resultado deseado de la intervención es la capacitación del cliente para que encuentre sus propias necesidades dentro del ciclo vital, de modo que su vida sea satisfactoria y productiva.

Los subobjetivos que se desprenden del principal son:

- Valorar las necesidades del cliente en términos de papeles ocupacionales requeridos para él.
- Identificar las habilidades necesarias para apoyar esos papeles.
- Cambiar o minimizar las conductas que interfieren en la ejecución ocupacional.
- Mejorar la ejecución de los papeles.
- Ayudar al cliente a desarrollar, reaprender o mantener las habilidades a un nivel de competencia que le permita la ejecución de los papeles ocupacionales de manera satisfactoria.
- Ayudar al cliente a alcanzar un uso del tiempo organizado, satisfactorio y con un propósito dado.
- Capacitar al cliente para actuar, fuera del servicio, a un nivel que satisfaga sus necesidades de una forma aceptable para él y para la sociedad.

El foco de la intervención ha de ser siempre el *cliente* más que el problema o el método de tratamiento.

BIBLIOGRAFÍA

Allen CK. Independence through activity: the practice of occupational therapy (psychiatry). Am J Occup Ther 1984; 36: 731-739.

Allen CK. Occupational therapy for psychiatric diseases: measurement and management of cognitive disabilities. Boston: Little, Brown, 1985.

Allen CK, Earhart CA, Blue T. Occupational therapy treatment goals for the physically and cognitively disabled. Rockville: AOTA, 1992.

Cutler LS. Elder care in occupational therapy. Thorofare: SLACK, 1989.

Hagedorn R. Occupational therapy: foundations for practice, models, frames of reference and core skills. Edimburgo: Churchill-Livingstone, 1992.

Kielhofner G. A model of human occupation: theory and application. Baltimore: Williams & Wilkins, 1985.

Mosey AC. Psychosocial components of occupational therapy. Nueva York: Raven Press, 1986.

Mosey AC. Three frames of reference for mental health. Thorofare: SLACK, 1970.

Reilly M. Play as exploratory learning. Beverly Hills: Sage Publication, 1974.

Valoración geriátrica integral: papel de la terapia ocupacional

4

B. Polonio López

Introducción

Valorar consiste en apreciar y determinar la importancia y las cualidades de alguien o algo. En la terapia ocupacional (TO) moderna, así como en otras ciencias médicas y paramédicas, el concepto de valoración nace a partir de la necesidad de conocer antes de actuar y de comprobar en la práctica los resultados de nuestra intervención. El proceso de valoración consiste en una observación documentada y organizada que determina la línea terapéutica sobre la cual se forman los objetivos que servirán de fundamento para el programa de tratamiento. En geriatría, la valoración de terapia ocupacional (VTO) constituye una parte importante del complejo proceso de valoración integral a que se somete al paciente para conocer su estado físico, psíquico, funcional y social, con objeto de mantener al sujeto en los niveles óptimos de salud en todos sus aspectos, intentando mejorar, o al menos mantener, su calidad de vida.

La evaluación del enfermo es una tarea compleja y cambiante en el tiempo, resultado en cada momento histórico concreto del acervo de conocimientos, habilidades, recursos y hábitos del colectivo de terapeutas y de la organización asistencial. En este sentido, la valoración geriátrica, que se ha definido como la tecnología de la geriatría, es llevada a cabo por un equipo interdisciplinario dentro del cual el terapeuta ocupacional actúa como miembro importante. Es una práctica relativamente nueva, al igual que la especialidad médica a la que se aplica. Sus orígenes debemos buscarlos en la década de los años 30 en Gran Bretaña; Warren comprobó que en las salas hospitalarias de crónicos había muchos ancianos que presentaban enfermedades no diagnosticadas ni tratadas y que, al ser sometidos a programas de cuidados clínicos y rehabilitadores adecuados, mejoraban hasta el punto de que algunos podían ser reintegrados a su entorno familiar. Basándose en esto, Warren, Cozyin y Anderson establecieron dos principios básicos todavía válidos en la actualidad: los ancianos, particularmente frágiles y con problemas complejos, necesitan un diagnóstico y un enfoque terapéutico interdisciplinario, y no deben ser ingresados en unidades de larga estancia sin que se les haya realizado una cuidadosa valoración clínica, funcional, psíquica y social y, en la mayoría de los casos, sin haber establecido un programa de rehabilitación.

Por otro lado, hace algunas décadas, los médicos y reeducadores empezaron a ser conscientes de que para trabajar con el paciente anciano faltaban buenos útiles de medida y evaluación, lo cual llevó a estos profesionales a desarrollar estrategias de búsqueda de nuevos instrumentos en este ámbito. El resultado fue la descripción de una aproximación pluridimensional al *handicap*, propuesta por Wood y Grossiord en 1975, y posteriormente desarrollada a través de la nueva clasificación de deficiencias, discapacidades y minusvalías definida por la OMS, la cual ha proporcionado un cuadro conceptual y nosográfico propicio para la construcción de nuevas aproximaciones e instrumentos más adecuados y adaptados a las situaciones de incapacidad de nuestros ancianos.

En la actualidad, el envejecimiento de la población, así como sus enfermedades asociadas y los estados de dependencia que éstas conllevan, han motivado que las principales organizaciones internacionales (OMS, ONU, CE, etc.) se refieran a estos problemas como un imperativo en la política sanitaria de este siglo. Siguiendo esta pauta, los equipos geriátricos y de salud pública y comunitaria se han preocupado de la valoración de las personas ancianas con los objetivos de describir el estado de salud de la población anciana y reorganizar el sistema sanitario para adecuarlo a las nuevas necesidades de la población.

Por todo ello, podemos decir que la valoración geriátrica integral (VGI) es fundamental para la adecuada atención al anciano, convirtiéndose en uno de los pilares básicos de la asistencia geriátrica especializada. Esta «medición» conlleva la necesidad de intervención por parte de un equipo interdisciplinario formado básicamente por geriatras, personal de enfermería, terapeutas ocupacionales, fisioterapeutas y trabajadores sociales.

Valoración del caso

Valoración geriátrica integral

En líneas generales, podemos decir que los pacientes ancianos presentan habitualmente una serie de problemas complejos e interrelacionados entre sí que afectan a la esfera clínica, física, psíquica y social del individuo, de tal forma que la atención a la enfermedad y al enfermo es sustancialmente distinta de la que se proporciona a pacientes pertenecientes a otros grupos de edad. La VGI, la interdisciplinariedad y los niveles asistenciales son los instrumentos de que se vale la geriatría para aportar los cuidados integrales, progresivos, continuados y especializados que requiere el paciente en cada momento, tanto a nivel preventivo como curativo, rehabilitador y paliativo.

Según Rubenstein, la valoración geriátrica es un proceso diagnóstico multidimensional e interdisciplinario diseñado para cuantificar las capacidades y problemas médicos, psicosociales y funcionales de un determinado paciente, con la intención de desarrollar un plan de tratamiento y de seguimiento a largo plazo. Algunos de los problemas pueden ser detectados mediante los sistemas tradicionales de evaluación, pero muchos otros pueden pasarse por alto en el anciano frágil, por lo que se ha empezado a hablar de «evaluación geriátrica exhaustiva o global» *(comprehensive geriatric assessment),* que comprende aquellos métodos de evaluación que pretenden reconocer estos otros problemas (tabla 4-1).

TABLA 4-1
Valoración geriátrica exhaustiva

Clínica: historia clínica
Antecedentes familiares
Antecedentes personales
Historia actual: valoración biomédica
Motivo de consulta
Medicación (anterior y actual)
Alergias e inmunizaciones
Hábitos tóxicos
Presencia de grandes síndromes geriátricos
Órganos de los sentidos
Anamnesis por aparatos y sistemas
Pruebas complementarias
Funcional
Actividades básicas de la vida diaria (AVDB)
Actividades instrumentales de la vida diaria (AVDI)
Psíquica
Función cognitiva
Función emocional
Comunicación
Social
Situación social individual
Sistemas de apoyo

La VGI, también llamada valoración cuádruple dinámica, evalúa cuatro áreas estrechamente relacionadas del individuo (situación clínica, función física, psíquica y social) que varían con el tiempo, por lo que es necesario proceder a sucesivas evaluaciones periódicas que nos permitan detectar los cambios ocurridos en cualquiera de estas cuatro esferas, modificando el plan de cuidados si es necesario. Los objetivos que pretende la VGI son: realizar un diagnóstico cuádruple, detectar problemas tratables no diagnosticados, desarrollar un plan de cuidados individualizado, monitorizar la evolución del paciente, evaluar los logros y revisar el plan terapéutico, y optimizar la utilización de recursos sociosanitarios y la transmisión de información entre profesionales.

Para llevar a cabo esta valoración del paciente es necesario apoyarse en instrumentos válidos y fiables que nos permitan cuantificar los problemas del paciente con objeto de documentar la mejoría en el tiempo, modificar la estrategia terapéutica si es necesario y colocar al paciente en el nivel asistencial sanitario o social correspondiente en cada momento.

Es evidente que esta aproximación tan compleja requiere la intervención de un equipo de profesionales pertenecientes a diferentes disciplinas de las ciencias biomédicas y psicosociales, que trabajarán conjunta y coordinadamente para lograr un objetivo común que consiste en mantener o mejorar la calidad de vida del anciano.

Modelo funcional

La OMS afirmó hace algunos años que «la salud del anciano como mejor se mide es en términos de función». Quizá el aspecto más importante y novedoso que incluye la VGI sea la valoración de la capacidad funcional del individuo, entendiendo ésta como la intersección de las esferas física, psíquica y social, o, lo que es lo mismo, la capacidad del individuo para adaptarse a los problemas cotidianos pese al padecimiento de alguna disfunción física, psíquica y/o social. Este modelo aparece frente al modelo biomédico tradicional que, posteriormente, se convirtió en biopsicosocial al demostrarse la influencia de estos dos últimos aspectos en la salud del individuo. En las últimas décadas se ha comprobado la relación que existe entre la función y la salud del individuo, por lo que se ha introducido el modelo de valoración funcional, especialmente en lo que concierne a pacientes ancianos.

El declinar de la capacidad funcional es un fenómeno asociado a la edad que se presenta de forma gradual y puede verse afectado bruscamente por la aparición de enfermedades agudas. Este declive se produce tanto en aspectos intrínsecos (función cardíaca, muscular, respiratoria, cognitiva, etc.) como extrínsecos (función económica, social y relacional). Su medida constituye un indicador muy sensible para detectar la presencia de un nuevo trastorno; de la misma forma, una mejoría de la capacidad funcional nos puede indicar una mejoría del trastorno que la ocasiona. La determinación y evolución de las medidas de la función física, mental y social son los medios más útiles para predecir el pronóstico.

El terapeuta ocupacional tiene un papel muy importante en esta concepción funcional de la VGI, siendo uno de los profesionales del equipo mejor cualificado para detectar, cuantificar y describir las capacidades funcionales del paciente, sus déficit y la afectación de su capacidad de relación con el entorno y consigo mismo, derivada de su lesión, enfermedad o trastorno.

Ventajas de la valoración funcional

El aumento de la esperanza de vida lleva consigo una mayor prevalencia de enfermedades incapacitantes que disminuyen la autonomía del individuo para realizar las actividades de la vida diaria (AVD) y los desplazamientos. Este aumento del número de inválidos en la tercera edad, unido al también importante número de discapacitados por accidentes o patología vascular cerebral en otros grupos de edad, hizo que a finales de los años 50 y durante la década de los 60 aparecieran escalas de valoración funcional que cubrían dos terrenos básicos de la evaluación: los autocuidados y la movilidad. Estos instrumentos, todavía utilizados hoy día y de los que hablaremos posteriormente, han sido en algunos casos mejorados y sustituidos por otros más ventajosos en su aplicación, puesto que reflejan más fielmente la situación real del paciente a lo largo de todo el día y no sólo en el momento del examen. Además, trabajar con escalas funcionales proporciona a todos los miembros del equipo una parcela terminológica uniforme en la que la comunicación es más fácil, pese a las diferencias en cuanto a los métodos y técnicas utilizados; igualmente, proporciona medidas objetivas en lugar de apreciaciones subjetivas, eliminando así el factor personal.

A nivel clínico, nos permiten realizar una valoración continuada de manera que podamos observar fácilmente la evolución del paciente y el impacto del tratamiento en cada momento, pudiendo modificar éste en aquellas áreas en que los progresos no sean los esperados. Las escalas de valoración funcional nos permiten planificar el tratamiento, plantearnos la estrategia terapéutica adecuada y los objetivos generales y particulares que se deben conseguir. Además, puesto que en general son instrumentos cuantitativos, nos permiten investigar y conocer datos acerca de la eficiencia del tratamiento.

A nivel administrativo, ayudan a controlar la efectividad y el rendimiento de las unidades que los utilizan; constituyen un medio claro y conciso para transmitir resultados a partir de los cuales se pueden tomar decisiones para el futuro del servicio: planificación, cálculo de personal necesario, control de calidad, base de cálculo económico, etc.

Valoración de la terapia ocupacional

La VTO consiste en la observación sistematizada y documentada de un estado particular de función, determinando el grado y el valor (cualidad y cantidad) de la discrepancia entre lo que se considera como la norma y los hallazgos individuales obtenidos durante la evaluación, con objeto de apoyarse en ella para planificar la línea terapéutica indicada. Observar consiste en ver o escuchar cuidadosamente. Se trata de una destreza que se desarrolla primordialmente a través de la experiencia, la cual se fundamenta en un conocimiento exhaustivo de las incapacidades, enfermedades y procesos que padecen los pacientes observados, además del conocimiento de las destrezas, actividades y procedimientos usados.

El método utilizado para realizar esta valoración puede variar en función del estado de salud del anciano (sano, enfermo, discapacitado, terminal), el lugar en que esté ubicado (unidad geriátrica de agudos, hospital de día, domicilio, centro de día, etc.) y el tipo de enfermedad o secuela que presente (enfermedad física, psíquica, aguda, crónica, etc.). Como factores extrínsecos que deben tenerse en cuenta podemos citar el tipo de institución, los medios económicos de que disponga, la carga de trabajo del terapeuta ocupacional y la composición del equipo interdisciplinario, entre otros. Aunque existen múltiples posibilidades, podemos decir que la sistemática de la valoración debe ser lo más estandarizada posible y apoyarse en instrumentos que recojan observaciones objetivas, resaltando unas u otras áreas en función de los factores anteriormente citados.

La práctica de la VTO es un proceso complejo en el que se ponen de manifiesto los problemas y capacidades del paciente, así como su habilidad para relacionarse con su entorno de una manera efectiva. Comprende la recogida y organización de datos, establecimiento de objetivos de tratamiento y la realización de una valoración continuada. Su éxito y exactitud dependen de los conocimientos teóricos del terapeuta, de su destreza en la aplicación de los mismos y de su experiencia acerca del empleo de los múltiples instrumentos existentes, para elegir aquellos que se adecuen más a las situaciones particulares en que son utilizados (tipo de pacientes, nivel asistencial, objetivos y posibilidades del servicio, etc.). La VTO es un proceso dinámico e individualizado que requiere tiempo y capacidad de síntesis y abstracción, entresacando de todos los datos observados aquellos que documenten con más precisión la situación física, psíquica y social del sujeto objeto de valoración. A partir de esta valoración, pueden establecerse los objetivos del proceso terapéutico ocupacional y el plan de cuidados.

Cuando hablamos de VTO, generalmente lo hacemos en términos de valoración funcional, entendiendo ésta como la medición no sólo de las capacidades físicas sino también de la habilidad funcional del paciente para vivir de forma independiente en su entorno habitual. Esto implica ciertas habilidades psicocognitivas y sociales que el terapeuta ocupacional deberá conocer. Podemos partir de esta definición, plenamente concordante con el enfoque holístico de la TO, a la hora de describir un instrumento que recoja y agrupe todos los aspectos reseñados hasta el momento. Este registro básico de VTO, que podemos ver en la tabla 4-2, se completa con la utilización de escalas, tests, pruebas de detección, etc., de los que hablaremos más adelante. El protocolo de valoración debe llevarse a cabo en cuatro momentos básicos:

TABLA 4-2
Valoración de la terapia ocupacional

Datos de filiación
Nombre y apellidos
Edad
Profesión
Fecha de ingreso
Fecha de alta
Número de historia clínica
Servicio de origen/nivel asistencial
Datos clínicos
Diagnóstico principal
Otros trastornos
Anamnesis/exploración
Tronco, miembros superiores e inferiores y marcha
Funciones superiores
Función afectiva
Valoración objetiva mediante escalas
Valoración física
Valoración psíquica
Valoración social y del entorno
Precauciones/observaciones
Pronóstico
Tratamiento
Objetivos
Plan terapéutico
Evolución

– *Valoración de la situación basal del paciente.* Se efectúa obteniendo datos acerca de la situación funcional, psíquica y social previa a la enfermedad o accidente que motiva el ingreso del paciente en nuestra unidad. Generalmente se refiere a dos meses antes del episodio agudo que origina la pérdida de autonomía, o a la situación previa al deterioro (cuando se trata de pacientes cuyo ingreso se produce por deterioro funcional debido a confinamiento domiciliario, inmovilidad, ingreso hospitalario, etc.). La información podemos obtenerla mediante interrogatorio directo del paciente y, cuando ello no sea posible, del cuidador principal.

– *Valoración en el momento del ingreso.* Se lleva a cabo una descripción objetiva de la situación del paciente en el momento del ingreso. También se revisa la historia clínica, haciendo un resumen de la misma que quedará recogido en el registro de VTO. Esta información servirá de base para medir las variaciones del estado del paciente a medida que progrese el tratamiento. Incluirá datos acerca del potencial inicial del paciente, pronóstico rehabilitador y necesidad de ayudas técnicas y adaptaciones en el domicilio. En este momento se plantearán los objetivos del tratamiento y un plan de cuidados adecuado para la consecución de los mismos.

– *Valoración evolutiva.* Repetiremos la valoración completa del paciente con objeto de confirmar en la práctica su respuesta al tratamiento y la posible necesidad de modificar las pautas seguidas, de lo cual se dejará constancia escrita. Es conveniente llevarla a cabo al menos una vez entre el ingreso y el alta, aunque ello está mediatizado por el tipo de pacientes, el nivel asistencial y la carga de trabajo del terapeuta ocupacional.

– *Valoración al alta.* Se repetirá de nuevo la valoración hecha al ingreso, especificando si se han cumplido o no los objetivos; también se realiza un resumen de su estado al alta y se facilitan una serie de recomendaciones terapéuticas para el futuro. A veces se entrega un informe complementario al informe médico de alta que resume todo lo anterior. Se proporcionan dos copias, una para el paciente y otra para su médico de familia.

En estos cuatro momentos habrá que repetir todas las pruebas realizadas al paciente, documentando la evolución de éste, para comprobar en la práctica la efectividad de las medidas terapéuticas adoptadas y el cumplimiento de los objetivos planteados. Es muy conveniente, si las posibilidades del servicio lo permiten, hacer un seguimiento posterior al alta (p. ej., a los 3, 6 y 12 meses) para asegurarnos de que los logros obtenidos con el tratamiento de TO se mantienen.

Características de los instrumentos de valoración

Puede valorarse al paciente sin utilizar ningún instrumento o escala de valoración, pero el uso de éstos aporta mayor objetividad y reproductibilidad a las observaciones, cuantifica el grado de deterioro, incapacidad o dependencia, ayuda a evaluar la calidad de los cuidados, facilita la transmisión de la información, permite la tabulación de los datos significativos y válidos y mide el progreso terapéutico en el tiempo.

Existe una gran variedad de instrumentos de valoración utilizados en geriatría para medir los diferentes aspectos del funcionalismo físico, psíquico y social. Es el terapeuta ocupacional el que elegirá en cada momento la escala que se adapte mejor a sus propósitos, teniendo en cuenta que el instrumento de medida seleccionado debe reunir una serie de características, a saber: fiabilidad, validez, sensibilidad al cambio y especificidad.

Función y objetivo de las mediciones

Existen diferentes métodos de medición, cada uno de los cuales tiene un uso distinto y un momento y lugar de aplicación diferentes. Así, encontramos instrumentos de descripción, de detección, de valoración, de monitorización y de predicción o pronóstico, al igual que diferentes protocolos.

Las escalas de valoración son un medio rápido para acercarnos a la evaluación global del anciano, característica ésta muy importante en geriatría, ya que la valoración integral del paciente es una tarea ardua y que requiere mucho tiempo. Sin embargo, es importante que antes de seleccionar una o varias escalas nos preguntemos qué es lo que queremos medir y para qué; debemos establecer qué tipo de información nos interesa y en qué medida estos datos afectarán a las decisiones terapéuticas futuras, ya que la elección de uno u otro instrumento supone la simplificación de una situación compleja, con la pérdida de información que ello conlleva.

Valoración inicial

La valoración inicial del paciente es, probablemente, la que más tiempo nos ocupará. Tiene por objeto poner en claro cuál es el estado y condición del paciente la primera vez que acude al tratamiento. Debe incluir un estudio clínico, físico, funcional, psíquico y social. Es importante que todo ello se lleve a cabo en la primera sesión de tratamiento (si no es posible, terminaremos en las siguientes), con objeto de poder planificar el programa terapéutico inicial del paciente y establecer una línea básica de actuación que nos sirva para valorar los progresos obtenidos.

Es también muy importante conocer la situación del paciente previa al ingreso en nuestra unidad, ya que ello tiene implicaciones pronósticas y terapéuticas; es evidente que un paciente cuya situación funcional previa era de una dependencia moderada de años de evolución no va a responder de la misma forma al tratamiento que otro cuya situación basal fuese de vida independiente, aunque ambos ingresen con los mismos niveles de deterioro. Esta información podemos obtenerla de la historia clínica, del propio paciente o de sus cuidadores principales.

La recogida de datos se hace mediante entrevista con el paciente y revisión de la historia clínica. Existen una serie de factores que pueden dificultar la recogida, como, por ejemplo, los problemas de comunicación o la concurrencia de deterioro cognitivo; en estos casos, la presencia de un familiar en la primera entrevista es importante para comprobar la veracidad de los datos recogidos. Como pautas generales de comportamiento por nuestra parte podemos citar: explicar al paciente el procedimiento a que se le va a someter durante la entrevista; tratarle de usted y respetuosamente; procurar que el estrés y la ansiedad que produce el someterse a situación de examen sean mínimos; facilitar un acercamiento físico, que suele ser beneficioso y tranquilizador; hablar lenta y claramente, con una terminología que él pueda entender fácilmente y repitiendo las órdenes si es necesario; dejar el tiempo suficiente para que responda y, en caso de que haya un familiar presente, procurar que no interrumpa el interrogatorio salvo cuando sea preguntado.

En esta primera entrevista se recogerán los datos en el registro de VTO, según se muestra en la tabla 4-2. Los aspectos más importantes son:

– *Profesión*. Es un dato que puede sernos útil a la hora de plantear la estrategia terapéutica, ya que la colaboración del paciente suele ser mayor en las actividades relacionadas con su trabajo anterior.

– *Diagnóstico principal*. Para el terapeuta ocupacional el diagnóstico principal es aquel que determina la incapacidad y que suele ser el motivo de ingreso en nuestra unidad. Puede ser un diagnóstico clínico (p. ej., accidente vasculocerebral agudo [AVCA], enfermedad de Parkinson, etc.) o funcional (deterioro funcional secundario a confinamiento domiciliario, inmovilización, etc.). Debido a las características del paciente geriátrico, que suele presentar pluripatología, en este apartado se incluyen también otras enfermedades incapacitantes concomitantes que debemos tener en cuenta a la hora de planificar el tratamiento.

– *Otros trastornos*. Este apartado se refiere a otras enfermedades que no son incapacitantes *per se*, pero que pueden influir en el tratamiento, en la evolución o en el pronóstico, como, por ejemplo, hipertensión arterial, diabetes mellitus, problemas cardiovasculares, tumores, intervenciones quirúrgicas, etc.

– *Anamnesis/exploración*. Haremos un pequeño resumen de la historia clínica, resaltando aquellos aspectos más importantes para el terapeuta. De la exploración hablaremos en otro apartado.

– *Valoraciones*. En este cuadro reflejaremos las puntuaciones obtenidas en las escalas de valoración utilizadas para objetivar las observaciones hechas durante la entrevista, en la situación previa, en la evolución, al alta y después del alta, si es que ello es posible.

– *Precauciones/observaciones*. En los pacientes ancianos, debido a su pluripatología, existen casos en los que hay que tener una serie de precauciones o en los que hay contraindicaciones claras, que reflejaremos para que quede constancia escrita de ello y nos sirva como recordatorio, por ejemplo: riesgo de caídas en pacientes con historia previa de caídas, equilibrio defectuoso o disminución de la agudeza visual, riesgo de fuga en pacientes con deterioro cognitivo, contraindicación de ejercicios que requieran gran esfuerzo en pacientes con problemas respiratorios o cardíacos, etc.

– *Objetivos del tratamiento.* Una vez que hayamos concluido la valoración del paciente, estaremos en condiciones de plantearnos los objetivos del tratamiento. Estos objetivos son variables en función del tipo de pacientes que tratemos, pero en general han de ser jerarquizados de mayor a menor importancia, realistas, planteados a corto, medio y largo plazo, individualizados y sin olvidar que el máximo objetivo de la terapia ocupacional en geriatría gira en torno a conseguir la máxima funcionalidad e independencia psicofísica y los niveles óptimos de calidad de vida del paciente.

– *Procedimiento terapéutico.* Consiste en actividades y ejercicios planteados para conseguir los objetivos propuestos. Pueden detallarse en una ficha separada, sobre todo cuando exista personal auxiliar, de manera que el acceso al programa terapéutico resulte fácil.

– *Evolución.* En este apartado incluiremos todas las observaciones acerca de la respuesta del paciente al tratamiento, la introducción de cambios en la estrategia terapéutica, nuevos hallazgos patológicos, incidencias, etcétera.

Exploración física

Puesto que en esta obra existen capítulos dedicados monográficamente a las patologías más frecuentes en geriatría, en este capítulo van a ser estudiadas únicamente las directrices generales de la exploración del paciente geriátrico, que debe ser completa y sistemática. Las áreas que se deben explorar son las que se exponen a continuación.

Déficit perceptivo-sensoriales. Su exploración es importante puesto que pueden ensombrecer el pronóstico rehabilitador. Los más habituales son: *a)* déficit visuales y auditivos, y *b)* hemianopsia homónima, hemiasomatognosia y/o heminegligencia en el paciente con AVCA.

Tronco. Se valorará la correcta alineación del raquis y de las cinturas pélvica y escapular, la existencia de posturas viciosas, la presencia de dolor (en reposo y durante el movimiento), la elasticidad, las contracturas, los acortamientos musculares, etc.

Miembros superiores. Se ha de valorar la movilidad analítica de todas las articulaciones de ambos miembros superiores y su movilidad conjunta, la fuerza proximal y distal, la sensibilidad (propiocepción, astereognosia, discriminación de dos puntos, sensibilidad térmica, parestesias, hiperestesias, etc.), la coordinación general y oculomanual (dismetrías), la destreza y la habilidad motriz, la funcionalidad global, la presencia de edema, dolor (en reposo y durante el movimiento), deformidades, retracciones, espasticidad, rigidez en rueda dentada, acinesia, temblor y cualquier otro signo clínico propio de la enfermedad o trastorno que padezca el paciente sometido a la exploración. En ocasiones, estas «anormalidades» son debidas a otras enfermedades previas del individuo.

Miembros inferiores y marcha. La marcha en el anciano presenta una serie de cambios, que se caracterizan por la lentificación, inseguridad, disminución de la longitud del paso, aumento del polígono de sustentación y desplazamiento del centro de gravedad. El terapeuta ocupacional, como reeducador del gesto que es, deberá observar detenidamente el patrón de la marcha para detectar alteraciones que puedan ser corregidas o mejoradas. Observará especialmente si la marcha es independiente o se hace con ayuda de una o más personas, si se utiliza andador, bastón o similar, si el equilibrio estático y dinámico es bueno, si el apoyo es correcto, si la carga y el ritmo son simétricos, si existe edema, dolor (en reposo y durante el movimiento), deformidades articulares, atrofias musculares, retracciones tendinosas, etc., si se observan deformidades de los pies, si lleva ortesis, si usa calzado adecuado, etc.

Para apoyar la observación del equilibrio y de la marcha, podemos utilizar diversos instrumentos, como, por ejemplo, la prueba de «ponerse a andar» o la escala de valoración del equilibrio y de la marcha de Tinetti. La primera, más sencilla y rápida en su aplicación, valora la rapidez de la marcha, la longitud del paso, la base de sustentación, la regularidad de los pasos y la relación temporal entre las fases de apoyo unipodal y apoyo bipodal. La segunda es una prueba compuesta de dos partes, una que valora los diferentes componentes del equilibrio y otra que valora los de la marcha, según se describe en el Anexo 4-1.

Valoración funcional

La exploración física y la valoración funcional en TO, desde un modelo médico y/o biomecanicista, se encuentran íntimamente ligadas; la primera tiene por objeto conocer la situación física real del paciente, y la segunda, las alteraciones en la función que se producen como consecuencia de ésta; dos pacientes que presenten el mismo diagnóstico clínico no tienen por qué padecer la misma pérdida funcional. Puede haber, por ejemplo, dos pacientes con artritis reumatoidea, con un nivel similar de evolución y afectación, uno de los cuales tenga problemas para el autocuidado y el otro no. La detección de estos problemas nos alertará de la posible implicación de otros factores en su situación funcional (condición social, motivación, hábitos, etc.). De hecho, la funcionalidad no sólo depende de la situación física, sino que está altamente relacionada con la función cognitiva y psicológica. No obstante, en geriatría, aunque no así en muchos modelos propios de la TO, se tiende a valorar estas últimas en apartados diferentes.

Por función entendemos la capacidad del sujeto para realizar las actividades de la vida diaria (AVD). En general, dividimos a los pacientes en dos niveles, los independientes y los dependientes. Las escalas de valoración de las AVD están basadas en el grado de independencia del paciente en la ejecución de cada función. Podemos clasificar las AVD en las siguientes categorías:

- *Actividades de la vida diaria básicas (AVDB)*. Son las actividades de autocuidado como, por ejemplo, asearse, alimentarse, vestirse, ser continente, etc.
- *Actividades de la vida diaria instrumentales (AVDI)*. Son actividades más complejas y nos indican la capacidad del individuo para vivir de manera independiente en su entorno habitual. Incluyen actividades como encargarse de los asuntos económicos, ejecución de las tareas del hogar, control de la medicación, etc.
- *Actividades de la vida diaria avanzadas (AVDA)*. Son actividades complejas en relación con el estilo de vida del individuo, por lo que su medición universal es difícil. No son indispensables para el mantenimiento de la independencia, aunque a través de ellas se intenta identificar precozmente una disminución de la función. Son actividades de tipo lúdico y relacional, conductas elaboradas de control del medio físico y del entorno social que permiten al individuo desarrollar sus papeles sociales, como, por ejemplo, actividades de ocio, participación en grupos, contactos sociales, viajes, deportes, etc. Este concepto puede ser un factor predictivo de calidad de vida que comienza a considerarse en la valoración del anciano en nuestro país.

Instrumentos de valoración funcional

Existen numerosas escalas de valoración funcional. Entre todas ellas debemos elegir las que sean más sencillas, rápidas y adecuadas al propósito de su aplicación. Debemos analizar toda la información aportada por el instrumento y no sólo la puntuación final, ya que habitualmente hay algunos ítems críticos para la monitorización de los cambios. A continuación comentaremos algunas de las escalas de valoración funcional más utilizadas en los servicios de geriatría de nuestro país.

1. Escalas de valoración de AVDB

– *Escala de incapacidad física de la Cruz Roja (ECRF)*. Valora la capacidad de autocuidado de los pacientes, clasificándolos en 6 grados, de 0 a 5, donde 0 significa la máxima independencia y 5, dependencia total (véase Anexo 4-2).

– *Índice de Barthel (IB)*. Consta de 10 ítems: alimentación, lavado (baño), vestido, aseo personal, control de esfínteres (deposición-micción), uso del retrete, traslado sillón-cama, deambulación y escaleras. La puntuación varía de 100 a 0, desde la máxima independencia a la máxima dependencia, respectivamente. Por sus características de validez, fiabilidad y sensibilidad, es una escala de gran utilidad para describir el estado funcional del paciente y detectar los cambios, aunque ha sido criticada por su escasa sensibilidad para medir pequeñas alteraciones (v. Anexo 4-3).

– *Índice de Katz (IK)*. Consta de 6 ítems: lavado, vestido, uso del retrete, movilización, continencia y alimentación. Están ordenados jerárquicamente según la forma en que los pacientes pierden las funciones. Los pacientes se clasifican en 7 grupos (A a G) que van de la máxima independencia a la máxima dependencia. Es más utilizado en unidades con pacientes en fase aguda (v. Anexo 4-4).

– *Otros*. Existen otras muchas escalas de valoración de las AVDB que pueden ser elegidas en función de las necesidades del terapeuta ocupacional y de la unidad, como, por ejemplo, escala de autocuidado de Kenny, FIM, PACE II, escala OARS, etc.

2. Escalas de valoración de AVDI

Las escalas que miden las AVDI pueden reflejar situaciones sociales en lugar de la capacidad real del paciente para su ejecución, ya que algunas de estas actividades han sido tradicionalmente realizadas por mujeres (p. ej., cuidado del hogar) y otras por hombres (p. ej., encargarse de los asuntos económicos). Existen además una serie de condicionantes sociales (p. ej., el nivel económico) que hacen que su interpretación sea difícil.

– *Escala de Lawton (sección de AVDI)*. Mide 8 ítems, cada uno con una puntuación que varía entre 1 y 0; a más baja puntuación, mayor dependencia. Es la escala más utilizada, validada y fiable (v. Anexo 4-5).

– *Otros*. PACE II (sección de AVDI, 1978), OARS (sección de AVDI, 1978), PADL (1976), etc.

Valoración mental

Es de vital importancia conocer cuál es el estado mental del paciente para poder predecir su grado de colaboración en el tratamiento o la necesidad de una intervención a este nivel. La valoración psíquica forma parte del proceso de valoración integral llevado a cabo por el geriatra, por lo que, habitualmente, los resultados obtenidos por éste pueden ser utilizados por el terapeuta ocupacional. De esta forma evitamos la duplicación de tareas, con la consiguiente fatiga tanto del paciente como del examinador.

En ocasiones, la valoración mental del paciente es difícil en una primera entrevista debido al cansancio (físico o psíquico), escasa colaboración, problemas de lenguaje, nivel cultural, etc. En estos casos, la evaluación se completa en sesiones posteriores con ayuda de la observación. A veces, la aportación del terapeuta en este sentido es muy valiosa puesto que, al pasar mucho más tiempo con el paciente que el médico, detecta mejor las alteraciones cognitivoafectivas, proporcionando una ayuda al diagnóstico.

Existen tres áreas de vital importancia en la valoración mental del anciano que interesan al terapeuta ocupacional: cognitiva, afectiva y de comportamiento. Su evaluación suele llevarse a cabo de forma estructurada, mediante tests y cuestionarios, y no estructurada, a través de la observación directa y la entrevista con el paciente y la familia.

Valoración no estructurada

Tendremos en cuenta los siguientes aspectos: apariencia (descuido en el aseo o vestido, expresión, postura, actitud, etc.); comportamiento (grado de colaboración, agresividad, desinhibición, etc.); estado de ánimo (labilidad emocional, tristeza, desánimo, etc.); lenguaje y cálculo; pensamiento, abstracción y juicio (ideas delirantes, capacidad de razonamiento, síntomas obsesivos, etc.); atención y concentración; memoria inmediata, reciente y remota; orientación, praxias y gnosias. Se anotarán todos los datos de interés en el registro de TO.

Valoración estructurada

Existen una serie de tests de rápida y fácil aplicación que permiten al terapeuta ocupacional una exploración sistemática de la situación mental del paciente. Hay una gran variedad de escalas y cuestionarios; en algunos casos la complejidad y duración de los tests requieren que sean llevados a cabo por personal experto. Hablaremos únicamente de aquellos que más se utilizan en el campo de la terapia ocupacional.

1. Valoración cognitiva rápida

– *Escala de incapacidad mental de la Cruz Roja (ECRM)*. Valora el estado mental del anciano puntuando de 0 a 5: 0 representa la normalidad cognitiva y 5 un deterioro grave con una vida totalmente dependiente (v. Anexo 4-6).

– *Miniexamen cognoscitivo (MEC) de Lobo*. Requiere 5-10 min para su realización y explora las siguientes áreas: orientación, registro, atención y cálculo, memoria, lenguaje y construcción (v. Anexo 4-7).

– *Escala de Pfeiffer (SPMSQ)*. Es un cuestionario corto para detectar deterioro cognitivo en pacientes ancianos (v. Anexo 4-8). Consta de 10 ítems y es un test muy útil, sencillo y rápido.

2. Valoración afectiva rápida

Menos desarrollada y utilizada por los terapeutas ocupacionales, aunque existen escalas de uso específico en pacientes ancianos. Las de mayor difusión son, probablemente, la Escala de depresión geriátrica (*Geriatric Depression Scale*, GDS) de Brink y Yesavage y la Escala del grado de depresión *(Rating Scale for Depression)* de Hamilton. Incluyen ítems sobre humor, insomnio, ansiedad, sentimiento de culpa, pensamientos de muerte, síntomas somáticos, etc.

Valoración social y del entorno

Valoración social. Es el proceso mediante el cual se establece la relación que el anciano mantiene con su entorno. Para el terapeuta ocupacional es de especial interés esta parte de la valoración, puesto que influye directamente en el pronóstico rehabilitador del paciente, además de ser de su competencia modificar el entorno de manera que se adapte a las necesidades del individuo de la mejor forma posible. Es difícil medir la función social de forma objetiva, aunque existen escalas que valoran algunos de los diferentes aspectos que la constituyen de forma individual. Su conocimiento exhaustivo es labor del trabajador social.

Existen una serie de variables sociales que el terapeuta debe tener en cuenta a la hora de diseñar su estrategia terapéutica, registrando las más importantes de manera estructurada o no estructurada en su valoración. Estas variables son: relaciones sociales (estado civil, convivencia, relación con familiares, vecinos y amigos, etc.); actividades sociales (intereses y aficiones, salidas fuera del domicilio, abandono de actividades); apoyo social (conjunto de ayudas económicas, emocionales e instrumentales proporcionadas al anciano por otras personas o entidades, incluyendo la red social –frecuencia de contactos sociales, estabilidad, dispersión geográfica, etc.–, el soporte social –necesidades de ayuda, principal cuidador, ayuda social, etc.– y la carga de los cuidadores) y los recursos sociales (de especial interés para el terapeuta ocupacional puesto que incluyen condiciones del domicilio, necesidad/tenencia de adaptaciones o ingresos económicos).

Valoración del entorno. Además de recoger esta información social general, el terapeuta ocupacional hará especial hincapié en conocer cuáles son las condiciones de la vivienda, si se adaptan a la situación funcional y cognitiva del paciente, si tiene barreras arquitectónicas dentro de casa o para salir a la calle, si es necesaria la eliminación de factores de riesgo, si requiere algún tipo de adaptación, etc. No debemos olvidar que las intervenciones sobre el ambiente se basan en el análisis del problema que se pretende resolver. La valoración del entorno es diferente según la localización del paciente, siendo una práctica cotidiana la valoración del entorno en los pacientes que viven en su domicilio (v. cap. 21). Para llevar a cabo esta valoración es necesario que el terapeuta se desplace a la vivienda del paciente, observando *in situ* las dificultades reales del individuo para la realización de las AVD, los desplazamientos y las actividades de ocio y tiempo libre.

Elaboración de informes

La comunicación entre los profesionales de la medicina y de las ciencias paramédicas que participan en el tratamiento del paciente anciano es de vital importancia, no sólo con los miembros del equipo geriátrico sino también con el médico de familia responsable del enfermo o con profesionales de otras ramas de la medicina, enfermería, etc. La comunicación oral generalmente ofrece la oportunidad de proseguir la conversación hasta alcanzar el entendimiento mutuo, pero es necesario dejar constancia escrita de todo ello para que perdure a través del tiempo. Con la comunicación escrita no sólo se pierde la posibilidad de desarrollar la transmisión gracias al intercambio de ideas, sino que tampoco podemos utilizar el lenguaje gestual, las expresiones faciales o el tono de voz. Los pensamientos, las observaciones y las ideas que se expresan por medio de la escritura deben ser completos, exactos, concisos y fácilmente comprensibles.

Un informe es la declaración formal del resultado de una investigación o un resumen cuyo propósito es relacionar hechos y acontecimientos ocurridos con respecto a un paciente. Contiene información relativa al individuo extraída del registro o protocolo de TO, recogida a lo largo de su tratamiento, y datos clínicos extraídos de la historia. Puede también contener datos relativos a las condiciones ambientales o adaptaciones requeridas.

Datos del informe

Los informes de TO constan de partes esenciales que se personalizarán con cada paciente. Éstas son:

– *Datos de filiación*. Apellidos y nombre del paciente, edad, número de historia, etc.

– *Fecha y servicio*. Dónde y cuándo se realiza el informe.

– *Datos clínicos*. Diagnóstico principal, otros trastornos, antecedentes, situación basal, etc.

– *Objetivo del tratamiento*. Motivo de ingreso en TO.

– *Procedimiento terapéutico.* Descripción resumida del proceso de tratamiento con las diferentes técnicas utilizadas.

– *Respuesta del paciente.* Resumen de la evolución, incluyendo actitud ante el tratamiento, colaboración, etc.

– *Valoración al alta.* Resultados finales y situación al alta.

– *Recomendaciones terapéuticas postalta.* Indicaciones ocupacionales posteriores al alta: actividades recomendadas, adaptaciones y ayudas técnicas, etc.

– *Firma del terapeuta ocupacional.* Debe ser legible y anotando el nivel asistencial al que pertenece.

Al redactar los informes debemos utilizar un lenguaje conciso, intentando expresar correcta y exactamente todas las ideas anteriormente citadas, lo que a veces no resulta fácil. Existen una serie de reglas que pueden utilizarse en la redacción:

– Evitar incluir en el informe abreviaturas o frases expuestas en lengua vernácula o en forma de jerga. AVD significa poca cosa para quien no trabaja en geriatría o rehabilitación.

– Realizar la descripción en tercera persona.

– Eliminar frases superficiales. Exponer los hechos de forma concisa y exacta.

– La descripción del proceso debe ser lo más explícita posible, definiendo claramente la evolución del caso.

Por último, los datos del informe, aunque siguiendo las directrices anteriormente citadas, pueden sufrir variaciones en función del tipo de informe requerido. Los tipos más habituales son:

– *Relativos al enfermo.* Informe de evolución en TO e informe de necesidad de ayudas técnicas personales y entrenamiento.

– *Relativos al entorno.* Informe de eliminación de factores de riesgo y adaptaciones ambientales.

Conclusión

La valoración de la TO es una práctica poco habitual aunque resulta imprescindible. Es necesario conocer la situación del paciente, su potencial rehabilitador, sus condicionantes sociales, su motivación, etc., para poder establecer unos objetivos realistas acordes con todo ello.

Existen multitud de instrumentos de valoración funcional, psicoafectiva y social, adaptados a las necesidades del anciano y que reúnen las características requeridas por el terapeuta ocupacional para completar y objetivar su observación, monitorizando los cambios del paciente en el tiempo. Entre todos ellos elegiremos los que se adecuen más a la situación real en que nos encontremos.

No debemos olvidar que el objetivo de esta medición es planificar lo mejor posible el plan terapéutico indicado para el paciente, de manera que su recuperación sea óptima dentro de sus posibilidades, manteniendo así los niveles más elevados posibles de independencia y calidad de vida.

Es importante que quede constancia escrita de todo este proceso, lo que se hará mediante una memoria de las actuaciones llevadas a cabo. Por ello es imprescindible conservar los registros de TO, bien dentro de la historia clínica del paciente o bien en un archivo propio de la unidad. Asimismo, es importante la confección de informes de TO. Estos informes deben ser completos y exactos, pero a la vez concisos y fácilmente comprensibles. Su objetivo es facilitar la comunicación entre los diferentes profesionales médicos y paramédicos que participan en el mantenimiento de los niveles óptimos de salud del anciano.

BIBLIOGRAFÍA

Alarcón MT. Valoración funcional. En: Salgado A et al. eds. Fundamentos prácticos de la asistencia al anciano. Barcelona: Masson, 1996; 57-64.

Alarcón MT, González Montalvo JI, Salgado Alba A.

Valoración funcional del paciente anciano. En: Salgado A, Alarcón MT, eds. Valoración del paciente anciano. Barcelona: Masson, 1993; 47-72.
Applegate WB et al. Instruments for the functional assessment of the older patients. N Engl J Med 1990; 332: 1207-1213.
Baztán JJ et al. Escalas de actividades de la vida diaria. En: Del Ser T, Peña-Casanova J, eds. Evaluación neuropsicológica y funcional de la demencia. Barcelona: JR Prous, 1994; 137-164.
Baztán JJ et al. Índice de Barthel: instrumento válido para la valoración funcional de pacientes con enfermedad cerebrovascular. Rev Esp Geriatr Gerontol 1993; 28 (1): 32-40.
Bravo G. Valoración integral del paciente anciano. Care Elderly (ed. esp.), may-jun, 1994; 3: 147-154.
Cruz Jentoft AJ. El índice de Katz. Rev Esp Geriatr Gerontol 1991; 26: 338-348.
Cruz Jentoft AJ. La evaluación geriátrica exhaustiva: muchas preguntas y nuevas respuestas. Rev Esp Geriatr Gerontol 1995; 30 (1): 5-7.
Del Ser T, Peña Casanova J. Objetivos y métodos en la evaluación de la demencia. En: Del Ser T, Peña-Casanova J, eds. Evaluación neuropsicológica y funcional de la demencia. Barcelona: JR Prous, 1994; 1-7.
Duke M. Comprehensive functional assessment in every day practice. En: Hazzard WR, Reubin A, eds. Principles of geriatric medicine and gerontology. Nueva York: McGraw-Hill, 1990; 218-224.
Durante Molina P. Terapia ocupacional en geriatría. En: Jiménez Herrero F, ed. Gerontología 1993. Barcelona: Masson-Salvat Medicina, 1993; 181-198.
Durante P, Kindelán B, Andrés A. Rehabilitación en geriatría: terapia ocupacional en el cuidado del paciente geriátrico. En: Guillén F, Pérez del Molino J, eds. Síndromes y cuidados en el paciente geriátrico. Barcelona: Masson, 1994; 149-168.
Folstein MF et al: «Mini-Mental State»: a practical method for grading the cognitive state of patients for the clinician. J Psychiatr Res 1975; 12: 189-198.
Gil Gregorio P et al. Praxis de la valoración integral en la rehabilitación geriátrica. Rev Esp Geriatr Gerontol 1993; 28 (2): 3-13.
González JI et al. Comparación de la escala de la Cruz Roja con el índice de Katz. Rev Esp Geriatr Gerontol 1991; 26: 197-202.
González JI et al. Validación del cuestionario de Pfeiffer y la escala de incapacidad mental de la Cruz Roja en la detección del deterioro mental en los pacientes externos de un servicio de geriatría. Rev Esp Geriatr Gerontol 1992; 27: 129-133.
Hamilton M. A rating scale for depression. J Neurol Neurosurg Psychiatry 1960; 23: 361-366.
Isach Comallonga M, Bravo Fernández de Araoz G. Valoración social. En: Salgado A et al, eds. Fundamentos prácticos de la asistencia al anciano. Barcelona: Masson, 1996; 75-82.
Katz S et al. Studies of illness in the aged. The index of ADL: a standardized measure of biological and phychosocial function. JAMA 1963; 185: 914-919.
Lawton MP, Brody EM. Assessment of older people: self-maintaining and instrumental activities of daily living. Gerontologist 1969; 9: 179-186.
Mathias S et al. Balcance in elderly patients: The «get-up and go» test. Arch Phys Med Rehabil 1986; 67: 387-389.
McDonald EM. Introducción a la terapéutica ocupacional física, 1.ª parte. En: McDonald EM, ed. Terapéutica ocupacional en rehabilitación, 3.ª ed. Barcelona: Salvat, 1990; 94-127.
Mercé Cortés J, Cruz Jentoft AJ. Evaluación funcional del anciano. En: Ribera Casado JM, Cruz Jentoft AJ, eds. Geriatría. Madrid: Idepsa, 1991; 7-14.
Pérez Almeida E et al. La Geriatric Depression Scale (GDS) como instrumento para la evaluación de la depresión: bases de la misma. Modificaciones introducidas y adaptación de la prueba a la realidad psicogeriátrica española. Rev Esp Geriatr Gerontol 1990; 25: 173-180.
Pérez del Molino J, Moya MJ. Valoración geriátrica: conceptos generales. En: Guillén F, Pérez del Molino J, eds. Síndromes y cuidados en el paciente geriátrico. Barcelona: Masson, 1994; 49-57.
Pfeiffer E. A short portable mental status questionnaire for the assessment of organic brain deficit in elderly patients. J Am Geriatr Soc 1975; 23: 433-441.
Ramos Brieva JA et al. Validación de tres procedimientos para diagnosticar depresión en ancianos. Rev Esp Geriatr Gerontol 1993; 28 (5): 275-279.
Reuben DB et al. A hierarchical exercice scale to measure function at the advanced activities of daily living level. J Am Geriatr Soc 1990; 38: 855-861.
Ring J. Valoración funcional: una necesidad imperiosa en rehabilitación. Rehabilitación 1994; 28 (2): 71-77.
Rubenstein LZ. Geriatric assessment: an overview of its impacts. Clin Geriatr Med 1987; 3 (1): 1-15.
Rubenstein LZ, Abrass IB. Geriatric assessment. En: Exton Smith A, ed. Practical geriatric medicine. Nueva York: Weskler ME, 1986.
Rubenstein LZ et al. Geriatric assessment. Filadelfia: W. B. Saunders, 1987.
Rubenstein LZ, Wieland GD. Comprehensive geriatric assessment. Annu Rev Geriatr Gerontol 1989; 9: 145-192.
Salgado Alba A. Valoración geriátrica integral. Valoración clinica. En: Salgado A et al, eds. Fundamentos prácticos de la asistencia al anciano. Barcelona: Masson, 1996; 47-55.
World Health Organization. International classification of impairments, disability and handicaps. Ginebra: WHO, 1980.
Yesavage JA et al. Development and validation of a geriatric depression screening scale. J Psychiatr Res 1983; 17: 37-49.

ANEXO 4-1
Valoración del equilibrio y de la marcha: escala de Tinetti

PARTE I. EQUILIBRIO
Instrucciones: Sujeto sentado en una silla sin brazos

Equilibrio sentado

Se inclina o desliza en la silla	0
Firme y seguro	1

Levantarse

Incapaz sin ayuda	0
Capaz utilizando los brazos como ayuda	1
Capaz sin utilizar los brazos	2

Intentos de levantarse

Incapaz sin ayuda	0
Capaz, pero necesita más de un intento	1
Capaz de levantarse con un intento	2

Equilibrio inmediato (5 min) al levantarse

Inestable (se tambalea, mueve los pies, marcado balanceo del tronco)	0
Estable, pero usa andador, bastón, muletas u otros objetos de soporte	1
Estable sin usar bastón u otros soportes	2

Equilibrio en bipedestación

Inestable	0
Estable con aumento del área de sustentación (los talones separados más de 10 cm) o usa bastón, andador u otro soporte	1
Base de sustentación estrecha sin ningún soporte	2

Empujón (sujeto en posición de firmes con los pies tan juntos como sea posible, el examinador empuja sobre el esternón del paciente con la palma 3 veces)

Tiende a caerse	0
Se tambalea, se sujeta, pero se mantiene solo	1
Firme	2

Ojos cerrados (en la posición anterior)

Inestable	0
Estable	1

Giro de 360°

Pasos discontinuos	0
Pasos continuos	1
Inestable (se coge o tambalea)	0
Estable	1

Sentarse

Inseguro (calcula mal la distancia, cae en la silla)	0
Usa los brazos o no tiene un movimiento suave	1
Seguro, movimiento suave	2

Puntuación total equilibrio/16 ....

▶

ANEXO 4-1
Valoración del equilibrio y de la marcha: escala de Tinetti *(continuación)*

PARTE II. MARCHA

Instrucciones. El sujeto, de pie con el examinador, camina por el pasillo o por la habitación, primero con su paso habitual, regresando con «paso rápido, pero seguro» (usando sus ayudas habituales para la marcha, como bastón o andador)

Inicio de la marcha (inmediatamente después de decir «camine»)	
Duda, vacila o realiza múltiples intentos para comenzar	0
No vacila	1
Longitud y altura del paso	
El pie derecho no sobrepasa al izquierdo con el paso en la fase de balanceo	0
El pie derecho sobrepasa al izquierdo con el paso	1
El pie derecho no se levanta completamente del suelo con el paso en la fase de balanceo	0
El pie derecho se levanta completamente	1
El pie izquierdo no sobrepasa al derecho con el paso en la fase de balanceo	0
El pie izquierdo sobrepasa al derecho con el paso	1
El pie izquierdo no se levanta completamente del suelo con el paso en la fase de balanceo	0
El pie izquierdo se levanta completamente	1
Simetría del paso	
La longitud del paso con el pie derecho e izquierdo es diferente (estimada)	0
Los pasos son iguales en longitud	1
Continuidad de los pasos	
Para o hay discontinuidad entre los pasos	0
Los pasos son continuos	1
Trayectoria (estimada con relación a los baldosines del suelo de 30 cm de diámetro; se observa la desviación de un pie en 3 m de distancia)	
Marcada desviación	0
Desviación moderada o media o utiliza ayudas	1
Recto sin utilizar ayudas	2
Tronco	
Marcado balanceo o utiliza ayudas	0
Sin balanceo, pero con flexión de rodillas o espalda o extensión hacia fuera de los brazos	1
Sin balanceo ni flexión, ni utiliza ayudas	2
Postura en la marcha	
Talones separados	0
Los talones casi se tocan mientras camina	1

Puntuación total marcha/12 ....

Puntuación total general/28 ....

ANEXO 4-2
Escala de incapacidad física de la Cruz Roja

0 Totalmente normal
1 Realiza las AVD. Deambula con cierta dificultad
2 Alguna dificultad para realizar las AVD. Deambula con ayuda de bastón o similar
3 Grave dificultad para realizar las AVD. Deambula con dificultad ayudado por una persona. Incontinencia ocasional
4 Necesita ayuda para casi todas las AVD. Deambula con extrema dificultad ayudado por una persona. Incontinencia habitual
5 Inmovilidad en cama o sillón. Dependencia total. Necesita cuidados continuados de enfermería

ANEXO 4-3
Índice de Barthel

Alimentación

10 *Independiente.* Capaz de utilizar cualquier instrumento necesario; come en un tiempo razonable; capaz de desmenuzar la comida, usar condimentos, extender la mantequilla, etc., por sí solo

5 *Necesita ayuda.* Por ejemplo, para cortar, extender la mantequilla, etc.

0 *Dependiente.* Necesita ser alimentado

Lavado (baño)

5 *Independiente.* Capaz de lavarse utilizando la ducha o la bañera o permaneciendo de pie y aplicando la esponja por todo el cuerpo. Incluye entrar y salir de la bañera sin la presencia de ninguna persona

0 *Dependiente.* Necesita alguna ayuda

Vestido

10 *Independiente.* Capaz de ponerse, quitarse y colgar la ropa. Se ata los zapatos, abrocha los botones, etc. Se coloca el braguero o el corsé si lo precisa

5 *Necesita ayuda.* Realiza al menos la mitad de las tareas en un tiempo razonable

0 *Dependiente.* Incapaz de desenvolverse sin ayuda

Aseo

5 *Independiente.* Realiza todas las tareas personales (lavarse las manos y la cara, peinarse, etc.). Incluye afeitarse y lavarse los dientes. Sin ninguna ayuda, manejar el enchufe si la maquinilla es eléctrica

0 *Dependiente.* Necesita alguna ayuda

Deposición

10 *Continente, ningún accidente.* Si necesita enema o supositorios, se arregla por sí solo

5 *Accidente ocasional.* Raro (menos de una vez por semana) o necesita ayuda para el enema o los supositorios

0 *Incontinente*

Micción

10 *Continente, ningún accidente.* Seco día y noche. Capaz de usar cualquier dispositivo (catéter). Si es necesario, es capaz de cambiar la bolsa

5 *Accidente ocasional.* Menos de una vez por semana. Necesita ayuda con los instrumentos

0 *Incontinente*

Retrete

10 *Independiente.* Entra y sale solo. Es capaz de quitarse y ponerse la ropa, limpiarse, prevenir el manchado de la ropa, vaciar y limpiar la cuña. Capaz de sentarse y levantarse sin ayuda. Puede utilizar barras de soporte

5 *Necesita ayuda.* Precisa ayuda para mantener el equilibrio, quitarse o ponerse la ropa o limpiarse

0 *Dependiente.* Incapaz de desenvolverse sin ayuda

Traslado sillón-cama

15 *Independiente.* No necesita ayuda. Si utiliza silla de ruedas, lo hace independientemente

10 *Mínima ayuda.* Incluye supervisión verbal o pequeña ayuda física (p. ej., la ofrecida por el cónyuge)

5 *Gran ayuda.* Capaz de estar sentado sin ayuda, pero necesita mucha asistencia para entrar o salir de la cama

0 *Dependiente.* Necesita grúa o alzamiento completo por dos personas. Incapaz de permanecer sentado

Deambulación

15 *Independiente.* Puede usar cualquier ayuda (prótesis, bastones, muletas, etc.) excepto andador. La velocidad no es importante. Puede caminar al menos 50 m o equivalente sin ayuda o supervisión

10 *Necesita ayuda.* Supervisión física o verbal, incluyendo instrumentos u otras ayudas para permanecer de pie. Deambula 50 m

5 *Independiente en silla de ruedas.* Propulsa su silla de ruedas al menos 50 m. Gira esquinas solo

0 *Dependiente.* Requiere ayuda importante

Escalones

10 *Independiente.* Capaz de subir y bajar un tramo de escaleras sin ayuda o supervisión, aunque utilice barandilla o instrumentos de apoyo

5 *Necesita ayuda.* Supervisión física o verbal

0 *Dependiente.* Necesita elevador (ascensor) o no puede salvar escalones

ANEXO 4-4
Índice de Katz

Lavado

Independiente. No recibe ayuda (entra y sale solo de la bañera, si es su forma habitual de bañarse)
Independiente. Recibe ayuda en la limpieza de sólo una parte del cuerpo (espalda, piernas, etc.)
Dependiente. Recibe ayuda en el aseo de más de una parte del cuerpo, o para entrar y salir de la bañera

Vestido

Independiente. Coge la ropa y se viste completamente sin ayuda
Independiente. Sin ayuda, excepto para atarse los zapatos
Dependiente. Recibe ayuda para coger la ropa o ponérsela, o permanece parcialmente vestido

Uso del retrete

Independiente. Va al retrete, se limpia y se ajusta la ropa sin ayuda (aunque use bastón, andador o silla de ruedas). Puede usar orinal por la noche, vaciándolo al día siguiente
Dependiente. Recibe ayuda para ir al retrete, limpiarse, ajustarse la ropa o el uso nocturno del orinal
Dependiente. No usa el retrete solo

Movilización

Independiente. Entra y sale de la cama. Se sienta y se levanta sin ayuda (puede usar bastón o andador)
Dependiente. Entra y sale de la cama. Se sienta y se levanta de la silla con ayuda
Dependiente. No puede levantarse de la cama

Continencia

Independiente. Controla completamente ambos esfínteres
Dependiente. Incontinencia esporádica
Dependiente. Necesita supervisión, usa sonda vesical o es incontinente

Alimentación

Independiente. Se alimenta sin ayuda
Independiente. Ayuda sólo para cortar la carne o untar la mantequilla
Dependiente. Recibe ayuda para comer o es alimentado parcial o totalmente mediante sondas o líquidos intravenosos

Valoración

A Independiente en todas las funciones
B Independiente en todas, salvo en una de ellas
C Independiente en todas, salvo en lavado y otra más
D Independiente en todas, salvo en lavado, vestido y otra más
E Independiente en todas, salvo en lavado, vestido, uso del retrete y otra más
F Independiente en todas, salvo en lavado, vestido, uso del retrete, movilización y otra más
G Dependiente en las seis funciones
Otras Dependiente al menos en dos funciones, pero no clasificable como C, D, E o F

ANEXO 4-5
Escala de Lawton

Capacidad para utilizar el teléfono

1 Utiliza el teléfono por iniciativa propia
1 Capaz de marcar bien algunos números familiares
1 Capaz de contestar al teléfono, pero no de marcar
0 No utiliza el teléfono en absoluto

Compras

1 Realiza independientemente todas las compras necesarias
0 Realiza independientemente pequeñas compras
0 Necesita ir acompañado para realizar cualquier compra
0 Totalmente incapaz de comprar

Preparación de la comida

1 Organiza, prepara y sirve las comidas por sí solo adecuadamente
0 Prepara adecuadamente comidas si se le proporcionan los ingredientes
0 Prepara, calienta y sirve comidas, pero no sigue una dieta adecuada
0 Necesita que le preparen y sirvan las comidas

Cuidado de la casa

1 Mantiene la casa solo o con ayuda ocasional (p. ej., ayuda doméstica para el trabajo pesado)
1 Realiza tareas ligeras, tales como lavar los platos y hacer la cama
1 Realiza tareas ligeras, pero no puede mantener un aceptable nivel de limpieza
1 Necesita ayuda en todas las labores de la casa
0 No participa en ninguna labor de la casa

Lavado de la ropa

1 Lava por sí solo toda su ropa
1 Lava por sí solo pequeñas prendas
0 No puede realizar el lavado de la ropa

Medios de transporte

1 Viaja solo en transporte público o conduce su propio coche
1 Es capaz de coger un taxi, pero no utiliza otro tipo de transporte público
1 Viaja en transporte público cuando va acompañado de otra persona
0 Utiliza únicamente el taxi o el automóvil con ayuda de otros
0 No viaja en absoluto

Responsabilidad respecto a su medicación

1 Es capaz de tomar su medicación a la hora y dosis correctas
0 Toma su medicación si la dosis es preparada previamente
0 No es capaz de administrarse su medicación

Capacidad para manejar asuntos económicos

1 Capaz de encargarse de sus asuntos económicos por sí solo (realiza presupuestos, extiende cheques, paga la renta, va al banco)
1 Realiza las compras de cada día, pero necesita ayuda en el banco, grandes compras, etc.
0 Incapaz de manejar dinero

Puntuación total ....

ANEXO 4-6
Escala de incapacidad mental de la Cruz Roja

0	Totalmente normal
1	Ligera desorientación en el tiempo. Mantiene correctamente una conversación
2	Desorientación en el tiempo. Conversación posible pero no perfecta. Trastornos del carácter. Incontinencia ocasional
3	Desorientación. No puede mantener una conversación lógica. Confunde a las personas. Trastornos del humor. Frecuente incontinencia
4	Desorientación. Claras alteraciones mentales. Incontinencia habitual o total
5	Vida vegetativa con agresividad o sin ella. Incontinencia total

ANEXO 4-7
Miniexamen cognoscitivo

Orientación

1 Dígame en qué fecha, día, mes, año y estación estamos (máximo 5 puntos)
2 Dígame dónde estamos: país, provincia, ciudad, hospital, planta (máximo 5 puntos)

Registro

3 Repita estas tres palabras: peseta, caballo, manzana (máximo 3 puntos). Repetirlas hasta que las aprenda y apuntar el número de intentos

Atención y cálculo

4 Si tiene 30 pesetas y me va dando de 3 en 3, ¿cuántas le van quedando? (máximo 5 puntos)
5 Repita: 5-9-2 (practicar hasta que los aprenda y contar el número de intentos). Ahora al revés (máximo 3 puntos)

Memoria

6 ¿Recuerda las tres palabras que le dije antes? (máximo 3 puntos)

Lenguaje y construcción

7 Mostrar un bolígrafo: ¿qué es esto? Repetirlo con un reloj (máximo 2 puntos)
8 Repita esto: en un trigal había cinco perros (máximo 1 punto)
9 Una manzana y una pera son frutas, ¿verdad? ¿Qué son el rojo y el verde?, ¿qué son un perro y un gato? (máximo 2 puntos)
10 Coja un papel con la mano derecha, dóblelo por la mitad y póngalo en el suelo (máximo 3 puntos)
11 Lea esto y haga lo que dice: cierre los ojos (máximo 1 punto)
12 Escriba una frase (máximo 1 punto)
13 Copie este dibujo (máximo 1 punto)

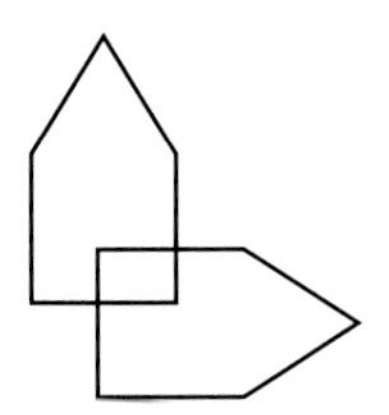

Máximo 35 puntos. A menor puntuación, mayor deterioro. (De Lobo, 1975.)

ANEXO 4-8
Escala de Pfeiffer

1	¿Qué fecha es hoy? (día, mes, año)
2	¿Qué día de la semana es hoy?
3	¿Cuál es el nombre de este sitio?
4	¿Cuál es su número de teléfono?
4b	¿Cuáles son sus señas? (sólo si no tiene teléfono)
5	¿Qué edad tiene?
6	¿En qué fecha nació?
7	¿Cómo se llama el presidente del gobierno?
8	¿Cómo se llamaba el anterior presidente del gobierno?
9	¿Cuál era el primer apellido de su madre?
10	Restar de 3 en 3 desde 20

Por cada error se debe sumar 1 punto. Se concede un error más si el nivel educativo es bajo, y uno menos si es alto. A mayor puntuación, mayor deterioro. (Adaptación al castellano del SPMSQ de Pfeiffer.)

Parte II

Fisiopatología del envejecimiento: envejecimiento fisiológico y patológico

5

G. Bravo Fernández de Araoz

Introducción

Siguiendo a Binet y Bourliere, el envejecimiento se define como la «serie de modificaciones morfológicas, psicológicas, funcionales y bioquímicas que origina el paso del tiempo sobre los seres vivos». Según Strehler, el envejecimiento es un proceso universal (afecta a todos los organismos vivos), intrínseco (es una característica propia de todas las especies), progresivo (aparece y progresa con el paso del tiempo) y eventualmente deletéreo (determina la muerte de los individuos).

Se caracteriza por la alteración progresiva de los mecanismos homeostáticos del anciano, responsables de mantener el equilibrio en el medio interno. La respuesta a cambios internos y/o externos se enlentece, disminuyendo paulatinamente su sensibilidad y amplitud, con una pérdida progresiva de la capacidad de adaptación y de reserva del organismo. Estos cambios conllevan una mayor vulnerabilidad a la agresión por agentes externos por la ya comentada pérdida de la capacidad de adaptación. Desde este punto de vista, para la gerontología moderna el envejecimiento es considerado como un proceso fisiológico, no como una enfermedad.

El envejecimiento se puede dividir en *primario* (el proceso fisiológico que ocurre con el normal devenir de los años), *secundario* (cuando al proceso anterior se añade una enfermedad o incapacidad), *terciario* (las situaciones sociales, económicas o culturales pueden modificar el proceso del envejecimiento) y *adicional* (cuando se añade alteración por el abuso de drogas, incluyendo fármacos). En este breve capítulo vamos a tratar de delimitar el envejecimiento primario y el secundario. Sin embargo, es preciso comentar que el proceso del envejecimiento es individual, distinto para los diferentes individuos. Los estudios longitudinales sobre el envejecimiento demuestran que la variación entre individuos de una misma cohorte puede ser mayor que las encontradas en estudios transversales, que centran su atención en las diferencias existentes entre individuos de diferentes cohortes. Lo mismo ocurre entre los diferentes órganos y sistemas de un organismo («el envejecimiento no es armónico, ni sincrónico»). Los mayores déficit se producen en aquellas funciones que requieren la acción coordinada de un mayor número de sistemas del organismo.

Fisiología del envejecimiento

Homeostasis

El envejecimiento representa, como hemos comentado, una disminución de la capacidad de adaptación debida a una reducción de la flexibilidad de los mecanismos fisiológicos que regulan el equilibrio necesario para mantener constante el medio interno. El control de la homeostasis requiere que se mantenga intacta la función integrada de órganos y sistemas para una correcta actuación biológica del organismo. Esta disminución funcional pone en marcha fenómenos compensadores, que aseguran la integridad del individuo anciano.

Los diferentes órganos del cuerpo humano tienen una enorme reserva funcional, que indica su capacidad para hacer frente a agresiones externas. Esta reserva se va perdiendo con el paso de los años y, con ello la posibilidad de enfrentarse a agentes externos.

Los procesos que mantienen la homeostasis están modulados por lo que denominaremos sistemas de control (fundamentalmente los sistemas neuroendrocrino e inmunitario), cuyo envejecimiento provocará una pérdida de calidad en la adaptación del organismo al medio ambiente.

El sistema inmunitario ha sido ampliamente estudiado con relación al proceso del envejecimiento. La teoría inmunitaria del envejecimiento mantiene que un descenso en la función y en la regulación del sistema inmunitario contribuye al proceso del envejecimiento al disminuir la capacidad del individuo para responder a antígenos asociados con enfermedades y tumores y al reducir los mecanismos inhibidores que previenen las enfermedades autoinmunes. Es un sistema imprescindible para la integridad del organismo, al permitir el reconocimiento de lo propio y la defensa frente a lo extraño. Se modifica con la edad produciéndose involución del timo (órgano linfoide por excelencia en el ser humano), alteraciones en las poblaciones de linfocitos T debidas tanto a una menor capacidad de replicación como a una falta de estimulación de linfocitos T normales, pérdida de la respuesta inmunohumoral y de la respuesta mediada por células frente a antígenos extraños, con aumento de la frecuencia de autoanticuerpos y complejos inmunocirculantes, mayor afectación de la inmunidad humoral que la celular y menor eficacia de los anticuerpos. Igualmente importantes son las alteraciones que se producen por afectación de diferentes órganos que funcionan como barreras contra agentes externos, como la piel y los aparatos respiratorio, urinario y gastrointestinal.

El sistema neuroendocrino modula un adecuado equilibrio fisiológico, general para todo el organismo. La teoría neuroendocrina del envejecimiento estipula que cuando este control se altera comienza el proceso del envejecimiento. En este sentido, el eje hipotálamo-hipofisario-glandular periférico controlaría el «programa vital», con afectación del control central, disminución de la sensibilidad de las hormonas y neurotransmisores, de los receptores de membrana y de la respuesta de los órganos diana.

El sistema nervioso autónomo mantiene la intensidad de las respuestas vegetativas, pero muestra un aumento en el tiempo de recuperación ante estímulos repetidos. Como ejemplos podíamos citar la menor eficiencia de los reflejos simpáticos vasomotores ante cambios de temperatura, la menor apreciación de la temperatura cutánea, la hipotensión ortostática y disfunciones gastrointestinales, vesicales y genitales, que en la vejez pueden considerarse, en conjunto, como indicativos de la alteración del sistema nervioso autónomo. Muchas enfermedades pueden asociarse con estos problemas, como se muestra en la tabla 5-1.

TABLA 5-1
Disfunción autonómica asociada con enfermedades del sistema nervioso

Centrales
Enfermedad vascular cerebral
Parkinsonismo
Tumores
Enfermedad de Alzheimer
Lesiones traumáticas de la médula espinal
Esclerosis múltiple
Enfermedades de la motoneurona
Tabes dorsal
Periféricas
Diabetes mellitus
Alcoholismo
Deficiencia de vitamina B_{12}
Amiloidosis
Polineuropatías infecciosas
Insuficiencia renal crónica

TABLA 5-2
Modificaciones morfológicas y funcionales con el envejecimiento

Órgano o sistema	Morfología	Función
General	Menor estatura Pérdida de peso Aumento de tejidos grasos Menor agua corporal total	
Piel	Arrugas Atrofia glandular	
Sistema cardiovascular	Elongación de las arterias Mayor frecuencia de hipertrofia ventricular	Menor gasto cardíaco Menor respuesta de la frecuencia cardíaca frente a situaciones de estrés
Riñón	Menor índice de filtración glomerular Pérdida de glomérulos funcionantes y alteración medular	Menor aclaramiento de creatinina Menor capacidad de concentración de la orina
Pulmón	Menor elasticidad Pérdida de cilios	Menor capacidad vital Reflejo tusígeno alterado
Ojos	Arco corneal senil Menor tamaño pupilar	Presbiopía Disminución de la percepción de colores y de la profundidad visual
Oído	Cambios degenerativos en el oído medio Alteraciones cocleares	Menor percepción de frecuencias altas Menor discriminación auditiva Presbiacusia
Sistema nervioso	Disminución del peso cerebral Disminución del número de neuronas	Aumento del tiempo de respuesta motora Disminución de la capacidad de aprendizajes complejos Menos horas de sueño, menos tiempo de sueño REM

Principales modificaciones morfológicas y funcionales

Son muchos y complejos los cambios que se producen como consecuencia del envejecimiento. Todos los órganos se ven afectados en mayor o menor medida, modificándose sus funciones y presentando, generalmente, una disminución que no es sustancial para aquel individuo que envejece fisiológicamente, pero que desempeña un papel importante en situaciones de enfermedad (tabla 5-2).

Patología del envejecimiento

La OMS definió la salud como la existencia de «un completo bienestar físico, mental y social, y no meramente la ausencia de enfermedad». Enfermedad se puede definir como el estado de un organismo vivo o de alguna de sus partes en el que ciertas funciones se interrumpen o modifican. Sin embargo, existen dos características de ambos conceptos que se deben tener en cuenta al interpretar esta definición; por una parte, tanto la salud como la enfermedad son conceptos muy amplios que requieren una descripción más precisa (cualitativa y cuantitativa) y, por otra, no son conceptos estáticos, esto es, están sujetos a múltiples variaciones. El envejecimiento, desde este prisma, representa un cambio que no sólo debilita al individuo y le hace más susceptible a la enfermedad, sino que se asocia a cambios medibles en el funcionamiento de órganos, por lo que la mayoría de definiciones de salud nos presentan a los ancianos como enfermos. Esto precisa unas reflexiones sobre la fisiología del envejecimiento y los conceptos de enfermedad e incapacidad.

Situaciones de enfermedad

En geriatría es imprescindible separar las distintas situaciones de enfermedad, tanto desde un punto de vista etiológico como cronológico, cuantificando y cualificando las consecuencias funcionales de las mismas. Por enfermedad *aguda* entenderemos la que presenta un comienzo brusco y tiene una duración limitada en el tiempo, con evolución hacia la curación, con o sin secuelas, o hacia la cronicidad. El término enfermedad *crónica* refleja la existencia de una patología persistente en el tiempo (duración superior a 6 meses) a pesar del tratamiento, que acompaña a la persona mayor de por vida.

Percepción del estado de salud

La opinión subjetiva sobre la salud se concibe desde la misma definición de la OMS de este concepto. Esta autoevaluación puede quedar alterada por las diferentes dimensiones que recoge el término salud (física, funcional, psicológica y social) y por los distintos factores individuales que intervienen en todos estos conceptos. Ello hace difícil la interpretación de encuestas sobre la percepción que las personas mayores tienen sobre su salud.

En España, según la Encuesta Nacional de Salud del año 1993, el 59 % de los españoles entre 45 y 64 años estiman su salud como buena o muy buena, frente al 41 % en los de 65 años o más; en este segundo grupo tan sólo un 2 % consideran su salud como muy mala.

En la tabla 5-3 podemos observar la correlación existente entre la percepción subjetiva de enfermedad y la presencia de incapacidad. Esta última hace que las personas mayores consideren peor su estado de salud.

Prevalencia de enfermedad e incapacidad

Prevalencia de enfermedad. La definición de salud de la OMS conlleva igualmente una apreciación objetiva: la ausencia de enfermedad. Según la Encuesta Nacional de Salud española (no publicada oficialmente), el 81,3 % de los varones y el 87,3 % de las mujeres mayores de 65 años tienen algún tipo de enfermedad crónica. Estas cifras recogen cualquier tipo de desviación de la normalidad; dicho de otro modo: son excepcionales –como se ha comentado en el párrafo anterior– las personas de edad avanzada que están libres de toda enfermedad, incluida, por ejemplo, una artrosis cervical moderada. En autopsias regladas, por encima de los

TABLA 5-3
Grado de satisfacción con la vida en personas mayores según su estado de salud en 1983

	Porcentaje de satisfacción de los diferentes individuos	
	Envejecidos con normalidad	Envejecidos dependientes
¿En el momento presente, cómo describiría su vida en general?		
Excelente	69,6	30,4
Buena	60,5	39,5
Aceptable	49,6	53,1
Pobre-mala	18,1	81,9[a]

[a]Test de tendencias de Mantel-Haenszel ($p < 0,001$).

80 años, es sorprendente la ausencia de todo hallazgo patológico.

Patologías más frecuentes. Hay una serie de patologías que ocupan sistemáticamente los puestos de cabeza a la hora de evaluar las enfermedades de mayor prevalencia entre la población de mayor edad. Entre ellas destacan: hipertensión arterial, diabetes mellitus, enfermedades cardiovasculares, patologías del aparato locomotor y respiratorio, infecciones, tumores, hepatopatías, afecciones de la próstata, etc.

Características de la enfermedad en la tercera edad. Las características de la enfermedad en las personas mayores se resumen en los puntos siguientes:

– Aumento de la prevalencia de muchas enfermedades, tanto por una mayor incidencia como por un mejor tratamiento de las patologías, en muchos casos con prolongación del tiempo de supervivencia.

– Predominio de las patologías crónicas, cuyo tratamiento no ha seguido un desarrollo paralelo a los avances en la terapéutica de las enfermedades agudas. Por ello, la terapia encaminada a la recuperación y el mantenimiento de la función (física, funcional, mental y social) al mayor nivel posible se antepone al principio de la curación, ya que un cambio apenas apreciable puede resultar extremadamente importante para el paciente anciano.

– Los ancianos, e incluso sus familiares o cuidadores, ocultan aquellos síntomas que creen propios del envejecimiento pero que son, en realidad, desviaciones del proceso de envejecimiento normal, incluyendo algunos que creen embarazosos o que puedan causar rechazo (p. ej., la incontinencia urinaria).

– Con mucha frecuencia, la enfermedad se presenta de una forma solapada y subaguda.

– Las enfermedades tienden a presentarse dentro de cuadros sindrómicos inespecíficos que, por su importancia y frecuencia de aparición, se denominan grandes síndromes geriátricos.

– El contacto con el paciente anciano tiende a producirse cuando éste representa un problema en su medio, es decir, cuando el cuidador, un familiar o un vecino busca ayuda al detectar un problema relacionado con el cuidado del anciano.

– *Pluripatología.* Uno de los aspectos más importantes de la enfermedad en el paciente mayor es la presencia simultánea de varias patologías, lo que a menudo provoca interacciones entre ellas e incluso induce cambios en el tratamiento de las mismas. Se reconocen diversos patrones característicos de la presencia simultánea de varias enfermedades (tabla 5-4).

– También se aprecia una modificación de la velocidad de recuperación. Éste es con frecuencia un punto de frustración para los médicos, que observan cómo los pacientes ancianos responden con más lentitud que los jóvenes al tratamiento, ya sea médico o rehabilitador.

– Por último, no debemos olvidar que la provisión de cuidados sanitarios y sociales al paciente anciano conlleva con frecuencia consideraciones éticas.

Prevalencia de incapacidad. La alteración en la capacidad funcional guarda relación con la incapacidad para realizar actividades de la vida diaria básicas (AVDB) e instrumentales (AVDI), a la que se suele unir el estado de los órganos de los sentidos, fundamentalmente la visión y la audición.

TABLA 5-4
Formas de presentación de la enfermedad en el anciano

Formas de presentación
Coexistencia de enfermedades
Enmascaramiento
Atribución
Desenmascaramiento
Sinergismo
Modificación
Cascada de problemas
Ciclo de enfermedades relacionadas (autoperpetuación)

Según datos de la Encuesta Nacional de Salud de 1993, un 80 % de la población de 65 años o más encuestada (válida no institucionalizada) es independiente para las AVD (tomadas una a una), apreciándose un mayor grado de incapacidad con la edad, sobre todo para la movilidad y las actividades instrumentales. Las mujeres parecen tener un grado ligeramente mayor de incapacidad. Si revisamos los datos del estudio cooperativo español de hipertensión arterial en el anciano (ECEHA), realizado en un conjunto amplio de personas mayores de 65 años (con un porcentaje del 39 % de mayores de 80 años) y utilizando la Escala funcional de la Cruz Roja (ECRF), el 83,2 % presentan incapacidad de grado 0-1 (ninguna o leve) y tan sólo el 2,1 % sufren incapacidad de grado 4-5 (grave). En otro estudio realizado en residencias de ancianos (INSERSO, 1996, no publicado), tanto con personas válidas como asistidas y mixtas, la prevalencia de incapacidad detectada fue, según la ECRF, en el 42,4 % de grado 0-1 (ninguna o leve) y en el 25,3 % de grado 4-5 (grave).

En la figura 5-1 recogemos los datos de la Encuesta Nacional de Salud de 1987 en relación con los diferentes grupos de edad. Se observa la alta prevalencia de incapacidad, muy relacionada con la edad, sin considerar el grado de la misma, por lo que quedan incluidas las más leves. Por ello resulta fundamental no sólo registrar la pérdida de capacidad funcional sino, además, agruparla en diferentes grados de dependencia (ligera, moderada y/o grave), ya que no es lo mismo tener alguna dificultad para bajar una escalera que permanecer inmovilizado en la cama o en un sillón.

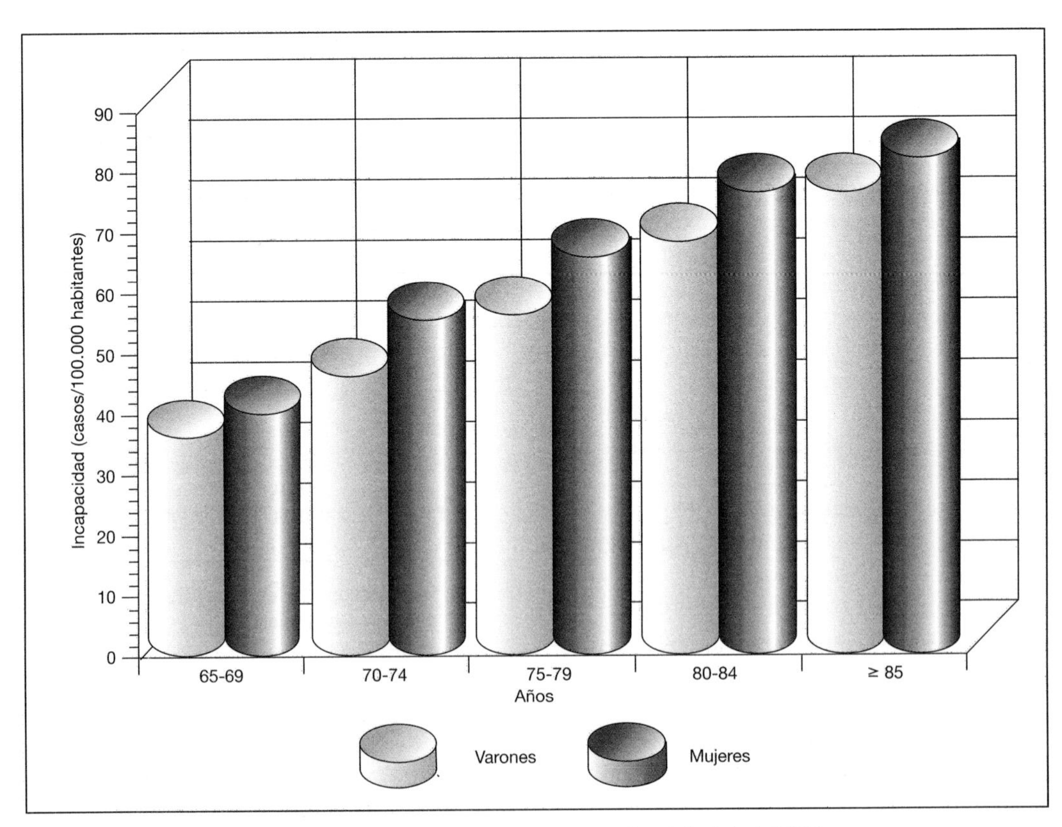

Figura 5-1. *Incapacidad según sexo y grupo de edad. Encuesta Nacional de Salud, 1987.*

TABLA 5-5
Patologías crónicas e incapacidad

Causa del ingreso	Porcentaje	Causa de la incapacidad	Porcentaje
Afección osteoarticular	16,3	AVCA	15,2
Bronquitis crónica	14,7	Bronquitis crónica	14,8
AVCA	11,0	Demencias	13,9
Insuficiencia cardíaca	9,5	Insuficiencia cardíaca	13,2
Demencias	7,9	Afección osteoarticular	6,7
Neumonías	4,2	Neoplasias	5,6

Enfermedades más incapacitantes. Quizás es más importante, desde un punto de vista cualitativo, la presencia de situaciones de incapacidad originadas por una evolución desfavorable, no siempre inevitable, de diferentes patologías. Como se puede observar en la tabla 5-5, las patologías que causan incapacidad no coinciden siempre con el motivo principal de ingreso en estos centros.

Las enfermedades osteoarticulares son la primera causa de discapacidad en el medio comunitario. Otras causas importantes de incapacidad funcional son las patologías vasculocerebrales, concretamente el AVCA; ciertas enfermedades neurológicas, entre las que hay que destacar las demencias y la enfermedad de Parkinson; las enfermedades cardiorrespiratorias y otras patologías orgánicas graves, no causantes por sí mismas de incapacidad, pero que originan importantes limitaciones funcionales, sin olvidar la polifarmacia, uno de los grandes problemas que pueden aparecer en las personas mayores debido a los efectos secundarios e interacciones entre fármacos (la yatrogenia forma parte de los grandes síndromes geriátricos).

Binomio enfermedad-incapacidad. La alteración funcional representa el punto final común de muchas enfermedades en el anciano, aunque también es una forma frecuente de presentación de enfermedad en las personas mayores. No hay una clara relación entre enfermedad y disfunción, ni la severidad de una enfermedad en cuanto a su pronóstico vital se correlaciona con su impacto funcional. Una misma enfermedad puede tener repercusiones muy diferentes sobre la capacidad (la artrosis no conlleva un mal pronóstico vital, pero los hallazgos clínicos de artrosis tampoco ayudan a establecer con claridad su impacto sobre la función del individuo).

Además, la patología de un órgano no permite atribuir la pérdida de función de dicho órgano a la enfermedad, ya que, en un paciente con hiperplasia de próstata e incontinencia, esta última puede ser provocada por una poliuria asociada a una descompensación diabética.

Todavía seguimos precisando estudios que nos permitan profundizar en el conocimiento del curso natural de las enfermedades y de la incapacidad, tanto en ancianos que envejecen fisiológicamente como en aquellos que tienen alguna patología o incapacidad, para lo cual sería necesario conocer el círculo completo de la incapacidad y enfermedad, los mecanismos básicos, el origen y las implicaciones predictivas de la disfunción, así como la relación entre los aspectos biológico, del comportamiento y del entorno que se asocian durante el proceso del envejecimiento.

Esta aparente disociación entre enfermedad e incapacidad nos lleva a la necesidad de registrar de forma sistemática la situación funcional de un anciano junto a la lista de problemas médicos, así como a intentar establecer una relación entre los diagnósticos y la capacidad funcional evaluada.

Prevención del envejecimiento patológico

Si anteriormente nos referíamos a los diferentes tipos de envejecimiento, la prevención del envejecimiento patológico (aquel que por cualquier causa exceda del envejecimiento primario) tiene como objetivo llegar a la tercera edad en las mejores condiciones posibles (en los ámbitos funcional, psíquico y social). Para ello, es fundamental la prevención primaria actuando sobre los diferentes factores de riesgo de las principales enfermedades y la detección precoz de las mismas. No olvidemos que en la tercera edad la prevención debe incluir el bienestar (por tanto, la salud) de la familia y otros cuidadores, lo que ayuda a mantener al anciano en mejores condiciones de salud.

BIBLIOGRAFÍA

Besdine RW. Introduction. En: Abrams WB, Berkow R, eds. The Merck manual of geriatrics. Nueva Jersey: Merck, 1990; 2-4.

Estudio cooperativo español de hipertensión arterial en el anciano (ECEHA). Primera fase: Prevalencia y características de la hipertensión arterial del anciano en España. Barcelona: Edipharma, 1996.

Everitt AV. The hypothalamic-pituitary control of aging and age-related pathology. Exp Gerontol 1973; 8: 265-277.

Fox RA. Changes in non-immunological mechanisms of host defense in older persons. En: Evans JG, Williams TF, eds. Oxford textbook of geriatric medicine. Oxford: Oxford University Press, 1992; 57-60.

Guillén Llera F. Patología del envejecimiento. En: Guillén Llera F, Pérez del Molino Martín J, eds. Síndromes y cuidados en el paciente geriátrico. Barcelona: Masson, 1994; 37-46.

Kane RL, Ouslander JG, Abrass IB. Essentials of clinical geriatrics. Nueva York: McGraw-Hill, 1994.

Katz S, Stroud MW. Functional assessment in geriatrics: a review of progress and directions. J Am Geriatr Soc 1989; 37 (3): 267-271.

Kay MMB. An overview of immune aging. Mech Aging Dev 1979; 11: 39-59.

Miller RA. The cell biology of aging: immunological models. J Gerontol 1989; 44: 4-8.

Roos NP, Havens B. Predictors of successful aging: a twelve-year study of manitoba elderly. Am J Public Health 1991; 81: 63-68.

Sociedad Española de Geriatría y Gerontología. Estudio camas larga estancia. Madrid: Metra Seis, 1990.

Torres González M, Chaparro AI. Fisiología del envejecimiento. En: Guillén Llera F, Pérez del Molino Martín J, eds. Síndromes y cuidados en el paciente geriátrico. Barcelona: Masson, 1994; 17-26.

Wollner L, Collins KJ. Disorders of the autonomic nervous system. En: Brocklehurst JC, Tallis RC, Fillit HM, eds. Textbook of geriatric medicine and gerontology. Hong-Kong: Churchill-Livingstone, 1992; 389-410.

Aspectos psicológicos del envejecimiento

6

J. Yanguas Lezaun, M. T. Sancho Castiello y F. J. Leturia Arrazola

Introducción

El proceso de envejecimiento como efecto del paso del tiempo sobre las personas no es homogéneo, de tal manera que las diferencias individuales y las funciones fisiológicas, psicológicas, etc., configuran un panorama de gran diversidad en este proceso. Desde este punto de vista se suele hablar de una edad cronológica, biológica, psicológica, etc., según nos refiramos al número de años, al organismo, a la personalidad o a la competencia social. No obstante conviene señalar que, aunque a nivel psicológico existen diferencias según la edad, éstas son causadas en la mayor parte de los casos por la evolución propia del ser humano, por lo cual conviene rechazar toda visión negativa del envejecimiento (deficitaria) e intentar positivizar esta importante etapa de la vida.

Los expertos han intentado acometer el estudio del envejecimiento psicológico diferenciando funciones y áreas. Así, la personalidad (existe una larga tradición de intentos de definir las características más o menos constantes –o temperamento– de los individuos por parte de la psicología), la capacidad intelectual, las funciones cognitivas (los procesos cognitivos son aquellos que tienen que ver con el conocimiento –p. ej., los que intervienen en el procesamiento de la información: atención, aprendizaje, memoria, etc.–, los pensamientos, el razonamiento, las atribuciones, etc.), las funciones sensitivoperceptivas, la psicomotricidad, la capacidad de comunicación o las funciones psicoafectivas no evolucionan de la misma manera ni siquiera simultáneamente.

Entre los aspectos biológicos debemos señalar la importancia de los cambios endocrinometabólicos, cardiovasculares, del sistema nervioso, etc., así como aquellos que se producen en las capacidades sensoriales (visión, audición y tacto), que provocan modificaciones y dificultades en la percepción del mundo, de sí mismo y del entorno y, por tanto, en el funcionamiento psicológico.

En cuanto a las funciones psicomotrices, generalmente se produce un aumento de la fatiga, problemas de artrosis, enlentecimiento, etc., que pueden suponer una disminución de la autonomía funcional, entendida en este contexto como capacidad de valerse por sí mismo.

Los cambios cerebrales, como la reducción del volumen del cerebro y la pérdida de neuronas corticales, de arborizaciones, de espinas dendríticas, de sinapsis, etc., suponen también modificaciones de la memoria, de la capacidad de aprendizaje y del funcionamiento cognitivo.

Las aportaciones de la psicología al análisis de los procesos de envejecimiento realizadas desde el final de la Segunda Guerra Mundial nos indican que éstos deben ser abordados desde un enfoque multicausal, lo que nos debería servir para desmontar determinados estereotipos con relación a la vejez, resituar el factor edad y ofrecer respuestas a determinados cambios que se producen en las personas conforme pasan los años. En general, los estudios longitudinales más importantes relacionados con el envejecimiento realizados desde diferentes puntos de vista y por equipos multidisciplinarios ofrecen una interesante información sobre las diferencias relacionadas con la edad, pero no sobre los cambios del envejecimiento. No obstante, la psicología del envejecimiento ha propuesto sobre todo tres puntos de vista opuestos sobre el desarrollo en el último período de la vida. El primero lo podríamos resumir en la frase: «envejecer equivale a declinar»; el segundo punto de vista defendería que «los ancianos no son básicamente diferentes de los jóvenes», es decir, no existe un cambio inherente a la edad, y, por último, la tercera alternativa postularía que «puede existir un cambio para una evolución mejor en el último período de la vida» correspondiendo al enfoque del desarrollo durante el tiempo de la vida. Los dos primeros enfoques están relacionados con la teoría psicoanalítica y con el conductismo, mientras que el tercero se configuraría no tanto como una teoría sobre la dirección del cambio, sino como una prescripción para mantener una actitud abierta hacia este tema: una diversidad de puntos de vista es la mejor norma que cabe seguir en la descripción y explicación del funcionamiento psicológico en el último período de la vida, según nos recuerda Belsky en su libro *Psicología del envejecimiento*.

Por lo tanto, debemos desechar estereotipos relativos a las diferentes «imposibilidades» que se dan en la vejez (p. ej., aprender nuevas cosas), que encorsetan y ponen límites a la capacidad de desarrollo de las personas mayores, así como a la de las personas más jóvenes que, por diversos motivos, se aproximen al campo de la vejez.

Aspectos cognitivos del envejecimiento

Las funciones cognitivas (atención, orientación, percepción, fijación, memoria, etc.) establecen procesos por los que el individuo recibe, almacena y utiliza la información de la realidad y de sí mismo. En consecuencia, si con la edad se producen cambios relacionados con las funciones anteriores, éstos afectarán al conjunto de procesos, funciones y capacidades psicológicas fundamentales para nuestra vida. Hasta hace poco tiempo, las modificaciones en la funciones cognitivas se asociaban a un proceso de deterioro irreversible, que hoy se ha desechado gracias a los avances en el conocimiento de las mismas y a la existencia de diferentes técnicas y programas de intervención que hacen posible, al menos en algunos casos, frenar y modificar estos procesos.

En el ámbito del funcionamiento intelectual se sabe que, si bien es cierto que las personas mayores, como grupo de edad, presentan un cierto declive en algunas funciones relacionadas con el rendimiento intelectual, éste no aparece hasta el final de los 60 años y no se trata de una disminución generalizada ya que un importante porcentaje de sujetos no sufre declive alguno. No obstante, sabemos que ciertos elementos moduladores personales, socioeconómicos y educativos influyen en el funcionamiento intelectual de la vejez, así como la salud en general. En contrapartida, el organismo humano tiene capacidades de reserva que pueden ser activadas durante la vejez y que permiten compensar, e incluso prevenir, el declive.

Desde una interpretación bifactorial de la inteligencia, podemos distinguir entre dos tipos:

– *Inteligencia fluida*, directamente relacionada con los aspectos biológicos, en la que se incluyen capacidades como adaptación, agilidad mental, capacidad de combinación, razonamiento inductivo, etc., que reflejan nuestra capacidad instantánea de razonamiento, independientemente de la experiencia. Es decir, tareas con muy poca carga cultural que disminuyen claramente con la edad.

– *Inteligencia cristalizada*, formada por actitudes como vocabulario, información general, razonamiento constructivo, conocimientos generales, etc., que no decaen con la edad, sino que incluso algunos se incrementan a lo largo de los años. Todas ellas son tareas de alto significado cultural y educativo.

En cuanto a la memoria, es necesario distinguir dos tipos:

- La *memoria primaria*, entendida como almacén transitorio de la información, con una capacidad limitada y considerada el centro de la atención consciente.
- La *memoria secundaria*, que constituye el almacén de información permanente, con una capacidad ilimitada, y a la que se transfiere la información procedente de la memoria primaria.

Con el avance de la edad, la primera modalidad no sufre prácticamente deterioro, excepto en cuanto a la rapidez en la recogida de información. Por el contrario, la capacidad de procesamiento y retención de la memoria secundaria, se puede ver seriamente afectada.

Los problemas relacionados con la memoria provocan en las personas mayores sentimientos de pérdida de control sobre el medio y el propio comportamiento, atribuyéndolos frecuentemente a la edad. Este tipo de atribución provoca, a su vez, un peor resultado en la ejecución de tareas relacionadas con la memoria, con lo cual se produce un círculo vicioso que no siempre es fácil de romper. No obstante, como se ha comentado anteriormente, existen determinadas variables individuales, ambientales y de la propia tarea que influyen directamente en su ejecución, por lo que una vez más es necesario no hacer excesivas generalizaciones en ésta como en otras áreas del funcionamiento intelectual.

Teorías referentes al ajuste social de las personas mayores

La socialización abarca el conjunto de procesos que hacen posible el desarrollo del individuo y le convierten en un ser social, capaz de participar en la sociedad. Es el aprendizaje el que, directa o indirectamente, configurará la capacidad individual de funcionar socialmente.

La socialización inicial dentro del papel de adulto y de persona mayor empieza desde muy joven y cuando se comienza a tener conciencia de lo que se espera de los adultos y personas mayores. Continúa a lo largo de la vida interiorizando nuevos valores y formas de conducta.

En ocasiones se describe el papel de una persona mayor en nuestra sociedad como «un papel sin papel», aunque no es el caso de la mayoría de la población mayor de 65 años. No obstante, sobre todo a consecuencia de la jubilación, que exige un proceso de adaptación a la nueva situación, se produce un importante cambio de papeles y la pérdida de uno de los más significativos: el profesional o laboral.

Debido a ello, la vejez puede ser considerada como un problema en sí misma o como una etapa en la que son propicias determinadas situaciones conflictivas, con un valor y una entidad específicos derivados de la propia naturaleza del proceso de envejecimiento. En las distintas etapas de la vida se producen conflictos característicos de cada edad. La vejez no es una excepción, presentando la peculiaridad de la pérdida de uno de los ejes fundamentales que mueven el comportamiento humano: la proyección hacia el futuro.

Una vez más hemos de destacar cómo las diferencias individuales constituyen el punto básico para entender el proceso de envejecimiento. Existen notables diferencias individuales en la forma de vivir e interpretar en uno mismo los aspectos relacionados con el paso de los años y la superación de las distintas circunstancias que se suceden en la vida.

Se han postulado diferentes teorías explicativas del cambio en los modos de ajuste a la realidad. Son de particular interés la teoría de la actividad y la teoría de la desvinculación por su carácter contrapuesto.

Teoría de la actividad. Considera que, para sentirse feliz y satisfecho, el individuo ha de ser activo y considerarse útil; por ello, la persona que ha perdido su «función» en la vida se muestra desgraciada y descontenta. La jubilación y la desintegración de la familia conducen a la inactividad y a la pérdida de papeles. En la sociedad actual al anciano ya no le queda ni siquiera el papel de transmisor de conocimiento y de la tradición, ni vale como poseedor de un importante caudal de experiencias. La pérdida del valor en la sociedad y fundamentalmente de la utilidad de la experiencia propia en el mundo laboral ha supuesto una ruptura en el papel del anciano. El papel que tradicionalmente tenían los ancianos como acumuladores de experiencias y, por lo tanto, de conocimiento ha sido sustituido por la formación y preparación de personas jóvenes, propiciadas por los cambios tecnológicos y la constante transformación que estamos viviendo. La inactividad y la pérdida de contactos sociales provocan la inadaptación en la persona mayor. Esta teoría, en resumen, establece una conexión entre utilidad y salud, entre productividad, actividad y bienestar.

Teoría de la desvinculación. Esta teoría pone en tela de juicio casi todos los principios de acción con las personas mayores al afirmar que la persona de edad desea ciertas formas de «aislamiento social» y de reducción de contactos sociales y, al lograrlo, se siente feliz y satisfecha. Este proceso de desvinculación se realiza a dos niveles: uno social, en el que se reduce la frecuencia y duración de las relaciones sociales, y otro psicológico, que está referido a la reducción de los propios compromisos emocionales y a la disminución de la vinculación con lo que está sucediendo en el mundo en general.

La actividad es una idea difícilmente compatible con la etapa final del ciclo vital para los teóricos de la desvinculación. No obstante, hay diferentes formas de entender este proceso de desvinculación: unos proponen una tercera edad pasiva y dedicada a la aceptación de su situación; otros postulan una actividad vital alejada de la vida productiva. Se trataría de cambiar la idea de utilidad por la de vivencia. En cualquier caso, el contexto social en el que vive el anciano y su propia manera de ser previamente condicionan su capacidad de adaptación a esta nueva situación. La personalidad individual de cada uno condiciona el hecho de que cada cual se sienta más proclive a una determinada posición respecto a su futuro y a su papel en la vida.

Teoría del apego. Junto a las teorías citadas, es interesante reseñar brevemente otra línea de análisis, denominada teoría del apego. Habla del apego como de los compromisos afectivos con objetos o individuos que se desarrollan mediante una atención mutua y un *feedback* autoproducido. Estos compromisos producen una sensación de dominio sobre el mundo (similar a lo que se denomina locus de control) que en las personas mayores puede estar disminuida por una pérdida de los primeros productores de apego, dado que las relaciones que se establecen en esta etapa vital se identifican en ocasiones con la generación de dependencia. Como respuesta a la anterior situación, se tiende a pasar de lo social a lo personal (individual e interno), quedando la conducta menos controlada por el entorno social inmediato y más por la propia historia personal.

Existen otras teorías que tratan de explicar el ajuste social de las personas mayores: la teoría de la continuidad, la teoría del medio social, la teoría de la ancianidad como subcultura, como grupo minoritario, etc.

Actualmente son muy importantes los modelos de ajuste entre la presión ambiental y la competencia individual. Algunos ejemplos son:

– *Modelo de congruencia de Kahana*. La conducta de una persona mayor estaría en función de la interacción entre sus necesidades y las posibilidades del ambiente para satisfacerlas.

– *Modelo ecológico de Lawton*. El comportamiento humano está en función de la relación entre ambiente y personas. La conducta en este caso estaría en función de la competencia del individuo y de la presión ambiental de la situación.

– *Modelo ecológico-social de Moos*. Los sistemas ambiental y personal interactúan entre sí e influyen sobre la salud y el bienestar del individuo a través de la valoración cognitiva y de la forma en que el sujeto responde a las situaciones vitales estresantes.

En general, la adaptación a la vejez es entendida por diversos autores como aquellas condiciones que favorecen la felicidad de un individuo. En este sentido, existirían elementos favorecedores de esta adaptación a la vejez y otros que dificultarían este proceso, sobre los cuales habría que intervenir con el objetivo de minimizarlos (tabla 6-1).

Jubilación

Aunque dentro de una visión cronológica del envejecimiento las ideas relativas a la jubilación son tratadas antes que las relativas al ajuste social, en esta ocasión se ha invertido el orden de tratamiento, dado que en el punto anterior se han introducido diferentes conceptos que pueden facilitar la comprensión de este apartado.

La jubilación es uno de los hechos más importantes en los últimos años de vida del ser humano. Representa un proceso económico, social y cultural nuevo, específico de esta época. Si bien tiene una carga peyorativa, la jubilación supone un logro social de primer orden. La jubilación ofrece a la sociedad la posibilidad de que los jóvenes puedan acceder al mundo del trabajo, propiciando así el desplazamiento de papeles entre las edades.

Un tema muy debatido ha sido, y es, el concerniente a la edad de jubilación y la manera de realizarla. El establecimiento de la edad de jubilación se realiza en función de criterios económicos y políticos y no de las necesidades reales de los sujetos. Existen dos posturas distintas ante este problema: la obligatoria y la flexible, es decir, el cese absoluto de la actividad a una edad determinada o la postura que plantea una jubilación gradual y programable por el propio sujeto. En cualquier caso, se debe tener en cuenta la personalidad del individuo, el tipo de trabajo, el estado de salud, el nivel de eficacia y la situación económica.

TABLA 6-1

Factores que favorecen y dificultan el proceso de adaptación a la vejez

Factores favorecedores de una adaptación positiva	Factores que producen una peor adaptación
Actividad	Poco interés en el mundo de hoy
Recuerdos positivos	Retirada a un mundo de fantasía
Libertad sobre estilos de vida	Poco contacto social
Actitudes realistas sobre cambios físicos y psíquicos	Falta de energía
Aceptación de uno mismo	Falta de participación
Participación continuada en actividades gratificantes	Aislamiento en instituciones fuera del entorno
Aceptación por parte del grupo social	Preocupaciones constantes
Salud y economía suficientes	Vuelta al pasado (o lo que algunos autores han denominado reminiscencia patológica)
Falta de preocupaciones	
Participación en algún tipo de grupo-comunidad	
Relaciones intergeneracionales	
Mantener intereses variados	
Habilidad para disfrutar	

Las actitudes y expectativas hacia la jubilación serán determinantes para la posterior adaptación y satisfacción en este período vital. La idea de la jubilación es penosa para algunas personas que ven en ella el inicio del fin. También para aquellos cuyos mecanismos de autoestima están íntimamente relacionados con su actividad laboral y encuentran el refuerzo social en sus relaciones profesionales. Por el contrario, otras personas con expectativas positivas hacia la jubilación viven esta fase del ciclo vital con total armonía y satisfacción.

En todo caso, esta nueva situación produce una serie de cambios psicosociales que exigen del individuo un esfuerzo de adaptación. El alejamiento de la vida profesional supone la adopción de un nuevo papel, con otras expectativas de comportamiento y una modificación del curso cotidiano de la vida, con un reloj vital diario modificado y ampliado, sobre todo en lo referente al tiempo libre. Las relaciones sociales se reducen de forma notable, así como los recursos económicos. Se produce también una reestructuración de las relaciones familiares y la pérdida de una base para la identificación personal.

Pero la jubilación también tiene aspectos positivos, que estarán en función de los diferentes individuos. Significa una mayor libertad y el estar abierto a diferentes opciones y oportunidades para la realización de actividades o proyectos. Se produce un desplazamiento de los compromisos e intereses personales del mundo del trabajo al del tiempo libre. El exceso de tiempo libre exige una reorganización de la vida cotidiana.

Relaciones familiares

Las relaciones familiares desempeñan un papel primordial en el sentimiento de bienestar psicológico. En las personas mayores se da un proceso de reestructuración familiar motivado por diversos factores: salud, salida de los hijos del domicilio, etc.

Actualmente las relaciones familiares y la propia estructura de la institución familiar han cambiado considerablemente, pudiéndose observar cada día una mayor tendencia a la diversidad, que pone en cuestión el modelo familiar tradicional para dar paso a un amplio abanico de modalidades: familias monoparentales, divorcios, parejas de hecho, etc.

En todo caso, la familia como soporte comunitario sigue existiendo, aunque las actuales tendencias sociales y modos de vida hacen cada vez más difícil esta importante función: casas más pequeñas, familia nuclear, empleo femenino, aumento de costes, etc. No obstante, la familia sigue siendo el mayor apoyo social de las personas mayores, como destaca el estudio sobre apoyo informal, su alcance y características, realizado por el Inserso en 1995: entre los niños y jóvenes parece que el valor del cuidado familiar de las personas mayores no ha disminuido y la opción contraria es un mito; aunque sí es cierto que la familia que cuida a personas mayores dependientes necesita en muchos casos apoyo para poder realizar su labor cuidadora con garantías. Existen en estos momentos diferentes programas de apoyo a familias cuidadoras de personas dependientes que es necesario incentivar juntamente con otras medidas de tipo fiscal, económico, etc.

Además de lo anteriormente señalado, dentro del sistema familiar se dan una serie de tendencias a propósito de las relaciones de pareja, que se recogen en la tabla 6-2.

Soledad y aislamiento

No siempre la soledad es percibida como un grave problema entre las personas mayores. Havinghurst encontró en EE.UU. que menos de la quinta parte de las personas mayores de 60 años afirmaban que no tener suficientes amigos era un problema serio. Los jóvenes opinaban con mayor frecuencia que tener pocos amigos después de los 60 era un problema y una de las peores situaciones de la vejez. Por el contrario, en nues-

TABLA 6-2
Tendencias a propósito de las relaciones de pareja, según Lehr

Si hay más relación de pareja, el subsistema cónyuges se separa más de los hijos
Si hay menor relación, el hombre se separa de toda la familia
Cuanto mayor es la actividad social, menor es la necesidad de la familia
Los factores de consolidación (y en su caso de dispersión) permanente de la pareja son los hijos y las relaciones sexuales
Cuanto mayores son la educación y la posición económica, mejor es el contacto social
Un mayor nivel de dependencia implica más necesidad de la familia

tro país los últimos sondeos realizados sitúan el sentimiento de soledad entre los primeros temores de las personas mayores.

Es necesario diferenciar entre soledad y aislamiento: así, personas con pocos contactos sociales no se sienten solas, mientras que otras con mayores relaciones se quejan de soledad.

Liang, entre otros autores, establece diferencias entre dos tipos de interacción social:

– *Objetiva*. Es decir, cantidad de interacción social, participación en organizaciones, etc., que influye únicamente de forma indirecta en la moral personal.
– *Subjetiva*. Relacionada con el sentimiento de soledad, existencia de otras personas significativas, etc., que influye directamente en la moral de las personas mayores. Hay que destacar aquí la importancia del «confidente», es decir, una persona con la que se tiene una relación íntima de confidencialidad que permite exponer cualquier problema o situación y de la que se espera apoyo en cualquier circunstancia.

Es necesario insistir en la importancia que el binomio soledad-aislamiento tiene en los procesos de aparición de enfermedades psiquiátricas, sobre todo de ansiedad y depresión. Por ello es esencial la existencia de las redes de apoyo social, entendido como la cantidad y calidad de relaciones que tiene un individuo, que proveen ayuda, afecto, afirmación personal, etc., y que tiene que ver con la satisfacción personal y vital, el estado de salud, el sentimiento de bienestar, etc.

Sexualidad

Desde diversos ámbitos de análisis gerontológico se defiende la respuesta sexual humana en la vejez como absolutamente normal, siempre que no haya sido alterada por enfermedad psíquica, ansiedad, expectativas sociales o problemas físicos.

Lo que conduce o determina la conducta sexual de las personas mayores parece ser la expectativa social, aunque a pesar de esto existe una gran variabilidad de respuestas. Una de las variables más relevantes en la conducta sexual es la disponibilidad de pareja, especialmente en la mujer.

En todo caso, entre las personas mayores se producen cambios fisiológicos importantes que afectan a sus relaciones sexuales: en las mujeres son destacables los cambios hormonales que provocan una disminución de la lubrificación y, por tanto, una mayor dificultad de penetración, así como un mayor riesgo de infecciones vaginales, aunque no hay cambios en lo relativo al orgasmo. En el hombre cuesta más llegar a la erección y aumenta el período refractario (entre una erección y otra). Hay que destacar, igualmente, la importancia de la salud en las relaciones sexuales, tanto de manera directa (caso de los individuos diabéticos), como indirecta (caso de aquellos que padecen trastornos cardiovasculares).

La sexualidad es un aspecto muy reforzador en la vida de los seres humanos, por lo que tanto las modificaciones fisiológicas como la expectativa social no deben ser óbice para reducir un aspecto de tanta importancia en la vida afectiva de las personas mayores. Investigaciones realizadas en instituciones y centros comunitarios en los que se comparan comportamientos sexuales en personas mayores institucionalizadas y residentes en la comunidad demuestran grandes similitudes y actitudes bastante abiertas hacia la sexualidad, con un comportamiento condicionado en ambos casos por la mayor disponibilidad de pareja.

Viudez

La proporción de mujeres viudas es muy superior a la de hombres y se incrementa a medida que aumenta la edad. Estas diferencias cuantitativas entre sexos son producto de tres factores: las mujeres viven más que los hombres, las mujeres se casan con hombres mayores que ellas y hay más viudos que viudas que se vuelven a casar.

La muerte de algún miembro del grupo familiar, pero muy especialmente la del cónyuge, supone un debilitamiento de los papeles familiares. Como resultado, el viudo o la viuda sufren no solamente el dolor de la pérdida, sino también la privación, fruto de la ausencia del cónyuge. La soledad, la falta de alguien con quien compartir la alegría, la pérdida de satisfacción sexual, etc., son algunas de las privaciones que acompañan a la muerte del cónyuge.

En consecuencia, la viudez constituye un problema social y psicológico de gran magnitud, a la vez que un motivo de reflexión. Resulta sorprendente observar que en muchos de los estudios realizados sobre la vejez se prescinde del concepto de la soledad afectiva.

Desde un punto de vista psicológico, la soledad se sitúa en el ámbito de los sentimientos y percepciones y no en el de lo objetivo. Una persona puede estar físicamente sola y no percibir la soledad, mientras que otras, a pesar de estar rodeadas de gente, se sienten solas. Se puede analizar la soledad en relación con la «ausencia o falta de». El sentimiento de soledad se da en función de las experiencias personales, del grado de necesidad de comunicación, de los rasgos de la personalidad, de las características de las redes sociales y el consiguiente apoyo social.

Psicopatología

A partir de la psicología general de la vejez se van a definir ideas básicas centrales respecto a los síndromes y cuadros más relevantes en esta nueva época de la vida. Sabido es que existe un gran debate sobre todos los temas relativos al diagnóstico de lo que se ha denominado psicopatología y a la validez de los criterios al uso (que una persona tenga los síntomas X, Y, Z determinados ¿indica o no el hecho de que sufra un cuadro clínico?). En ocasiones, el diagnóstico tiene una capacidad de «etiquetar» que luego no se resuelve en tratamientos diferenciados, no respetando además la individualidad, etc.

Desde nuestro punto de vista el diagnóstico es una cuestión sumamente importante, y aunque entendemos que hay que desarrollar nuevos métodos cada vez más fiables, compartimos la opinión de que un buen diagnóstico es la base para garantizar una buena intervención y un tratamiento y que lo importante en todo caso es, sin duda, la calidad de vida de las personas mayores (v. Anexo 6-1).

BIBLIOGRAFÍA

American Psychiatric Association. DSM-IV. Manual diagnóstico y estadístico de los trastornos mentales. Barcelona: Masson, 1996.

Beauvoir S. La vejez. Barcelona: Edhasa, 1993.

Belsky JK. Psicología del envejecimiento. Teoría, investigaciones e intervenciones. Barcelona: Masson, 1996.

Carstensen LL. Cambios relacionados con la edad en la actividad social. En: Carstensen LL, Edelstein BA, eds. Intervención psicológica y social. Gerontología clínica. Barcelona: Martínez Roca, 1989.

Cunming E. Growing old. Nueva York: Basic Books, 1961.

Fernández Ballesteros R et al. Evaluación e intervención psicológica en la vejez. Barcelona: Martínez Roca, 1992.
Ferrey G, Le Gones G. Psicopatología del anciano. Barcelona: Masson, 1994.
Junqué C, Jurado MA. Envejecimiento y demencias. Barcelona: Martínez Roca, 1994.
Kahana EA. A congruence model of person-environment interaction. En: Windley PG, Ernst G, eds. Theory development in environment and aging. Washington: Gerontological Society, 1975.
Kalisk RA. La vejez: perspectivas sobre el envejecimiento humano. Barcelona: Pirámide, 1976.
Lawton MP. Assessment, integration and environments for the elderly. Gerontologist 1975; 10: 38-46.
Lehr U. Psicología de la senectud. Barcelona: Herder, 1980.
Liang J. A estructural integration of the Affect Balance Scale and the Life Satisfaction Index. Am J Gerontol 1985; 40: 552-561.
Moos RH. Conceptualizations of human environments. Am Psychol 1973; 28: 652-665.
Moos RH. Evaluating treatment enviroments: a social ecological approach. Nueva York: Wiley & Sons, 1974.
Woods RT, Britton PG. Clinical psychology with the elderly. Londres: Chapman & Hall, 1985.

ANEXO 6-1
Categorización de los trastornos psicopatológicos principales en la vejez

Neurosis

Ansiedad. Caracterizada por un aumento de la tensión muscular (rigidez, sentirse agarrotado, etc.), manifestaciones neurovegetativas (sudor, boca seca, etc.) y sensación subjetiva de peligro, excesiva preocupación, inquietud (nerviosismo) y, en ocasiones, dificultades en la concentración-atención, y alteraciones del sueño (dificultad para dormirse, despertarse muy temprano o despertarse varias veces). La persona suele ser consciente de ello pero se escapa a su control (y por ello se siente mal). Un ejemplo serían «los nervios».

Neurosis obsesivo-compulsiva. Caracterizada por pensamientos (autoinstrucciones, «yo no valgo para eso», «no me va a salir bien», etc.) y/o conductas repetitivas y persistentes (cerrar la puerta, la llave del gas, lavarse las manos, etc.). Excesiva preocupación por el orden, el perfeccionismo (que en ocasiones interfieren en la buena realización de la tarea) y el control de los pensamientos y de las interacciones. Son pensamientos (ideas), impulsos o imágenes producidos en la cabeza, que la persona reconoce en algún momento que son excesivos o irracionales (que no tienen fundamento o razón de ser) y por ello intenta ignorarlos o eliminarlos de la mente.

Hipocondría. Su característica principal son las quejas físicas difusas, con importante demanda de atención. La persona está preocupada y tiene miedo o está convencida de padecer una enfermedad grave. Es ella la que interpreta lo que siente y no atiende las explicaciones (p. ej., dolores de cabeza, molestias de estómago).

Neurosis fóbica. Se caracteriza por una conducta de evitación (huida) de los estímulos discriminatorios que generan ansiedad (aquellos que son significativos, importantes para esa persona en ese momento). La persona teme, anticipadamente, de forma excesiva o irracional la presencia de un estímulo (objeto o situación, p. ej., animales –perros–, ver sangre, un lugar determinado –que puede estar relacionado con una experiencia traumática–, etc.) y, para no encontrarse ante él, generalmente lo evita o lo soporta con gran malestar. Es consciente de ello. Como ejemplo citaremos el miedo a salir solo a la calle.

Neurosis histérica. Se manifiesta por una exageración de síntomas físicos con tendencia manipuladora del entorno (búsqueda de atención médica, etc.).

Trastornos adaptativos

Depresión. Presenta la sintomatología habitual de la depresión (v. Depresión en apartado siguiente) con peculiaridades como mayor vivencia de soledad, de vacío, de apatía, de ansiedad, etc., así como otras enmascaradas por sintomatología física.

Se presenta tras momentos críticos como la jubilación, la pérdida de seres queridos, etc. Pueden aparecer trastornos de conducta reactivos a la problemática presente, predominando la sintomatología depresiva y ansiosa.

Trastornos afectivos

Depresión. Estos trastornos, en general, tienen que ver con el continuo alegría-tristeza. Existen diversos postulados teóricos que explican la depresión: cognitivos, dinámicos, modelos basados en el aprendizaje, etc.

En general, se observa un descenso transitorio del estado de ánimo, que en las personas mayores va acompañado con frecuencia de quejas somáticas, disminución del rendimiento intelectual, de la autoestima, de la energía y de la actividad; puede apreciarse retraimiento y conductas regresivas.

Manía. El estado maníaco se caracteriza en las personas mayores por irritabilidad, agitación, menor necesidad de dormir, verborrea, sentimiento de grandeza o falta de adaptación a la vejez.

Trastornos cognitivos

Olvido benigno. Son los fallos de memoria de una persona normal (no se considera patológico) cuyas facultades son comparables a las de una población de la misma edad y del mismo nivel cultural. Son olvidos momentáneos, cuya información generalmente es accesible en otro momento.

Demencia. Es un trastorno cognitivo (los procesos cognitivos son aquellos que tienen que ver con el conocimiento, p. ej., aquellos que intervienen en el procesamiento de la información –atención, aprendizaje, memoria, etc.–, el pensamiento, el razonamiento, las atribuciones, etc.). Se caracteriza por pérdida de memoria, deterioro de la capacidad de juicio, dificultad en el aprendizaje de nuevos contenidos, deterioro en el razonamiento de diferentes funciones corticales, como habla (afasia), marcha, reconocimiento (agnosia), manipulación de elementos (apraxia), etc., de carácter progresivo e irreversible, pero tratable en algunos casos. Existen diferentes tipos de demencia, siendo la más común la enfermedad de Alzheimer.

Delirio-confusión. Trastorno caracterizado por un comportamiento caótico en un marco angustioso a nivel subjetivo. Ante la incapacidad de respuesta en una situación de crisis, se tiende a generar mayor angustia. Para romper este proceso de *feedback* será necesario ofrecer al enfermo un marco de contención que reduzca el nivel de angustia.

Accidente vasculocerebral

C. Rodríguez Sandiás y P. Pedro Tarrés

7

Introducción

El accidente vasculocerebral (AVC) es una de las causas más importantes de discapacidad en el anciano. Aunque en España no existen registros precisos sobre su incidencia, se estima en 150 a 190 casos anuales por cada 100.000 habitantes y que, aproximadamente, 850.000 ancianos sufren esta afección en nuestro país.

Bajo la denominación de AVC se recogen diversas enfermedades con etiologías, formas de presentación y localización diferentes, y por ello la sintomatología y las posibilidades de recuperación varían significativamente de unos casos a otros.

Entre los factores que se consideran predictivos de una mala evolución funcional cabe destacar la edad avanzada, la presencia de enfermedades asociadas, la incontinencia de esfínteres, la existencia de déficit visuoespaciales y cognitivos, la disminución del nivel de conciencia y la depresión.

Langton Hewer describió un modelo en el que se recogen dos tipos de recuperación funcional: la intrínseca, que implica la recuperación del control neuronal, y la adaptativa, que se refiere a la utilización de estrategias alternativas o compensatorias, como el uso de la extremidad superior no afectada para realizar actividades. La mayoría de los casos alcanzan cierto grado de recuperación en las dos modalidades y desde la terapia ocupacional (TO) se puede contribuir a ambas.

Valoración

Como se ha expuesto con anterioridad, el AVC puede originar alteraciones en uno o varios de los componentes de ejecución (sensomotor, perceptivo, cognitivo y psicosocial) e impactar, por tanto, en mayor o menor medida en las ocupaciones de la persona y en su entorno. Cabe destacar que una persona anciana con un AVC puede presentar patologías asociadas que ya limitaban su nivel de independencia.

Dada la variedad y complejidad de problemas que pueden darse, es importante que el terapeuta ocupacional (TO) realice una buena valoración que facilite la priorización de problemas y el planteamiento de metas de tratamiento realistas. Dicha valoración incluirá tanto las áreas ocupacionales (actividades de la vida diaria [AVD], productividad y ocio) como los componentes de ejecución y el entorno (físico, social y cultural). Es importante identificar tanto los problemas como las habilidades conservadas.

Se recomienda comenzar la valoración por la observación de las áreas ocupacionales. La elección de las tareas que se deben valorar se basará en la información recogida de la valoración geriátrica integral, del resto del equipo y del propio usuario. Para más información sobre la valoración geriátrica integral, véase el capítulo 4.

La observación que el TO realiza de la persona mientras ejecuta actividades le permite plantear hipótesis sobre las posibles alteraciones en los componentes de ejecución que pueden causar la discapacidad. Estas hipótesis son confirmadas o desechadas por medio de tests específicos (motores, sensitivos, etc.) que veremos a lo largo de este capítulo. Así, mediante esta observación se recogerá información no sólo del nivel de independencia de la persona, sino también de las posibles alteraciones en los componentes de ejecución.

Valoración de las áreas ocupacionales

Previamente a la valoración de tareas específicas se debe recoger información sobre qué actividades realizaba la persona antes de sufrir el AVC y cuáles son prioritarias para ella. Aunque se recomienda iniciar esta búsqueda de información mediante AVD sencillas, no se deben obviar, desde etapas iniciales, las actividades de ocio y productivas.

En la valoración geriátrica integral se recoge, mediante tests estandarizados, información sobre el nivel de independencia global en las AVD y productivas (básicas e instrumentales). Esta información permite al TO hacer un filtrado, es decir, determinar qué actividades es apropiado valorar con mayor profundidad. Para una valoración más detallada se utilizarán pruebas específicas de TO, pero dada la escasez de instrumentos traducidos y validados en nuestro país, con frecuencia se utilizan pruebas de elaboración propia que permiten recoger una información más detallada y son más sensibles a los cambios producidos por nuestra intervención, aunque no están estandarizadas. Sería importante dirigir nuestros esfuerzos a validar instrumentos existentes, ya que permitiría establecer un lenguaje común y disponer de una fuente de datos básica para demostrar la eficacia de los tratamientos.

Es recomendable que la valoración de tareas específicas se realice mediante la observación, ya que puede haber diferencias importantes entre lo que la persona y/o los cuidadores realizan o creen realizar y lo que realmente pueden hacer.

Además, como se ha expuesto anteriormente, esta valoración aporta información no sólo sobre lo que la persona puede o no puede realizar, sino también sobre las posibles causas que provocan las incapacidades (sean éstas una limitación en sus habilidades o una inadecuación del entorno). Por ejemplo, al observar la dificultad de una persona para coger una camisa, el TO puede considerar que se debe a diferentes causas, como una falta de atención hacia la tarea, una incapacidad de identificarla entre el resto de las prendas, una dificultad para ponerse de pie y caminar hasta ella o bien una alteración del equilibrio, entre otras.

En cuanto a las actividades de ocio, se deben identificar los intereses de la persona y valorar, desde estadios tempranos, la posibilidad de que el paciente comience a realizar alguna de las actividades previas.

Entre las dificultades más frecuentes que puede presentar una persona que ha sufrido un AVC al llevar a cabo las actividades cabe destacar:

– Realizar tareas que requieran mantener un buen equilibrio en sedestación (p. ej., realizar cualquier actividad mientras está sentado o alcanzar a ponerse la ropa de la mitad inferior) y/o de equilibrio en bipedestación (p. ej., subirse la ropa de la mitad inferior o lavarse la zona perineal).

– Realizar tareas en que deba trasladarse de un lugar a otro, como caminar hasta el armario donde guarda la ropa o desplazarse por la cocina transportando un plato.

– Alcanzar, coger, manipular objetos que requieren utilizar las dos manos: botes, botones, cierres de ropa, rollo de papel higiénico, extraer medicamentos de una caja o poner jarabe en una cuchara.

– Ejecutar aquellas tareas unimanuales que requieran habilidad (en caso de afectación del hemicuerpo dominante), por ejemplo, afeitarse con cuchilla.

– Deglutir alimentos.

– Relacionar las partes del propio cuerpo con la actividad, como el cepillo de dientes con los dientes o la manga del jersey con el brazo correspondiente.
– Recordar pasos de la tarea.
– Resolver problemas que surjan en la realización de la tarea.
– Identificar los objetos necesarios para la realización de la tarea.
– Completar la actividad.

Además, la persona puede:

– Mostrar desinterés por la actividad.
– Experimentar dolor al realizar la actividad.

Valoración del entorno

La valoración del entorno es una premisa importante para poder plantear metas de tratamiento alcanzables ya que el nivel de independencia que puede alcanzar la persona no dependerá exclusivamente de sus capacidades porque los aspectos culturales y sociales y el entorno físico también desempeñan un papel relevante. Además de recoger información de la valoración geriátrica integral y del resto del equipo, el TO debe ampliar su valoración mediante entrevistas a usuarios y cuidadores, y a través de la observación de las interacciones de éstos. En aquellos casos en que es recomendable y posible, el TO realizará valoraciones del domicilio *in situ*. En el capítulo 21 se exponen con más detalle los aspectos del entorno que es importante valorar.

Valoración de los componentes de ejecución

Valoración motora

Como consecuencia del AVC se puede presentar una hemiparesia o hemiplejía en el lado contralateral a la zona cerebral dañada que, según la localización y la extensión de la lesión neurológica, implicará, en mayor o menor medida, al tronco y/o las extremidades.

Según el enfoque de Bobath, se entiende que las condiciones necesarias para que se dé un movimiento normal son una sensibilidad, tono postural, reacciones de equilibrio e inervación recíproca normales. La ausencia de movimiento o los movimientos anormales se explicarían como consecuencia de la alteración de uno o varios de estos elementos (tabla 7-1).

Posición. La alteración del movimiento normal y/o los déficit perceptivos y cognitivos pueden causar un mal posicionamiento. La dificultad o incapacidad para realizar movimientos hará que la persona tienda a adoptar y mantener posturas anormales, determinadas por la modalidad hipertónica en el hemicuerpo afectado y por compensaciones con el hemicuerpo no afectado. Si, además, la persona tiene problemas perceptivos o cognitivos (síndrome de negligencia, trastornos del esquema corporal, etc.) no prestará atención a su posición, lo cual agravará el cuadro.

En cada caso se deben identificar las posturas anormales, ya que si éstas no se corrigen pueden provocar acortamientos musculares, dolor, retroalimentación sensitiva anómala y, en definitiva, movimiento anormal.

Equilibrio. La presencia de alteraciones del equilibrio afectará a la capacidad de la persona para mantener una posición y realizar los ajustes posturales necesarios para efectuar movimientos.

Se debe valorar si el paciente es capaz de mantenerse sentado, si esta sedestación es correcta, y el tipo de silla en que puede sentarse. Con frecuencia la persona tenderá a cogerse al apoyabrazos de la silla con la mano no afectada o a adoptar posturas que dificulten la realización de actividades.

Asimismo, se valorará la capacidad de realizar los movimientos necesarios para alcan-

TABLA 7-1
Movimiento normal frente a movimiento anormal

Movimiento normal	Movimiento anormal
Sensibilidad normal Retroalimentación normal sobre el movimiento Recepción normal de estímulos para moverse	*Sensibilidad anormal* Retroalimentación anormal sobre el movimiento Recepción anormal de estímulos para moverse
Tono postural normal Mantenimiento/cambio de la postura Realización de movimientos coordinados	*Tono postural anormal* Posturas estáticas Movimientos estereotipados Movimientos no coordinados Retroalimentación sensitiva anormal Acortamientos/Dolor/Temor
Reacciones de balance normales *Equilibrio* Alineación de la cabeza respecto al tronco Reacciones de apoyo	*Reacciones de balance anormales* Alteración del equilibrio, alineación de la cabeza, etc. Pérdida de confianza en hemicuerpo afectado: No se inician movimientos con ese lado Sobreutilización de hemicuerpo no afectado
Inervación recíproca normal Movimientos coordinados	*Inervación recíproca anormal* Movimientos incoordinados

zar y manipular objetos situados en distintos planos de trabajo: delante, a los lados, arriba, abajo y las distintas combinaciones a partir de éstos. Cabe destacar que la capacidad de trabajar en estos planos puede verse afectada, además de por la hemiparesia, por patologías previas al AVC, como ocurre en el caso de personas con enfermedades respiratorias u osteoarticulares. Al valorar el equilibrio se observará: hasta dónde alcanza el movimiento; cómo se realizan los movimientos del tronco (es decir, si se da extensión lumbar, inclinación simétrica, rotaciones, etc.), y si los movimientos del tronco se acompañan de movimiento de la pelvis y de cambios de apoyos. Además se debe registrar si la persona siente temor al realizar los movimientos y el punto a partir del cual se siente insegura.

Dado que habitualmente un número importante de actividades cotidianas se realizan en bipedestación, se debe valorar, tan pronto como sea posible, la capacidad del paciente para ponerse de pie y realizar actividades en esta posición.

Extremidad superior. El control de movimiento de la extremidad superior se encuentra frecuentemente alterado y suele ser el de más lenta recuperación y peor pronóstico; son pocos los usuarios que pueden alcanzar la habilidad previa. Habitualmente no se valorarán movimientos analíticos, sino patrones funcionales. Se comenzará por identificar si la persona tiene control de movimiento proximal pidiéndole que lleve la mano a tocarse diferentes partes del cuerpo. Cuando hay control motor distal y la persona puede abrir y cerrar la mano, se valorará la capacidad de coger y soltar objetos de un tamaño aproximado de 5 × 5 × 5 cm realizando prensiones globales, y de coger, soltar y manipular objetos pequeños, realizando distintos tipos de pinza fina y movimientos que exijan destreza. Es importante que los objetos estén ubicados en distintas posiciones y alturas.

Se debe determinar, además de la capacidad de realizar movimientos, la calidad de éstos. Es decir, si se realizan a una velocidad normal o si, por el contrario, son excesivamente rápidos o lentos. Debemos determinar también si los patrones de movimiento son normales o se rigen por una modalidad hipertónica (p. ej., levantar la mano realizando una rotación interna de hombro y pronación de antebrazo) y si se realizan con un esfuerzo normal o excesivo.

Con frecuencia se dan como alteraciones secundarias el hombro doloroso, la subluxación de hombro, el edema de mano, contracturas y síndrome de hombro-mano. Estos problemas pueden abordarse desde la TO y, por lo tanto, deben identificarse.

Valoración de la sensibilidad

Entre las alteraciones de la sensibilidad que pueden presentarse como consecuencia de la lesión cerebral destacan: la táctil, la de la temperatura, la propioceptiva y la estereognósica. El TO debe identificar las alteraciones sensitivas por su repercusión en la capacidad de llevar a cabo actividades y por el riesgo de lesiones durante la realización de éstas.

La sensibilidad se puede valorar por medio de pruebas sencillas. A modo de ejemplo, la táctil se aprecia estimulando la piel de la persona con un algodón; la de la temperatura, utilizando dos tubos de vidrio llenos de agua, fría y caliente; la propioceptiva, pidiendo a la persona que copie con la extremidad afectada posiciones o movimientos que se han realizado en la no afectada; y finalmente, la estereognósica, pidiéndole que identifique objetos familiares, como un lápiz, unas llaves, un reloj o un peine, situados dentro de una caja u ocultos por una cortina. Además de estos déficit, también puede aparecer dolor como consecuencia de la propia lesión o de la alteración del tono, o de edema o tendinitis. Se debe identificar exactamente el lugar y el momento en que aparece el dolor (durante el reposo, al realizar determinados gestos, etc.).

Dada la naturaleza de las pruebas de sensibilidad, al ponerlas en práctica dependemos de la capacidad de comunicación de la persona, por lo que si se presentan alteraciones en la comunicación se deben adaptar las pruebas. En caso de afasia expresiva, se puede pedir a la persona que responda con un gesto previamente ensayado. En caso de afasia receptiva no será posible llevar a cabo las pruebas estandarizadas, y el TO deberá basarse exclusivamente en la observación de la persona mientras lleva a cabo diferentes actividades.

Valoración de la percepción y de la cognición

Como es bien sabido, las capacidades perceptivas y cognitivas son imprescindibles para desempeñar nuestras actividades cotidianas. Estas capacidades pueden verse alteradas en mayor o menor medida por la lesión cerebral. En la tabla 7-2 se expone una

TABLA 7-2
Taxonomía de problemas perceptivos y cognitivos

Déficit de la percepción visual y agnosia
Percepción visual básica
Color
Constancia de la forma
Figura-fondo
Secuenciación
Agnosia visual de objetos
Problemas de reconocimiento de rostros
Déficit espaciales
Defectos de la exploración visual
Trastornos del esquema corporal
Déficit constructivos
Desorientación topográfica
Síndrome de relaciones espaciales
Trastornos de la atención
Déficit de la atención cotidiana
Atención sostenida
Atención selectiva
Atención dividida
Síndrome de negligencia
Problemas de memoria
Déficit de la memoria de trabajo
Memoria visual y verbal
Memoria cotidiana
Memoria autobiográfica
Dispraxia
Apraxia ideacional
Apraxia ideomotora
Síndrome de disejecución (no frecuente en AVC)

AVC: accidente vasculocerebral.
Fuente: Grieve, 2000.

taxonomía recogida de June Grieve que engloba la problemática de las lesiones cerebrales de origen vascular. La valoración de estas alteraciones pueden desempeñarla distintos miembros del equipo, siendo la dinámica de éste la que determina el papel de cada profesional en ese equipo específico. En cualquier caso, es función del TO recoger información lo más concreta posible sobre la repercusión de estas alteraciones en las actividades de la persona.

Como medio de valoración se pueden utilizar baterías de evaluación, algunas de las cuales se encuentran traducidas y validadas (como la Batería de Evaluación Cognitiva para terapeutas ocupacionales de Lowenstein [LOTCA] y la Batería de Evaluación Neurológica de Chessington para terapeutas ocupacionales [COTNAB]) o pruebas no estandarizadas. No obstante, el instrumento más comúnmente utilizado es la observación del usuario realizando las distintas actividades. Esta observación y un buen análisis de la actividad permiten, además de determinar exactamente cuáles son las capacidades funcionales del usuario, plantear hipótesis sobre las posibles alteraciones perceptivas y/o cognitivas causantes de las limitaciones.

Ajuste emocional

En la mayoría de los casos se dan las reacciones emocionales naturales consecuencia de una gran incapacidad. La persona pasará por estados de negación, ansiedad, cólera y depresión que afectarán a la ejecución de las actividades y a las relaciones interpersonales.

Estos estados pueden ser fluctuantes y darse en diferentes etapas, dependiendo del grado de incapacidad y de factores externos a ésta como la hospitalización, cultura, religión, familia, etc. La valoración de cómo la persona va pasando por ellos es, habitualmente, una tarea conjunta del equipo y se realiza mediante entrevista al usuario y observación.

Tratamiento

El TO, junto con el usuario, los cuidadores y el resto del equipo, trabaja para conseguir que la persona pueda llegar a desempeñar un nivel de ocupación lo más similar posible al que presentaba antes de sufrir el AVC. El tratamiento de TO debe iniciarse desde estadios tempranos ya que a través de la realización de actividades se contribuye no sólo a mejorar el nivel de independencia de éstas, sino también a la recuperación de los componentes de ejecución afectados y al ajuste de la persona a la nueva situación.

La meta última del tratamiento de TO es mejorar el nivel de desempeño ocupacional de la persona. Los objetivos globales para alcanzar la meta se pueden resumir en los siguientes:

- Orientar el quehacer diario de manera que se favorezca el equilibrio entre las distintas ocupaciones.
- Mejorar los déficit sensomotores, perceptivos y cognitivos.
- Compensar los déficit sensomotores, perceptivos y cognitivos.
- Facilitar la aceptación y ajuste a la discapacidad.

Los objetivos generales de tratamiento para cada usuario deben ser consensuados por el equipo multidisciplinario con el paciente. A la hora de plantear objetivos específicos de TO se debe tener en cuenta, además de los generales del equipo, el grado de afectación del usuario, su capacidad de aprendizaje, sus intereses, la etapa de evolución y el entorno en que la persona realizará la actividad. A continuación se explicarán los métodos de tratamiento utilizados desde la TO para alcanzar los objetivos mencionados anteriormente. Aunque se clasifican y explican por separado, se utilizan habitualmente de una manera simultánea.

Tratamiento postural

Como se ha expuesto con anterioridad, la persona que presenta una hemiplejía tiende a adoptar posturas incorrectas que pueden dar lugar a diferentes complicaciones.

El tratamiento postural consiste en colocar a la persona en posiciones inhibitorias de la modalidad hipertónica, prestando especial atención a la prevención del hombro doloroso y del edema de mano. Este tratamiento se debe realizar mientras el usuario no tenga la capacidad de variar de posición de una manera independiente.

Tratamiento postural en sedestación

La persona debe estar lo más simétrica posible, con el apoyo distribuido por igual en ambos lados de la pelvis. El tronco, alineado, y debe evitarse la flexión lumbar. Las extremidades inferiores tienen que estar con las caderas, rodillas y tobillos en una flexión de aproximadamente 90°. Los pies deben estar apoyados, simétricos y ligeramente separados. La extremidad superior puede estar apoyada sobre una mesa, sobre almohadas o sobre un apoyabrazos adaptado, entre otros (fig. 7-1). En cualquier caso, debe estar apoyada, como mínimo, desde el codo hasta la mano. El hombro debe estar en antepulsión, flexión y, cuando sea posible, abducción, con la cabeza del húmero bien posicionada en la cavidad glenoidea escapular. El codo estará en una posición de semiflexión a extensión, la muñeca estará en ligera flexión dorsal y la mano, relajada. En caso de que la mano presente edema, se recomienda situarla en una posición elevada.

Para facilitar que la persona se mantenga en esta posición se pueden utilizar cojines de gomaespuma, almohadas, toallas enrolladas, cilindros de gomaespuma, etc. En general, se recomienda utilizar el menor número posible de dispositivos e ir eliminándolos tan pronto como el paciente vaya recuperando la capacidad de moverse. Desde el principio se debe insistir en que tome conciencia de la posición correcta y hacerle partícipe, en la medida de lo posible, para que la mantenga.

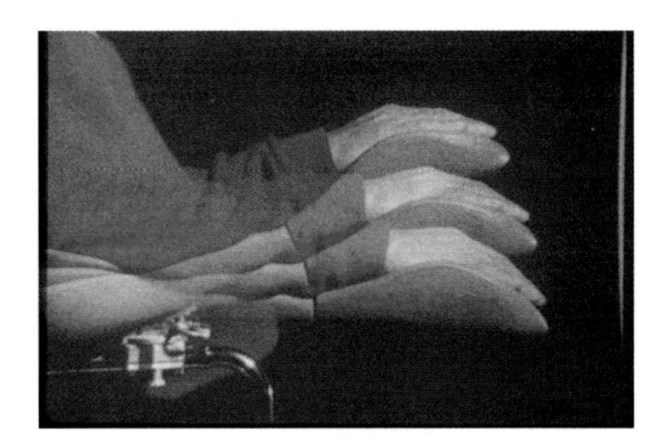

Figura 7-1. *Apoyabrazos adaptado.*

Ayudas técnicas y adaptación del entorno físico

En muchos casos, para que la persona sea capaz de llevar a cabo actividades, será necesaria la utilización de ayudas técnicas y la adaptación del entorno donde tenga que desenvolverse. En estadios iniciales no se aconseja recomendar muchas adaptaciones, y las que se utilicen deben ser de fácil manejo.

Se debe cuidar que la utilización de las adaptaciones no interfiera en el proceso de recuperación, recomendando, por ejemplo, un calzador largo cuando existe el potencial de recuperar el equilibrio, o una barra a un lado del inodoro para cogerse con la extremidad superior no afectada cuando existe la posibilidad de que la persona alcance a levantarse simétricamente. En cualquier caso, la elección de las adaptaciones se hará conjuntamente con el usuario y la familia, mostrando el TO las alternativas más oportunas para cada caso.

En la tabla 7-3 se enumeran algunas de las adaptaciones y ayudas técnicas que son empleadas con frecuencia por estos usuarios.

Ortesis

Las ortesis más utilizadas en el AVC son el cabestrillo y las férulas. El cabestrillo se

TABLA 7-3
Adaptaciones y ayudas técnicas

Higiene	*Vestido*
Cepillo de mango largo	Ropa con cierres elásticos y de *velcro*
Cepillos que se fijan con ventosas para la limpieza de uñas y de prótesis dentales	Zapatos sin cordones o cordones elásticos
Tabla de bañera	Calzador largo
Silla de ducha	Abotonador
Barras para la bañera o ducha	Calzador de medias
Antideslizante para el suelo de bañera o ducha	Gancho para vestirse y desvestirse
	Pinza de largo alcance
Movilidad funcional	*Alimentación*
Adaptar la altura de la cama, silla e inodoro	Cubiertos adaptados
Barras para el inodoro	Platos con borde suplementario
Tabla de transferencias	Vasos adaptados
Plato giratorio	Tapete antideslizante
Grúa	
Bastones	*Tareas del hogar*
Trípode	Tapete antideslizante
Silla de ruedas no autopropulsable	Adaptaciones para fijar y abrir envases
Sillas de ruedas adaptadas	Tablas de fijación para poder manipular alimentos y objetos
Actividades de ocio	Cuchillos adaptados
Juegos adaptados, con un tamaño superior al normal	Estabilizadores de cazuelas, sartenes, etc., mientras están en el fuego
Fijadores para bastidores, telares, papel de escribir, etc.	Asiento estable y de altura adaptable a la superficie de trabajo
Soportes para colocar las cartas de la baraja	Carrito para transportar alimentos y objetos

usa para prevenir y tratar la subluxación de hombro y el hombro doloroso, y existen distintos tipos en el mercado. En el caso de la hemiplejía se recomienda que los cabestrillos dejen libertad de movimiento a la extremidad superior y que no la posicionen en modalidades hipertónicas o que provoquen edema. Se debe vigilar que una vez colocados la cabeza del húmero se mantenga alojada en la cavidad glenoidea. La aplicación de ortesis sólo es necesaria cuando la persona está en bipedestación o deambula, ya que mientras permanece en sedestación se utiliza el tratamiento postural expuesto con anterioridad.

Las férulas se usan para prevenir la aparición de deformidades y para disminuir la hipertonía. La más común es la de posición funcional o variaciones de ésta. La posición recomendable es con la muñeca en flexión dorsal de, aproximadamente, 30°, las articulaciones metacarpofalángicas en 45° de flexión y los dedos en extensión y abducción.

La aplicación de ortesis en el AVC es un tema controvertido, sin que se haya llegado a un acuerdo entre los terapeutas sobre su eficacia. Por ello, a la hora de tomar la decisión de utilizarlas, el TO debe valorar cuidadosamente su eficacia para cada usuario específico y si su aplicación dificultará el movimiento activo. Además, considerando la edad y complejidad de la problemática de estos usuarios, es importante determinar si ellos o sus cuidadores serán capaces de colocárselas correctamente.

Orientación a las personas involucradas en el cuidado

Desde los estadios iniciales de tratamiento se debe mantener a los cuidadores informados y, en la medida de lo posible, tratar de implicarlos en el tratamiento.

Si el TO dispone de la posibilidad de realizar tratamientos individualizados, por ejemplo, AVD, se recomienda que los cuidadores participen en las sesiones de tratamiento y sean entrenados para asistir a la persona en nuestra ausencia. Ello permitirá, además de reforzar el tratamiento, que los cuidadores sean conscientes de las capacidades y limitaciones de la persona, lo que contribuirá a evitar actitudes de sobreprotección o de sobrevalorar las posibilidades potenciales del usuario.

Actividades

Para los usuarios que presentan un AVC puede estar indicada cualquier modalidad de actividad. En la tabla 7-4 se expone la clasificación que se sigue en este capítulo. La elección de una u otra y la manera en que la actividad se planifique dependerán de factores diversos, como la etapa de recuperación en que la persona se encuentre, sus intereses, el marco de la institución, los recursos humanos y materiales disponibles, o la complejidad en la realización de dicha actividad. Además, en la elección y aplicación de las actividades se integrarán técnicas de los marcos de referencia apropiados a los problemas específicos de cada paciente.

TABLA 7-4
Clasificación de las actividades

Clasificación de las actividades
Actividades ocupacionales
Actividades de la vida diaria
Higiene personal
Higiene oral
Baño o ducha
Higiene perineal
Cuidado de objetos/dispositivos personales
Vestido
Alimentación
Medicación
Mantenimiento de la salud
Socialización
Comunicación funcional
Movilidad funcional
Movilidad en la comunidad
Respuesta a situaciones urgentes
Expresiones sexuales
Actividades productivas
Manejo del hogar
Cuidado de otros
Actividades de ocio
Actividades funcionales
Autoasistidas
Unimanuales con ES no afectada
Unilaterales con ES afectada en sedestación
Unimanuales con ES afectada en bipedestación
Bimanuales

ES: extremidad superior.

Al abordar los problemas motores se intentará que durante la realización de las actividades la persona utilice movimientos lo más normales posibles. Para ello se normalizará el tono, inhibiéndolo en caso de hipertonía y estimulando su aparición en caso de hipotonía. Se debe controlar continuamente la aparición de patrones anormales de movimiento. A medida que transcurre el tratamiento y la persona tiene capacidad para hacerlo, se le enseñará a identificar y controlar la actividad anormal.

Algunos de los métodos utilizados en TO, tanto al preparar al cliente para la realización de las actividades como durante su ejecución son: el posicionamiento, las rotaciones de tronco, la elongación del tronco del lado afectado, los apoyos, la antepulsión del hombro y la graduación de la estimulación.

Cuando se presentan alteraciones de la sensibilidad se deben seleccionar y aplicar las actividades de manera que se eviten riesgos de lesiones y se favorezca la estimulación sensitiva. En el caso de déficit perceptivos y/o cognitivos se graduará la actividad y se adaptará el entorno de manera que contribuya a mejorar estos déficit a la vez que maximice las capacidades conservadas.

Se comenzará por aquellas tareas que la persona realizaba automáticamente y que le son familiares; con frecuencia es necesario simplificarlas. Para ello se puede, por ejemplo, reducir el número de etapas o de estímulos, o presentar la actividad mediante gradaciones secuenciales simples. Se intentará trabajar con objetos familiares, utilizando al principio el menor número posible, y aumentándolo a medida que se da una recuperación. Posteriormente, si van mejorando las capacidades perceptivo-cognitivas, se pueden introducir actividades que la persona no tenía automatizadas.

En la medida de lo posible, durante las sesiones de tratamiento se mantendrán la secuencia y el método de realización de las actividades para facilitar su automatización. Si la persona conserva la suficiente capacidad cognitiva, se puede entrenar en la utilización de estrategias compensatorias, como girar la cabeza en caso de hemianopsia homónima, utilizar la verbalización para centrar la atención en la tarea o seguir pistas para identificar las distintas partes de la ropa.

El entorno y los objetos deben adaptarse para cada usuario específico pero, en general, se dispondrán de manera que la mayoría de estímulos provengan del lado afectado para estimular la orientación hacia ese lado. También es conveniente que el espacio esté lo más organizado posible y que los objetos estén siempre en el mismo lugar. Esto es particularmente importante en casos de problemas visuales y de memoria. Asimismo, se pueden utilizar señales orientativas como pictogramas, etiquetas para marcar la ropa, colores, etc., tanto para facilitar la identificación de objetos como la orientación en el entorno.

Dada la ansiedad que habitualmente provocan los problemas perceptivos y cognitivos en los usuarios, es de suma importancia seleccionar y aplicar las actividades de manera que se evidencien las capacidades conservadas.

Aunque el logopeda es el responsable de los problemas de lenguaje, el TO debe reforzar su tratamiento durante la interacción con el usuario. En caso de problemas de comprensión, se dirigirá a él utilizando frases cortas y simples, dejando espacio entre frase y frase, reforzando lo que le diga mediante gestos. Si la expresión está alterada, se debe dar tiempo a que la persona hable y estimularle para que verbalice mientras va realizando actividades. En cualquier caso se debe conocer qué enfoque recomienda el logopeda para cada caso específico.

La actividad es de gran utilidad para abordar la problemática psicológica. A través de su realización la persona podrá ser consciente de sus capacidades y limitaciones, facilitando con ello el ajuste a su nueva situación.

En estadios iniciales se seleccionarán actividades en que se destaquen sus capacidades y que contribuyan a un sentimiento de utilidad. Posteriormente, se debe facilitar la generalización de las habilidades conservadas y aprendidas a las ocupaciones del usuario en su entorno.

Tan pronto como se considere que la persona está preparada para ello, y de una manera progresiva, se introducirán actividades en grupo, que facilitan la expresión de emociones, compartir sentimientos y desarrollar relaciones que, en ocasiones, se continúan posteriormente.

Actividades ocupacionales

Desde la etapa aguda se debe facilitar el mayor nivel de independencia en las actividades cotidianas. Algunos autores opinan que la introducción de estrategias compensadoras en la realización de actividades en los estadios iniciales puede suponer un obstáculo para la recuperación de los déficit, ya que se estimula la utilización del hemicuerpo no afectado en vez de ambos. Otros opinan que cuanto antes se inicie el entrenamiento en actividades, más pronto se podrá alcanzar el nivel óptimo de independencia, contribuyendo así a incrementar el grado de satisfacción de la persona y facilitando, con ello, el ajuste emocional.

Sin embargo, la mayoría de los casos se benefician de la combinación de ambas estrategias, las dirigidas a mejorar los déficit y las compensadoras. En la realización de actividades, la aplicación de ambas contribuye tanto a aumentar el nivel de independencia de la persona en cada actividad específica, como a mejorar los déficit existentes en los componentes de ejecución.

Teniendo esto en cuenta, en el entrenamiento de las actividades ocupacionales se recomienda:

– Dividir la actividad en etapas, entrenando aquellas que se consideren oportunas para cada usuario.
– Evitar la sobreutilización del hemicuerpo no afectado, intentando que los gestos se realicen de la manera más simétrica posible.
– Involucrar, en la medida de lo posible, el hemicuerpo afectado, pero cuidando que se utilice de la manera más normal, evitando incrementos excesivos de tono o patrones anormales de movimiento.

Se puede comenzar realizando las actividades en sedestación y por aquellas etapas que se puedan llevar a cabo en planos intermedios de trabajo. Poco a poco, a medida que mejora el equilibrio en sedestación, se pueden incluir etapas en que se amplíen los planos de trabajo.

Aquellas actividades que el paciente solía realizar en bipedestación se entrenarán en esta posición tan pronto como la persona sea capaz de ponerse y mantenerse de pie con ayuda del TO.

Cuando exista capacidad para deambular, se facilitará su integración en la realización de actividades introduciendo etapas en las que sea necesario desplazarse de un lugar a otro, como ir al lavabo o coger la ropa del armario y transportarla.

En caso de que no se recupere la capacidad de deambular independientemente y se necesite de ayudas técnicas o silla de ruedas para los desplazamientos, se entrenará la realización de actividades con estas ayudas.

En cuanto a la extremidad superior, si no tiene capacidad de realizar movimientos funcionales, debe estar correctamente posicionada mientras la persona realiza la actividad, pudiendo quedar apoyada en el borde de la cama, sobre el muslo afectado o sostenida por el TO. A medida que se va recuperando el control motor se comenzará a utilizar la extremidad superior afectada en diferentes actividades, como fijar la tostada para untarla, mantener el neceser abierto mientras busca los objetos en el interior o sujetar los pantalones para abrocharlos. Además, tan pronto como tenga la capacidad para ello, se estimulará que la persona utilice prensiones y pinzas en las distintas actividades, pero teniendo siempre en cuenta que en pocos casos la extremidad superior afectada volverá a ser una extremidad diestra.

– Si la persona aún no puede deambular, los objetos deben estar a su alcance y en el lado afectado. En un principio el TO puede alcanzárselos y, luego, colocarlos de manera que el usuario deba seleccionarlos.
– Como ya se ha expuesto anteriormente, en la medida de lo posible, en las distintas sesiones de tratamiento se deben mantener la secuencia y el método de realización de las actividades.
– Las adaptaciones deben introducirse de manera gradual, entrenando a la persona en su utilización. A medida que el usuario mejora, se deben ir suprimiendo.
– El TO proporcionará la estimulación (verbal, táctil, visual) y ayuda física necesarias, adaptándolas a las necesidades específicas del usuario en los distintos momentos de la actividad.

Se debe poner especial cuidado en reforzar los logros que la persona haya conseguido e incidir en que tome el máximo de responsabilidad posible en su tratamiento.

Actividades funcionales

Paralelamente a las actividades ocupacionales, en el tratamiento de TO se pueden aplicar actividades funcionales dirigidas a mejorar los déficit específicos de los componentes de ejecución.

Las actividades funcionales se han clasificado en autoasistidas, unimanuales con extremidad superior no afectada, unilaterales con extremidad superior afectada, unimanuales con extremidad superior afectada y bimanuales. Todas ellas pueden realizarse en sedestación o en bipedestación como ya se ha expuesto en la tabla 7-4.

Al igual que en las actividades ocupacionales, es importante enseñar al usuario a identificar la manera correcta de llevar a cabo la actividad y a controlar movimientos no deseados que pueden aparecer durante su realización.

Actividades autoasistidas. En estas actividades la extremidad superior no afectada asiste a la afectada para efectuar los movimientos, pudiendo iniciarse aun cuando no haya ninguna capacidad funcional en esta última. Se realizan con las manos cruzadas y los dedos entrelazados. El pulgar de la mano afectada debe estar por fuera del de la no afectada, con las palmas de las manos bien pegadas para asegurar que la muñeca esté en flexión dorsal y el antebrazo en posición intermedia de pronosupinación (figura 7-2). Desde esta posición se puede pedir a la persona que deslice objetos o que los coja de un lugar y los deposite o encaje en otro.

Estas actividades permiten estimular las reacciones de equilibrio, el retorno del control de movimiento, la orientación hacia el lado afectado y la compensación de la hemianopsia homónima. Además, disponiéndolas de manera que se realicen apoyos, rotaciones de tronco respecto a la pelvis y elongaciones, se pueden aplicar para inhibir la hipertonía en el tronco. Asimismo, la automovilización del hombro afectado, en especial la antepulsión, contribuye a normalizar el tono de su musculatura y evitar acortamientos musculares y otras complicaciones, como el hombro doloroso. Por otra parte, estas actividades pueden ser útiles para mejorar la sensibilidad propioceptiva y táctil, y evitar problemas perceptivos o cognitivos graves, por ejemplo, pidiendo a la persona que encaje piezas de una forma determinada en el agujero correspondiente o que siga una secuencia determinada a la hora de encajar piezas en un tablero. La actividad se puede disponer en diferentes planos de trabajo y a mayor o menor distancia (en el suelo, en un taburete, en el lado afectado, en el lado no afectado, etc.) para graduar su dificultad y permitir variedad de movimientos.

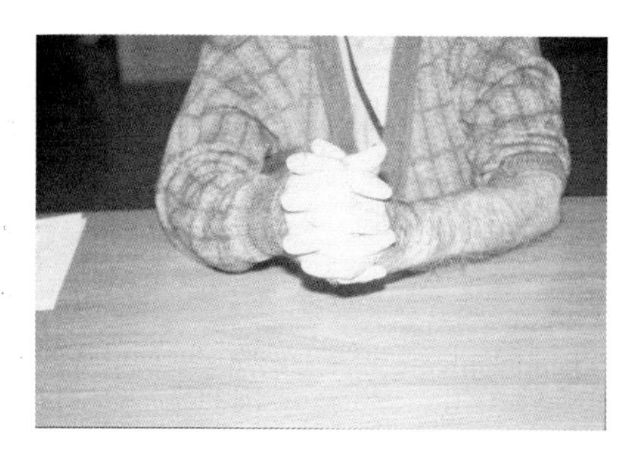

Figura 7-2. Posición de partida para realizar actividades autoasistidas.

Si es necesario, al principio el TO asistirá a la persona guiando el movimiento desde la escápula afectada o desde las manos, para que aprenda a realizar los movimientos correctamente. Con tal fin, también se pueden dar pautas verbales o claves visuales. De esta manera, se pueden realizar actividades de encajes, de pelota, jugar a los bolos, juegos de mesa con piezas grandes, etc.

Actividades unimanuales con la extremidad superior no afectada. Estas actividades se llevan a cabo con la extremidad superior no afectada mientras la afectada se mantiene en reposo y correctamente posicionada, como ya se ha explicado anteriormente. Se inician en las primeras etapas de tratamiento y se continúan hasta que se pueden realizar actividades bimanuales.

Las actividades unimanuales son útiles para desarrollar habilidad en la extremidad superior no afectada, para abordar problemas cognitivos y perceptivos, y para que la persona aprenda a controlar el tono en el hemicuerpo afectado mientras realiza actividades.

Las actividades ocupacionales que la persona lleva a cabo cuando no existe capacidad funcional en la extremidad superior afectada podrían ser consideradas dentro de este grupo. Por tanto, lo expuesto anteriormente puede aplicarse a las actividades ocupacionales. Algunos ejemplos de estas actividades serían: puzzles, juegos de mesa, lectura, pintura, escritura, tejido adaptado, bordado adaptado, etc.

Actividades unilaterales con la extremidad superior afectada. Son actividades en que intervienen, sobre todo, el hombro, codo y muñeca, por lo que la persona debe tener algún control de movimiento en estas articulaciones. Se aplican mientras no hay capacidad de realizar prensiones. Los objetivos básicos al aplicar estas actividades son mejorar el control de movimiento en las articulaciones del hombro, el codo y la muñeca e integrar este control en la realización de actividades. Dependiendo de su disposición, también pueden ser útiles para mejorar el equilibrio en sedestación, inhibir la hipertonía en el hemicuerpo afectado y facilitar la toma de conciencia de éste.

Habitualmente, la actividad consiste en deslizar objetos (pelota, bolos, conos, etc.) situados en el suelo o en la mesa. En ocasiones, para facilitar el deslizamiento sobre la mesa, se coloca la extremidad superior, preferiblemente desde el codo a la mano, en una carreta con ruedas. No existen muchas actividades que puedan realizarse de esta manera, por lo que a veces resultan poco interesantes para el usuario, pero son de utilidad, sobre todo para prevenir y tratar problemas de hombro doloroso.

Actividades unimanuales con la extremidad superior afectada. Estas actividades se comienzan a aplicar cuando la persona tiene cierta capacidad de prensión. Se utilizan, básicamente, para mejorar el control motor en la extremidad superior afectada, en especial la coordinación motora gruesa y la habilidad, para, posteriormente, integrar ese control motor en actividades. Además, pueden ser útiles para abordar problemas sensitivos, perceptivos y cognitivos. Si la persona tiene la capacidad de abrir y cerrar la mano, se iniciarán actividades que impliquen la prensión gruesa, pidiéndole que coja y suelte objetos de un tamaño medio. Se pueden graduar variando el tamaño de los objetos (de 5 × 5 × 5 cm a 10 × 10 × 10 cm, aproximadamente), el lugar de donde los coge (mano del TO, mesa, taburete, cesto, etc.) y dónde los deja. La tarea se complicará si además de soltar los objetos se deben encajar.

En aquellos casos en que se alcance la capacidad de realizar movimientos selectivos, se utilizarán en actividades que requieran distintos tipos de pinza y destreza. Al introducir actividades de habilidad se recomienda que la persona siga realizando movimientos diversos en todas las articulaciones de la extremidad superior y no sólo en las distales.

Actividades bimanuales. Tan pronto como la persona tenga el suficiente control motor en la extremidad superior se facilitará que lleve a cabo actividades bimanuales, dirigidas, básicamente, a mejorar la coordinación bimanual.

En un inicio, la extremidad superior afectada se puede utilizar para fijar objetos y, a medida que va recuperando movilidad, se involucrará más en la realización de movimientos. Sin embargo, se debe tener en cuenta que cuando la extremidad afectada es la dominante, en pocos casos podrá volver a actuar como tal.

Algunas actividades sencillas que se pueden realizar y que son eminentemente bimanuales son: contar monedas pasándolas de una mano a otra, jugar a las cartas, escribir a mano, pasar las hojas de un periódico, tejer, bordar, pintar, entre otras.

Conclusión

El AVC es una enfermedad de presentación compleja por lo que en su intervención el TO debe integrar las teorías y métodos de distintos marcos de referencia. Algunos usuarios evolucionarán favorablemente, dándose una recuperación en los componentes de ejecución afectados, mientras otros presentarán disfunciones importantes. En ambos casos, desde la TO se puede facilitar un nivel óptimo de independencia combinando estrategias recuperadoras y compensadoras, o recurriendo exclusivamente a estas últimas. En este capítulo se ha intentado ofrecer una visión global de la intervención con usuarios en etapas de recuperación. Para obtener información de cómo intervenir con usuarios con gran discapacidad se recomienda consultar el capítulo 16.

BIBLIOGRAFÍA

Bobath B. Hemiplegía del adulto, 3.ª ed. Buenos Aires: Editorial Médica Panamericana, 1990.

Cailliet R. El hombro en la hemiplejía. México D.F.: El Manual Moderno, S.A. de C.V., 1982.

Chapinal Jiménez A. Involuciones en el anciano y otras disfunciones de origen neurológico. Barcelona: Masson, 1999.

Durante Molina P, Pedro Tarrés P. Terapia Ocupacional en geriatría: principios y práctica, 2.ª ed. Barcelona: Masson, 2004.

Eggers O. Occupational therapy in the treatment of adult hemiplegia. Londres: William Heinemann Medical Books, Ltd., 1983.

Grieve J. Neuropsicología para Terapeutas Ocupacionales, 2.ª ed. Madrid: Editorial Médica Panamericana, 2000.

Kielhofner G. Conceptual foundations of occupational therapy, 1.ª ed. Filadelfia: FA Davies, 1992.

Langton Hewer R. Rehabilitation after stroke. Quaterly J Med 1990; 76; 659-674.

Martín García ML, Collado Fuentes H, Serrano Lira F. La Terapia Ocupacional en las enfermedades neurológicas del anciano. Geriatría: Monografías de Geriatría y Gerontología 2000; 3: 235-258.

Medrano Albero MJ, Boix Martínez R, Carbonell Collar A. Epidemiología en España, formas de presentación y clasificación de las enfermedades cerebrovasculares. Geriatría: Monografías de Geriatría y Gerontología 2000; 4: 305-317.

Neistadt ME, Crepeau EB. Willard & Spackman's occupational therapy, 9.ª ed. Filadelfia: Lippincott, 1998.

Pedretti LW, Zoltan B. Occupational therapy, practice skills for physical dysfuntion, 3.ª ed. St. Louis: Mosby, 1990.

Servei Català de la Salut. Guia d'Ajuts Tècnics per a les Activitats de la Vida Diària i Ocupacionals per a la Gent Gran. Barcelona: Servei Català de la Salut, 1996.

Sociedad Catalano-Balear de Geriatria i Gerontologia. Aspectes Generals de la Rehabilitació en Geriatria. Barcelona: Glosa Edicions, 1997.

Trombly CA. Occupational therapy for physical dysfuntion, 4.ª ed. Baltimore: Williams & Wilkins, 1995.

Trombly CA. Terapia Ocupacional para enfermos incapacitados físicamente, 1.ª ed. México: La Prensa Médica Mexicana, 1990.

Turner A, Foster M, Johnson SE. Occupational therapy and physical dysfuntion, 4.ª ed. Nueva York: Churchill Livingstone, 1996.

Zoltan B. Vision, perception and cognition. A manual for the evaluation and treatment of the neurologically impaired adult, 3.ª ed. Thorofare: Slack, 1996.

Patología osteoarticular

8

M. J. Padilla Jiménez

Introducción

Las lesiones del sistema osteoarticular constituyen el segundo grupo más importante de enfermedades que afectan a la población geriátrica.

El envejecimiento progresivo afecta a todos los sistemas y aparatos del organismo. A nivel óseo se observa una disminución de la masa ósea provocada por alteraciones en el proceso de remodelación del hueso. También las estructuras cartilaginosas articulares presentan alteraciones con el paso del tiempo, apareciendo desgastes que desembocan en procesos artrósicos. La disminución de la movilidad influye también en la aparición de estos problemas, considerados como normales dentro del proceso de envejecimiento; asimismo, pueden presentarse situaciones de enfermedad, como la artritis reumatoidea o la osteoporosis patogénica, que comprometen la función articular.

Todas estas patologías provocan, en definitiva, la disminución de la movilidad y la aparición de dolor que limitan al anciano a la hora de desenvolverse en la vida cotidiana. Constituyen un círculo vicioso, ya que al aparecer dolor en el movimiento, el anciano tiende a la inmovilidad la cual, a su vez, origina una mayor limitación.

El terapeuta ocupacional y los demás miembros del equipo multidisciplinario encargados de la atención del anciano deben conocer las características propias de estas patologías para lograr un enfoque eficaz, evitando terapias innecesarias que podrían llevar al fracaso y causar una desmotivación por parte del anciano ante la presencia de resultados poco favorables.

La atención de la TO tendrá un enfoque preventivo (con el fin de evitar la aparición de déficit mayores, en la medida de lo posible), rehabilitador (mejorando la movilidad y enseñando el modo correcto de ejecutar las AVD) y compensatorio (mediante el uso de dispositivos externos que faciliten la función y eviten la aparición de procesos patológicos secundarios).

En este capítulo estudiaremos las patologías osteoarticulares de mayor incidencia en el anciano y su enfoque desde la TO.

Osteoartrosis

Aspectos generales

La osteoartrosis se define como una enfermedad degenerativa de las superficies articulares asociada al envejecimiento. Puede comprometer cualquier articulación, pero aparece con mayor incidencia en las articulaciones de carga (cadera, rodilla y columna), aunque también puede presentarse en articulaciones pequeñas (rizartrosis en la articulación trapeciometacarpiana o *hallux valgus* en la primera articulación metatarsofalángica).

Existen varios factores que alteran el funcionamiento mecánico de las articulaciones y que predisponen a la aparición de osteoartrosis, como son: edad, traumatismos, laxitud ligamentosa, artritis reumatoidea, alteraciones metabólicas e incluso antecedentes genéticos.

La obesidad en sí no provoca osteoartrosis, pero constituye un factor negativo puesto que ocasiona una sobrecarga articular.

Se puede clasificar en:

– *Osteoartrosis primarias o idiopáticas*. Cuando no aparecen factores que expliquen su aparición.

– *Osteoartrosis secundarias*. Debidas a factores patógenos reconocidos (traumatismos, alteraciones en la distribución de cargas articulares, trastornos endocrinos, microtraumatismos repetidos, etc.).

El proceso patológico de la osteoartrosis consiste en el desgaste o deterioro del cartílago articular (por envejecimiento o irritación causados por una incorrecta mecánica corporal) y la proliferación ósea en los márgenes articulares y en el hueso subcondral como consecuencia del deterioro del cartílago articular. Los nódulos de Heberden, que se forman a los lados de las articulaciones interfalángicas distales, son un ejemplo de la formación de *espolones* por exceso de hueso. Aparentemente, el líquido sinovial que nutre el cartílago y lubrica las superficies articulares no presenta alteraciones.

Las pruebas analíticas del laboratorio son negativas. Radiológicamente aparece una pérdida del espacio intraarticular, esclerosis en los bordes óseos, osteófitos e irregularidades en las superficies articulares.

La sintomatología es característica: dolor localizado alrededor de las articulaciones afectadas tanto en reposo como en actividad, que puede ser más agudo al final del día y a menudo durante la noche en la cama; rigidez matutina, especialmente después de períodos de inactividad, sobre todo por las mañanas al levantarse; deformación articular, particularmente las rodillas en valgo y la dismetría de miembros inferiores por acortamiento en la cadera; dolor irradiado: si la lesión es cervical, el dolor se irradia al hombro o al brazo, y si es lumbar, el dolor se asemeja a un síndrome ciático; limitación del recorrido articular debido a incongruencia de las superficies articulares, contractura muscular y bloqueo por la presencia de osteófitos; dolor a la movilización pasiva, presencia de crepitaciones e inestabilidad articular.

El tratamiento se dirige a aliviar los síntomas. Se tratará de eliminar el dolor, restablecer la función articular y prevenir las deformidades en la medida de lo posible:

– *Tratamiento farmacológico*. Se administrarán analgésicos sin actividad antiinflamatoria (para evitar efectos secundarios gástricos). Si existen procesos inflamatorios se administrarán antiinflamatorios no esteroideos (AINE).

– *Tratamiento conservador*. Consiste en fisioterapia y TO.

– *Tratamiento quirúrgico*. En afectaciones severas se optará por el tratamiento quirúrgico mediante osteotomía o artrodesis.

Terapia ocupacional

El objetivo de la TO en la osteoartrosis incluye:

– Incrementar la fuerza de la musculatura periarticular de las zonas afectadas para conservar un apoyo eficaz.

– Intentar el alivio del dolor mediante técnicas que proporcionen reposo articular evitando el esfuerzo.

– Aumentar o mantener la movilidad articular.

– Evitar las deformaciones gracias a un buen control postural.

– Adiestramiento en las AVD mediante técnicas de protección articular e introducción de ayudas técnicas para facilitar estas actividades y evitar un mayor deterioro por una mala ejecución de las mismas.

Prevención de la osteoartrosis

La mayoría de las osteoartrosis son idiopáticas, por lo cual es imposible controlar los factores que pueden desarrollarlas. Lo que sí se puede realizar es un programa de protección articular para evitar posturas nocivas que puedan favorecer la aparición de la misma. Enseñar al anciano a proteger sus articulaciones de carga es la labor preventiva de la TO en la osteoartrosis:

– *Actividades en sedestación* (alimentación, ocio, etc.). La altura de la mesa y la silla debe ser tal que evite una postura cifótica cervical exagerada. La silla debe tener un buen respaldo (con un apoyo lumbar para conservar la lordosis lumbar) o reposabrazos (para evitar escoliosis postural).

– *Actividades en sedestación inmóvil* (tareas domésticas, etc.). Los pies deben estar separados y uno adelantado respecto al otro (para aumentar el polígono de sustentación y repartir la carga entre ambos miembros inferiores). Si se trabaja de pie delante de una mesa, ésta debe tener una altura que evite tanto la hiperlordosis (si es excesivamente alta) como la hipercifosis (si es excesivamente baja). Un taburete de 15-20 cm donde apoyar de forma alternativa un pie proporciona mayor estabilidad y disminuye la hiperlordosis lumbar.

– *Manipulación de objetos*. Recoger objetos del suelo flexionando rodillas y caderas y nunca levantándolas con un gesto brusco. Para alcanzar un objeto situado por encima de la cabeza hay que evitar estiramientos que sean excesivos utilizando una escalera o un taburete.

– *Transporte de objetos*. Para transportar objetos es preferible usar un carro (empujándolo en lugar de arrastrarlo, para evitar cargas asimétricas y en rotación). Si debe transportarse a mano, es preferible colocar el objeto en la cara anterior del tronco, sujetándolo con ambas manos. Para llevar un bolso o maleta, colgarlo en bandolera (nunca sobre el hombro homolateral).

Ejercicios terapéuticos

Dentro del departamento de TO se llevan a cabo actividades para conseguir aumentar la amplitud articular y la fuerza muscular, mejorar la coordinación y destreza y aliviar el dolor.

Antes de iniciar la sesión de actividades en TO conviene que el anciano haya pasado por el departamento de fisioterapia, donde se le habrá aplicado calor local para preparar las articulaciones lesionadas para la actividad.

Si la lesión se localiza en las manos, la sesión se comenzará con baños de parafina (para aliviar el dolor y la rigidez).

Para lesiones localizadas en los miembros inferiores se realizarán actividades que corrijan posturas y cargas nocivas, fortaleciendo la zona para conseguir una deambulación estable y un mayor grado de autonomía en las AVD. Entre las actividades se encuentran la segueta, el torno de madera, los telares y la máquina de coser manual, instrumentos todos accionados con pedales. También se realizarán ejercicios con pelota (tanto en sedestación como en bipedestación) o actividades de marcha con obstáculos. Un ejercicio casero consiste en deslizar un rodillo de cocina con la planta del pie (uno o ambos a la vez).

En el caso de la *rizartrosis*, los ejercicios van encaminados a lograr más fuerza, amplitud y destreza manual en el puño y la prensión con el fin de estimular o conservar las habilidades necesarias para seguir ejecutando las AVD. Para ello se realizarán ejercicios con canicas de diferentes tamaños y pesos, ejecutando toda la combinación de movimientos posibles con la mano y la muñeca; también puede usarse «pasta mágica», ejercicios con pinzas o trenzado de cuerda.

Tratamiento ortésico

Dentro del departamento de TO puede llevarse a cabo la elaboración de férulas que prevengan deformaciones o faciliten la actividad protegiendo las articulaciones lesionadas.

Para evitar una excesiva tensión en la articulación trapeciometacarpiana a la hora de realizar determinadas actividades (en la alimentación, uso del cubierto; en la escritura, utilización del bolígrafo; en labores, como ganchillo o punto, o actividades domésticas como la plancha) es conveniente utilizar una férula que limite la movilidad de la articulación metacarpofalángica pero permita la flexión completa de las interfalángicas, dejando a su vez libres los pliegues de flexión de la zona palmar.

Hay que prestar especial atención al calzado. Un zapato abotinado actúa a modo de corsé para las articulaciones tarsales proximales, proporcionándoles un buen soporte. Para aliviar el *hallux valgus*, optar por un zapato de horma ancha e incluso recurrir a una plantilla ortopédica para corregir los defectos de la carga articular.

Actividades de la vida diaria

La labor principal de la TO es dotar al anciano de métodos y técnicas que le ayuden a reducir la tensión articular y le faciliten las AVD, sobre todo aquellas en las que de forma directa o indirecta, intervengan los miembros inferiores y la columna vertebral. (Para las afectaciones que provoquen lesiones en los miembros superiores consultar el apartado Terapia ocupacional en la artritis reumatoidea).

– *Vestido.* A ser posible, realizar estas actividades en sedestación (al borde de la cama o en una silla), con los pies bien apoyados en el suelo para evitar tensiones en las rodillas y la cadera. A veces es conveniente utilizar pasamedias o calzadores de mango largo.

– *Higiene corporal.* Asegurar un buen apoyo durante la utilización del lavabo (si es posible realizar estas actividades en sedestación). Para el uso de la bañera conviene introducirse en ella a partir de una posición de sentado y utilizar un asiento de bañera (para disminuir la necesaria flexión de caderas y rodillas). Si es posible, optar siempre por la ducha. Para el inodoro, colocar un asiento elevado.

– *Tareas domésticas.* Lo primero que debe realizar el terapeuta ocupacional es elaborar un estudio de necesidades. A los pacientes con movilidad reducida se les enseñará la ejecución de las actividades domésticas con la utilización de un método auxiliar para la deambulación. Debe evitarse realizar un número excesivo y prolongado de actividades en bipedestación. Éstas deben cesar cuando empiece el dolor o la tensión e intercalar períodos de descanso. No transportar pesos, usar carritos auxiliares y disponer los utensilios de más frecuente utilización en zonas de fácil acceso. En todo momento hay que simplificar las actividades para realizarlas con el menor consumo de energía articular posible.

– *Transferencias.* Es importante enseñar al anciano la forma correcta de levantarse y sentarse, evitando un esfuerzo excesivo en las rodillas y la columna. Para levantarse de una silla utilizar los reposabrazos o el borde de la mesa, nunca el asiento. Para levantarse de la cama, lo primero que se debe hacer es bajar los pies al suelo y posteriormente irse incorporando.

– *Deambulación.* El terapeuta ocupacional, en colaboración con el fisioterapeuta, tratarán de conseguir el mayor grado de independencia en esta actividad tanto con métodos auxiliares como libremente.

Vivienda

La vivienda debe estar adaptada a las necesidades y requisitos del anciano:

– *Cocina.* Evitar los suelos deslizantes y situar todos los objetos de uso frecuente al alcance. Realizar las actividades prolongadas (preparación de la comida) en sedestación.

– *Baño.* Colocar barras de apoyo en lugares estratégicos. Evitar alfombrillas u objetos que interfieran el desarrollo normal de las actividades. Conviene instalar en el baño una ducha con el suelo en desnivel (en vez de plato) y un inodoro con asiento elevado.

– *Dormitorio.* Colocar una cama alta para facilitar las transferencias. Una cama articulada ayuda a conseguir una postura en decúbito cómoda y ergonómica.

– *Salón.* Evitar los sofás excesivamente blandos. Utilizar un sofá articulado ayuda a conseguir una postura más cómoda y facilita los movimientos de sentarse y levantarse.

– *Pasillo y escaleras.* Distribuir barandillas y evitar las alfombras (o fijarlas bien al suelo). Colocar una banda antideslizante en cada escalón.

Artritis reumatoidea

Aspectos generales

La artritis reumatoidea (AR) es una enfermedad sistémica con alteraciones inmunológicas, caracterizada por un proceso inflamatorio de las articulaciones. Generalmente afecta de forma simétrica a las pequeñas articulaciones (muñeca, dedos, pies), aunque las grandes articulaciones no están excluidas. También se encuentran comprometidos otros tejidos y órganos del cuerpo. Al ser un proceso inflamatorio, las pruebas analíticas se encuentran alteradas.

El origen de la AR se desconoce, aunque se barajan dos hipótesis: origen infeccioso por invasión vírica, y origen inmunológico, esto es, debido a alteraciones en el sistema inmunitario con mutaciones de anticuerpos que provocan lesiones a los propios tejidos corporales.

La obesidad no puede considerarse como un factor desencadenante de la enfermedad, pero sí puede precipitar la aparición de los síntomas y agravar el proceso una vez se ha iniciado.

La AR es una enfermedad crónica y degenerativa que cursa en períodos de exarcerbaciones y remisiones. La enfermedad se inicia intraarticularmente (originando inflamación con tumefacción) y posteriormente infiltración de células inflamatorias en el torrente sanguíneo (modificando los niveles sanguíneos normales). El hueso próximo a la articulación se vuelve osteoporótico y aparece desgaste articular.

Los síntomas y signos presentes son rigidez matutina y dolor, especialmente tras períodos de inmovilización; en los períodos agudos aparecen inflamación y tumefacción articulares. Tras la remisión del período agudo se presentan deformaciones y limitaciones articulares residuales:

– *AR temporomaxilar.* Produce problemas de masticación.

– *AR cervical.* Provoca dolor, vértigo y parestesias en las manos.

– *AR de los miembros superiores.* Existe limitación funcional del hombro (por afectación de las articulaciones acromioclavicular y glenohumeral), deformación en flexión del codo con alteraciones en la pronosupinación. Frecuentemente se desarrolla un síndrome del túnel carpiano y una fusión ósea de las articulaciones intercarpianas. Las manos suelen estar muy afectadas, con desviación cubital que dificulta la ejecución de las AVD. Los primeros síntomas son la inflamación de las articulaciones interfalángicas proximales y metacarpofalángicas; posteriormente se produce una desviación cubital debida a una subluxación metacarpofalángica. Se producen alteraciones de los tendones sobre todo en los extensores (la mano adquiere una postura en ligera flexión); también aparecen nódulos en los tendones flexores, causando dedos en gatillo.

– *AR de cadera.* Produce una deformación en flexión y una limitación en el arco del recorrido articular.

– *AR de rodilla.* Provoca deformación en flexión y rotación en valgo del tobillo y el pie. Los pies suelen afectarse en los primeros estadios de la enfermedad. El primer síntoma es el dolor, acompañado por la inflamación. Posteriormente se presenta subluxación de la cabeza de los metatarsianos y deformación en valgo.

La naturaleza crónica y degenerativa de la enfermedad implica que el tratamiento se centre en disminuir el dolor y la inflamación, mantener la función, y prevenir y/o corregir las deformaciones. Desde un principio debe realizarse un programa de protección articular y de soporte psicológico que ayude a sobrellevar la enfermedad.

El tratamiento farmacológico consistirá en analgésicos, AINE, corticosteroides e inmunosupresores.

El tratamiento rehabilitador incluirá fisioterapia y TO.

El tratamiento quirúrgico (artroplastia) disminuye el dolor y mejora la estética, pero no logra una mejora funcional.

Terapia ocupacional

Los objetivos que persigue la TO en el anciano con AR dependen de los problemas y necesidades del mismo, así como de la fase en que se encuentre la enfermedad.

De forma global se pretende: mantener y/o incrementar tanto la movilidad articular como la fuerza, la resistencia y la habilidad; prevenir y/o corregir deformidades, y realizar un programa de protección articular.

Dado que la AR es una enfermedad crónica y degenerativa, es necesario realizar de forma periódica evaluaciones del paciente para modificar los planteamientos terapéuticos y adaptarlos a su situación en cada momento.

Tratamiento de la función

Antes de iniciar un programa de actividades terapéuticas, el terapeuta ocupacional debe realizar un exhaustivo examen de la morfología y fisiología de las articulaciones afectadas, observando la presencia de edema, dolor, deformación, limitación a la movilización pasiva/activa, contractura y acortamiento de tejidos blandos.

Las actividades proyectadas pueden incluir tres tipos de ejercicios:

– *Activos.* La acción se realiza a través de la movilidad ejercida por el propio anciano, sin asistencia, por la actividad de sus propios músculos.

– *Activos-asistidos.* La actividad se realiza en parte por la acción del anciano y en parte por la aplicación de fuerzas externas (suspensiones, colaboración del terapeuta, etc.). El terapeuta ocupacional puede ayudar al anciano (forma asistida) a lograr los últimos grados de movilidad de la articulación afectada; de esta forma se controlan las posturas nocivas y se favorece el estiramiento muscular.

– *Pasivos.* La articulación es movida gracias a una fuerza externa al anciano. Estos ejercicios los utiliza el terapeuta ocupacional en cadenas cinéticas abiertas, ayudando pasivamente a la movilidad de una articulación para evitar suplencias (posturas nocivas en la misma) o facilitar la actividad de otras articulaciones vecinas. También ayuda la práctica de estiramientos en los casos de acortamientos.

Los ejercicios proporcionan mejores resultados si se realizan después de la aplicación de una analgesia local que disminuya el dolor y la rigidez. Estos ejercicios no deben ser repetitivos para evitar el estrés por continuidad y siempre deben estar encaminados a preparar al anciano para lograr una mayor independencia en las AVD.

Durante la fase aguda es preciso realizar un programa de actividades que incluya, de forma suave, los tres tipos de ejercicios, con el fin de mantener la movilidad de las articulaciones afectadas, intercalando períodos de reposo articular; dichos períodos disminuirán a medida que la fase aguda vaya remitiendo.

Una vez superada la fase inflamatoria, el programa de actividades se modificará, realizándose ejercicios de estiramiento para disminuir o evitar el acortamiento de los tejidos blandos y las consiguientes deformidades.

Hay que prestar un cuidado especial a la cantidad de actividad que demandemos a una articulación, puesto que un exceso puede provocar un efecto de choque, originando inflamación y dolor.

Una actividad con ejercicios activos resistidos debe ser minuciosamente estudiada, observando qué articulaciones intervienen y sus líneas de carga articular, para evitar desgastes por saturación. No obstante su uso controlado favorece el fortalecimiento muscular.

Existe controversia sobre la aplicación de actividades con ejercicios pasivos y activos. Durante la fase aguda, cuando existen dolor y contracturas musculares, el uso de actividades con ejercicios activos provoca una mayor tensión muscular y estrés articular; sin embargo, la utilización en esta fase de actividades con ejercicios pasivos (para las articulaciones afectadas, pero que a su vez son activos para las no afectadas) disminuye la sintomatología y evita complicaciones posteriores.

En articulaciones como el codo, la muñeca o el tobillo, los ejercicios activos son más eficaces pues preparan la articulación para las posteriores cargas de forma natural. Sin embargo, para articulaciones grandes (cadera, hombro, rodilla), las actividades que incluyan su movilización pasiva proporcionan una relajación que permite la movilidad controlada durante la fase aguda.

Para mantener o incrementar la fuerza muscular se utilizan actividades que contengan ejercicios en los que se deba vencer una suave resistencia, mantenida durante un período corto y controlado, llegando hasta el límite del dolor sin sobrepasarlo.

Para trabajar el reentrenamiento contra resistencia se estudiará qué actividades interesan al anciano y, una vez identificadas, se aumentará el tiempo de duración de las mismas, controlando siempre los períodos de descanso articular necesarios. Potenciar la resistencia es importante para conseguir mayor independencia en la ejecución de las tareas domésticas.

Prevención de deformaciones

El uso de férulas se recomienda en la AR para evitar deformaciones tanto en reposo como en actividad (como medida preventiva de protección de las articulaciones lesionadas). Es difícil conseguir que el anciano utilice dichos dispositivos, pero un buen adiestramiento y planteamiento de su uso y sus beneficios le convencerá de su utilidad.

El terapeuta ocupacional valorará cuidadosamente el estado de las articulaciones lesionadas y su intervención irá encaminada a:

– *Reducir el dolor y la inflamación*. La inmovilización controlada disminuye la demanda funcional de la cápsula y la sinovial, con lo que se reduce la presión intraarticular, y disminuye la inflamación y, secundariamente, el dolor. En la AR crónica, el dolor puede deberse a otras lesiones (alteraciones ligamentosas, presencia de partículas libres intraarticulares, etc.); a su vez, el dolor puede causar un reflejo inhibidor de los músculos; la colocación de una férula contribuye a su disminución.

– *Prevenir contracturas y mantener la articulación en una postura óptima*. Las deformidades más frecuentes que se tienen que prevenir son la flexión de la muñeca acompañada de aducción del pulgar y de desviación cubital en racimo.

– *Proporcionar estabilidad a la articulación en el momento de realizar una actividad*. Una articulación inestable puede ser debida a lesiones ligamentosas o a erosiones del cartílago o del hueso, lo cual reduce la fuerza de la articulación y la amplitud del movimiento. Una férula proporciona un soporte externo que permite la suficiente estabilidad y facilita la función de las articulaciones distales. Las articulaciones que más frecuentemente necesitan estabilización son la muñeca, el pulgar y los dedos.

– *Prevenir la tensión durante la actividad*. La férula puede utilizarse durante la actividad para prevenir la aparición de dolor e inflamación. Suele aplicarse en el tratamiento de la artritis metacarpofalángica del pulgar.

– *Corregir deformidades*. Se estabilizará la articulación ya deformada para evitar lesiones mayores en la misma. Suele utilizarse la estabilización para corregir la flexión interfalángica, la aducción del pulgar y la flexión de la muñeca. En ocasiones, se aplican férulas dinámicas para los dedos con el fin de corregir la contractura en extensión de las articulaciones metacarpofalángicas e interfalángicas, aunque hay que tener la precaución de no aplicar este tipo de férula cuando exista inflamación.

Principios de protección articular

En todos los procesos osteoarticulares es necesario realizar un programa de protección articular, educando al anciano sobre cómo puede reducir el estrés y el dolor de sus articulaciones para seguir llevando una vida lo más cómoda posible en función de sus limitaciones, evitando así la aparición de limitaciones posteriores causadas por un uso incorrecto de las articulaciones.

De manera general, el terapeuta ocupacional debe explicar claramente la importancia y la necesidad de proteger las articulaciones para evitar lesiones posteriores; ha de concienciar al anciano de la necesidad de modificar ciertos hábitos en función del grado de su enfermedad; enseñarle a realizar descansos entre actividades; explicarle que la realización de ciertos actos, aunque no produzcan dolor, puede ser contraproducente; también ha de dotar al anciano de métodos alternativos para actuar, enseñándole un buen control postural. En todo caso, si es preciso se le darán las instrucciones por escrito.

Los principios de protección articular se pueden recoger en los siguientes puntos:

– *Respeto al dolor*. El temor a la aparición del dolor hace que aumente la inactividad de la articulación, lo cual produce un aumento del dolor al movilizarla. El anciano puede realizar la actividad hasta el punto en que empiecen las molestias. El tiempo o el esfuerzo empleado en una actividad debe reducirse si aparece dolor, y más aún si éste persiste una hora después de haber cesado la actividad. El anciano debe llegar a diferenciar entre una molestia artrítica usual y el dolor resultante de una excesiva tensión en la articulación.

– *Relación descanso/trabajo*. El descanso entre actividades es un factor importante para los pacientes con artritis, aunque éste es un hábito difícil de introducir en su rutina. El descanso se prescribe por tres razones: para que el organismo se reponga de la actividad, para dar mayor resistencia y para aumentar la función muscular. Cuando el anciano presente dolor crónico, el descanso es aún de mayor importancia. El método más eficaz para aumentar la resistencia es descansar después de una actividad intensa durante 5 a 10 min. Estos descansos deben aplicarse tanto en las AVD como en las tareas domésticas, ya que proporcionan mayor energía para proseguir la actividad.

– *Reducción del esfuerzo*. Reducir esfuerzos disminuye la tensión y el dolor en las articulaciones a la vez que economiza fuerzas. Los principios de conservación de la energía incluyen: organización de las actividades, listado de prioridades, eliminación de gestos innecesarios, utilización de mecanismos para obtener una buena postura, evitar gastos innecesarios de energía, utilización de ayudas técnicas para reducir el trabajo, incorporación de fases de descanso entre actividades y adecuación del entorno a sus necesidades.

– *Prevenir las deformidades*. El anciano debe evitar las presiones tanto internas como externas que puedan deformar sus articulaciones.

– *Utilizar las articulaciones más fuertes*. Estas articulaciones soportan mejor el estrés. Por ejemplo, utilizar la cadera para apagar un interruptor, la región tenar para pulsar un timbre o los antebrazos para cargar un paquete.

– *Utilizar cada articulación en el plano anatómica y funcionalmente más estable*. Este principio es importante para articulaciones como la rodilla, la muñeca, la metacarpofalángica o la columna. El uso de estos procedimientos disminuye las fuerzas sobre los ligamentos articulares y permite una mejor utilización del músculo; por ejemplo, a la hora de levantarse, evitar las rotaciones de las rodillas.

– *Evitar la bipedestación.* La bipedestación estática prolongada provoca fatiga muscular, entumecimiento y presión intraarticular, pudiendo ocasionar lesiones en las superficies articulares. El anciano debe moverse frecuentemente para evitar estos síntomas.

– *Uso de ayudas técnicas.* Se prescribirán en el caso extremo de que el anciano no pueda realizar la actividad o cuando la forma en que pueda ejecutarla provoque mayor lesión de sus articulaciones

A modo de consejos generales, cabría decir que los pacientes no deben realizar la pinza y la presa manual con excesiva resistencia, ya que al aumentar ésta lo hace también la fuerza que se aplica para vencerla, lo que supone una distribución de cargas articulares anómalas y nocivas. Para evitar este tipo de movimientos en algunas acciones cotidianas es posible recurrir a trucos caseros: por ejemplo, para abrir un frasco, estabilizarlo sobre una toalla húmeda o sujetarlo entre las rodillas y utilizar ambas manos para abrirlo en dirección radial; para escurrir el agua de una prenda mojada, exprimirla en vez de retorcerla; para tender la ropa, usar pinzas de mango largo y utilizar toda la mano para intentar abrirla.

Evitar las actividades que requieran un empuje desde las articulaciones metacarpofalángicas y carpometacarpianas en dirección cubital: por ejemplo, planchar, cepillar la ropa o remover la comida en dirección radial o con la mano no dominante; emplear cuchillos adaptados y bien afilados.

Utilizar las partes proximales del cuerpo en vez de las distales (llevar el bolso o las bolsas de compra apoyadas en el antebrazo, nunca en la mano a modo de garra; al transportar un objeto, colocar una mano a modo de bandeja y la otra como si fuese una tapadera; una pila de platos se transporta más fácilmente apoyada en ambos antebrazos).

Utilizar una mesa accesoria sobre la mesa donde se come disminuye el recorrido del cubierto desde el plato a la boca, facilitando la maniobra cuando hay disminución de movilidad en el hombro, a la vez que economiza energías.

En cuanto al vestido, las mayores dificultades aparecen al abotonarse o subir cremalleras, por lo que el uso de sistemas de autocierre limitará el problema. Los mangos largos facilitan el acceso a zonas difíciles mientras el paciente se baña o se asea. Las transferencias resultan más fáciles si tanto la silla como la cama son altas. Para levantarse de la silla, utilizar los reposabrazos evitando desviaciones cubitales; no emplear nunca la mano con el puño cerrado.

Osteoporosis

Aspectos generales

La osteoporosis es la disminución de la masa ósea hasta un nivel inferior al necesario para asegurar un apoyo mecánico que sea adecuado.

Aparece como una alteración en el mecanismo de remodelación ósea, produciéndose un desequilibrio a favor de la reabsorción ósea cuyo resultado es la disminución de la masa ósea por debajo de la fisiológicamente necesaria, dando lugar a la osteoporosis. El resultado final es un hueso excesivamente poroso y frágil, propenso a las fracturas.

La osteoporosis involucional es el tipo más frecuente (95 % del total). Afecta preferentemente a mujeres mayores de 60 años. Riggs et al las dividieron en:

– *Tipo I. Osteoporosis posmenopáusica o acelerada.* Afecta a mujeres preferentemente entre 15 y 20 años después de la menopausia. Se caracteriza por una pérdida acelerada y excesiva de hueso trabecular que se traduce en frecuentes fracturas vertebrales globales.

– *Tipo II. Osteoporosis senil.* Afecta por igual a hombres y mujeres a partir de los 70 años. Se produce una pérdida global de masa ósea (tanto trabecular como cortical) superior a la esperada para la edad. En este grupo son frecuentes las fracturas de Colles, así como de la cabeza y cuello femoral, cabeza del húmero, pelvis y tibia.

Otro tipo de osteoporosis son las osteoporosis localizadas debidas a patologías puntuales (AR, traumatismos, inmovilizaciones, enfermedades neurológicas, distrofias simpaticorreflejas, etc.).

Las deficiencias alimentarias (dietas pobres en calcio o vitaminas D y C) o la ingesta de medicamentos pueden inducir la osteoporosis.

Los síntomas asociados a la osteoporosis son: dolor, fracturas (más frecuentes las de Colles, seguidas por las de la zona femoral) y deformidades (sobre todo cifótica global de la columna vertebral).

Esta clínica impide al anciano conseguir una sedestación cómoda, encontrar vestidos que le sienten bien (por la deformidad cifótica de la espalda), caminar en posición erguida (andan mirando al suelo por los problemas de columna) o deambular con paso largo (tiende a arrastrar los pies).

Los factores de riesgo más destacados son: raza blanca o amarilla, antecedentes familiares de osteoporosis y hábitos nocivos (mala alimentación –con excesos de sal, proteínas, fosfatos y café–, vida sedentaria y consumo de tóxicos).

Terapia ocupacional

La TO incluye tanto la prevención como la rehabilitación:

– *Prevención.* Se aplica cuando aún no ha sido diagnosticada la enfermedad, pero existen factores de riesgo que hacen temer la futura aparición de la misma. La TO debe elaborar, para cada anciano propenso a padecer osteoporosis, un programa de actividades que incluya la movilización global del mismo. Además, se realizarán campañas para evitar los hábitos nocivos (alimentarios, sedentarismo, etc.) y se ofrecerán opciones para modificarlos por otros más saludables.

– *Rehabilitación.* Se aplica cuando la osteoporosis ha sido diagnosticada e incluso ha originado alguna fractura. La TO actuará tanto de forma local sobre la zona afectada (en caso de fracturas) como de forma global (para mantener la movilidad y evitar la inactividad).

Es preciso realizar un estudio de la vivienda del anciano para eliminar factores de riesgo que ocasionen caídas, a la vez que se modifica el entorno para hacerle la vida más cómoda.

Todos los consejos de protección articular citados para la osteoartrosis y la artritis reumatoidea pueden ser aplicados en los casos de osteoporosis.

BIBLIOGRAFÍA

Carnevali D, Maxine R. Tratado de geriatría y gerontología. México: Interamericana, 1988.

Chapuy PH, et al. Alimentación de la persona de edad avanzada. Cuadernos de dietética, n.° 4. Barcelona: Masson, 1994.

Fabris F, Pernogotti L, Ferrario E. Sedentary life and nutrition. Nueva York: Raven Press, 1988.

Guillén Llera F, Pérez del Molino J. Síndromes y cuidados en el paciente geriátrico. Barcelona: Masson-Salvat Medicina, 1994.

Thevenon A, Pollez B. Rehabilitación en geriatría. Barcelona: Masson, 1994.

Caídas y accidentes

9

P. Durante Molina

Introducción

Las caídas representan en la actualidad uno de los problemas más importantes de la patología geriátrica. Enfermos con caídas, trastornos de la marcha y del equilibrio representan actualmente un alto coste a los servicios sanitarios y sociosanitarios en el mundo occidental, ocupando un gran número de plazas en los servicios de rehabilitación y en hospitales de día geriátricos.

Según señala Rivera Casado, se puede afirmar que las caídas constituyen uno de los más graves problemas epidemiológicos, y generan una cascada de consecuencias de todo tipo, en las que se ven implicados profesionales sanitarios médicos y no médicos procedentes de muy diversas áreas. Además, la caída es una agresión al individuo que lesiona la integridad de la persona, pudiendo tener consecuencias catastróficas para el anciano, que no suceden en otras edades, comprometiendo su bienestar, su autonomía e incluso su vida.

Distintos estudios han comprobado que de cada 100 personas mayores de 65 años, 30 sufren una caída al año; de estas 30, la mayoría tienen entre 78 y 83 años; 6 ancianos de los 30 sufren fractura, principalmente de cadera; 1 de los 6 ancianos sufre graves complicaciones durante su ingreso hospitalario, y 2 ancianos, aproximadamente, quedan con secuelas de incapacidad. Según estudios de Tinetti y Speechly, aproximadamente dos terceras partes de los ancianos que caen sufren una nueva caída en los siguientes 6 meses.

Como recogen Orduña y Pistorio, hacia los 85 años de edad, aproximadamente dos tercios de las muertes relacionadas con lesiones son debidas a caídas. Del 3 al 5 % de éstas dan lugar a fracturas, siendo más corrientes las de cadera, de la parte distal del antebrazo y de la pelvis. Aun sin existir fractura, la repercusión de la caída en el anciano es importante y significativa ya que genera diversas secuelas, resaltando como más graves la reducción de la movilidad, con la consecuente dependencia en las actividades de la vida diaria (AVD), la utilización de ayudas técnicas para caminar y, en último extremo, la institucionalización por pérdida de su autonomía funcional.

Ante el miedo que produce la posibilidad de una nueva caída, el anciano reduce su movilidad y cambia, incluso radicalmente, su estilo de vida. Esto no es sólo contraproducente por las numerosas complicaciones que puede ocasionar, como úlceras por presión, neumonía, atrofia muscular y articular, etc., sino que, además, actúa como factor de riesgo de nuevas caídas. A esto se suman el temor y la pérdida de confianza en uno mismo para poder realizar las tareas cotidianas, dando lugar a estados emocionales depresivos con aislamiento social, todo lo cual provocará preocupación de los familiares, quienes trasladan al anciano a vivir con ellos o solicitan su institucionalización.

Factores de riesgo

A pesar de que algunas caídas tienen una causa obvia, la mayoría están producidas por muchos y diversos factores, casi todos ellos previsibles, que actúan en un momento dado de forma sumatoria, incrementándose así, de forma lineal, el riesgo de sufrir una caída al aumentar el número de factores de riesgo. Asimismo, aumenta la probabilidad de lesión de la persona que sufre una caída dependiendo de sus características intrínsecas y de las circunstancias en que aquélla se produce, según señalan King y Tinetti.

Hay que tener presente que no todos los individuos presentan los mismos factores de riesgo para la caída, ni éstos actúan de igual manera en cada anciano, puesto que el proceso de envejecimiento es un hecho individual, al igual que lo son el padecer o no distintas enfermedades o presentar limitaciones funcionales y ambientales, la cuales, todas ellas, harán que la reacción ante la caída o caídas y las consecuencias derivadas de ellas sean distintas.

Durante et al distinguen tres grupos de personas mayores en situación de riesgo de sufrir caídas:

Mayores con funcionalidad conservada. Es decir, personas con autonomía dentro y fuera de casa, capaces de realizar actividades que conllevan algún riesgo, como subirse a una escalera para descolgar las cortinas, conducir, montar en bicicleta, etc.; en este caso, la agresión se produce con frecuencia fuera del domicilio, interviniendo causas no predecibles (resbalón, tropiezo, empujón, etcétera).

Mayores en riesgo de perder su funcionalidad. Esto es, individuos más envejecidos, principalmente mujeres, con pérdida de fuerza en ambas piernas y falta de equilibrio o inestabilidad asociadas, independientes en su domicilio, pero que no salen con frecuencia a la calle si no van acompañados o con apoyo (muletas, bastón, etc.); en este caso, la agresión se produce con más frecuencia en el domicilio, mientras realizan las actividades cotidianas, siendo más fácilmente evitables.

Ancianos frágiles. Es decir, personas mayores que ya tenían algún riesgo de caída y al que se ha añadido otro problema de salud, en particular de la vista, oído, huesos y articulaciones o deterioro mental, o una vida sedentaria con pérdida de las actividades cotidianas, por soledad, sobreprotección, problemas económicos, limitación de la vida social y abandono; son muy mayores y con más frecuencia se trata de mujeres; en este caso, la agresión se produce en el domicilio al realizar pequeños desplazamientos (p. ej., de la silla a la cama).

Studenski, por su parte, habla de *ancianos con bajo riesgo* de caer, que son aquellos totalmente inmóviles y todos los que conservan una buena movilidad y estabilidad, y de *ancianos de alto riesgo,* es decir, todos aquellos con movilidad pero cierto grado de inestabilidad, alteración de la movilidad, tendencia a evitar el riesgo y ambiente no adecuado o peligroso.

Factores de riesgo intrínsecos

Cambios fisiológicos asociados al envejecimiento

Los cambios fisiológicos asociados al envejecimiento contribuyen claramente a las caídas. Los más importantes ocurren en los sistemas neurológico y cardiorrespiratorio, el aparato locomotor, la vista y el oído (tabla 9-1). Según demuestran los estudios epidemiológicos de Vellas et al, el deterioro que produce el envejecimiento sobre dos mecanismos reflejos fundamentales para la bipedestación y la marcha, como son el mantenimiento del equilibrio y la capacidad de respuesta rápida y efectiva ante su pérdida, son dos factores fundamentales del riesgo de caída. Las alteraciones que más influyen son

TABLA 9-1
Cambios fisiológicos del envejecimiento que predisponen a las caídas

Disminución de la agudeza visual y alteraciones de la acomodación
Angiosclerosis del oído interno
Alteración de la conductividad nerviosa vestibular
Disminución de la sensibilidad propioceptiva
Enlentecimiento de los reflejos
Atrofia muscular
Atrofia de partes blandas
Cambios en la actividad refleja cardíaca
Degeneración de estructuras articulares

las oculares, las vestibulares, las del sistema propioceptivo y las del aparato locomotor. A estas alteraciones predisponentes a las caídas hay que sumar el defecto de la acción amortiguadora de las partes blandas que envuelven al hueso, en el anciano atrofiadas, y la pérdida de densidad del tejido óseo, lo que será un factor determinante de la presencia de fracturas.

Procesos patológicos que predisponen a las caídas

El riesgo de caídas se incrementa con el número y carácter de la situación clínica o patológica del paciente. De hecho, cualquier proceso, crónico o agudo, que afecte a la movilidad puede predisponer a un individuo a sufrir una caída. Las patologías sensoriales, neurológica, cardiovascular, musculoesquelética y psicológica son algunas de las más importantes. Dentro de la *patología sensorial* cabe destacar aquella relacionada con la visión. Las enfermedades del ojo, como las cataratas, la degeneración macular y el glaucoma, se han asociado a las caídas en distintos estudios; incluso sin pérdida visual importante, la alteración de la percepción y de la agudeza visual es suficiente para incrementar el riesgo de caída cuando se añaden factores extrínsecos adversos. El vértigo es otra alteración propiciadora de caídas.

Entre las alteraciones neurológicas, cabe destacar la demencia, las neuropatías, el accidente vasculocerebral, la presión sobre la médula cervical y la enfermedad de Parkinson. La demencia está asociada a cambios en la marcha, ataxia y alteración de la propiocepción. Como consecuencia, los pacientes tienden a caminar más despacio, con pasos más cortos, incrementando el apoyo y con mayor variabilidad entre pasos. Además, las personas con demencia tienen problemas de reconocimiento espacial de los objetos en el ambiente. Esto, junto con una pérdida de juicio para percibir situaciones azarosas, lleva a tropiezos y deslices. Las personas con neuropatías (originadas por una diabetes, una anemia perniciosa o alteraciones nutricionales) pueden presentar una disminución de la fuerza de las extremidades, una hiperactividad refleja y alteración de la función propioceptiva, lo que deriva en una disminución del equilibrio y una marcha anormal. Las personas con marcha hemiparética, especialmente aquellas con una disminución de la dorsiflexión del tobillo, son susceptibles a las caídas por tropiezo. La compresión cervical es una causa común de disfunción propioceptiva que puede conducir a inestabilidad postural y marcha anormal. Las personas que sufren la enfermedad de Parkinson a menudo presentan alteraciones de la marcha y del control postural (v. cap. 10) que contribuyen a la pérdida del equilibrio y al riesgo de caída.

Entre la patología musculoesquelética, las enfermedades de los huesos, de los músculos y de las articulaciones contribuyen a aumentar el riesgo de caída. La osteoartrosis de la cadera y la rodilla puede limitar la capacidad para caminar, subir o bajar escaleras y realizar las transferencias con efectividad. La debilidad muscular (causada por una enfermedad tiroidea, una polimialgia reumática, una hipopotasemia, etc.) puede ocasionar problemas con la marcha y las transferencias. La osteomalacia, caracterizada por una mineralización deficiente del hueso, causa debilidad de los músculos proximales y marcha inestable. El dolor, la inestabilidad articular y las deformidades articulares, en los miembros inferiores principalmente, son, también, fuente de caídas en las personas mayores, y uno de los focos principales de problemas se sitúa en los pies.

Un número elevado de ancianos que sufren caídas presentan patología cardiovascular. Cualquier proceso cardiovascular que conlleve una reducción de la perfusión cerebral puede precipitar una caída. Las alteraciones más frecuentes incluyen arritmias cardíacas, enfermedad del nódulo carotídeo, cardiopatía isquémica, alteraciones de la regulación de la presión arterial, etc. Las arritmias cardíacas producen un enlentecimiento o una aceleración extremos del ritmo cardíaco que pueden llevar a una hipoperfusión cerebral con aturdimiento y vértigo. La enfermedad del nódulo carotídeo se presenta con síncope y es inducida por actividades comunes como girar la cabeza hacia un lado para mirar por encima del hombro o con una hiperextensión del cuello y la cabeza. La hipotensión ortostática o postural provoca inestabilidad cuando se producen cambios posturales importantes (pasar de decúbito a bipedestación, de cuclillas o sedestación a bipedestación, etc.). La hipotensión posprandial, profunda bajada de presión tras la comida, puede favorecer también una caída.

Yatrogenia

Según distintos estudios, la medicación, especialmente la sobremedicación, puede ser causa de caídas o favorecer que éstas ocurran. Cualquier fármaco que interfiera o altere el control postural, la perfusión cerebral o la función cognitiva (p. ej., sedantes, antipsicóticos, diuréticos, antihipertensivos, antidepresivos tricíclicos, etc.) puede inducir una caída.

Factores de riesgo extrínsecos

Un número no poco importante de caídas y accidentes está inducido por factores extrínsecos o ambientales. La actividad que la persona estaba realizando en el momento de la caída, el lugar donde se encontraba e incluso el momento del día en que se produjo pueden ser factores predisponentes. No obstante y por lo general, son un cúmulo de factores, intrínsecos y extrínsecos, los que en un momento dado favorecen y precipitan la caída.

Si nos fijamos en el entorno próximo podemos determinar que las barreras arquitectónicas son un factor relevante en la causalidad de las caídas. Según Tideiksaar, la mayor parte de las caídas que experimentan las personas mayores que viven en la comunidad ocurren en el domicilio, especialmente en el dormitorio, en el cuarto de baño y en las escaleras; en el hospital y en la residencia, la cama y el cuarto de baño representan las localizaciones más comunes en las que las personas suelen caerse.

En los lugares de acceso al domicilio, como las escaleras, las alfombrillas de la puerta o la ausencia de barandillas. En el propio domicilio, los muebles y otros obstáculos, apoyos escasos, suelos resbaladizos, la cama y las sillas, etc. (tabla 9-2). En relación con las barreras arquitectónicas, no podemos olvidar las constantes agresiones que todos, y en especial las personas mayores y las personas con discapacidades, sufrimos en el medio urbano: aceras ocupadas por coches, obras de pavimentación constantes, pocos pasos con semáforo y escaso tiempo para cruzar, transportes públicos inadecuados, tipo de vida temeraria y acelerada, etc.

Junto con estos obstáculos ambientales mencionados y algunas actividades realizadas en ellos (transferencias, marcha en lugares mal iluminados, pasar sobre objetos tendidos en el suelo, etc.), irónicamente, las ayudas técnicas para la marcha pueden contribuir a las caídas.

Las barandillas pueden incrementar el riesgo de caída cuando la persona intenta salir de la cama sin bajarlas; las sillas de ruedas pueden resultar muy peligrosas cuando no se siguen y practican todos los pasos de las técnicas de transferencia adecuadas (p. ej.,

TABLA 9-2
Factores de riesgo extrínsecos

Factores de riesgo extrínsecos
Acceso a la vivienda
Escaleras mal iluminadas
Falta de barandillas y pasamanos
Felpudos y alfombrillas en las puertas y portal
Peldaños altos, desencajados y móviles
En la vivienda
Suelos irregulares, deslizantes, muy pulidos, con desniveles, con baldosas sueltas
Alfombras sin fijar, con las puntas «respingonas», con arrugas
Cables y otros elementos sueltos por el suelo
Iluminación inadecuada, por exceso produce deslumbramientos y reflejos o grandes sombras, por defecto no se aprecian los cambios en los niveles o los obstáculos
En la cocina: objetos colocados demasiado altos o demasiado bajos para alcanzarlos, restos de alimentos y líquidos en el suelo, cacerolas muy pesadas para transportarlas, instalación de gas en malas condiciones, etc.
En el baño: poco espacio para realizar las transferencias, bañera demasiado alta, sin suelo antideslizante, alfombrillas y otros objetos sueltos, falta de asideros firmes adecuados, retretes demasiado bajos, etc.
En el dormitorio: cama muy baja o muy alta, muebles inestables, exceso de mobiliario que dificulta la marcha, cables sueltos, orinales, ropa por el suelo
En la calle
Obras de pavimentación
Pavimento en mal estado, con baldosas sueltas y socavones
Aceras estrechas, con desniveles, ocupadas por los coches y otros obstáculos
Pocos semáforos y de muy breve duración para cruzar
Bancos en jardines y plazas de altura y forma poco adecuada
Registros sin tapa no señalizados
En los medios de transporte
Difícil acceso a los autobuses (escalones demasiado altos, paradas en sitios inadecuados por el tráfico, etc.)
Escaleras inadecuadas de acceso al metro, al avión, etc.
Movimientos bruscos de los vehículos
Falta de tiempo para acceder o salir de los vehículos
En la institución
Exceso de vigilancia, de rutinas y escasa estimulación que invitan a la inseguridad y a la dependencia
Falta de estímulos adecuados que invitan a la inmovilidad
Carencias económicas
Malos hábitos alimentarios
Estilo de vida insano (falta de higiene, de iluminación, de ejercicio y de actividad social)

no se ponen los frenos); los bastones y andadores pueden causar caídas, presumiblemente debido a un mal uso de estas ayudas o a un tamaño no adecuado para la persona; también, el uso de medidas físicas de sujeción puede contribuir, en algunos casos, a futuras caídas debido principalmente a un abuso y mal uso de aquéllas.

Otras causas extrínsecas están relacionadas con el aislamiento, la soledad y la incomunicación, factores todos ellos asociados a situaciones clínicas (ya expuestas anteriormente) y/o a situaciones emocionales.

Consecuencias de las caídas y accidentes

Según se recoge en la tabla 9-3, las principales consecuencias son de carácter físico, psicológico, ocupacional y socioeconómico. Todas ellas, por sí solas o en conjunción, en mayor o menor medida, tienen repercusiones en la movilidad de la persona y en su desempeño ocupacional, y llevarán, en algunas ocasiones, a la institucionalización de la persona que ha sufrido una caída.

TABLA 9-3
Consecuencias de las caídas

Consecuencias físicas
Lesiones leves de partes blandas
Traumatismos articulares
Fracturas de cadera, pelvis, muñeca, húmero, radio, costillas, etc.
Traumatismo craneoencefálico
Deshidratación
Hipotermia
Rabdomiólisis
Úlceras por presión
Trombosis venosa profunda
Síndrome confusional agudo
Consecuencias psicológicas (síndrome poscaída)
Restricción de la actividad
Miedo a caerse
Ansiedad en situaciones de movimiento
Disminución de la autoestima
Falta de creencia en las propias habilidades
Locus de control externo
Consecuencias ocupacionales
Abandono de roles significativos
Incorporación de roles disfuncionales
Abandono de actividades de interés o satisfactorias
Abandono de actividades valoradas o importantes
Discapacidad para el desarrollo de las actividades cotidianas
Cambio de hábitos
Consecuencias socioeconómicas
Aumento de la necesidad de cuidado
Aumento de la necesidad de profesionales sanitarios
Sobrecarga de los cuidadores
Hospitalización debida a secuelas
Institucionalización

Según recoge Oliver, en Estados Unidos, los accidentes suponen la sexta causa de muerte en las personas mayores de 75 años, siendo las caídas la causa más común de muerte por accidente en este grupo de edad. La mayoría de las caídas producen lesiones traumáticas leves (el 50 % conllevan lesiones menores de tejidos de partes blandas), que son causa de dolor y disfunción para la realización de las actividades cotidianas. Por otra parte, los traumatismos articulares pueden desencadenar monoartritis, o producir atrofia muscular y tendinosa, con fibrosis y limitación de la movilidad articular.

Una de las consecuencias más graves de las caídas son las fracturas. Las más comunes son las de cuerpos vertebrales y de la epífisis (proximal de húmero, distal del radio y proximal del fémur). Según distintos estudios, la fractura de cadera es la principal causa de mortalidad relacionada con caídas, mortalidad que se debe a la comorbilidad y a las complicaciones derivadas de la inmovilidad.

La estancia prolongada en el suelo, lo cual ocurre en muchas ocasiones cuando el anciano vive solo, cuando la caída es en el exterior en un sitio poco transitado o en instituciones que cuentan con poco personal, especialmente por la noche, además de ser factores de mal pronóstico, contribuyen a la aparición de complicaciones, algunas de ellas graves, desencadenadas por la inmovilidad prolongada y la claudicación de la reserva del anciano (tabla 9-3). Así ocurren la deshidratación, la rabdomiólisis, la hipotermia e infecciones (urinaria y neumonía, principalmente).

Como consecuencia de una fractura la persona mayor puede verse sometida a una inmovilización prolongada, lo cual favorecerá la aparición de úlceras por presión, trombosis venosa profunda, empeoramiento de la función ventilatoria, enlentecimiento del tránsito intestinal (con dispepsia y estreñimiento) y aparición de atrofia muscular y anquilosis. También favorece la aparición de un cuadro confusional agudo.

Síndrome poscaída

El término «síndrome poscaída» se refiere a aquellas consecuencias, tanto a corto como a largo plazo, no derivadas directamente de las lesiones físicas producidas en el momento de la caída. Fundamentalmente, se trata de cambios de comportamiento y de actitudes que pueden observarse en las personas que han padecido una caída y en su entorno familiar o de cuidadores y que provocan disfunción ocupacional. El síndrome poscaída se caracteriza, sobre todo, por el miedo a padecer una nueva caída, la pérdida de confianza para desarrollar una determinada actividad sin volver a caerse y una disminución de la movilidad y del desempeño ocupacional.

De forma normal, el miedo es una reacción instintiva ante el peligro. Así, la persona mayor con historia de caídas evita situaciones que percibe como peligrosas, reconoce sus limitaciones físicas y ajusta su actividad a su situación; en este sentido, el miedo favorece a la persona, actuando como mecanismo de protección. Sin embargo, el miedo a volver a caerse puede restringir y alterar enormemente la vida de una persona tras haber sufrido una o varias caídas. Algunos estudios han correlacionado el miedo a una nueva caída con la restricción de la movilidad y la disminución de la capacidad funcional.

Según recoge Tideiksaar, cuando se le pregunta a una persona mayor qué es lo que más le preocupa o más le importa de caerse, responde con frecuencia que no ser capaz de levantarse por sí sola y necesitar asistencia, permanecer mucho tiempo tendida en el suelo, sentir vergüenza si se cae en un sitio público y mostrar una imagen de fragilidad, y miedo a que la caída tenga como consecuencia una fractura de cadera o el ingreso en una residencia. Si el miedo a caerse no es tratado adecuadamente y no queda resuelto, puede ocasionar una grave restricción de la movilidad y una importante disfunción ocupacional, en ocasiones con calamitosas consecuencias.

Según diversos estudios, entre el 40 y el 73 % de las personas mayores que han sufrido una caída manifiestan miedo a caerse, y el 25 % informan que han reducido su movilidad tras el o los percances. La fobia a caerse (miedo patológico) es más común en personas que han sufrido varias caídas, han permanecido mucho tiempo tendidas en el suelo, han sufrido un traumatismo como consecuencia de la caída, tienen un equilibrio y una marcha deficiente o viven solos. La fobia a caerse puede acompañarse de ataques de pánico cuando se intenta realizar o se anticipa una actividad que resultó en caída en alguna ocasión anterior, ataques que suelen remitir una vez se ha completado la actividad satisfactoriamente o bien se abandona. Estas personas despliegan una marcha anormal, tipificada por inestabilidad e irregularidad en los pasos cuando caminan, con alteración del equilibrio y, como consecuencia, caminan agarrándose a los muebles y a las paredes, o sólo asiéndose a otra persona, expresando gran ansiedad sobre sus habilidades para caminar con seguridad.

El objetivo del tratamiento de la fobia a caerse es ayudar a estas personas a recuperar la confianza en sus habilidades para alcanzar una movilidad segura e independiente. Esto se consigue con un programa multidisciplinario que incluya la reducción de los factores de riesgo de caída, la eliminación de las situaciones azarosas, la educación y el consejo y la modificación de conductas.

Según recoge Salvà Casanovas, la pérdida de la autoconfianza para desarrollar las actividades básicas e instrumentales de la vida diaria es una consecuencia fundamental de las caídas y un elemento importante del síndrome poscaída. Utilizando la Falls Efficacy Scale (FES) (tabla 9-4), Tinetti ha llegado a la

TABLA 9-4
Falls Efficacy Scale

¿Qué confianza tiene usted en realizar cada una de las siguientes diez actividades?
- — Limpiar la casa
- — Vestirse y desvestirse
- — Preparar comidas simples
- — Darse un baño o una ducha
- — Ir de compras
- — Levantarse o sentarse en una silla
- — Subir o bajar escaleras
- — Andar por el barrio
- — Coger cosas de las vitrinas o estantes
- — Responder rápidamente al teléfono

Se debe puntuar en una escala de 0 a 10 puntos, donde 0 corresponde a ninguna y 10 corresponde a completa para cada una de las diez actividades testadas. La puntuación total se mide sobre 100, además de valorar aquellas actividades con peor puntuación. La respuesta debe pedirse incluso si la persona encuestada no realiza alguna de las actividades.

conclusión de que la pérdida de autoconfianza en las habilidades para la realización de tareas cotidianas tiene relación con la posibilidad de caerse.

Terapia ocupacional: papel preventivo y rehabilitador

Como recogen Orduña Bañón y Pistorio Jiménez en la edición anterior de este libro, la terapia ocupacional (TO), realiza una labor importante tanto en el ámbito preventivo de la caída como en el asistencial. Para poder llevar a cabo una intervención de calidad en cualquiera de las dos áreas, será necesaria una exhaustiva valoración del paciente y de su entorno (tabla 9-5) en relación no sólo a la situación física, sino también teniendo en consideración su estado anímico, sus valores e intereses, su causalidad personal, su entorno social, etc.

La intervención desde TO se centra en conseguir que el anciano alcance un estado de desempeño ocupacional óptimo que garantice su autonomía con el menor riesgo de accidentes posible. En todo caso, esta intervención debería darse en un contexto multidisciplinario o, en su defecto, estar en coordinación con otros servicios y profesionales que atenderán las causas médicas, sociales, etc.

TABLA 9-5
Valoración de la persona que ha sufrido o que puede sufrir una caída

Función física
Fuerza y tono muscular
Amplitud articular
Rigidez y contracturas
Movimientos anormales (temblor, distonías, etc.)
Procesos asociados (AVC, osteoporosis, etc.)
Función cognitiva
Orientación temporoespacial
Reconocimiento del propio cuerpo
Grado de comprensión y expresión
Reconocimiento de situaciones de peligro
Fasias, praxias y gnosias
Función anímica
Tristeza
Inquietud
Apatía
Miedo a caer
Estados maníacos
Función sensorial y sensitiva
Agudeza visual y auditiva
Sensibilidad superficial
Sensibilidad profunda
Equilibrio
En bipedestación
En sedestación
Amplitud de la base de sustentación
Tiempo de reacción
Marcha
Postura en bipedestación
Velocidad
Longitud, frecuencia y simetría del paso
AVD
Puesta en juego de sus habilidades en su desempeño
Riesgo de accidente durante su realización
Hábitos
Entorno
Identificar situaciones de peligro
Elementos de riesgo
Respuesta de la familia o cuidadores
Volición
Conocimiento de sus habilidades
Creencia en sus habilidades
Valores en torno a la actividad
Locus de control

AVC: accidente vasculocerebral; AVD: actividades de la vida diaria. Modificada de Orduña Bañón MJ y Pistorio Jimenez V. Caídas. En: Durante Molina P, Pedro Tarrés P. Terapia ocupacional en geriatría: principios y práctica. Barcelona: Masson, 1998.

Intervención terapéutica

Se ha de reforzar la función musculoesquelética mediante actividades que desarrollen la fuerza muscular y la amplitud articular, teniendo siempre presentes aquellos procesos asociados que conlleven una contraindicación para el ejercicio moderado o la movilización de ciertas articulaciones. También están indicadas actividades de integración del sistema visual y muscular, así como la ejecución repetitiva de actividades motoras que pongan en marcha la casi totalidad de los músculos del organismo. En la mayor parte de las ocasiones, la realización y el entrenamiento en la realización de las actividades cotidianas será suficiente para obtener beneficios en estas áreas. En todo caso, tendremos que brindar actividades que sean valoradas y/o de interés para el paciente.

Para conseguir respuestas posturales adecuadas se realizarán actividades que integren los diferentes sistemas de mantenimiento del equilibrio. Se trabajará la estabilidad postural y la rapidez de reacción mediante actividades en bipedestación con diferentes inclinaciones del tronco, movimientos de traslación del peso del cuerpo, así como basculación de la pelvis. Se pretende aumentar, con ello, la rapidez de reacción y de corrección del desplazamiento inesperado. La realización de ejercicios gimnásticos (figs. 9-1a, b y c), juegos deportivos (pe-

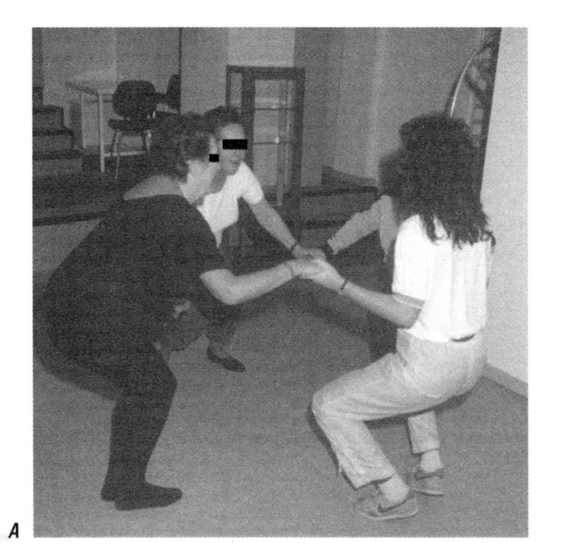
A

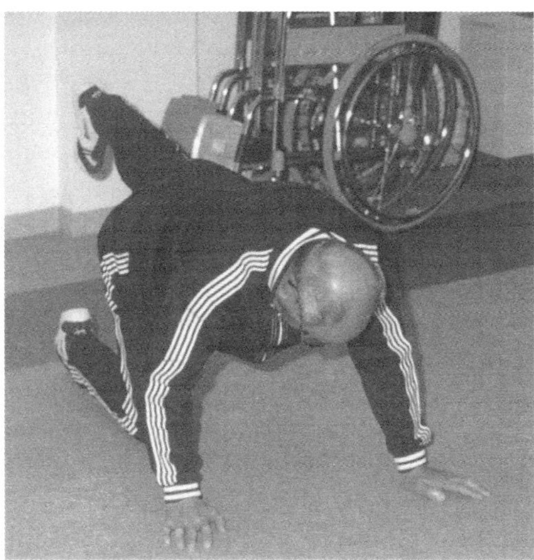
B

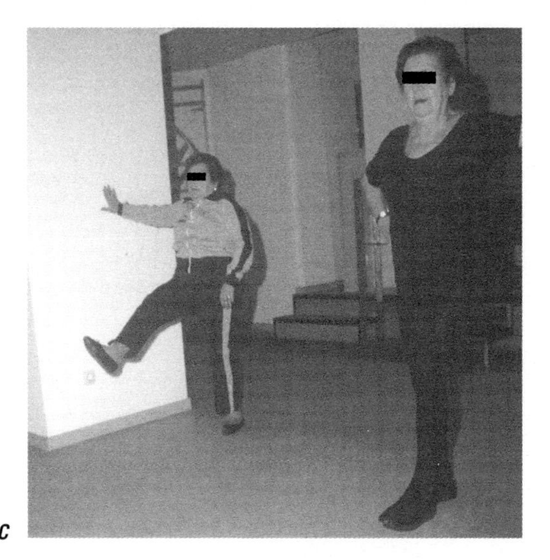
C

Figura 9-1. *Ejercicios gimnásticos. A) Fortalecimiento de extensores de rodilla y trabajo de equilibrio. B) Fortalecimiento de extensores de cadera. C) Equilibrio sobre una pierna (con apoyo).*

tanca, rana, etc.) (fig. 9-2a y b), *tai-chi,* o aficiones manuales (pintura, marquetería, jardinería, etc.) pueden satisfacer los objetivos deseados.

Se trabajará con el paciente para que pueda poner en práctica e interiorizar nuevas formas de realizar las actividades cotidianas con el fin de que su desempeño resulte más seguro y eficaz. Para ello se le ayudará para que sea consciente de la forma en que realiza las actividades y de los elementos que pueden suponer un riesgo para él y para que realice las actividades de forma programada y con períodos de descanso adecuados. La reeducación de los movimientos está orientada a que el aprendizaje sea escalonado, minimizando los desplazamientos mediante movimientos cuidadosos y reduciendo lo inesperado. Se reeducará en el patrón normal de la marcha, evitando la flexión del tronco, caderas y rodillas, y se enseñará la forma correcta de levantarse tras una caída (fig. 9-3).

Quizás una de las cuestiones más importantes es enseñar al paciente a conocer sus capacidades y sus limitaciones y brindarle oportunidades para que se sienta seguro cuando pone en juego las primeras. Es decir, que la persona pueda explorar y dominar sus habilidades y sentirse seguro en la realización de sus actividades cotidianas. Se le señalarán aquellas situaciones que impliquen riesgo de caída, como son las actividades con giros bruscos y cambios posturales rápidos o exagerados, las que requieren inclinación de la cabeza hacia atrás, las que impliquen perder el suelo como referencia visual o las que requieran una postura extrema (alcanzar un objeto en máxima extensión colocándose sobre la punta de un pie, etc.). También se le indicará que evite la urgencia miccional, programando con tiempo las visitas al inodoro.

En el entorno domiciliario se deben seguir algunos consejos, recogidos en la tabla 9-6, que ayudarán a reducir el riesgo de sufrir una caída (v. también el anexo al capítulo 21). El punto principal que se debe considerar cuando se modifica el entorno es si las adaptaciones sugeridas son aceptadas por la persona. Es necesario que comprenda por qué se han de hacer las adaptaciones y desee llevarlas a cabo; en ocasiones es difícil que una persona quiera deshacerse de muebles, alfombras y otros objetos de valor sentimental en aras de aumentar su seguridad, sobre todo porque no tiene muy claro que esto vaya a ser así. En ningún caso se ha de forzar la adaptación. Se potenciará que la persona acceda si ve claro que la adaptación mejora la movilidad y reduce las situaciones de dificultad (las caídas, en definitiva) al mismo tiempo que se mantiene la estética del entorno (cuando hay que poner pasamanos, barras, etc.), y si la adaptación es abordable económicamente y fácil de obtener y aplicar.

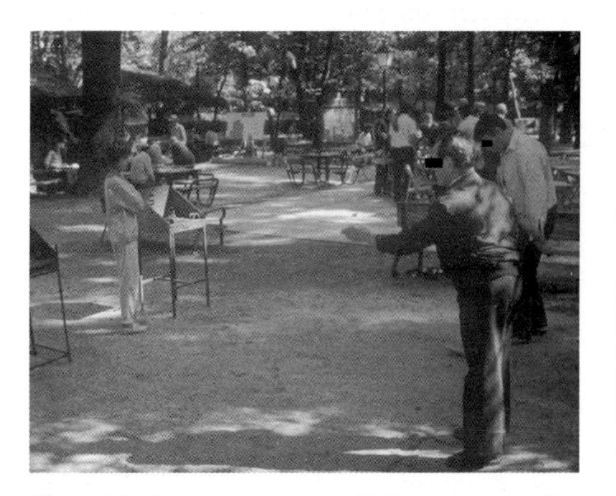

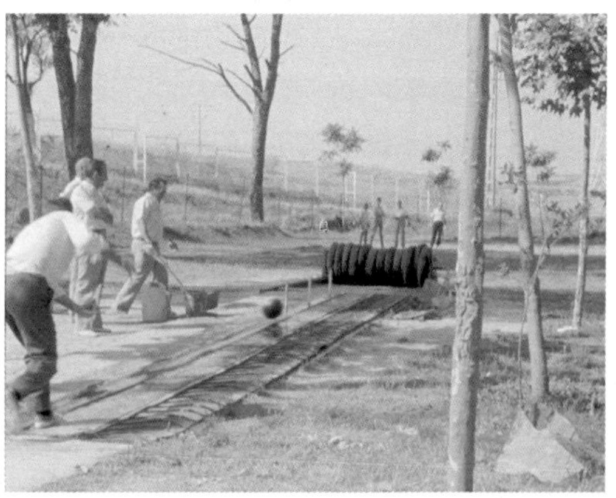

Figura 9-2. *Deportes populares. A) Juego de rana. B) Juego de bolos.*

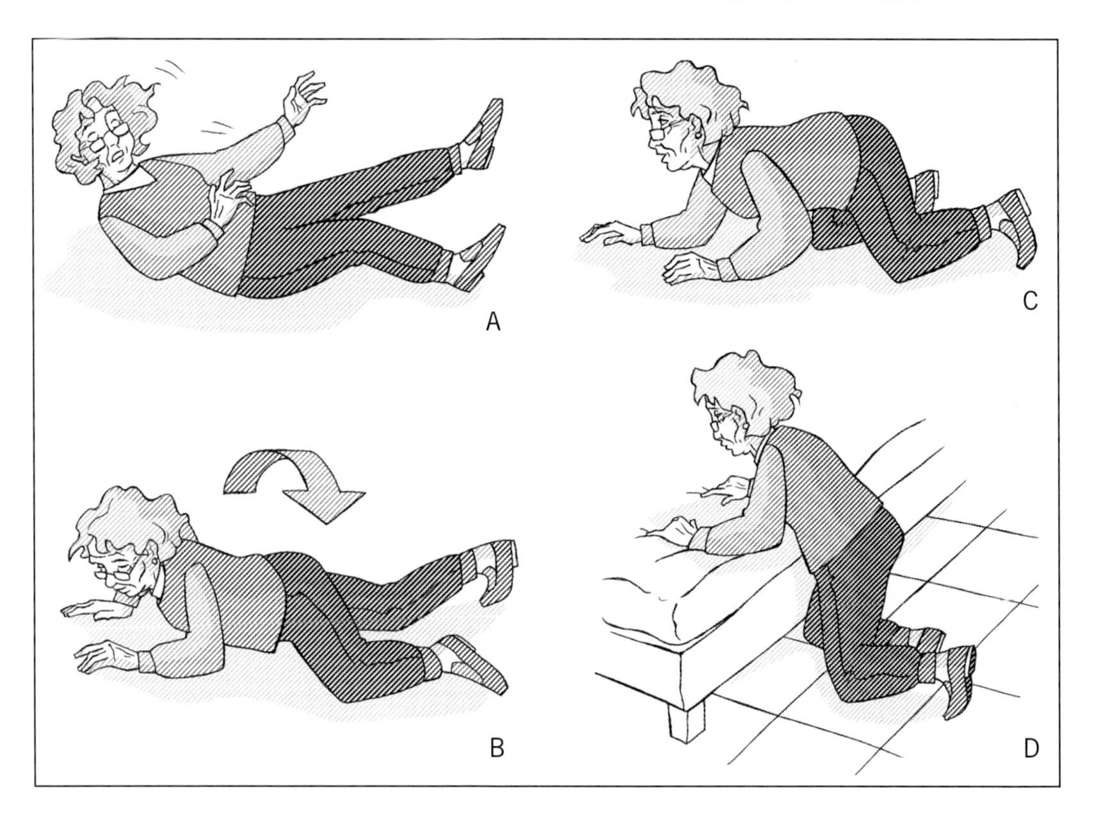

Figura 9-3. *Cómo levantarse tras sufrir una caída. A) Caída en decúbito supino. B) Girar hasta colocarse en decúbito prono. C) Colocarse «a cuatro patas» y localizar un punto de apoyo firme. Acercarse hasta él. D) Colocando las manos y antebrazos sobre el punto de apoyo, elevar primero la rodilla más próxima a ese punto afianzando bien el pie en el suelo, luego, con ayuda de los brazos y de la pierna flexionada, incorporarse poco a poco hasta llegar a sentarse. Por último, descansar un rato hasta tranquilizarse.*

Como se señaló con anterioridad, el objetivo del tratamiento de la fobia a las caídas será ayudar a estas personas a recuperar la confianza en su capacidad para lograr hacer las cosas con seguridad e independencia. La modificación de conducta para corregir esta fobia tiene más éxito si la intervención comienza pronto y se explica en detalle y es comprendida por el paciente. El abordaje supone un incremento progresivo de la participación en la o las actividades que producen miedo, con una supervisión directa. El supervisor debe asegurarse de la seguridad física de la persona y proporcionar apoyo y ánimo verbal para conseguir autoconfianza. La persona tiene que proceder a la velocidad que le sea confortable y que no le provoque ansiedad. Para llevar a cabo este abordaje hay que conocer bien los principios de modificación de conducta. Las personas que han sufrido una caída y han permanecido mucho tiempo en el suelo antes de ser auxiliadas pueden encontrar una gran ayuda para vencer su temor a volver a caer en los dispositivos de teleasistencia.

Alternativas a la sujeción mecánica

Las sujeciones físicas se han utilizado frecuentemente en los hospitales y residencias para prevenir caídas y otros accidentes. Una sujeción física es cualquier elemento utilizado para impedir la movilidad independiente asegurando o sujetando a una persona a la cama, la silla o la silla de ruedas. No obstante, como

TABLA 9-6
Modificaciones ambientales para reducir el riesgo de caída

Suelos
- Evitar suelos encerados o mojados
- Utilizar superficies antideslizantes
- Colocar tiras adhesivas antideslizantes
- Utilizar felpudo fijo en el suelo
- Utilizar productos para dar brillo antideslizantes
- Evitar alfombras con dibujos o muy gruesas
- Utilizar cinta adhesiva de doble cara en las esquinas de la alfombra

Paredes
- Colocar asideros, especialmente en el baño, pasillo y escaleras (redondos, entre 40 y 65 cm, aproximadamente [según la estatura de la persona], de color contrastado con la pared y a unos 5 u 8 cm de distancia de la pared)

Iluminación
- Incrementar la intensidad de las bombillas (100 W) sobre todo en los baños y las escaleras
- Utilizar luz fluorescente
- Colocar luces de noche y lámparas auxiliares con bases seguras
- Facilitar el acceso a los interruptores (con color contrastado, sensibles a la presión, testigos nocturnos, etc.)
- Utilizar ventanas tintadas o visillos para evitar el deslumbramiento
- Colocar testigos de presencia para el encendido automático de las luces (especialmente en pasillos y escaleras)

Mesas
- Evitar mesas inestables
- Evitar mesas de tipo pedestal
- Utilizar tableros con superficie no deslizante
- Evitar las mesas muy bajas y las de superficie de cristal o de espejo

Estantes
- Colocar los objetos muy utilizados en estantes fácilmente accesibles
- Utilizar «pinzas cogelotodo»

Baño
- Utilizar barras de apoyo firmemente sujetas a la pared o al suelo
- Utilizar un asiento de retrete ajustable, firmemente instalado, con un color que haga contraste
- Utilizar antideslizantes en la bañera o ducha
- Colocar un dispensador de jabón
- Colocar una barra ajustable en altura para colocar la alcachofa de ducha
- Utilizar un asiento en la ducha o la bañera

Cama
- Colocarla a una altura adecuada para facilitar las transferencias
- Si tiene ruedas, frenarla y poner bandas antideslizantes

Escaleras
- Colocar pasamanos, unos 30 cm más largos que la escalera y terminados en una curva descendente
- Colocar cintas antideslizantes en los peldaños
- Fijar los peldaños que se muevan y sustituir los que estén en mal estado
- Marcar las esquinas y bordes
- Peldaños de un mínimo de 30 cm de profundidad y máximo de 15 cm de alto

Sillas
- Ajustarlas a la altura y tamaño de la persona
- Han de ser firmes y robustas
- La persona debe mantener los pies en flexión de 90°, con las plantas de los pies firmemente colocadas sobre el suelo
- La profundidad del asiento, entre 38 y 45 cm, aproximadamente
- Los reposabrazos han de situarse a unos 15-20 cm

Calzado
- Bien ajustado y encajado
- Cerrado por detrás
- Suela antideslizante bien pegada
- Con tacón bajo

se señaló anteriormente, la evidencia sugiere que la sujeción no disminuye tal riesgo, sino que lo promueve. Con el fin de evitar las caídas, es necesario llevar a cabo una valoración a fondo para identificar las circunstancias que hacen que la persona esté agitada o decida caminar sin ayuda o supervisión. En los casos de pacientes con demencia, por ejemplo, será necesario establecer una rutina de paseos frecuentes, en lugar de mantener a la persona durante largos períodos de tiempo sentado en una silla (frecuentemente con sujeción mecánica para evitar la deambulación).

Actividades cotidianas tras la fractura de cadera

Los avances de la técnica quirúrgica permiten hoy día que la persona pueda caminar precozmente, lo cual es fundamental para el pronóstico funcional. La rehabilitación debe iniciarse el día después de la intervención, según las siguientes fases señaladas por López Lozano et al:

Fase de encamamiento, en la que se llevarán a cabo medidas posturales (cadera y rodilla en extensión, con el miembro inferior en posición neutra evitando rotaciones) e higiénicas (vigilancia exhaustiva de la piel y descarga de zonas de presión) y cinesiterapia (con movilización pasiva y activo-asistida de cadera, ejercicios isométricos de glúteo y cuádriceps, ejercicios activos-asistidos de rodilla y tobillo, ejercicios de tonificación de miembros superiores y miembro inferior contralateral), cinesiterapia respiratoria y control del edema del miembro inferior afectado.

La fase de sedestación, que se iniciará el segundo o tercer día si no hay complicaciones, con verticalización progresiva. Los asientos utilizados serán altos para mantener la cadera en ángulo recto o en ángulo mayor de 90° (fig. 9-4). En ningún caso se podrá flexionar el tronco hacia delante, elevar la rodilla por encima de la cadera o cruzar las piernas entre sí (fig. 9-5).

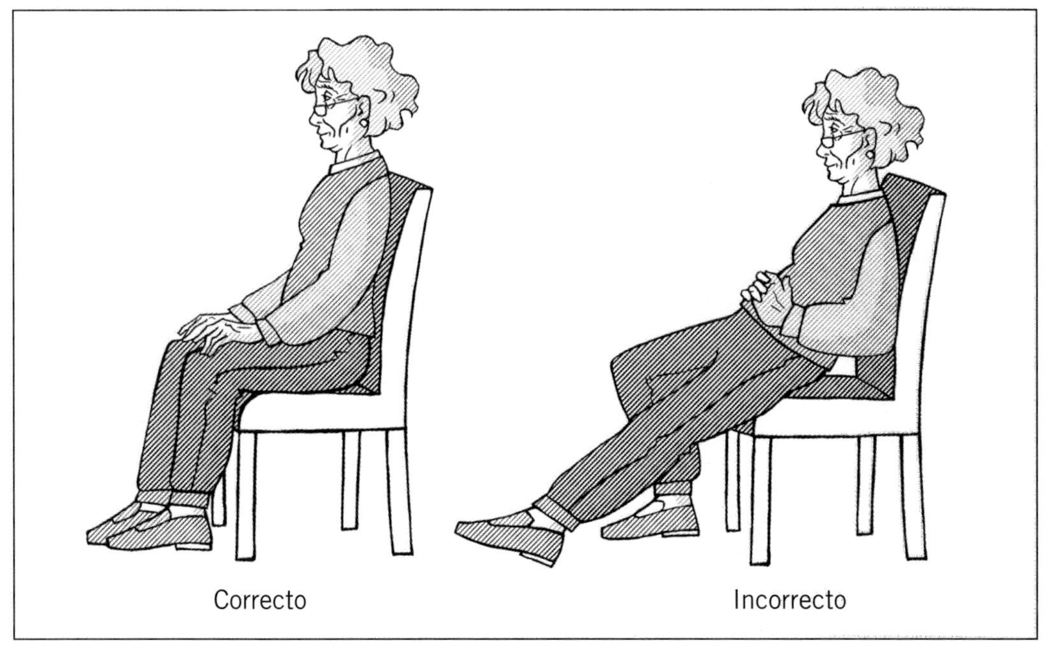

Figura 9-4. Cómo sentarse correctamente tras haber sufrido cirugía de cadera.

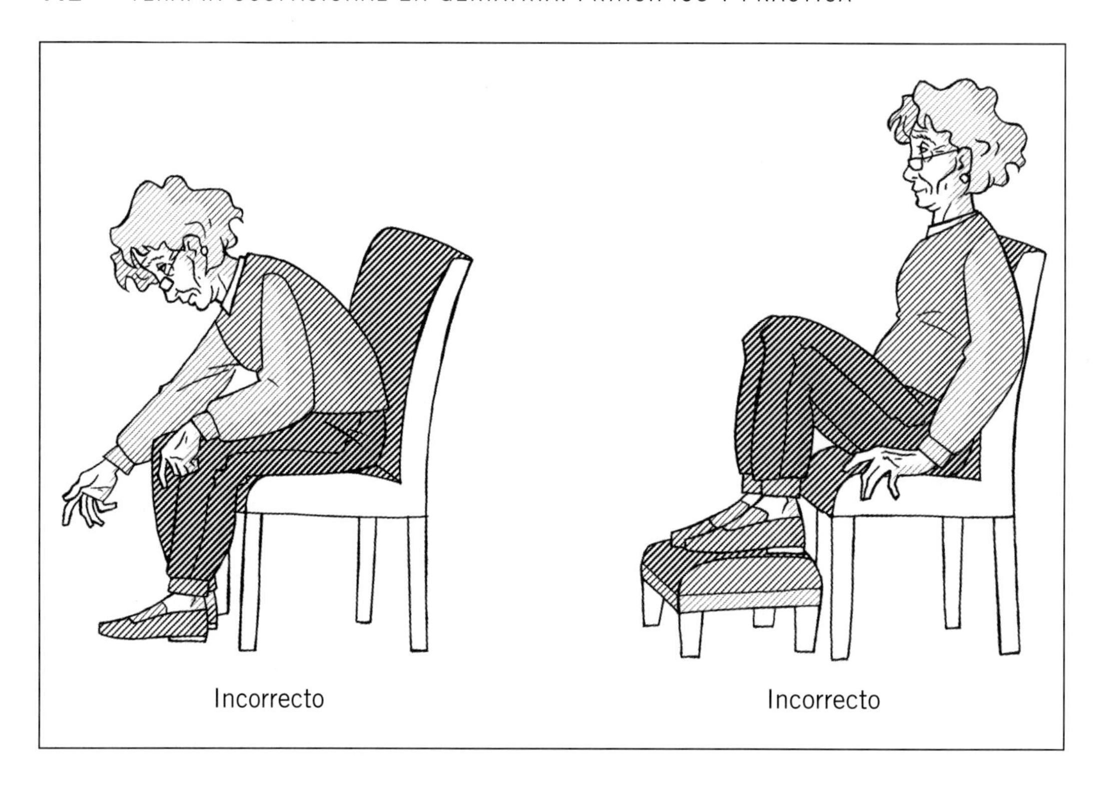

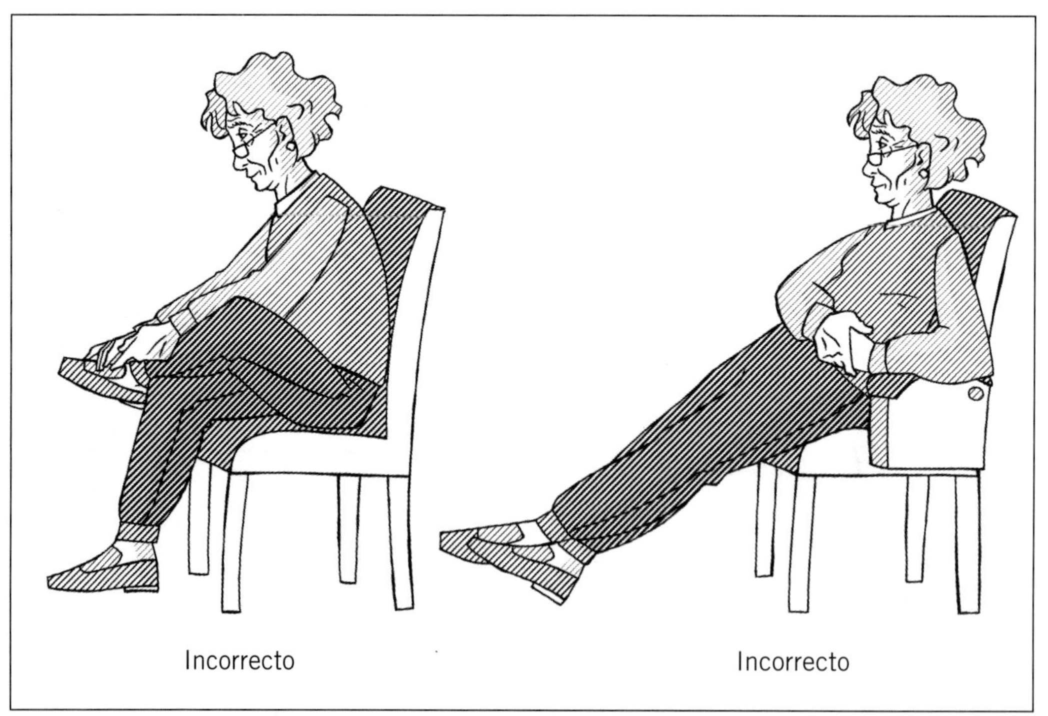

Figura 9-5. *Posturas y acciones que se deben evitar tras la cirugía de cadera.*

Fase de bipedestación y marcha. Si la fractura es estable, se iniciará en la primera semana. Se inicia también la enseñanza de las transferencias, indicando al paciente cómo realizarlas sin flexionar la cadera más de 90°. Se trabajará la reeducación del equilibrio, con ejercicios frente al espejo y a través de las actividades cotidianas. Se entrenará al paciente en las formas seguras de llevar a cabo las actividades de la vida diaria. Para facilitar la transferencia al inodoro, una vez el paciente camine con andador, será adecuado colocar barras para apoyarse a ambos lados del retrete y utilizar un asiento de inodoro elevado (fig. 9-6). En la transferencia al baño se indicará que utilice un asiento dentro de la bañera y una vez dentro, use una esponja con mango largo para alcanzar a enjabonarse las partes distales de los miembros inferiores. El vestido se realizará en el borde de la cama (si ésta es alta y firme) o en una silla adecuada, utilizando un «bastón de vestido», calzamedias y calzador de mango largo para los zapatos (fig. 9-7). Para las tareas

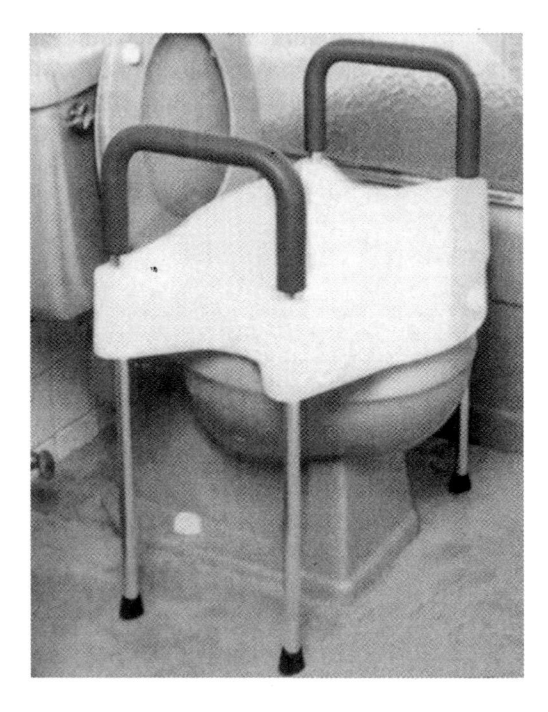

Figura 9-6. *Elevador de retrete con asideros laterales para facilitar la transferencia al inodoro tras la intervención de cadera.*

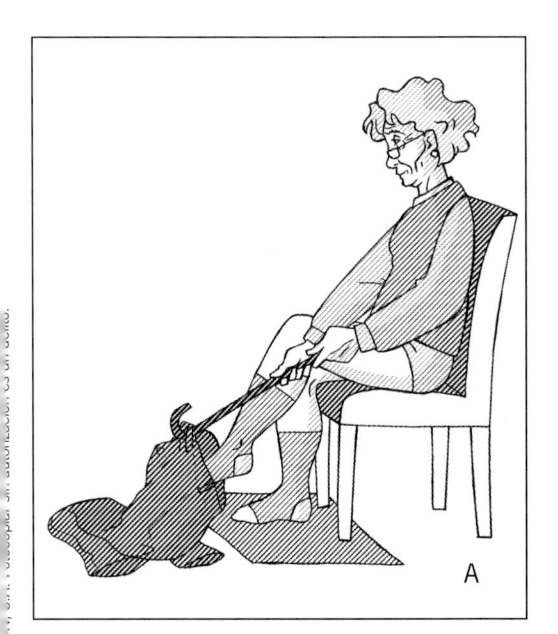

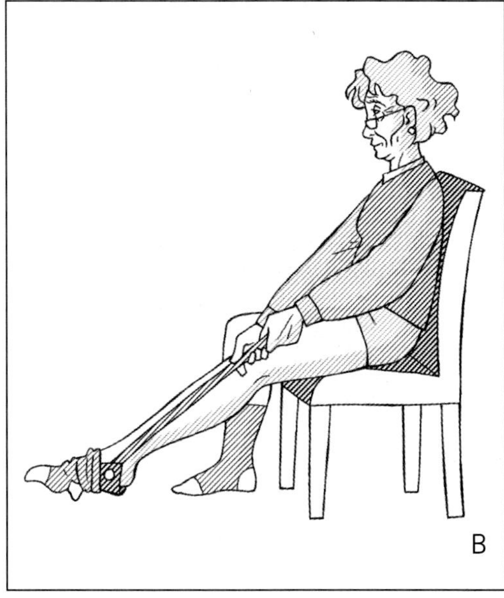

Figura 9-7. *Posición correcta para vestirse las prendas inferiores tras la cirugía de cadera . A) Subiéndose los pantalones con ayuda de un «bastón de vestido». B) Colocándose los calcetines con un calzamedias.*

del hogar se recomendará un taburete alto mientras se realizan actividades como cocinar, fregar, etc., y utilizar una «pinza alcanzalotodo» para coger objetos del suelo o de sitios bajos.

BIBLIOGRAFÍA

Alarcón Alarcón T. Uso de restricción física en el anciano en el siglo XXI. ¿Necesidad o falta de formación? Rev Esp Geriatr Gerontol 2001; 36: 46-50.

Arfken CL, Lach HW, Birge SJ, Miller JP. The prevalence and correlates of fear of falling in elderly persons living in the community. Am J Public Health 1994; 84: 565-570.

Bath PA, Morgan K. Differential risk factor profiles for indoor and outdoor falls in older people living at home in Nottingham, UK. Wur J Epidemiol 1999; 15: 65-73.

Bernades R, Solé P. Rehabilitación de las fracturas. Jano 1994; 1100: 76-85.

Bucher DM, Larson EB. Falls and fractures in patients with Alzheimer-type dementia. JAMA 1987; 257: 1492-1499.

DiScipio WJ, Feldman MC. Combined behavior therapy and physical therapy in the treatment of a fear of walking. J Beba Exp Psychiatry 1982; 28: 265-271.

Kennedy TE, Coppard LC. The prevention of falls in later life. Dan Med Bull 1987; 34 (Supl) 4: 1.

Kessenich CR. Tai-chi as a method of fall prevention in the elderly. Orthop Nurs 1998; 17 (4): 27-29.

King MB, Tinetti ME. A multifactorial approach to reducing injurious falls. Clin Geriatr Med 1996; 12: 745-759.

Lipsitz LA. Abnormalities in blood pressure homeostasis that contribute to falls in the elderly. Clin Geriatr Med 1985; 1: 637-644.

López Lozano R et al. Rehabilitación tras una caída. En: Lázaro del Nogal M, editor. Evaluación del anciano con caídas de repetición, 2.ª ed. Madrid: Fundación MAPFRE Medicina, 2001.

Lund CL, Sheafor ML. Is your patient about to fall? J Gerontol Nurse 1985; 11: 37-41.

Marks W. Physical restraints in the practice of medicine. Arch Intern Med 1992; 152: 2203-2206

McHutchison E, Morse JM. Releasing restrinsts: A nursing dilema. J Gerontol Nur 1989; 15: 16-21.

Mesa Lampré MP, Marcellán Benavente T. Factores de riesgo de caídas. En: Lázaro del Nogal M, editor. Evaluación del anciano con caídas de repetición, 2.ª ed. Madrid: Fundación MAPRE Medicina y Sociedad Española de Geriatría y Gerontología, 2001.

Nevitt MC et al. Risk factors for recurrent nonsyncopal falls. A prospective estudy. JAMA 1989; 261: 2663.

Nissen MJ et al. Spatial vision in Alzheimer's disease: General finding and a case report. Arch Neurol 1985; 42: 6677-6684.

Parreño Rodríguez JR. Rehabilitación en Geriatría. Madrid: Editores Médicos, 1990.

Parreño Rodríguez JR. Rehabilitación, terapia ocupacional y actividad física en Geriatría. En: Salgado Alba A, Guillén Llera F, editores. Manual de Geriatría, 2.ª ed. Barcelona: Masson-Salvat, 1994.

Powell C, Mitchell-Pedersen L, Fingerote E, Edmund L. Freeedom from restraint: consecuences of reducing physical restraints in the management of the elderly. Can Med Assoc J 1989; 141: 561-564.

Prudham D, Grimley, Evans G. Factors associated with falls in the elderly: A community study. Age Ageing, 1981; 10: 141-146.

Rubenstein HS et al. Standards of medical care based on consensus rather than evidence: The case of routine bedrail use for the elderly. Law, Medicine and Health Care 1983; 11: 271.

Setudenski S, Duncan PW, Chandler J, Samsa G, Prescott B. Predicting falls–the role of mobility an nonphysical factors. J Am Geriatr Soc 1994; 42: 297-302.

Steffes R, Thralow J. Visual field limitation in the patient with dementia of the Alzheimer's type. Am J Geriatr Soc 1987, 35: 189-197.

Tideiksaar R. Falling in Old Age: Its Prevention and Treatment. Nueva York: Springer, 1989.

Tideiksaar R, Osterwell D. Prevention of bed falls. Geriatric Medicine Today 1989; 8: 70-76.

Tinetti ME, Falls. En: Hazzard WR, Bierman EL, Hlfor JB, Blass JP, editores. Principles of Geriatric Medicine and Gerontology, 3.ª ed. Nueva York: McGraw-Hill, 1994.

Tinetti ME, Mendes de León CF, Doucette JT, Baker DI. Fear of falling and fall related efficacy in relationship to functioning among community-living elders. J Gerontol Med Sci 1994; 49: M140-M147.

Tinetti ME, Speechley M. Prevention of falls among the elderly. N Engl J Med 1989; 320: 1055-1059.

Tinetti ME, Speechley M, Ginter SF. Risk factors for falls among elderly persons living in the communitiy. N Engl J Med 1988; 319: 1701-1707.

Tinetti ME, Williams TF, Mayewski R. Fall risk index for elderly patients based on number of chronic diseases. Am J Med 1986; 80: 429-436.

Vellas B, Faisant C, Lauque S, Sedeuilh M, Baumgartner R, Andrieux JM et al. Estudio ICARE: investigación de la caída accidental. Estudio epidemiológico. En: Velas B, Lafont C, Allard M, Albarede JL, editores. Trastornos de la postura y riesgos de caída. Del envejecimiento satisfactorio a la pérdida de autonomía. Barcelona: Glosa, 1995.

Vellas BJ, Wayne SJ, Romero LJ, Baumgartner RN, Garry PJ. Fear of falling and restriction of mobility in elderly fallers. Age Ageing 1997; 26: 189-193.

Terapia ocupacional en la enfermedad de Parkinson

10

P. Durante Molina

Características de la enfermedad

La enfermedad de Parkinson es una alteración degenerativa, lenta y progresiva del sistema nervioso central, que causa una pérdida de las neuronas de la sustancia negra y de otros ganglios basales, resultando en una pérdida en la transmisión de dopamina. Aparece, por lo general, a partir de los 40 años de edad y se presenta más en varones que en mujeres. El proceso se caracteriza por la presencia de rigidez, temblor en reposo, bradicinesia y alteración de los reflejos posturales.

La bradicinesia tiene como consecuencia la disminución de la actividad motora del paciente. Además el paciente presenta usualmente acinesia e hipocinesia, es decir, dificultad y enlentecimiento para iniciar el movimiento, con lo que los movimientos intencionados son escasos y se ponen en marcha de forma retardada, con un desarrollo lento que suele interrumpirse prematuramente cuando se repite el gesto. Es la causante del retraso del comienzo a trasladarse, así como de dificultades en la escritura y en la expresión facial (cara de máscara).

La rigidez se presenta, principalmente, en brazos, piernas y cuello, aunque llega a alcanzar a todas las articulaciones. Es consecuencia de una hipertonía que, durante la movilización pasiva, produce una resistencia que desde el inicio del desplazamiento pasivo se distribuye de modo homogéneo en los antagonistas que actúan sobre la articulación, y le confiere un carácter plástico, siendo responsable de la actitud general del paciente en flexión.

En cuanto al temblor, se trata de un temblor de reposo, que disminuye siempre durante el movimiento voluntario y aumenta durante el sueño, con la fatiga y con las emociones. Se manifiesta como una contracción regular y alternada de los músculos que actúan sobre una articulación, es de poca amplitud y, sobre todo, afecta a las articulaciones del antebrazo y el codo, junto con movimientos de «hacer píldoras» entre los dedos índice y corazón y el pulgar. En estadios más avanzados de la enfermedad, el temblor puede aparecer en las piernas, tronco, cara, labios, lengua y cuello.

La inestabilidad postural está originada por la alteración de los reflejos de enderezamiento, protección y equilibrio, y tendrá como consecuencia todo tipo de caídas cuando el paciente realice las actividades de la vida diaria o durante la marcha.

Otros síntomas que acompañan la enfermedad son la acatisia (imposibilidad de tenderse o sentarse sin estar quieto), la demencia, que ocurre en un 30 % de los casos, y la depresión, que aparece en un 50 a un 75 % de los pacientes que expresan sus deseos de suicidio.

La enfermedad suele iniciarse con temblor unilateral. Más tarde, en la extremidad donde se inició el temblor comienzan a perderse los movimientos finos y la movilidad espontánea, aparece la rigidez que se extenderá a las extremidades restantes y al tronco, acentuándose los síntomas (v. tabla 10-1).

Junto con los síntomas principales, ya mencionados, encontramos problemas intrapersonales, es decir, emocionales. La persona puede sufrir una pérdida importante de autoestima y expresar sentimientos de inutilidad y desesperanza.

Consecuencias funcionales

Las manifestaciones citadas tienen una repercusión importante e incapacitan al paciente en muchas de sus AVD.

Los problemas de movilidad hacen que el paso de un decúbito a otro, de éstos a la sedestación y de esta última a la posición de bipedestación se haga con gran dificultad. Los movimientos en bloque, en lugar de una secuencia segmentaria natural, debidos a la pérdida de las secuencias de movimiento automático, son los principales responsables de esta dificultad en la movilidad. En la posición bípeda, el enfermo está inmóvil, rígido, con un equilibrio frágil y, como ya se mencionó anteriormente, sin reacciones de equilibrio, tendiendo a inclinarse adelante o atrás y caer. Durante la marcha se fijan el cuello y los hombros a la par que se produce una disminución del balanceo automático de los brazos; también se presenta dificultad para iniciar y para detener la marcha, que se efectúa a pequeños pasos, cada vez más cortos y con los pies más pegados al suelo, con el sujeto inclinado hacia delante, dando la impresión de correr detrás de su centro de gravedad y de que va a caerse hacia delante (lo cual ocurre en ocasiones).

TABLA 10-1
Estadios de la enfermedad de Parkinson

Estadio 1
Afectación unilateral, sin afectación o mínima afectación funcional; el síntoma principal es habitualmente el temblor en reposo
Estadio 2
Afectación bilateral, sin alteración del equilibrio; afectación funcional ligera relacionada con la movilidad del tronco y los reflejos posturales, como dificultad para girar en la cama o salir y entrar del coche
Estadio 3
Alteración del equilibrio (inestabilidad postural); afectación funcional entre ligera y moderada
Estadio 4
Incremento del trastorno del equilibrio, pero todavía es capaz de caminar; se incrementa el déficit funcional, especialmente la manipulación y la destreza, lo cual interfiere la comida, el vestido y el aseo
Estadio 5
Confinado a la silla de ruedas o a la cama

La persona verá incrementadas las dificultades para la realización de las AVD debido a la progresión de la enfermedad, especialmente por el incremento de la inestabilidad postural. Cortar la comida, llevársela a la boca y masticar serán actividades cada vez más lentas debido a la acinesia o a la bradicinesia.

El lenguaje oral y la comunicación en general entrañarán dificultad. El primero para su iniciación, aunque luego se hace ininterrumpido, sin modulación e incluso, algunas veces, excesivamente rápido y sin control respiratorio alguno. El discurso se vuelve monótono. La comunicación está entorpecida por la falta de mímica y de gestos por parte del paciente. La escritura también se ve comprometida por la alteración del control de la coordinación fina, apareciendo lo que se denomina micrografía, que derivará posteriormente en incapacidad para escribir.

Tratamiento

El tratamiento se basa en cuatro aspectos fundamentales, que deben simultanearse: medidas de tipo físico, apoyo psicológico, terapia farmacológica y apoyo y reeducación ocupacional.

Las *medidas físicas* tienen como objeto mejorar la actividad, disminuir la incapacidad y mantener una independencia que permitan al enfermo continuar su vida social. Deben evitarse programas intensivos de fisioterapia o de actividad física que fatiguen al enfermo y que pueden agravar o incluso desencadenar depresión y ansiedad. Para llevar a cabo esta actividad, es inestimable contar con el apoyo del fisioterapeuta, quien tendrá un papel esencial, sobre todo en las etapas iniciales de tratamiento hasta el aprendizaje por parte del enfermo de los ejercicios, así como en aquellos casos en que requieran una mayor rehabilitación postural. Entre las acciones más comunes se encuentran la aplicación de calor local, la realización de masajes musculares ligeros, la rehabilitación postural con movimientos pasivos sistemáticos para prevenir la contractura de las articulaciones y músculos, la realización de ejercicios activos que debe aprender el paciente para ejecutarlos a diario y, en aquellos pacientes muy evolucionados, es necesario realizar cambios posturales frecuentes.

El *apoyo psicológico,* dada su importancia, no debe descuidarse en ningún momento. La intervención abarca aspectos como: *a)* la explicación real pero optimista del proceso al enfermo y a su familia, teniendo cuidado de no generar falsas esperanzas en ellos; *b)* apoyar al paciente en cada logro que obtenga, haciéndole notar las mejorías y avances obtenidos con la reeducación activa, y *c)* el apoyo a la familia, en relación principalmente a la comprensión de la enfermedad y su repercusión en el enfermo y cómo afrontar las dificultades cotidianas.

El tratamiento farmacológico ha de ser individualizado, realizado siempre por un especialista. Últimamente ha habido un gran avance en esta área.

Actuación desde la terapia ocupacional

La principal función del TO en el tratamiento de la persona con enfermedad de Parkinson consiste en realizar una correcta y exhaustiva valoración de los problemas prácticos que la persona (y sus familiares) presentan en su vida cotidiana y sugerir o ayudar a la persona a que descubra la mejor forma de superarlos. Para ello, el terapeuta ha de tener en consideración todos los aspectos relacionados con el tipo de actividad que realiza la persona, la forma de llevarla a cabo, el entorno en el que la realiza, y también las circunstancias sociales en las que se desenvuelve. Es evidente que las necesidades de una persona que viva sola serán diferentes de aquellas de las que viven con un familiar que los cuida o apoya. Como en todos los casos, puede haber diversas soluciones para un mismo problema. El terapeuta asesorará desde su experiencia, pero serán el paciente y su familia quienes decidirán la solución más adecuada para ellos.

Aunque es importante que el paciente lleve una vida lo más completa e independiente posible, será fundamental mantener su autonomía en todo momento. La vida debe reorganizarse de tal manera que puedan continuarse la mayor cantidad posible de aficiones, intereses y actividades anteriores, según los deseos del paciente. Con frecuencia, será necesario enlentecer el ritmo de vida. Es importante que todos se ajusten o asuman este nuevo ritmo. La autonomía mantiene la moral y el propio respeto, que son los objetivos principales. Las ayudas técnicas, las orientaciones y el entrenamiento se facilitan como medio para alcanzar ese fin.

Actividades de la vida diaria

Hogar y trabajo de la casa

Las orientaciones que se deben dar referentes al hogar giran en torno a la seguridad y facilitación de las tareas cotidianas. El hogar debe estar organizado de tal modo que no haya posibles peligros, entre los que se incluyen los suelos encerados, las esteras y alfombras no fijadas al suelo, los cables eléctricos colgantes o sueltos y el desorden general. Es importante también identificar el mobiliario que dificulta la movilidad por toda la casa y redistribuirlo de forma que permita una máxima facilidad de movimiento.

Elementos como las sillas o los sillones pueden suponer una enorme dificultad según progresa la enfermedad. Las sillas sin reposabrazos y los sillones excesivamente bajos o hundidos pueden sustituirse por sillas firmes, con un buen respaldo y reposabrazos. Si al paciente le resulta muy difícil ponerse de pie, puede ayudarse de un asiento propulsor (o catapulta). En la tabla 10-2 se expone una secuencia que puede resultar útil para levantarse de una silla. Si la silla está junto a una mesa, adoptar el mismo método, pero en lugar de colocar las manos en la silla, resulta más fácil enlazar las manos y colocarlas con las palmas hacia abajo planas sobre el borde de la mesa. Los antebrazos y los codos también deben reposar sobre el borde de la mesa. Si el paciente necesita ayuda, se repetirán todos los pasos que se acaba de mencionar y el ayudante intervendrá cuando sea necesario. Cuando esté a punto de levantarse, les resultará más fácil a ambos sincronizar los movimientos contando, diciendo por ejemplo «uno» en el momento de inclinarse hacia delante y «dos» cuando trate de levantarse el paciente.

TABLA 10-2
Secuencia facilitadora para levantarse de una silla

1. Desplazarse hasta el borde de la silla
2. Colocar bien los pies sobre el suelo
3. Separar los pies unos 20 o 25 cm
4. Poner las manos en los brazos del sillón o en los lados del asiento de la silla
5. Inclinarse hacia delante al máximo a partir de las caderas
6. Apretar hacia el suelo con los pies y empujarse hacia delante con los brazos poniéndose de pie
7. Si no consigue ponerse de pie al primer intento, balancearse hacia delante e intentarlo de nuevo hasta tener éxito

TABLA 10-3
Consejos para sentarse en una silla

1. Cuando ande hacia la silla, proponerse como objetivo algo que esté detrás de ella ayudará al paciente a acercarse más a la silla
2. Cuando llegue a la silla, darse la vuelta de modo que la parte dorsal de las rodillas toque el asiento de la silla
3. Poner las manos en los brazos o en los bordes del asiento de la silla, inclinarse hacia delante y luego sentarse

En ocasiones el paciente encuentra difícil caminar hacia una silla o una mesa y se detiene a cierta distancia de ellas para sentarse. En este momento puede resultar muy difícil y peligroso sentarse. En ningún caso el paciente debe arrojarse hacia la silla con la esperanza de que llegará a alcanzarla, por el contrario, es mejor indicarle que pruebe uno de los consejos que aparecen en la tabla 10-3, que le ayudarán a superar el problema.

El uso del teléfono puede facilitarse utilizando un modelo de teclado grande con micrófono incorporado, sin necesidad de auricular. Los pomos redondos de las puertas pueden ser sustituidos por manivelas de más fácil manejo.

Una medida importante que se debe tener en cuenta es educar al paciente en las técnicas de ahorro energético. Elaborar con el paciente unas rutinas de trabajo y descanso pueden ayudar a que éste se sienta menos incapaz y a que consiga completar con éxito su trabajo cotidiano.

Movilidad en la cama

Las principales dificultades se localizan en la movilidad dentro de la cama y en los movimientos para entrar y salir de ella. Hay que intentar que la altura sea adecuada a la estatura del paciente para facilitar los movimientos y asegurarse de que la cama es firme y no se moverá (evitar las ruedas).

Para facilitar la entrada en la cama es preferible sentarse en el borde, cerca de la almohada, de modo que cuando la persona se tumbe, la cabeza quede en posición correcta sobre la almohada y no tenga que desplazarse hacia arriba (es conveniente practicar para encontrar la distancia correcta). Una vez sentada, se bajará la cabeza hacia la almohada a la vez que se levantan las piernas sobre la cama, pivotando sobre la cadera. Cuando la enfermedad dificulta en gran manera que la persona levante sus piernas hasta la cama, y con el fin de liberar a los cuidadores y mantener la autonomía del paciente, puede utilizarse un elevador de piernas (pequeño aparato eléctrico colocado junto a la cama que ayudará, mediante una plataforma elevadora accionada por un mando a distancia, a elevar o bajar [según las circunstancias] las piernas de la cama).

Una vez dentro de la cama, la persona con Parkinson tiene dificultades, cada vez mayores, para moverse y darse la vuelta. Es más fácil girar sobre un colchón firme y sobre sábanas y con pijama de raso; se deben evitar las telas de entramado rugoso que aumentan la resistencia al movimiento. Se trabajará con el paciente diversos modos de girar en la cama (tabla 10-4). En ocasiones es útil el uso de escarpines, que permiten un mayor agarre a las sábanas y facilitan el impulso para moverse. Se puede reducir el peso de las mantas poniendo un edredón ligero y cálido, o bien elevando la ropa de la cama colocando al pie de ésta una caja de cartón o un armazón de madera bien protegido para evitar que la persona pueda herirse.

Para salir de la cama podemos hacer que el paciente practique varios métodos hasta que encuentre el que realiza la actividad con mayor comodidad (tabla 10-5).

En ocasiones puede ser útil colocar un dispositivo de ayuda que permita al paciente agarrarse, al entrar o salir de la cama: una barandilla lateral, una escala de cuerda y madera agarrada a los pies y echada sobre los cobertores, un triángulo colgado del techo, etc., pueden ser de gran ayuda para que el paciente se incorpore o se siente. Según aumenta la dificultad de movimiento, puede ser útil elevar la altura de la cama, tanto para facilitar la labor de las personas auxiliares como del mismo paciente. Otro elemento de ayuda consiste en colocar un punto llamativo en cada lado de la cama (una luz, un reloj luminoso, etc.) que ayude a la persona a concentrarse y dirigirse hacia un punto determinado con el fin de facilitar la acción de levantarse.

TABLA 10-4
Sugerencias para ayudar a dar la vuelta hacia el lado derecho en la cama

Sin ayuda	Con ayuda de otra persona
1. Doblar las rodillas y apoyar los pies sobre la cama 2. Ladear las rodillas hacia la derecha 3. Entrelazar las manos y levantarlas estirando los codos al mismo tiempo 4. Girar la cabeza y desplazar los brazos hacia la derecha 5. Agarrar el borde del colchón, con el fin de ayudarse si es necesario para conseguir dar la vuelta 6. Ajustar la posición hasta estar cómodo	1. El ayudante debe estar de pie en el lado contrario al que desee girar el paciente (en este caso, a la izquierda) 2. El paciente gira la cabeza hacia la derecha, y estira el brazo izquierdo por encima del cuerpo hacia el borde derecho de la cama y cruza la pierna izquierda sobre la derecha 3. El ayudante pondrá una rodilla sobre la cama, apoyando la otra pierna, con la rodilla ligeramente doblada, firmemente en el suelo. Asimismo, colocará una mano por debajo del hombro derecho del paciente y la otra debajo de su cadera derecha 4. Manteniendo la espalda erecta, ayudará al paciente sobre su lado derecho, estirando, al tiempo que hace esta operación, la pierna sobre la que se apoya

TABLA 10-5
Métodos para facilitar la salida de la cama

Método frontal

1. En decúbito supino, poner los brazos a los lados del cuerpo
2. Levantar la cabeza de la almohada, dirigir la barbilla hacia el pecho y sentarse apoyándose sobre los codos
3. Mantener la cabeza en la misma posición y sentarse del todo procurando inclinarse hacia delante sobre las caderas y aguantándose con los brazos situados detrás del cuerpo
4. Mover las piernas hacia el borde de la cama. Puede ayudar contar «uno» cuando se mueve una pierna hacia el borde de la cama y «dos» cuando se mueve la otra pierna
5. Proseguir hasta estar sentado en el borde de la cama

Método lateral

1. Tumbado sobre el lado derecho, mover las piernas hasta que descansen sobre el borde de la cama
2. Colocar la palma o los nudillos de la mano izquierda sobre la cama
3. Esconder la barbilla, levantar la cabeza de la almohada y empujarse con la mano izquierda y el antebrazo derecho para sentarse aguantándose sobre el codo derecho
4. Seguir levantándose hasta apoyarse sobre la mano derecha
5. Mover las piernas por encima del borde de la cama hasta conseguir sentarse cómodamente en el borde de ésta

Deambulación

En los primeros estadios trabajaremos a través de todas las actividades el refuerzo de las técnicas enseñadas por el fisioterapeuta, por ejemplo, mantener una postura erguida y relajada, braceo, concentración en el paso talón-punta, ayudas verbales como contar o decirse «talón-punta, talón-punta» uno mismo.

La denominada «educación conductiva» o el *tai-chi* pueden tener repercusiones muy beneficiosas en las personas que se encuentran en una fase leve o moderada de la enfermedad. La coordinación y el equilibrio mejoran considerablemente potenciando una buena postura y posicionamiento en la realización de todas las actividades. Éste es un elemento sobre el que hay que insistir y revisar a menudo.

Según progresa la enfermedad, va apareciendo el arrastre de los pies al andar. Es posible que el paciente comience andando normalmente, pero al cabo de unos momentos, los pasos se van haciendo cada vez más pequeños y el cuerpo va inclinándose hacia delante, lo que agrava la situación, encontrándose el paciente corriendo hacia delante con pequeños pasos muy acelerados o bien con los pies pegados al suelo (festinación y bloqueo). Para evitar que esto ocurra, es importante que deje de andar en cuanto se dé cuenta de que está arrastrando los pies y observe las instrucciones siguientes: asegurarse de que los talones están firmes sobre el suelo; tener conciencia de la postura, asegurándose de que se mantiene lo más erguido posible; la estabilidad será mayor si separa los pies unos 20 cm entre sí; cuando dé un paso se ha de apoyar primero el talón y luego la punta del pie (puede decir «talón», «talón» para ayudarse).

No se debe girar nunca sobre un pie o cruzando las piernas. Es necesario andar describiendo un semicírculo, con los pies ligeramente separados entre sí. Es decir, hay que dar la media vuelta como parte de la marcha, girando al tiempo que se avanza hacia delante. Por ello hay que asegurar que habrá sitio para poder llevar a cabo la maniobra.

Los episodios de «bloqueo» pueden ocurrir de manera abrupta, sin previo aviso. En esos momentos la persona es incapaz de continuar caminando durante unos minutos. Estos episodios ocurren particularmente al empezar a caminar o cuando el paciente se acerca a un espacio estrecho como un portal. Muchas personas desarrollan sus propios métodos para ayudarse a recobrar la movilidad (p. ej., pensar que tienen que pasar la pierna por encima de un objeto o de una línea en el suelo, etc.). Utilizar una correa, similar a la de los perros, para sujetar el pie o el zapato y, pasándola por el interior de la pernera del pantalón, hacerla llegar al bolsillo puede ayudar al individuo a iniciar el paso tirando de ella. A veces un mandato verbal como «camina» puede ser un estímulo adecuado. Otros métodos facilitadores consisten en: andar sin moverse del sitio hasta que la persona se sienta dispuesta a desplazarse hacia delante y luego dar un paso apoyando primero el talón, desplazar un pie hacia atrás y luego balancearlo hacia delante apoyando primero el talón, o balancear el peso del cuerpo de una pierna a otra hasta iniciar la marcha apoyando siempre primero el talón. Los pensamientos incitantes pueden ayudar al paciente a moverse.

En los estadios muy avanzados de la enfermedad, la persona afectada de Parkinson puede necesitar una silla de ruedas de forma permanente (hay que evitar que este hecho se adelante por comodidad o situaciones salvables). En estos momentos, hemos de enseñar a los cuidadores a utilizar y cuidar la silla de ruedas y a realizar las transferencias de la persona a la silla y de ésta a otros espacios (cama, coche, váter, etc.).

Vestido-desvestido, ropa y calzado

Hay siempre que tener en cuenta las elecciones o preferencias del individuo en relación a su indumentaria, ya que esto es esencial para mantener la autoestima, la dignidad y, sobre todo, el deseo de vestirse. Es decir, vamos a trabajar sobre su autonomía. Si sus preferencias le imposibilitan continuar vistiéndose y desvistiéndose de manera independiente, habrá que trabajar con el paciente y su familia para poder conciliar sus preferencias y las situaciones facilitadoras. Podemos recordar o apuntar que los materiales cálidos/frescos, ligeros, elásticos y de fibras naturales son más confortables; el hecho de llevar varias prendas superpuestas puede ayudar al paciente a mantener la movilidad y la coordinación, pero también puede hacer que necesite mucho tiempo para vestirse y desvestirse; las botonaduras deben ser fácilmente accesibles y las menos posibles; en algunos casos, si el paciente accede, pueden sustituirse por piezas de velcro.

Vestirse y desvestirse requieren un tiempo y una rutina adecuados. En los primeros estadios puede bastar con facilitar consejo, recordándole que es necesario preparar antes toda la ropa, buscar una posición cómoda y seguir algunas técnicas o trucos para facilitar el vestido. Según progresa la enfermedad, el hecho de vestirse o desnudarse puede resultar muy fatigoso, por lo que será importante reservar un tiempo adecuado y procurar que las acciones puedan realizarse con plena comodidad. Si la persona no se siente segura de pie, es mejor que realice la actividad sentado en la cama o en una silla, preferiblemente con brazos, no olvidando que la temperatura de la habitación debe ser cálida, ya que la actividad puede llevar un cierto tiempo. En estos estadios avanzados el terapeuta debe tener en cuenta que es más fácil vestir o desvestir al paciente si se usan menos prendas y que éstas deben ser ligeras, cálidas o frescas según la época del año; la utilización de prendas combinadas (panty-braga, etc.) puede ser de utilidad, ya que disminuye los pasos que dar en el vestido/desvestido; los tejidos han de ser fácilmente lavables para facilitar una buena imagen (si se manchan por dificultades en la alimentación, o por problemas de incontinencia, por ejemplo); aun en estos momentos hay que mantener el deseo del paciente en relación a su comodidad y dignidad.

Cuando se hace necesaria la participación del cuidador, éste puede colaborar asegurando que los vestidos estén a mano del paciente y dispuestos en el orden correcto. Es mejor que el paciente espere a vestirse una vez que haya hecho efecto la dosis de fármacos de la mañana.

La elección del calzado dependerá del nivel de movilidad de la persona. De forma general recomendaremos calzado cómodo, cálido y que sujete bien el pie. Si la persona tiende a arrastrar los pies es aconsejable que utilice zapatos con suela de cuero o de material duro; si tiene problemas de retropulsión (movimiento espontáneo hacia atrás) será adecuado indicar que utilice calzado con un poco de tacón; igualmente, los tacones no muy altos pueden aliviar algunas de las dificultades causadas por la propulsión, en especial cuando se utilizan andadores.

Alimentación

Tres de los principales síntomas de la enfermedad de Parkinson pueden afectar a la capacidad del individuo para comer, beber y deglutir normalmente. La rigidez hace que la articulación de la muñeca se quede fija, impidiendo también la extensión de las articulaciones falángicas y la extensión de las metacarpofalángicas. La bradicinesia afecta a la ejecución de los movimientos que realizan los pequeños músculos e impide con ello que la persona pueda masticar o cortar. El temblor, por último, dificulta todas las acciones para comer, beber y deglutir. Algunos de los problemas más frecuentes que encuentran estos pacientes son dificultades para llevarse los alimentos a la boca, desparramar los alimentos, desplazar involuntariamente los platos o los vasos, y dificultades para coger un vaso y beber sin derramarlo.

Es necesario alentar a la persona para que mantenga sus hábitos y rutinas alimentarias, en la medida de lo posible. En los primeros momentos se puede indicar al paciente que disminuya la cantidad de alimentos y aumente el número de comidas; que modifique las texturas de la comida para facilitar la masticación, y que aplique las técnicas que le haya enseñado el logopeda para aliviar las dificultades deglutorias debidas a la rigidez muscular. Según avanza la enfermedad hemos de prestar mayor importancia a que el paciente mantenga una correcta posición sentada para facilitar la alimentación. Esto supone que la cabeza y el cuello han de estar correctamente alineados manteniendo la curva natural de la columna vertebral; se ha de evitar en todo momento una excesiva flexión ya que inhibe la deglución. Puede resultar útil acercar la mano de la persona a la boca, elevando el codo y el plato o toda la mesa. Otro elemento facilitador para acercar la comida a la boca es utilizar el codo como pivote.

También se pueden dar recomendaciones sobre la utilización de ayudas técnicas para facilitar la actividad de comer de forma independiente. Los cubiertos con las empuñaduras más pesadas o más grandes pueden disminuir el temblor; también el uso de muñequeras lastradas puede ser de gran utilidad. Platos y boles profundos, con borde antiderrame para evitar el vertido de los alimentos, manteles antideslizantes o salvaplatos ayudarán a mejorar la pobreza de los movimientos. Los vasos con dos asas laterales, o la utilización de la copa Manoy, que permite sostenerla firmemente sobre el dorso de la mano, ayudan a controlar el temblor y a evitar los derrames mientras el paciente bebe; si la dificultad está en llevarse el vaso a la boca, se pueden utilizar pajas flexibles o tapas con pivotes para beber. Se aconseja llenar los vasos y tazas sólo hasta la mitad de su capacidad.

Cuando las dificultades para la deglución se incrementan, en especial cuando se alteran los movimientos laterales de la lengua, se ha de buscar consejo del logoterapeuta. Dado que algunas personas tienen dificultades para tragar alimentos sólidos, se puede plantear la posibilidad de tomar los alimentos triturados, que son más fáciles de tragar que los cortados finos, los picados o los espesos con grumos. No obstante, esto habrá de ser valorado con el paciente, ya que, además del sentimiento que pueda generar en él el hecho de tomar el alimento triturado, pierde una fuente de ejercitación de la musculatura afectada. Como se ha mencionado anteriormente, el logopeda debería realizar una estimación del mecanismo de deglución. Si fuera necesario, un dietista aconsejará sobre los tipos y la consistencia de los alimentos para que resulte más fácil su ingestión. Las molestias más corrientes se recogen en la tabla 10-6.

TABLA 10-6
Molestias más corrientes en la alimentación de la persona con enfermedad de Parkinson

— Tos ligera al cabo de unos segundos de la deglución, especialmente cuando se han ingerido líquidos
— Dificultad en la deglución
— Dificultad para la masticación
— Alimentos que se «pegan»
— Regurgitación nasal
— Dolor o molestias durante la deglución
— Miedo a la deglución
— Fatiga durante la comida
— Babeo
— Acumulación de los alimentos en los laterales de la boca

A partir de la estimación del logopeda, puede concebirse un programa de tratamiento de la deglución.

Tiene gran importancia que el paciente y su familia reciban asesoramiento, de modo que puedan entender a fondo el mecanismo de la deglución y la forma de comer. Naturalmente, antes de empezar, el paciente debe asegurarse, si lleva dentadura postiza, de que está bien ajustada y no le hace ningún daño. Cada vez que tome un bocado de alimento, tiene que estar sentado correctamente y tragar con energía. Un sorbo de agua helada puede ayudar a estimular el reflejo de deglución.

Para corregir el problema de un babeo excesivo se ha de asegurar que la cabeza no se inclina hacia delante (mantenerla erguida junto con el cuello y los hombros), y tener los labios firmemente cerrados (así la saliva no puede salir de la boca y la deglución es más fácil). Dado que suele acumularse saliva en la boca, debe estimularse una deglución frecuente. A muchas personas les resulta útil, al leer o concentrarse, mantener algún objeto pequeño entre los labios para no babear.

En cuanto a la preparación de los alimentos, hay que tener en cuenta la seguridad en la cocina. Es posible que sea necesaria cierta reorganización del espacio de trabajo con el fin de facilitar la labor; las superficies de trabajo deben plantearse de modo que el transporte de objetos se reduzca al mínimo, procurando no tener que levantar los utensilios pesados; del mismo modo, los productos y utensilios que se usan con frecuencia han de estar en lugares cómodos y accesibles, cerca de donde se emplean habitualmente. Resulta útil colocar un taburete alto en la cocina para que el paciente se siente mientras hace algunas de las tareas (pelar verdura, fregar, etc.). La utilización de abrelatas eléctricos, abrebotes fijados en la pared, esteras antideslizantes, extensores en los mandos del grifo o de la cocina, etc., resulta de gran utilidad, ya que disminuyen el esfuerzo y facilitan el trabajo.

Baño, aseo y acicalamiento

Las personas con Parkinson tienen una piel más grasa de lo normal, lo cual hace que sea necesario que se bañen y laven con mayor frecuencia. Es necesario en todo momento mantener la seguridad en el baño, haciendo que la persona asuma una posición segura, siga una rutina y se mantengan los elementos que debe utilizar cerca y al alcance de la mano en todo momento. La utilización de la ducha o el baño se verá facilitada si se incorpora un asiento en su interior y barras para agarrarse en las paredes; la superficie de la bañera o ducha ha de ser antideslizante. Los dispensadores de jabón y el uso de manopla de baño facilitarán las tareas de enjabonamiento.

Actividades como peinarse o cepillarse el pelo, afeitarse, maquillarse, o cuidar de las manos y los pies, presentan dificultades a las personas afectadas de Parkinson. No obstante, se ha de alentar al enfermo para que mantenga la independencia el mayor tiempo posible, dado que estas actividades, como el resto, son una fuente de ejercicio y promueven el mantenimiento de la coordinación, la destreza, la autoestima y la dignidad de la persona, así como el control de su apariencia. Será necesario, desde la TO, proporcionar consejo sobre estilos de peinado, tipos de maquinillas de afeitar, aplicadores de maquillaje y técnicas para el cuidado de las uñas que faciliten, todas ellas, la realización una vez que han aparecido los síntomas propios de la enfermedad. El engrosamiento de mangos, la utilización de manillas especiales, etc., facilitan las operaciones en muchos casos. En los estadios más avanzados, la participación de los familiares o cuidadores será esencial para mantener un aspecto satisfactorio del y para el paciente.

Uso del retrete

Mientras la persona conserva su movilidad para la marcha, suele mantener su capacidad para acudir de forma independiente al retrete y mantenerse continente, a pesar de que, con frecuencia, la persona afectada de Parkinson presenta bastantes dificultades para realizar las transferencias a la taza del váter. El TO debe ser consciente de que algunos de los fármacos que toma el paciente causan estreñimiento, por lo que hay que estimularle para que aumente su ingestión de líquidos; además, se debe aconsejar el uso de prendas fácilmente manejables, con el fin de facilitar que pueda quitárselas en los momentos de necesidad.

Si la rigidez y el entumecimiento dificultan sentarse o levantarse y las técnicas aprendidas para resolverlo no son suficientes, será útil usar un elevador de la taza del váter y/o asideros laterales junto a ésta para facilitar la labor. El papel higiénico ha de estar al alcance de la mano, y a poder ser, precortado para facilitar su administración, ya que cortarlo puede suponer una tarea en exceso laboriosa cuando la movilidad y fuerza de las manos está muy afectada. Igualmente, el mecanismo de evacuación de la cisterna ha de ser de fácil manejo y estar al alcance de la persona con el fin de evitar movimientos que puedan comprometer la estabilidad y ocasionar una caída.

Comunicación

No todas las personas que padecen enfermedad de Parkinson tienen problemas con el habla. Las que sí los presentan pueden manifestar dificultades para coordinar la respiración y el habla, perdiendo rápidamente el aliento en una conversación larga o realizándola con un tono demasiado bajo. Algunas personas se quejan de que la cara se les pone rígida, no pudiendo gesticular, y tienen dificultades para emitir algunos sonidos; otras se quejan de que su voz es débil y no pueden ser oídos; otras personas son incapaces de mantener su cadencia estable, haciéndose ésta cada vez más rápida hasta que su discurso resulta ininteligible; el habla puede parecer monótona y monocorde; en ocasiones, aparecen problemas para iniciar el habla, con un titubeo similar al que ocurre para iniciar la marcha; y así una serie de problemas que pueden poner en peligro la autoestima, la integridad, las relaciones del paciente, y con ello dificultar un adecuado desarrollo personal a pesar de la enfermedad.

Para resolver los problemas de comunicación es preciso contar con la participación de un logopeda que será el responsable de la intervención adecuada. No obstante, desde TO podremos alentar al paciente para poner en práctica, durante el desarrollo de las actividades cotidianas, lo trabajado en logoterapia. El habla puede mejorarse y mantenerse, una vez que el paciente es consciente de las dificultades, practicando diariamente distintos ejercicios; es mejor dedicar varios períodos cortos al día, que una o dos sesiones prolongadas en la semana. En aquellos casos en que el habla esté muy afectada se podrán utilizar tableros con dibujos, etc., como elementos sustitutorios (v. cap. 27).

En cuanto a la escritura, la persona tiene tendencia a ir disminuyendo el tamaño de su caligrafía (micrografía) a la vez que altera y pierde la forma de las letras. Para aquellas personas a las que esto les resulte significativo, será aconsejable que practiquen algunos ejercicios de caligrafía y preescritura. La utilización de engrosadores para los bolígrafos y lapiceros, papel con líneas anchas, pinzas para estabilizar las hojas, etc., facilitará la escritura.

En cuanto al uso del teléfono habrá que sustituir los teléfonos tradicionales de marcador de rueda, por los últimos modelos de grandes teclas con memoria de teléfonos y micrófono incorporado, con el fin de facilitar su manejo.

Actividades terapéuticas

Hasta este apartado se ha tratado de cómo mejorar del desempeño de las actividades de la vida diaria del individuo, alterado por la presencia de la enfermedad. Ahora se apuntan algunas ideas de cómo mejorar la sintomatología que presenta el paciente a través de la realización de actividades y ejercicios adecuados. Hay que tener presente, no obstante, que el TO orientará al paciente en el tratamiento de su enfermedad en relación a la mejora de su desempeño, siempre atendiendo los deseos, valores e intereses de la persona en torno a la actividad.

Tanto las actividades programadas en el departamento de TO (hospital de día, centro sociosanitario, etc.) como las que se indiquen al paciente para realizar en casa, deberán incluir todas las articulaciones posibles en su máxima amplitud, respetando el límite del dolor. Además, siempre se han de intercalar períodos de reposo, dado que se trata de enfermos que se fatigan fácilmente. En toda actividad que se lleve a cabo se procurará que el individuo mantenga un adecuado control de la postura, incluyendo tareas que impliquen a la musculatura erectora del tronco junto con las reacciones de equilibrio. Se alentará a la persona a mantener sus actividades de autocuidado y otras rutinas, como vestirse, colgar y colocar su ropa en el armario, lavar y secar los platos, tender la colada, etc., todas ellas encaminadas a mantener la rotación del tronco, la movilidad general de las extremidades superiores e inferiores y la coordinación. También se pueden introducir o adaptar actividades de ocio, como juegos de mesa o manualidades, que realizadas con una secuencia y movimientos determinados podrán ayudar a que la persona trabaje todos los aspectos físicos ya citados. Para aquellas personas que tienen dificultades con los movimientos finos, se pueden utilizar juegos de mesa de pequeñas dimensiones para trabajar y desarrollar esta área, o actividades cotidianas como picar verdura, vestirse, maquillarse, cuidar las plantas, etc., que proporcionan un modo excelente de practicar la coordinación y la manipulación fina.

Algunas actividades, como imprimir presionando el tampón con la mano, están contraindicadas debido a que potencian una mala postura, con flexión de la columna vertebral o trabajo estático de la musculatura. Será muy importante que el TO haga un correcto análisis de las actividades para evitar que esto ocurra.

Resumen

Entre los modelos propios de la TO que pueden emplearse para atender las necesidades que presentan los individuos con Parkinson cabe destacar el modelo de ocupación humana (MOH), ya que contempla todos los aspectos involucrados en el desempeño ocupacional del enfermo de Parkinson. El TO, como miembro de un equipo de trabajo, debe manejar los aspectos físicos, psicológicos y sociales que repercuten en el desempeño ocupacional del paciente con el fin de satisfacer sus necesidades y deseos en relación a su calidad de vida. Los conocimientos del TO, sus habilidades profesionales, técnicas y experiencia en relación a la función y el desempeño ocupacional y la actividad le capacitan para poder ofrecer al paciente y a su familia la oportunidad de mantener una vida satisfactoria aun con la enfermedad. A la hora de trabajar con una persona que sufre la enfermedad de Parkinson son varios los aspectos de gran importancia que tratar y que deben trabajarse de forma paralela. Es muy importante brindar apoyo al paciente, y no olvidarnos nunca de las personas que le rodean. La familia debe comprender también la enfermedad y su proceso, y sobre todo hay que hacerles entender que adoptar actitudes paternalistas y de protección no beneficia en absoluto al paciente, sino que contribuyen a un deterioro de la enfermedad más rápido.

BIBLIOGRAFÍA

Duvoisin PC. Parkinson's disease –a guide for patient and family. Nueva York: Raven Press, 1978.

Franklyn S, Perry A, Beattie A. Living with Parkinson's disease. Londres: Parkinson's Disease Society, 1989.

Godwin Auster RB. Physical treatment. En: Stern GM, editor. Parkinson's disease. Baltimore: Johns Hopkins University Press, 1990.

Helm M. Neurological conditions, occupational therapy with the elderly. Edimburgo: Churchill-Livingstone, 1986.

Johnson SE. Parkinson's disease. En: Turner A et al, editores. Occupational therapy and physical dysfunction: principles, skills and practice, 3.ª ed. Edimburgo: Churchill-Livingstone, 1992.

Kase SE, O'Riordan CA. Rehabilitation approach. En: Koller WC, editor. Handbook of Parkinson's disease. Nueva York: Marcel Dekker, 1987.

Ministerio de Sanidad y Consumo. Guía para la elaboración del programa del anciano en atención primaria de salud. Madrid: Ministerio de Sanidad y Consumo, 1984.

Pedretti LW, McCormack GL. Degenerative diseases of the central nervous system –Parkinson's disease. En: Pedretti LW, Soltan B, editores. Occupational therapy: practice skills in physical dysfuntion, 3.ª ed. St. Louis: CV Mosby, 1990.

Scott S, Caird FI, Williams BO. Communication in Parkinson's disease. Londres: Croom Helm, 1985.

Taner C. Epidemiology of Parkinson's disease. Dis Clinics 1992; 10: 317.

Weiner WJ, Singer C. Parkinson's disease and nonpharmacologic treatment programs. J Am Geriatr Soc 1989; 37: 359-363.

Enfermedad pulmonar obstructiva crónica

11

R. Coll Artés y P. Pedro Tarrés

Introducción

El aparato respiratorio adquiere en la primera década de la vida un rápido desarrollo, tanto anatómico como fisiológico, que se perpetúa en la segunda década. Entre la tercera y la cuarta décadas de la vida, el pulmón está sometido a un proceso de envejecimiento, al igual que el resto de aparatos y sistemas del organismo, que se acompaña de diversas manifestaciones anatómicas, histológicas y funcionales. Definir los cambios que se dan en la fisiología respiratoria en relación con la edad es difícil, ya que la mayoría de los estudios son transversales y comparan segmentos heterogéneos de población de diferentes edades. Los estudios longitudinales son escasos, puesto que requieren un seguimiento periódico de grupos homogéneos de individuos, con estudios funcionales respiratorios a intervalos regulares. En los pocos estudios longitudinales publicados se sugiere que los cambios pulmonares con la edad son poco relevantes. De ahí la utilización inadecuada del término «enfisema senil» para describir alguna de las características del pulmón del anciano. Por todo ello, a pesar de que las causas que justifican los mecanismos del envejecimiento pulmonar no son bien conocidas, se sabe que factores endógenos, genéticos y ambientales están implicados. Probablemente, con un mayor conocimiento sobre el sistema de equilibrio proteasa-antiproteasa pulmonar se podrá explicar por qué los pulmones de ciertos individuos afrontan la senectud de forma más satisfactoria que otros. Sin embargo, el envejecimiento normal del pulmón contribuye en mucho menor grado al progresivo declive funcional respiratorio que otros factores como el tabaquismo, la contaminación ambiental, las infecciones respiratorias recurrentes y las respuestas inmunitarias alteradas. Éstas son algunas de las conclusiones a las que llegan Rodríguez et al en una reciente revisión sobre el envejecimiento pulmonar.

Diagnóstico

La enfermedad pulmonar obstructiva crónica (EPOC) se define como un proceso caracterizado por la presencia de obstrucción al flujo aéreo debido a bronquitis crónica o a enfisema. Esta obstrucción es generalmente progresiva, puede acompañarse de hiperreactividad bronquial y ser parcialmente reversible. Al trastorno de la función ventilatoria que describe la dificultad para el paso del aire a través de las vías aéreas, se le denomina obstrucción o limitación crónica al flujo aéreo (OCFA/LCFA).

La bronquitis crónica se define como la presencia de tos crónica productiva mantenida de manera crónica y recurrente la mayor parte de los días durante, al menos, 3 meses al año y durante más de 2 años consecutivos, en un paciente en el que se han descartado otras causas de tos crónica. El enfisema se define como el ensanchamiento anormal y permanente de los espacios distales de los bronquiolos terminales que se acompaña de destrucción de sus paredes sin signos evidentes de fibrosis.

Respecto a la definición de los procesos que se incluyen en la EPOC, cabe destacar que la bronquitis crónica se define en términos clínicos, mientras que el enfisema pulmonar responde más bien a criterios anatomopatológicos. El asma bronquial, entendida como un proceso inflamatorio de las vías aéreas con participación de complejos celulares y mediadores químicos, se excluye del concepto de EPOC. Sin embargo, en la práctica clínica muchos pacientes presentan un mayor o menor grado de enfisema, bronquitis crónica e hiperreactividad bronquial, que en algunos casos se asocia a la presencia de asma. Este hecho se da con mayor prevalencia entre la población con EPOC geriátrica. El diagnóstico de EPOC debe incluir datos de la historia clínica, de la exploración física y de laboratorio (tabla 11-1).

TABLA 11-1
Diagnóstico de enfermedad pulmonar obstructiva crónica

Historia clínica
Tabaquismo
Factores ambientales
Tos
Sibilantes
Agudizaciones
Disnea
Exploración física
Auscultación pulmonar
Insuflación pulmonar
Respiración con labios fruncidos
Utilización de la musculatura accesoria
Signo de Hoover
Edemas maleolares
Datos de laboratorio
Radiografía de tórax
Espirometría
Volúmenes pulmonares
Difusión de CO
Gasometría arterial

Modificado de American Thoracic Society (1995).

Sintomatología y tratamiento

La etiología de la EPOC está estrechamente relacionada con el hábito de fumar. También la polución ambiental y laboral, la hiperreactividad bronquial, la situación socioeconómica o el déficit de α_1-antitripsina son factores de riesgo para sufrir EPOC. La evolución clínica es progresiva e insidiosa, con fases en las cuales la sintomatología es escasa o nula, seguidas de otras fases sintomáticas en las que se puede desarrollar una progresiva incapacidad funcional. Esta situación es más frecuente a partir de la sexta década de la vida, principalmente entre los pacientes que han mantenido el hábito tóxico de fumar. En España, aproximadamente el 20 % de los individuos varones de edad superior a los 65 años sufren EPOC. La supervivencia de los pacientes con EPOC es baja, de forma que a los 5 años del diagnóstico es del 50 %, y del 25 % a los 10 años. A pesar de que la supervivencia está relacionada con la edad y el grado de afectación pulmonar (FEV_1: flujo espiratorio máximo en 1 s), la tolerancia al ejercicio y la percepción de incapacidad física también pueden ser predictores importantes de la mortalidad. Por otro lado, la depresión, que afecta al 51-74 %, y la ansiedad, que afecta hasta al 96 % de los pacientes, empeoran el grado de aislamiento y la incapacidad física con una mayor relevancia en el sujeto geriátrico.

En la EPOC, la disnea, que es el síntoma principal, conlleva una incapacidad progresiva con pérdida no sólo de la movilidad, la autoestima y el trabajo, sino también de las relaciones sociales. Los pacientes con EPOC se adaptan gradualmente a esta situación mediante una reducción de su nivel de actividad. Esta adaptación conduce a un empeoramiento del estado físico el cual, a su vez, favorece la disnea de esfuerzo. El resultado final es una marcada reducción en la capacidad funcional, en muchas ocasiones con incapacidad para realizar AVD tales como vestirse, asearse, pasear o mantener relaciones sexuales. En estos pacientes, sufrir una incapacidad funcional grave en las AVD se traduce en una peor calidad de vida. Para ciertos autores la capacidad para realizar las AVD se relaciona más con el nivel socioeconómico y el grado de disnea que con los parámetros funcionales respiratorios estáticos, como el FEV_1. Por ello, en el tratamiento integral del paciente respiratorio crónico es importante abordar tanto los aspectos de discapacidad como los de minusvalía.

Los tres principales objetivos de la atención sanitaria de la EPOC son: *a)* frenar la limitación del flujo aéreo; *b)* prevenir y tratar las complicaciones médicas, tales como hipoxemia e infecciones, y *c)* reducir los síntomas respiratorios y mejorar la calidad de vida. Para asumir la atención del paciente con EPOC en fase de complicaciones importantes, en la cual la incapacidad y la minusvalía respiratoria adquieren su máxima importancia, ésta debe abordarse mediante programas de rehabilitación pulmonar. Estos programas de rehabilitación deben estar coordinados con el tratamiento farmacológico con el fin de mejorar la calidad de vida del paciente con EPOC (fig. 11-1). Los objetivos de los programas de rehabilitación son: controlar y aliviar tanto como sea posible los síntomas y las complicaciones del trastorno pulmonar y enseñar al paciente la forma de alcanzar la máxima capacidad funcional para llevar a cabo las AVD. Los componentes de la rehabilitación respiratoria habitualmente incluyen: educación, supresión del tabaco, nutrición, terapia física pulmonar (fisioterapia respiratoria, entrenamiento respiratorio), ejercicio físico, entrenamiento de la musculatura ventilatoria, TO, rehabilitación psicosocial y asistencia domiciliaria (tabla 11-2).

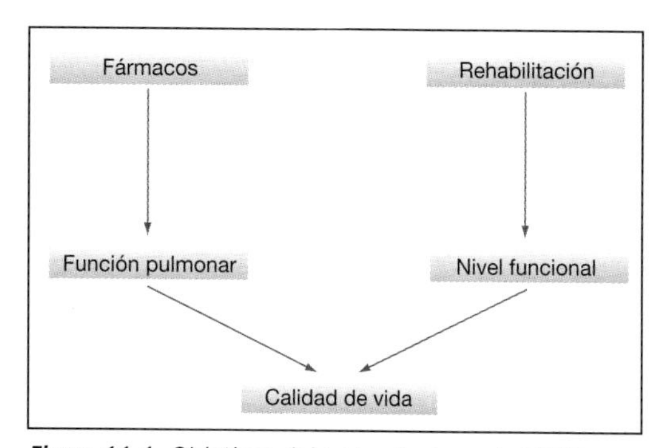

Figura 11-1. *Objetivos del tratamiento en la EPOC.*

TABLA 11-2
Componentes de un programa de rehabilitación pulmonar

Educación
Supresión del tabaco
Nutrición
Terapia física pulmonar
Fisioterapia respiratoria
Drenaje postural
Percusión torácica
Tos
Espiración forzada
Entrenamiento respiratorio
Respiración con labios fruncidos
Inclinación del tronco hacia delante
Respiración lenta y profunda
Diafragmático
Ejercicio físico
Entrenamiento de la musculatura ventilatoria
Terapia ocupacional
Rehabilitación psicosocial
Asistencia domiciliaria

Estos programas deben abordarse mediante equipos multidisciplinarios que incluyen: médico rehabilitador, enfermera, fisioterapeuta, terapeuta ocupacional, dietista, psicólogo, psiquiatra y asistente social. Sin embargo, se obtienen resultados satisfactorios con equipos más reducidos, siempre que estén entrenados y motivados para el control de estos pacientes. Habitualmente, los mejores resultados se consiguen mediante la actuación coordinada y protocolizada entre los servicios de neumología y rehabilitación. Sin embargo, a pesar de la dilatada experiencia acumulada, con demostrados beneficios tanto inmediatos como a largo plazo, los programas de rehabilitación pulmonar continúan sin ser una terapéutica aplicada de forma regular.

Terapia ocupacional

Los pacientes geriátricos afectados de EPOC presentan ciertas características que obligan aún más a adaptar el programa de rehabilitación pulmonar a las necesidades de cada paciente, en parte porque en el paciente mayor la reducción de la capacidad funcional crea más angustia que la propia disnea. La mayoría de pacientes con una grave o muy grave afectación ventilatoria presentan limitación para las AVD. Se han descrito, durante actividades comunes de la vida diaria, como peinarse, cambios en el patrón ventilatorio en pacientes con EPOC grave. En estos pacientes el patrón ventilatorio pasa a ser más superficial e irregular, tanto el componente diafragmático como el torácico; posteriormente, se produce un incremento de la ventilación que es percibido por el paciente como desagradable. Sin embargo, en el sujeto sano esta compensación de la alteración en el patrón ventilatorio se alcanza mediante respiraciones profundas que no producen disnea. La TO, que en líneas generales tiene como objetivo la independencia personal para las AVD, ha tenido una escasa implantación dentro de programas multidisciplinarios de rehabilitación respiratoria, con una escasa atención en la práctica clínica. Los programas de TO para pacientes con EPOC afectados de limitación moderada o grave para las AVD incluyen tanto técnicas de ahorro energético y de modificación de las actividades como entrenamiento de las extremidades superiores, puesto que muchas de las actividades citadas requieren la participación de la musculatura de dichas extremidades. En publicaciones recientes se ha demostrado que la inclusión de programas de entrenamiento físico que incluyan ejercicios con las extremidades superiores reduce los requerimientos metabólicos que se producen al levantar los brazos. Por dicha razón, sus autores recomiendan la inclusión de ejercicios físicos con los brazos dentro de los programas de rehabilitación respiratoria. Para reducir la disnea que acompaña a la realización de las AVD, el terapeuta ocupacional enseñará al paciente con EPOC la manera de llevarlas a cabo con una mayor eficacia y un menor gasto energético. El objetivo principal de la TO es enseñar al paciente con EPOC la manera de resolver sus actividades con la menor disnea posible. Los pacientes, por regla general, pretenden llegar a un determinado lugar o realizar una actividad lo más rápidamente posible, y sólo se detienen cuando aparece una dificultad respiratoria. Las técnicas de ahorro energético, a pesar de su simplicidad, requieren un proceso de aprendizaje que difícilmente puede conseguirse fuera de un programa multidisciplinario de rehabilitación. La necesidad de modificar o cambiar las AVD en pacientes con EPOC varía mucho de unas culturas a otras. Probablemente, plantearse cambiar la jardinería por el cultivo de plantas de interior, o jugar a los naipes en lugar de jugar al golf, puede resultar extravagante para nuestros pacientes. En nuestro medio existen escasas experiencias que evalúen los beneficios de un programa de TO para pacientes con EPOC. Coll et al hallaron en 133 pacientes afectados de EPOC grave (FEV_1: 0,96 l), mediante una puntuación que valora el grado de disnea para la realización de una determinada AVD, una mejoría significativa al final del programa de rehabilitación, que se mantenía a los 6 y 18 meses de seguimiento. La principal dificultad que hallaron estos autores para la aplicación de la TO fue el bajo nivel sociocultural de la población estudiada y el hecho de que el 90 % de los pacientes fueran varones que, por hábitos culturales, no realizaban trabajos domésticos, además de pensar que a su edad y con su situación clínica no necesitaban cambios en sus hábitos personales ni familiares.

Desarrollo de la terapia ocupacional para pacientes con EPOC

Mediante las técnicas de ahorro energético (TAE), la TO pretende reducir la dificultad respiratoria del paciente afectado de EPOC. Ello se logra mediante el control respiratorio, la simplificación de las actividades y el cambio de hábitos en el quehacer diario. En su conjunto, la finalidad de estas técnicas es prevenir, reducir y/o retrasar la incapacidad que la citada patología provoca.

Valoración del paciente

El terapeuta ocupacional valorará los síntomas y signos de la enfermedad y ajustará la planificación del programa de acuerdo con los valores hallados. Debe conocer, asimismo, los aspectos clínicos de la enfermedad y los problemas que experimenta el paciente, además de cómo ayudar a disminuir la discapacidad resultante de la enfermedad crónica pulmonar.

Como la TO está básicamente orientada hacia la actividad, es importante conocer el grado de dificultad respiratoria del paciente. Así, la disnea se clasificará desde leve (que acontece durante los esfuerzos pesados), hasta muy grave (acaecida en las actividades mínimas, incluso en reposo). A consecuencia de la disnea, las actividades que producen malestar al paciente son abandonadas progresivamente por éste.

La labor del terapeuta ocupacional se inicia con la realización de una *primera entrevista* durante la cual deben recogerse los datos necesarios para el posterior tratamiento del paciente afectado de EPOC. Dicha información comprenderá los siguientes puntos:

– *Limitaciones físicas y psicológicas.* El terapeuta ocupacional averiguará si el paciente presenta alguna otra patología o incapacidad –tan frecuentes en el paciente geriátrico– como pudieran ser, por ejemplo, limitaciones funcionales en los miembros superiores o trastornos de la marcha que requieran ayudas técnicas. En el ámbito psicológico, suelen presentarse síndromes depresivos o ansiosos relacionados con la patología pulmonar crónica.

– *Capacidad cognitiva.* Fundamentalmente, el terapeuta ocupacional deberá conocer la existencia de alteraciones de las funciones superiores, si las hubiere, o de otros trastornos o elementos relacionados con la capacidad cognitiva que pudieran llegar a entorpecer el tratamiento basado en las TAE.

– *Entorno social.* El terapeuta deberá conocer el nivel sociocultural del paciente, las posibilidades económicas y, especialmente, la capacidad de soporte familiar con que cuenta. Estos datos nos permitirán valorar los medios de que dispone el enfermo para desarrollar responsablemente en su domicilio, un programa preestablecido de actividades una vez concluido el período de entrenamiento.

– *Características del domicilio.* Es necesario conocer la vivienda del paciente para valorar las barreras arquitectónicas, tanto interiores como exteriores, que puedan entorpecer su movilidad. La misión del terapeuta ocupacional será recomendar las adaptaciones que necesite la vivienda del paciente con el fin de facilitar su interacción con el medio. Esta labor se efectuará adecuando el entorno o suprimiendo los obstáculos que impidan fomentar la autonomía del enfermo.

– *Motivación del paciente.* Es muy importante averiguar el grado de motivación del paciente ante el programa de recuperación que le proponemos. Como es lógico, si el paciente se niega a colaborar o su colaboración es muy pasiva será mucho más difícil obtener resultados aceptables.

Durante la primera entrevista, el terapeuta ocupacional realizará una primera observación del paciente. Gracias a esta observación averiguará los síntomas y signos del enfermo: grado de disnea, nivel de ansiedad, movimientos de mímica no controlada, tipo de lenguaje empleado, síntomas de negación o sobredramatización, etc.; en definitiva, actitudes que se deben corregir durante el tratamiento.

Tratamiento mediante AVD básicas y ayudas técnicas

Las AVD básicas (AVDB) son todas aquellas actividades, gestos y hábitos que, de forma cotidiana a veces automática, lleva a cabo todo ser humano a lo largo del día. Para la realización de estas AVDB por parte de enfermos afectados de EPOC será necesaria la adecuación del entorno donde estas personas se desenvuelven y, en ocasiones, el uso de adaptaciones y/o ayudas técnicas (v. cap. 27).

Tras la observación *in situ* de la forma de ejecución de las AVDB, el tratamiento se dirigirá a enseñar la nueva forma de moverse y respirar. Primero se enseñará al paciente a reforzar el patrón de control en la respiración diafragmática. Este patrón se basa en aprender a exhalar lentamente con los «labios fruncidos», como si fuera a silbar o soplar y expulsando el aire con una espiración prolongada. La utilización de este patrón respiratorio permite disminuir la disnea de esfuerzo y que el paciente perciba el control de su respiración, con lo que adquiere una mayor seguridad en sí mismo.

Una vez conseguido el suficiente control sobre el patrón respiratorio, el enfermo estará capacitado para combinarlo con las actividades, sin olvidar que siempre debe inspirar sin efectuar ninguna actividad y espirar cuando la realiza. Cuando el paciente sepa utilizar el patrón respiratorio en combinación con las AVDB, se apercibirá de su beneficio. Cabe destacar, asimismo, que el uso de este patrón respiratorio durante las actividades requiere menos consumo de oxígeno que los patrones rápidos y superficiales que normalmente utilizan este tipo de pacientes.

Higiene. La actividad de higiene, al igual que las que se describen a continuación, se realizará preferentemente en sedestación procurando que los utensilios necesarios sean accesibles. Siempre que la actividad lo permita se apoyarán los miembros superiores para disminuir el gasto energético. Al afeitarse, por ejemplo, el paciente puede apoyar sus codos o antebrazos en el lavamanos (fig. 11-2) y efectuar la actividad de forma bimanual beneficiándose del uso de una maquinilla eléctrica o adaptando la longitud y el tipo de agarre de las maquinillas manuales. Para facilitar el aseo en su conjunto es aconsejable que los grifos sean de fácil manipulación. Por otra parte, para peinarse es recomendable el uso de un peine con mango largo (fig. 11-3) y realizar una adaptación del espejo, que estará inclinado unos 20° y será regulable en altura.

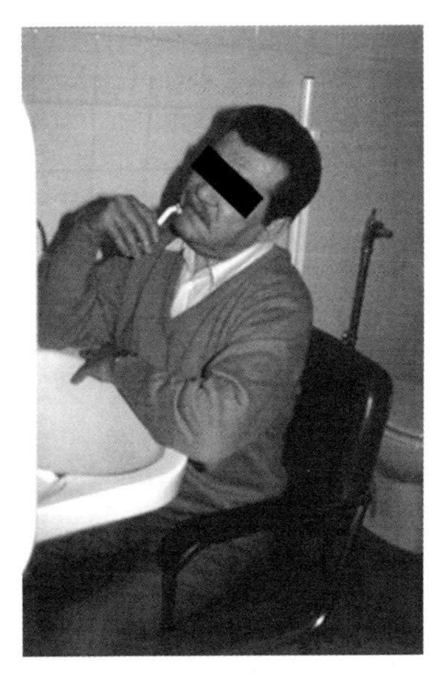

Figura 11-2. *Actividad de afeitado con apoyo de los miembros superiores.*

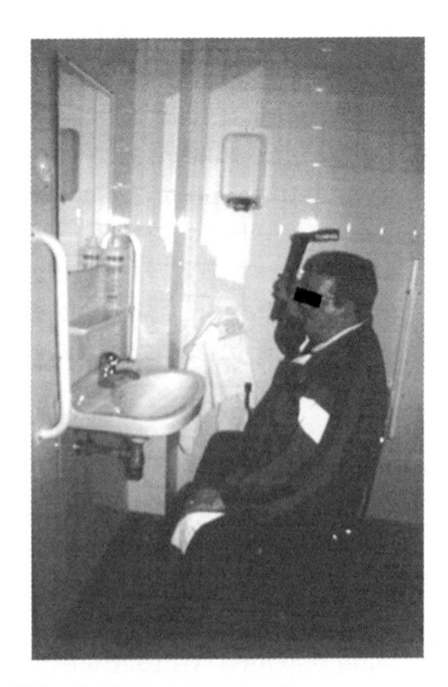

Figura 11-3. *Actividad de peinado.*

Según las circunstancias, y si fuese necesario para levantarse, se colocarán barras frontales o laterales, o se enseñará al paciente a alzarse utilizando los reposabrazos de la silla. En general, las actividades de aseo se realizarán lentamente, descansando a intervalos regulares y efectuando la respiración diafragmática aprendida (inspiración durante el descanso, espiración durante la actividad).

Baño. La actividad del baño se realizará asimismo en sedestación, para lo que precisaremos adaptar una tabla a la bañera. En caso de valernos de un plato de ducha o de una ducha adaptada (sin escalón y con sumidero) se utilizará una silla con ventosas o fijaciones en las patas de las muchas que existen en el mercado. Podemos colocar también barras para facilitar la actividad y dar seguridad al paciente.

La posición en sedestación utilizada para el baño o la ducha nos servirá también para que el enfermo se seque, cuidando que los movimientos, a la hora de secarse, sean lentos y armónicos para controlar en lo posible la disnea de esfuerzo. Por otra parte, siempre deberemos procurar que los utensilios necesarios para el desarrollo del baño personal estén al alcance del paciente (geles, esponjas, toallas, etc.). Como hemos señalado anteriormente, los grifos serán de fácil manipulación y, a poder ser, el paciente se servirá de termostatos que regulen la temperatura del agua. Se tendrá asimismo en cuenta la temperatura de la habitación y la existencia de suelos antideslizantes. En su conjunto, al igual que todas las otras AVDB, el baño se efectuará lentamente y con períodos de descanso.

Vestido y calzado. La actividad de vestirse se realizará igualmente en sedestación tanto para los miembros superiores como para los inferiores. El paciente descansará a intervalos, unas veces entre prenda y prenda y otras, según la gravedad de la disnea, durante la colocación de la misma prenda.

La ropa prevista para vestirse debe agruparse antes de realizar la actividad con el fin de evitar paseos innecesarios y su consiguiente gasto energético. Para facilitar la actividad se aconseja el uso de ropa ancha; en ocasiones, la ropa puede necesitar la adaptación de los cierres mediante gomas o velcros que opongan menor resistencia que los corchetes o cremalleras. Al ponerse calcetines, medias y/o calzarse, el miembro inferior que vaya a ser vestido o calzado es aconsejable que descanse sobre la otra rodilla o sobre un taburete. De este modo, al llevar el tronco hacia la extremidad inferior que vamos a vestir o calzar no se dificulta la respiración diafragmática por presión postural. Dentro de las ayudas técnicas que facilitan este segmento de la actividad nos encontramos, por ejemplo, con el calzador largo que sirve, además de para calzarse, para quitarse los calcetines, y con el aparato para ponerse medias y calcetines (fig. 11-4). Por otra parte, y gracias a la adaptación de unos tirantes, conseguimos que, al ponerse en pie el paciente, los pantalones no se deslicen hacia los pies sino que se coloquen en su sitio sin ningún esfuerzo.

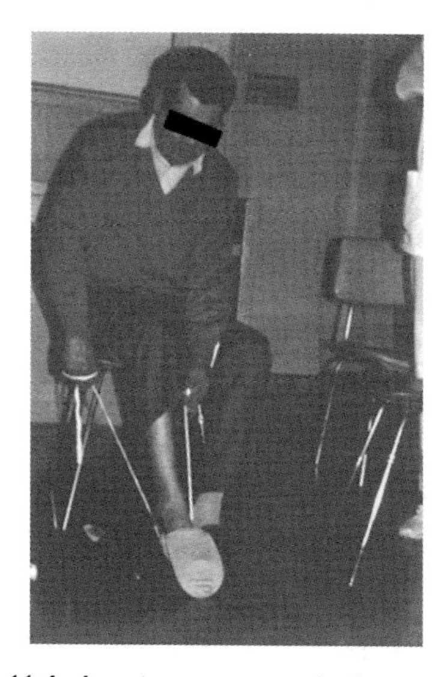

Figura 11-4. *Aparato para poner calcetines.*

Transferencias. El objetivo durante esta actividad es facilitar al paciente la acción de sentarse y levantarse de la silla. Es fundamental, para realizar debidamente esta actividad, la utilización de un buena silla, poco profunda, de altura suficiente y con asiento y respaldo firmes. La silla estará provista también de apoyabrazos largos y los pies deberán reposar con comodidad en el suelo. Sus características se regirán por los principios ergonómicos de la sedestación, por lo que evitaremos utilizar sillas o sillones bajos, blandos, sin reposabrazos y con poca estabilidad. La práctica cotidiana nos indica que a veces es difícil encontrar el asiento adecuado. Por último, en lo referente a sentarse y levantarse, cabe reseñar que si existen problemas de movilidad asociados a la disnea se aconseja el uso del cojín catapulta, cuyo particular mecanismo ayuda al paciente a levantarse de la silla (fig. 11-5).

En cuanto a las tranferencias al inodoro y a la cama, en primer lugar tendremos en cuenta la altura de ambos. El inodoro se adaptará con un elevador especial para dicho fin, del que encontraremos distintos modelos en comercios especializados. Cada uno de estos modelos se fabrica en diferentes tamaños para utilizarlos según la altura y las características especiales del paciente. Del mismo modo, facilitará la actividad de sentarse y levantarse del inodoro la colocación de barras paralelas que, además de permitir un menor gasto energético, sirven de apoyo y ofrecen seguridad.

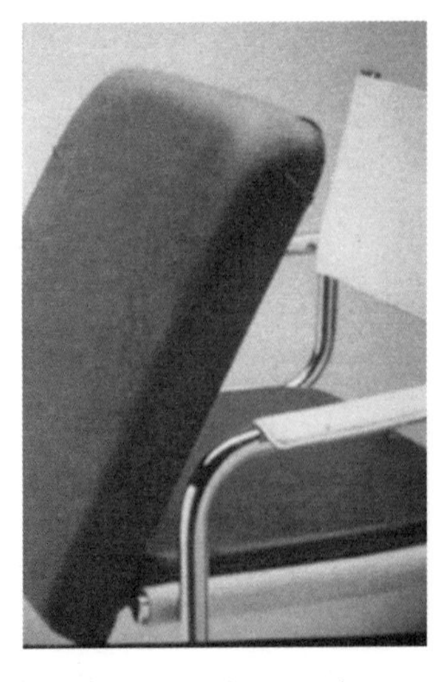

Figura 11-5. *Asiento con cojín catapulta.*

En lo concerniente a la altura de la cama, ésta puede y debe ser adaptada si es preciso. Unos simples tacos de madera nos situarán la cama a la altura deseada tanto para la transferencia desde la bipedestación como desde la silla de ruedas. Es precisamente desde estas posiciones –bipedestación, sedestación– desde donde hay que calcular la altura pertinente. En ocasiones, también deberemos adaptar el cabezal de la cama, sobre todo si el paciente lo necesita para reducir la disnea. Para este tratamiento postural existen camas con mecanismos eléctricos, hidráulicos o manuales, que cumplen la función de situar el cabezal y/o los pies en diferentes niveles según la necesidad. Si no se dispone de medios económicos para este tipo de material, existen otras soluciones, como los paneles o planos fabricados con hierro y lona que se colocan en la espalda del paciente y lo incorporan. El sistema más utilizado es la colocación de cojines detrás de la espalda y la cabeza; añadiendo o quitando cojines alcanzamos la verticalidad pretendida.

También, en cuanto a las transferencias a la cama es igualmente importante la posible adaptación y utilización de unas barras o escalerillas que faciliten la actividad. Por lo demás, es necesario adecuar el entorno de modo que el paciente pueda alcanzar sin esfuerzos innecesarios la mesita de noche, la luz, el timbre, si lo hubiere, y todo aquello que necesite. De esta manera evitaremos la aparición de la disnea sin perder funcionalidad.

Deambulación. Los pacientes la realizarán atendiendo al patrón respiratorio durante la marcha con el fin de caminar con la menor disnea posible; el patrón respiratorio es el mismo que el descrito para el resto de actividades.

Enseñaremos y entrenaremos al paciente con insistencia para que respire convenientemente durante esta actividad, dada la importancia que tiene para su independencia el poder trasladarse de un sitio a otro. Al paciente se le enseñará a inspirar cuando permanezca parado y a espirar cuando ande.

Los pasos durante la deambulación serán equivalentes a la capacidad respiratoria del paciente, o lo que es lo mismo, al tiempo que dure la espiración. Cuando finalice la espiración, el paciente se parará, inspirará y reanudará la marcha espirando. Una vez que el paciente asuma y realice correctamente el patrón respiratorio tanto durante la marcha como en el desarrollo de las otras AVDB se incorporarán al tratamiento actividades como subir y bajar escaleras, pero siempre bajo el mismo patrón de control respiratorio (tabla 11-3). Constantemente recordaremos al enfermo que, si utiliza convenientemente el patrón respiratorio aprendido, puede tardar más en efectuar una actividad –por ejemplo, subir escaleras– pero, al realizarla en varias etapas, no sufrirá de disnea cuando concluya la misma.

TABLA 11-3
Guía para subir escaleras

Detenerse delante de la escalera
Inspirar a través de la nariz
Subir la escalera mientras se espira con los labios fruncidos
Pararse al final de la espiración
Volver a inspirar y proseguir la pauta
Descansar al final de la escalera

Tratamiento mediante AVD instrumentales

Las AVD instrumentales (AVDI) son aquellas actividades más complejas que precisan un mayor grado de independencia funcional por parte del enfermo. Primero se realizará una valoración, mediante análisis y descripción, para saber cómo efectúa el paciente estas actividades y el entorno donde las realiza.

Al igual que en las AVDB, para realizar las AVDI es fundamental el control respiratorio y la simplificación del trabajo. Remarcamos también aquí el beneficio que supone el uso de ayudas técnicas y/o adaptaciones del entorno para facilitar la realización de estas actividades con un menor gasto energético. A continuación analizaremos varios ejemplos de AVDI y las ayudas técnicas concretas que las favorecen.

Igual que el resto de actividades, cocinar y el conjunto de componentes de esta actividad se realizará, a poder ser, en sedestación. En la cocina, el paciente utilizará un asiento adaptado –móvil, giratorio, de altura regulable y estable–, de forma que las extremidades superiores adopten una buena posición con respecto a los planos de trabajo. Esta silla adaptada permitirá un cómodo acceso a las diferentes zonas de la cocina. Los armarios estarán ubicados a una altura adecuada para evitar posturas extremas y su interior diseñado de forma que facilite la accesibilidad a los objetos (estantes giratorios). El material de cocina (cazuelas, ollas, menaje en general, etc.) será ligero, manejable, basado en la premisa de que es mejor deslizarlo que cargar su peso.

En el mercado existe numeroso material para facilitar la preparación de los alimentos y economizar energía, tales como picadoras, utensilios eléctricos para pelar, cortar, rallar, triturar, batir, abrir latas, etc., microondas que evitan actividades de manipulación y la posterior limpieza de parte del menaje, etc.

Organizaremos las actividades y las áreas de trabajo donde el paciente vaya a desarrollar una actividad concreta. Al fregar los platos, por ejemplo, el enfermo deberá seguir una secuencia de producción metódica: fregar, aclarar y escurrir, todo ello con la vajilla preparada en un lado y el escurreplatos en otro a fin de reducir el gasto energético. A ser posible se aconseja el uso de máquinas lavavajillas.

El carro con ruedas es una útil ayuda para transportar de la cocina al comedor –y viceversa– lo necesario para las comidas. Es aconsejable utilizar diferentes tipos de carros para transportar los objetos de la limpieza de una habitación a otra, para trasladar de un lugar a otro la bombona de butano u otros objetos pesados y, en resumen, para reducir los desplazamientos y la carga de peso del paciente. En lo referente al lavado y conservación de la ropa, las lavadoras de carga superior implican levantar un peso considerable a pesar de que se realice con ambos brazos y de forma bimanual. Las lavadoras de carga frontal, por su parte, permiten introducir y sacar la ropa en sedestación, lo que simplifica la actividad y disminuye el gasto energético. Se aconseja colocar los cubos sobre ruedas para el transporte de la colada.

Planchar en bipedestación constituye una actividad desventajosa para el paciente con EPOC. Por ello, se recomienda realizar esta actividad en sedestación. También es aconsejable utilizar planchas de poco peso, de las que encontraremos diversos modelos en el mercado.

Actividades funcionales

La TO se sirve de otro tipo de actividades distintas de las AVDB y AVDI para lograr una mayor funcionalidad del paciente. Dichas actividades, que llamaremos funcionales, se efectúan también con fines específicos en el tratamiento de la patología de pacientes con EPOC.

Actividades como el telar, la impresión o el trabajo con madera son elegidas por el terapeuta ocupacional para enseñar al paciente a respirar de forma coordinada al tiempo que realiza una actividad manual. Por otra parte, y tal como se deduce de los ejemplos citados, las actividades funcionales serán de tipo rítmico y repetitivo y, bajo indicación del terapeuta, se efectuarán aumentando el tiempo de trabajo, de forma lenta pero progresiva.

En cuanto a la coordinación respiratoria, se pondrá especial atención a la exhalación, que se realizará en la parte más enérgica de la actividad, cuando el paciente se esfuerce. Así, por ejemplo, exhalará cuando empuje hacia abajo la palanca de la prensa de impresión.

Para los pacientes afectados de EPOC, el telar es idóneo para la coordinación de movimientos y respiración. De este modo, al realizar la actividad se facilita la coordinación del patrón de control respiratorio: se inhala al levantar los brazos por encima de la cabeza y se exhala al bajarlos.

Como decíamos anteriormente, las actividades funcionales pueden ser graduadas, tanto en tiempo como en cantidad de esfuerzo, pero siempre encaminadas a aumentar la potencia muscular y mejorar la condición del cuerpo, potenciando la tolerancia al esfuerzo. La motricidad en las actividades funcionales será, al igual que en las AVDB, lenta, suave y planificada. El tratamiento enseñará, asimismo, a mantener una constante ventilación durante los episodios de la actividad: inhalación durante la parte relajada, exhalación en el esfuerzo.

Reglas para la simplificación de las actividades

Para simplificar la realización de las actividades, como método de acción organizaremos previamente las áreas de trabajo. A continuación, adaptaremos los planos de trabajo y procuraremos que los objetos estén al alcance del paciente con el fin de evitar desplazamientos baldíos. Siempre que sea posible se efectuarán las actividades en sedestación empleando ambos miembros superiores; de este modo, el trabajo se distribuye entre más grupos musculares. Por otra parte, se obviarán los movimientos vigorosos; si no se pueden evitar, se modificarán convirtiéndolos en movimientos estudiados, lentos y armónicos. Como es lógico, se evitarán principalmente los movimientos y posturas que produzcan disnea, tales como doblar la cintura o elevar los brazos por encima de la cabeza. En general, los movimientos realizados por el paciente serán fluidos y suaves y minimizarán el conjunto de movimientos del cuerpo.

Como apuntábamos anteriormente, adaptaremos el entorno donde deba desenvolverse el paciente. Los armarios y el resto del mobiliario o utensilios estarán adaptados de forma que el enfermo no deba realizar movimientos extremos. Asimismo, a lo largo del día intercalaremos las actividades pesadas con las ligeras; si el paciente friega el suelo, después no debe limpiar cristales sino, por ejemplo, doblar ropa sentado. Como normas generales, variaremos con frecuencia el ritmo de ejecución de la actividad y enseñaremos al paciente a descansar tantas veces como el nivel de disnea lo requiera.

La simplificación de las actividades integradas con posturas correctas, el control sobre la respiración y el uso de ayudas técnicas permitirán el desarrollo progresivo de las actividades. Por último, cabe reseñar que es de suma importancia que el paciente aprenda a combinar períodos de actividad equilibrada con períodos de descanso (tabla 11-4).

Pacientes dependientes o con evolución hacia la dependencia

Según el grado de evolución de la enfermedad pulmonar, los pacientes presentan progresivamente mayores niveles de disnea y, secundaria o paralelamente, importantes y graves niveles de dependencia funcional que precisan mayores y considerables cuidados generales. El nivel de dependencia de estos pacientes obliga a orientar el tratamiento. Éste se dirigirá especialmente a proporcionar un mayor soporte a la familia, informándola y asesorándola sobre cuestiones puntuales que elevarán la calidad de vida del paciente. Así, el terapeuta ocupacional instruirá sobre la mejor forma de movilizar y ayudar al enfermo en las AVDB. El fin último de esta instrucción, así como de la intervención directa de la familia, es conseguir el mayor bienestar para el paciente.

Las ayudas técnicas en pacientes dependientes o con evolución hacia la dependencia son habitualmente imprescindibles. Entre las más utilizadas destacan:

– Camas con cabezal reclinable para el tratamiento postural.
– Colchones y cojines de presión alternante o similares para evitar la aparición de úlceras por presión.
– Grúas para trasladar al paciente cuando todavía tolere la sedestación.
– Sillas de ruedas fijas o no autopropulsables, con respaldo alto y reclinable y reposapiés abatibles. Estas sillas permiten cambiar las posiciones –tanto de los miembros superiores como de los inferiores– por lo que se pueden variar los puntos de presión y tolerar mejor la sedestación.

Punto y aparte merece la silla de ruedas eléctrica, tan poco utilizada por el paciente respiratorio debido, principalmente, a su alto coste económico. Sin embargo, a nuestro entender, sería la silla de ruedas ideal para aquellos enfermos a los que la disnea impide deambular. Cuando se alcanza un determinado grado de disnea, el paciente se ve obligado a restringir sobremanera sus desplazamientos, acotando su área de influencia social a su domicilio con el consiguiente cese de actividades sociales. Las consecuencias son remarcables: aislamiento, disminución de contacto social y abandono de relaciones interpersonales.

TABLA 11-4
Reglas para la simplificación de las actividades

Las áreas de trabajo donde se realice la actividad deben estar organizadas
Se adaptarán los planos de trabajo y se procurará que los objetos estén al alcance del paciente
Si es posible, la actividad se efectuará en sedestación
Los movimientos impulsivos y vigorosos se transformarán en estudiados, lentos y armónicos
Se evitarán los movimientos que produzcan disnea
En general, los movimientos deberán ser fluidos y suaves
Se alternarán actividades pesadas con actividades ligeras
Los períodos de actividad equilibrada se combinarán con períodos de descanso

BIBLIOGRAFÍA

Álvarez P, Camós J, Colon J, Pedro P, García C, Trujillo Ll. Guía de ayudas técnicas para las actividades de vida diaria y ocupacionales para las personas mayores. Generalitat de Catalunya. Barcelona: Departament de Sanitat i Seguretat Social, 1996.

American Thoracic Society. Definitions, epidemiology, pathophysiology, diagnosis and staging. Am J Respir Crit Care Med 1995; 152: 785-835.

Anthonisen NR, Wright EC, Hodgkin JE. Prognosis in chronic obstructive pulmonary disease. Am Rev Respir Dis 1986; 133: 14-20.

Berziens GF. An occupational therapy program for the chronic obstructive pulmonary disease patient. Am J Occup Ther 1970; 24: 181-186.

Blodgett D. Activities of daily living. En: Bell CW, ed. Home care and rehabilitation in respiratory medicine. Filadelfia: J. B. Lippincott, 1984; 131-143.

Coll R. Rehabilitació pulmonar en la malaltia pulmonar obstructiva crònica: seguiment evolutiu. Tesis doctoral. Universitat Autònoma de Barcelona, 1992.

Coll R, Izquierdo J. Rehabilitación pulmonar. Arch Bronconeumol 1989; 25: 224-232.

Coll R, Morera J. Manejo del paciente con enfermedad pulmonar obstructiva crónica. Rev Clin Esp 1994; 194: 1049-1057.

Coll R, Prieto H, Rocha E. Terapia ocupacional en la enfermedad pulmonar obstructiva crónica. Arch Bronconeumol 1994; 30: 101-104.

Coll R, Rocha E. Rehabilitación pulmonar: ¿capricho o necesidad? Med Clin (Barc) 1996; 106: 534-536.

Couser JL, Martinez FJ, Celli BR. Pulmonary rehabilitation that includes arm exercise reduces metabolic and ventilatory requirements for simple arm elevation. Chest 1993; 103: 37-41.

Hoffman LE, Berg J, Rogers RM. Daily living with COPD. Postgrad Med 1989; 86: 153-166.

Keller C. Predicting the performance of daily activities of patients with chronic obstructive pulmonary disease. Percep Mot Skills 1986; 63: 647-651.

Martinez FJ, Vogel PD, Dupont DN, Stanopoulos I, Gray A, Beamis JF. Supported arm exercise vs unsupported arm exercise in the rehabilitation of patients with severe chronic airflow obstruction. Chest 1993; 103: 1397-1402.

McSweeny AJ, Grant I, Heaton RK et al. Life quality of patients with chronic obstructive pulmonary disease. Arch Intern Med 1982; 142: 473-478.

Pomerats D, Flannery EL, Findling PK. Occupational therapy for chronic obstructive lung disease. Am J Occup Ther 1975; 29: 407-411.

Rodrigues JC, Ilowite JS. Pulmonary rehabilitation in the elderly patient. Clin Chest Med 1993; 14: 429-436.

Rodríguez E, Bugés J, Morera J. Envejecimiento pulmonar. Arch Bronconeumol 1991; 27: 71-77.

Tangri S, Woolf CR. The breathing pattern in chronic obstructive lung disease during the performance of some common daily activities. Chest 1973; 126-127.

Traver GA, Cline MG, Burrows B. Predictors of mortality in chronic obstructive pulmonary disease: a 15-year follow-up study. Am Rev Respir Dis 1979; 119: 895-902.

Walsh RL. Occupational therapy as part a pulmonary rehabilitation program. Occup Ther Health Care 1986; 3: 65-77.

Amputaciones

12

P. Martín Olmos, V. E. Martínez Díaz y P. Durante Molina

Introducción

Amputar es cortar o separar enteramente del cuerpo un miembro o porción de él. Las primeras referencias de amputaciones aparecen en el hombre prehistórico.

Las causas de amputación han cambiado notablemente, pasando de los traumatismos militares, los de mayor incidencia, a las amputaciones por motivos vasculares, neoplasias externas y accidentes de tráfico. Pueden afectar tanto los miembros superiores como los inferiores.

Con la aparición de la anestesia y tras la Segunda Guerra Mundial se mejoró la cirugía de la amputación, la protetización y la rehabilitación.

Esto llevó a los cirujanos a desarrollar nuevas técnicas quirúrgicas; a los técnicos protésicos a perfeccionar las prótesis, tanto de los miembros superiores como de los inferiores; al resto de profesionales, fisioterapeutas y terapeutas ocupacionales, a especializarse en el tratamiento de las amputaciones; al psicólogo a intentar solucionar los problemas aparecidos por la amputación, y al asistente social a orientar sobre las incapacidades y la posibilidad de reinserción social. Así, poco a poco, se dio forma al equipo multidisciplinario.

La gran diversidad en los tipos de prótesis de que disponemos hoy día, junto con un buen equipo rehabilitador (formado por el cirujano, el médico rehabilitador, el mecánico ortopédico, el fisioterapeuta, el terapeuta ocupacional, el psicólogo, el asistente social y el propio paciente) hacen posible que se pueda conseguir, con éxito, la reintegración del anciano a su vida anterior. Es de todos sabido que los pacientes tienden a dejar de utilizar las prótesis de extremidad superior; por ello, en este apartado se hará un especial hincapié en el adiestramiento y utilización de las mismas. Sabremos que el tratamiento ha sido acertado si al paciente geriátrico no le incomoda ni le entorpece la prótesis, le ofrece posibilidades funcionales convincentes y se parece lo más posible a su brazo sano, llamando mínimamente la atención.

Terapia ocupacional

Tratamiento preprotésico

Al acudir el paciente al departamento de TO, comenzaremos por cumplimentar una ficha de datos (tabla 12-1).

Objetivos del tratamiento:

– *Cuidados, vendaje y endurecimiento del muñón.* Se indicará al paciente la importancia de mantener el muñón limpio y seco, así como a tratar la piel con medios como el talco o el alcohol alcanforado. Para reducir la inflamación y conformar el muñón para el futuro encaje de la prótesis se le enseñarán las técnicas del vendaje con las siguientes precauciones: la presión debe ser mayor a nivel dis-

TABLA 12-1
Ficha de datos generales de terapia ocupacional

Departamento de terapia ocupacional
Nombre y apellidos:
Fecha de nacimiento:
Estado civil:
Domicilio:
Profesión:
Diestro o zurdo:
Tipo de amputación:
Izquierda o derecha:
Causa de amputación:
Fecha del accidente:
Fecha de llegada al departamento:
Sensación de miembro fantasma:
Dolor fantasma:
Duración del tratamiento:
Tipo de prótesis:
Varios:

tal y menor a nivel proximal; se ha de colocar el vendaje firmemente para que éste permanezca en su sitio; será preciso «curtir» la parte distal amputada y recuperar el tono de sensibilidad normal. Para ello realizaremos golpeteos y fricciones sobre distintas superficies y texturas.

– *Fortalecimiento de los músculos del brazo y del hombro existentes.* Realizaremos actividades para recuperar y mantener la musculatura existente, lanzando y botando balones de distintos pesos y diámetros o realizando ejercicios con muñequeras lastradas, así como natación en los casos en que sea posible.

– *Fortalecimiento de la musculatura del cuello y movilidad articular del hombro.* Se realizarán ejercicios para fortalecer la musculatura del cuello, hombro y espalda (una sencilla tabla de gimnasia), así se evitan también posibles rigideces y contracturas.

– *Mejora de la actitud corporal.* Se utilizarán técnicas para evitar posturas incorrectas, como trabajar delante de un espejo (con el paciente sentado, de pie o marchando) o colocar un libro o un saquito de arena sobre la cabeza para obligarle a mantenerse erguido, etc.

– *Dolor y sensación de miembro fantasma.* El amputado padece sensaciones dolorosas en el miembro ausente a modo de quemadura, ebullición o taladramiento, que pueden llegar a hacerse insoportables y resultan un obstáculo importante para la protetización.

Es importante que se establezca un diálogo entre el terapeuta y el paciente para que éste comprenda que se trata de sensaciones pasajeras. También se le enseñará a masajearse el muñón realizando friegas para favorecer la circulación sanguínea.

Casi todos los pacientes que han sufrido una amputación refieren sentir el miembro ausente, incluso algunos son capaces de moverlo. Esto es absolutamente natural y va desapareciendo con el tiempo.

El terapeuta puede aprovechar ese «poder mover el miembro fantasma» para, confeccionando una férula que sustituya al brazo amputado, hacer ejercicios tanto unilaterales como bilaterales.

– *Cambio de dominancia.* Cuando el miembro amputado es el dominante nos plantearemos realizar un cambio de dominancia. Se empieza por realizar ejercicios fáciles de escritura, nudos, lazos y actividades recreativas.

– *Conservación de la bilateralidad.* Como ya se ha indicado anteriormente, con la colocación de una férula en el lado de la amputación deberá mantenerse la bilateralidad, realizando distintos ejercicios como lanzamientos de balón, torres de cubos, marcha con braceo, etc.

La duración del tratamiento preprotésico dependerá del tipo de amputación, de la calidad del muñón, de la colaboración del paciente y de su estado anímico.

Una vez superada esta fase, dará comienzo el tratamiento protésico.

Tratamiento protésico

Es difícil evitar, en muchos casos, la decepción que provoca la prótesis al compararla con el brazo sano. Por ello, deberemos explicar al paciente cómo es su prótesis, las ventajas e inconvenientes que tiene y comenzar el tratamiento lo antes posible (tabla 12-2).

Nos remitiremos de nuevo a la ficha de tratamiento añadiendo el tipo de prótesis (mecánica, mioeléctrica o híbrida), la fecha de protetización y otros datos diversos.

Cuidados de la prótesis. Es fundamental realizar una buena limpieza de la prótesis y del muñón para evitar el peligro de infecciones. Por ello, se darán al paciente unas pautas para la limpieza del encaje, los correajes y el guante estético. Es muy importante no colocar nunca la prótesis húmeda para evitar que la piel del muñón se ablande.

Utilizados a diario y siguiendo estos consejos, la vida media de estos guantes está calculada en 6 meses.

Colocación y retirada de la prótesis. La finalidad de este entrenamiento es conseguir que el paciente sea capaz de ponerse y quitarse la prótesis sin ayuda, lo cual no resultará en principio tarea fácil.

Para la colocacion de las prótesis del *antebrazo* se seguirá la siguiente pauta: primero se calza el muñón con una media de algodón o perlé, que llegue por delante hasta la flexura del codo, y por detrás hasta la altura del olécranon, rebasando el nivel de amputación. En segundo lugar se introduce el muñón, cubierto con la media, en la prótesis y se retira la media a través de la apertura anterior de la misma. En un tercer momento se procederá a la colocación de los correajes.

En el caso de que se trate de una prótesis de *brazo,* la secuencia será la siguiente: primero se bloquea la articulación del codo en ligera flexión para que el sistema de tirantes quede laxo. Con esto se evita que el antebrazo se flexione inesperadamente al poner en tensión el tirante de flexión y lesione al paciente. En segundo lugar, antes de introducir el muñón en el cartucho se deben ordenar los tirantes. A continuación se calza el muñón con una media de punto para lograr un buen ajuste. Por último, según la longitud del muñón, el amputado seguirá un orden para colocarse la prótesis y los correajes, es decir, si el muñón es largo, primero se colocará la prótesis y luego los correajes, mientras que si el muñón es corto, la prótesis puede colocarse una vez pasado el lazo axilar. Para la retirada de la prótesis el orden a seguir vendrá también determinado, al igual que para su colocación, por la longitud del muñón, siendo inverso al de ésta.

TABLA 12-2
Test de entrenamiento protésico de terapia ocupacional

Funciones protésicas
Cuidados personales. Aseo personal, vestirse y desvestirse, calzado, comida y ropa
Habilidad y actividades finas en general. Dominó, parchís, bolos, dados, juegos de cartas, utilización de portamonedas, apertura de botes, abrir y cerrar puertas y ventanas
Trabajos de escritorio. Escribir con la mano y la prótesis, cortar y romper papel
Trabajos de taller. Cortar, cepillar, taladrar y todas las actividades relacionadas con madera, cartón y metal
Trabajos manuales. Cestería, encuadernación y marquetería
Trabajos domésticos. Cocinar, limpiar y lavar
Hobbies
Utilización de vehículos
Epicrisis. Comportamiento y colaboración durante el aprendizaje. Actitud del paciente ante su amputación y prótesis. Dificultades presentadas a lo largo del tratamiento. Resultados obtenidos
Fecha de alta
Otros datos posteriores

Entrenamiento funcional. Comenzaremos el tratamiento realizando el movimiento más sencillo de las prótesis de brazo: la *flexoextensión* del antebrazo. Solicitaremos al paciente que realice este movimiento variando cada vez la velocidad del mismo y colocaremos un objeto en su mano para que observe que ésta no se abra o cierre y aprenda a disociar los movimientos.

La segunda función será la de aprender a controlar la *apertura, cierre y fuerza* de la mano. Para ello, el codo deberá estar bloqueado a 90°. Empezaremos por coger objetos de un solo tamaño para después ir variándolos tanto en volumen como en forma. A continuación se intentarán distintas texturas para aprender a controlar la fuerza. El paciente tendrá que llegar a saber, sin mirar, si tiene la mano abierta o cerrada o si el objeto es blando o duro.

La tercera función será el *bloqueo* o *desbloqueo del codo.* Para ello, el terapeuta solicitará al paciente que realice movimientos de flexión o extensión bloqueando el codo cuando se le indique. Esto se empieza a hacer sin realizar ninguna actividad determinada.

Una vez el paciente conoce y controla los movimientos que debe realizar para accionar su prótesis, planificaremos actividades para perfeccionarlos y conseguir la mayor destreza posible. Para ello, podremos usar todos los juegos de mesa, palitos, etc., propios del departamento de TO. Estos ejercicios deberán realizarse con ambas manos en forma de actividades bilaterales para evitar movimientos rígidos.

A continuación se pedirá al paciente que realice las actividades con las manos cruzadas, aumentando progresivamente la dificultad.

De este modo se irán introduciendo actividades que obliguen a combinar todos los movimientos de la prótesis (flexionar-abrir-cerrar, extender-abrir-soltar y cerrar, etc.) como, por ejemplo: coger cubos de la mesa y soltarlos en un cesto; hacer lo mismo con pelotas de pimpón, un trozo de gomaespuma, palitos finos, etc.; lanzar aros, pelotas o cubitos.

Cuando la amputación sea del antebrazo, el tratamiento será más sencillo, ya que sólo tendremos que trabajar la apertura y el cierre.

Ejercicios de destreza y habilidad. En esta fase aunque el paciente dominará los movimientos de su prótesis, ejercitaremos la destreza y la habilidad. Para ello, soltaremos un pañuelo en el aire y tendrá que ser capaz de cogerlo antes de que llegue al suelo. También usaremos juegos de mesa, como cartas, dominó, etc. Estas actividades relajan al paciente y podremos conseguir que llegue a manejar su prótesis de forma automática e inconsciente.

Actividades de la vida diaria. En este apartado se enseñarán técnicas con las que conseguir la independencia en el desarrollo de las AVD:

– *Cuidado y aseo personal.* Lavarse, vestirse, abrochar y desabrochar botones, anudar cordones, etc.
– *Actividades cotidianas.* Colocarse el reloj, uso de billeteras y portamonedas, abrir ventanas, cajones, grifos, etc.
– *Actividades domésticas.* Uso de cubiertos, abrir latas, beber, fumar, etc.
– *Actividades laborales.* Teléfono, escritura, máquina de escribir u ordenador, etc.
– *Actividades recreativas.* Coser, serrar, juegos de cartas, etc.

Entrenamiento protésico en pacientes con amputación bilateral

La enseñanza y los resultados de este entrenamiento dependerán de la altura de las amputaciones (amputación bilateral del antebrazo, amputación del antebrazo y brazo contralateral, amputación bilateral del brazo, desarticulación bilateral).

Se iniciará el entrenamiento utilizando las prótesis por separado hasta que el paciente logre dominarlas independientemente. Una vez conseguido, se realizarán ejercicios y trabajos bimanuales.

Actividades de la vida diaria. El entrenamiento de la prótesis deberá hacerse diariamente, buscando adaptaciones que faciliten estas tareas: en la escritura se emplearán bolígrafos gruesos, pisapapeles, etc. Escribir con la prótesis derecha o izquierda dependerá del propio paciente.

– *Comer.* Comer con la prótesis es una actividad de gran importancia para los pacientes amputados. El uso del cuchillo y tenedor es posible en pacientes con amputación del antebrazo, o bien para amputados de brazo en un lado y antebrazo en otro.

– *Labores del hogar.* Los pacientes con amputación bilateral del antebrazo pueden realizar estas tareas sin dificultad. En amputaciones altas bilaterales las posibilidades se reducen en gran medida. Será preciso utilizar aparatos eléctricos, como cortador de patatas, lavavajillas, picadora y otras adaptaciones que aumenten su independencia.

– *Aseo personal.* Constituye un gran problema para el amputado bilateral. El terapeuta ocupacional se informará del lugar donde reside el amputado para que, junto con él y sus familiares, puedan encontrar soluciones. Según el tipo de prótesis y el nivel de la amputación, el paciente podrá realizar actividades como peinarse, lavarse los dientes, etc.; en caso contrario, tendremos que suministrarle algún tipo de ayuda técnica. El gran problema con el que nos encontramos es el uso del inodoro. Los amputados con muñón de antebrazo y brazo largo se pueden limpiar por sí mismos utilizando el muñón, la prótesis o alguna ayuda técnica de las que existen en el mercado. Actualmente, en las ortopedias se pueden encontrar inodoros dotados de un sistema de agua y aire que solucionan este problema.

– *Ropa.* Sustituir los botones por cremalleras con anillas o velcros. Las camisetas deberán fijarse con cintas al muslo para que, al subir los pantalones, no se salgan. Un medio de ayuda simple para vestirse y desvestirse es colocar una plancha de gomaespuma sujeta a la pared.

Amputación de miembros inferiores

La causa más común de amputación de miembros inferiores son las enfermedades vasculares periféricas (EVP), las cuales suponen aproximadamente el 80 % de los casos. La enfermedad oclusiva arterial dificulta la circulación de manera gradual, lo que causa una isquemia periférica. Cuando la circulación no puede ser restaurada por algún medio, generalmente quirúrgico, se hace necesaria la amputación de los miembros afectados.

La intervención se programa como se ha señalado en otros apartados de este capítulo, en función del estado del muñón, el cual cicatrizará con mayor dificultad en personas con enfermedad vascular o con diabetes.

El nivel de amputación será muy importante para la función protésica. Cuanto más alto sea el nivel de amputación mayor gasto de energía conllevará la marcha.

Todas las prótesis de miembro inferior constan de un alvéolo o cuenca donde se ajusta y descansa el muñón, un armazón exterior que proporciona la longitud normal a la pierna, una articulación de rodilla –si es necesaria– y un pie. La mayoría de las personas mayores necesitan algún método de suspensión auxiliar para mantener el miembro correctamente alineado.

El objetivo principal del terapeuta tras la colocación de la prótesis es ayudar al individuo a incrementar la tolerancia, a mantenerse de pie y a mejorar la transferencia del peso, a la vez que se consigue el control de la misma.

La pluripatología que en muchas ocasiones presentan estos pacientes puede afectar a su capacidad para aprender a utilizar el nuevo miembro. Hay dos opciones en los casos de EVP: el entrenamiento protésico o la vida en silla de ruedas. En el primer caso, el nivel de amputación debe situarse por debajo de la rodilla, pues un nivel superior supone un enorme esfuerzo para la deambulación y tiene pocas posibilidades de éxito.

El punto clave para los amputados a causa de una EVP es la independencia en el autocuidado y en el manejo del hogar. Se empleará un tiempo considerable en practicar las transferencias, el vestido y la higiene. Con el fin de ser efectivas, las rutinas aprendidas deben incorporarse como hábitos que se mantengan de forma consistente y ordenada. Sobre todo se han de enseñar técnicas para el cuidado del muñón y del miembro conservado (cuando lo haya), tales como: mantener los miembros calientes con calcetines de lana o fibras naturales, calzar zapatos de cordones con forro de material natural, llevar siempre calcetines y evitar medias o calcetines elásticos. Para realizar las transferencias se ha de asegurar la firmeza de ambas superficies, siendo aconsejable, en todo caso, la utilización de barras de apoyo.

Conclusión

Las condiciones para que la utilización de la prótesis, tanto del miembro superior como del inferior, sea un éxito dependerán no sólo del buen funcionamiento del equipo multidisciplinario, sino también de que la reeducación protésica se haga inmediatamente después de la amputación, lo que contribuirá a la conservación de la bilateralidad. Para ello, es importante que la prótesis quede bien adaptada desde el primer momento, no precise continuas reparaciones, su utilización sea sencilla y se parezca lo más posible al miembro sano llegando a ser imprescindible.

Igualmente, es imprescindible la existencia de una actitud positiva por parte de los acompañantes y familiares del enfermo.

Podremos establecer que este tratamiento ha sido un éxito si, una vez dado de alta el paciente, considera su prótesis como un instrumento insustituible.

BIBLIOGRAFÍA

Colburn J, Ibbotson V. Amputation. En: Turner A, Foster M, Johnson SE, eds. Occupational therapy and Physical Dysfunction. Principles, skills and practice. Edimburgo: Churchill-Livinsgstone, 1992.

Parreño Rodríguez JR. Rehabilitación geriátrica. Madrid: Médicos, 1994.

Mapfre. Prótesis, amputados de extremidad superior. Madrid: Mapfre, 1978.

Trainz et al. Apparoterapia Ortopédica. Milán: Aulo Garrg, 1973.

Viladot R et al. Ortesis y prótesis del aparato locomotor. Tomo 3: Extremidad superior; tomos 2.1 y 2.2: Extremidad inferior. Barcelona: Masson, 1991.

Vitati M. Amputaciones y prótesis. Barcelona: Jims, 1985.

Demencia senil

13

P. Durante Molina y S. Altimir Losada

Introducción

Concepto

Las demencias son enfermedades cada vez más frecuentes. Se estima que, en nuestro país, el número de personas afectadas puede alcanzar en los próximos años el medio millón de enfermos. El incremento en la incidencia de estas patologías está en relación directa con el progresivo envejecimiento de la población. Como se verá más adelante, la edad es el principal factor de riesgo para sufrir una demencia.

Hay unas características generales, comunes a las demencias más frecuentes, que es conveniente comentar: *a)* son enfermedades de larga duración (p. ej., la enfermedad de Alzheimer evoluciona por término medio durante 8 años); *b)* afectan tanto al área psicológica de la persona como a la función física; *c)* suponen una pérdida global de autonomía generando una gran dependencia, y *d)* su evolución es progresiva y los síntomas varían durante las diferentes fases, lo que condicionará las atenciones y recursos necesarios al estadio evolutivo en que se encuentre el enfermo. Hoy por hoy, la mayoría de las demencias no tienen tratamiento curativo específico.

Las demencias son enfermedades, fundamentalmente, de la inteligencia. Esta función condicionará todo el deterioro de funciones superiores que afectará la vida relacional del individuo. Hay que tener en cuenta que se trata de procesos adquiridos y diferenciarlos de otras patologías congénitas.

Durante el curso evolutivo se pueden presentar las siguientes circunstancias:

- Alteración del pensamiento abstracto.
- Pérdida de la capacidad de juicio.
- Cambios en la personalidad.
- Síndrome afaso-apraxo-agnósico.

Para completar el diagnóstico de demencia hay que descartar las situaciones en las que hay una disminución del nivel de conciencia, como ocurre en el síndrome confusional agudo.

Diagnóstico diferencial

Hay que tener presente que hablar de demencia significa referirse a un síndrome y no a una enfermedad concreta. Será preciso conocer, en cada caso, cuál es la etiología concreta de cada situación particular.

– *Demencias de causa psiquiátrica.* Se conocen como pseudodemencias. La más frecuente es la asociada a la depresión. Esta enfermedad, en el anciano, cursa frecuentemente con sintomatología de deterioro cognitivo. Por esta razón, es frecuente que en las fases iniciales se cometan errores diagnósticos. Otra patología de tipo psiquiátrico que puede evolucionar con deterioro cognitivo es la esquizofrenia.

– *Demencias de causa tóxica*. Clásicamente, hay que citar los procesos asociados al alcoholismo. De todas formas, las causas más frecuentes son las asociadas al consumo de fármacos. Los ancianos son especialmente sensibles a sus efectos y muchos de ellos son capaces de producir cuadros confusionales que, en la mayoría de las ocasiones, son reversibles.

– *Demencias de causa metabólica*. Muchos trastornos de este tipo pueden originar una sintomatología de pérdida de funciones superiores: diabetes, hipotiroidismo, deshidratación, etc.

– *Demencias de causa mecánica*. Cualquier agresión física al cerebro puede lesionarlo y producir un cuadro demencial. En este apartado se recordarán, entre otras, las lesiones continuadas que pueden sufrir los practicantes de boxeo, los traumatismos craneoencefálicos accidentales, los tumores cerebrales y la hidrocefalia.

– *Demencias carenciales*. Básicamente, las asociadas a déficit de vitamina B_{12} y ácido fólico, sustancias que el cerebro precisa para conseguir un fisiologismo adecuado.

– *Demencias de etiología infecciosa*. Hoy por hoy, el tipo más frecuente dentro de este apartado es el complejo sida-demencia, que puede afectar a personas infectadas por el virus de la inmunodeficiencia humana (VIH). La presencia de antibióticos eficaces ha disminuido espectacularmente la demencia asociada a la sífilis.

– *Demencias vasculares*. Su origen está en las alteraciones de las arterias que irrigan el cerebro. Habitualmente se asocia a la enfermedad aterosclerótica. En la mayor parte de los casos se observan zonas cerebrales infartadas que condicionarán una evolución fluctuante hacia una progresiva demenciación. Son las demencias por multiinfartos.

– *Demencias degenerativas*. Están asociadas a la atrofia y a la involución patológica del sistema nervioso central. La más frecuente es la enfermedad de Alzheimer, que supone la mitad de todos los casos de demencia. Si bien no se conocen claramente las causas precipitantes de este proceso, sí que están documentadas las alteraciones anatómicas y de los neurotransmisores responsables de la sintomatología y la evolución de la enfermedad. Otros procesos serían la enfermedad de Pick y la demencia asociada a algunos casos de enfermedad de Parkinson.

Evolución

Es evidente que, al haber diferentes enfermedades responsables, también existirán distintos patrones evolutivos. Expondremos la enfermedad de Alzheimer, dado que es el proceso más frecuente.

En las etapas iniciales, el enfermo refiere síntomas inespecíficos: cefaleas, molestias difusas, etc. Suele presentar un progresivo desinterés por las aficiones habituales que traduce la dificultad para llevarlas a cabo correctamente. Se suelen apreciar cambios de carácter y aumento de la irritabilidad. Disminuye la autoestima y son frecuentes los períodos de tristeza y otros síntomas depresivos. El enfermo tiene dificultades para llevar una vida social autónoma.

A medida que progresa la enfermedad, aparecerán dificultades en las actividades instrumentales de la vida diaria (AVDI): utilización de los medios de transporte, administración del dinero, actividades domésticas, etc. El paciente estará cada vez más desorientado en el espacio y en el tiempo. Tendrá dificultades para reconocer a las personas (vecinos, amigos) y olvidará el nombre de las cosas.

En las fases iniciales disminuye la memoria de retención y de sucesos recientes, así como la capacidad de aprendizaje y, a medida que la enfermedad progrese, se irán perdiendo también los recuerdos más antiguos.

En las etapas intermedias aumenta progresivamente la dependencia para las actividades básicas de la vida diaria (AVDB): vestido, alimentación, higiene, control de esfínteres, etc. Son frecuentes los trastornos comportamentales: ansiedad, síntomas psicóticos, insomnio y otros. Aparecen trastornos del equilibrio y de la marcha. La pérdida de memoria es severa: el paciente es incapaz de reconocer a los familiares más cercanos. La desorientación resulta muy grave: el enfermo no sabe si se trata de la mañana o de la tarde, del día o de la noche. Se pierde incluso por el interior de su propio domicilio.

En los estadios más avanzados no podrá hablar ni entender lo que se le dice. La situación terminal de la enfermedad se define por el encamamiento, la tendencia a la anquilosis en flexión y la afasia. Al final, se produce la muerte por alguna de las complicaciones secundarias a esta situación.

Prevención y factores de riesgo

Con relación a las causas secundarias de la demencia, evitar y controlar los procesos desencadenantes serán los instrumentos de prevención más eficaces: evaluar los traumatismos, controlar las enfermedades metabólicas, supervisar los fármacos, etc.

Para prevenir las demencias vasculares, hay que tener en cuenta los factores de riesgo reconocidos como desencadenantes de lesión vascular: aumento del colesterol, hipertensión arterial, tabaquismo, obesidad, sedentarismo, etc.

Con relación a las demencias degenerativas, fundamentalmente la enfermedad de Alzheimer, ya se ha mencionado que no se conocen las causas. El factor de riesgo más claramente demostrado es la edad. Así, se estima que por encima de los 65 años la incidencia de la enfermedad estaría entre el 5 y el 10 %, pero a partir de los 85 años ésta aumentaría hasta el 25 %. No existen estudios definitivos que prueben que la enfermedad afecte más a un sexo que a otro. Tampoco hay una mayor incidencia entre las distintas razas. Algún estudio sugiere que el hecho de haber sufrido depresiones en etapas más jóvenes de la vida puede favorecer la aparición de Alzheimer en la senectud. Parece ser que el nivel sociocultural alto conlleva un retardo en la presentación de los síntomas de deterioro cognitivo. Por otra parte, se han identificado mutaciones en los cromosomas 1, 21 y 14, responsables de la enfermedad de Alzheimer en personas jóvenes. Ahora bien, estas alteraciones genéticas sólo se han identificado en menos de un centenar de familias en todo el mundo. Recientemente se ha observado que el 50 % de los enfermos mayores de 65 años presentan la versión e4 del gen APOE del cromosoma número 19. Ser portador de esta versión del gen supone un factor de riesgo de sufrir la enfermedad de Alzheimer. En estudios muy recientes se estima que este riesgo sería 8 veces mayor en los portadores.

Tratamiento

En algunos casos se podrá tratar el proceso subyacente desencadenante del deterioro cognitivo.

En las enfermedades degenerativas no existe un tratamiento específico eficaz para revertir los síntomas o para su evolución. Sin embargo, se dispone de algún fármaco capaz de actuar sobre algunas funciones cerebrales, especialmente la memoria. Es el caso de los inhibidores de la acetilcolinesterasa. Las estrategias terapéuticas se dirigen a la estimulación cognitiva y funcional encaminada a retardar la dependencia, así como al tratamiento de las complicaciones médicas y psiquiátricas. Es evidente que una enfermedad tan incapacitante y con una expresión comportamental como la de Alzheimer supone un impacto familiar grave con aparición de conflictos y necesidad de soporte. El entorno familiar será también un objetivo del tratamiento.

Terapia ocupacional

El enfoque terapéutico de la demencia senil tipo Alzheimer (DSTA) tiene, hasta el momento, una doble vertiente: el tratamiento farmacológico, de carácter sintomático, y un tratamiento no farmacológico, encaminado a frenar el deterioro y a intentar superar las dificultades diarias en la atención a estos pacientes. La clave de la intervención se fundamenta en cinco premisas esenciales: formulación detallada de la situación clínica; estar al corriente de la medicación utilizada; comprensión de la situación social; conocimiento de los fundamentos de las técnicas aplicadas y, por último, trabajo en equipo.

La contribución del terapeuta ocupacional al cuidado de la persona que sufre una demencia senil se centra en la utilización y potenciación de aquellas habilidades que aún permanecen intactas. Las observaciones y las valoraciones se llevan a cabo para verificar los puntos fuertes y desvelar las áreas de dificultad que presenta el enfermo. Las actividades, base fundamental de la TO, se analizan con el fin de ajustarlas a las capacidades de la persona dentro de su rutina diaria, de sus intereses y de sus interacciones sociales. En caso de necesidad se realizan también las adaptaciones adecuadas del entorno para posibilitar al enfermo la realización y/o el control de sus actividades cotidianas. Con el mismo fin, se adaptará o modificará la forma de realizar dichas actividades.

Recordemos que funciones como la ejecución de tareas, la interacción social y la resolución de problemas se mantienen usualmente intactas al inicio de la enfermedad. La capacidad para resolver problemas declina significativamente en el estadio ligero, mientras que se preserva la capacidad para ejecutar tareas y para relacionarse socialmente. En el estadio moderado todas estas capacidades declinan, lo que nos indica que será necesaria una mayor asistencia por parte del cuidador para apoyar la ejecución de actividades (la capacidad funcional) del paciente. Además, en el estadio moderado el cuidador deberá atender las alteraciones de conducta que se presenten. En la fase grave se mantiene la interacción con los demás, aunque a unos niveles más o menos primitivos, y se pierden las capacidades anteriormente señaladas; en raras ocasiones, algunos individuos en este estadio pueden responder a una orden sencilla.

Por todo ello, el objetivo fundamental de la planificación del tratamiento debe ser apoyar la ejecución o realización funcional de la persona con DSTA de acuerdo con los problemas que presente en cada fase de la enfermedad. Conociendo el estadio, o mejor, la situación del trastorno, el terapeuta ocupacional puede establecer, junto con el cuidador, el plan de atención.

Una vez elegido el modelo de intervención, y en orden a conceptualizar unas bases para el tratamiento, el terapeuta debe identificar las capacidades y las limitaciones funcionales del paciente: qué funciones no están afectadas y cuáles son deficitarias, pero siempre con relación a los problemas/dificultades que presente para realizar sus actividades ocupacionales. Igualmente, deberá identificar los factores ambientales que puedan ser modificados para facilitar su participación satisfactoria en actividades que apoyen los papeles sociales deseados.

A continuación se exponen algunos de los enfoques, modelos y/o técnicas que, tanto desarrollados desde el ámbito de conocimientos de la TO como desde otros campos (utilizados de manera asidua en TO), ocupan en la actualidad un mayor espectro en la literatura y en la práctica cotidiana dedicada a la atención y cuidado de ancianos con DSTA.

Modelos, enfoques y técnicas

Modelos y enfoques basados en la comunicación

Antes de que el terapeuta ocupacional pueda proporcionar un tratamiento efectivo a las personas que padecen una DSTA o de otro tipo deberá comprender los problemas y las conductas asociadas a este proceso patológico. En este sentido, es de capital importancia comunicarse a un nivel que el paciente pueda comprender.

Perspectiva de Hladick. Este enfoque, muy efectivo y útil cuando se trabaja directamente con el paciente o cuando se ayuda a otros a tratar las conductas del paciente, hace especial hincapié en la inconsistencia del ánimo y del afecto que muestran frecuentemente estos pacientes y en su incapacidad para hacer asociaciones necesarias sin el estímulo de un objeto (p. ej., orinar en cualquier lado porque no se le ha sugerido o mostrado un inodoro) o, de forma similar, en la incapacidad de asociar el malestar provocado por el hambre con el hecho de remediarlo comiendo.

En el trabajo con ancianos con disfunción cerebral es importante comprender la diferencia entre la capacidad para responder a estímulos visuales o auditivos en el presente y la incapacidad de hacer juicios o tomar decisiones en el presente sin la utilización de estímulos concretos o instrucciones sencillas. A esto hemos de añadir que la persona con problemas o disfunción de la memoria está frecuentemente confusa con los recuerdos del pasado, que se introducen o acoplan en el presente y que, a menudo, puede hacerle pensar, dada su pérdida de capacidad para hacer las asociaciones necesarias, que esas imágenes son reales en su situación presente. Así, si no está en su casa, puede creer que debe «volver a casa», etc. Así, para estos individuos el pasado se ha convertido en la verdadera realidad; el presente se convierte para ellos en una experiencia momentánea dentro de su realidad y, puesto que el área conceptual está deteriorada, pierden la capacidad para comprender el significado de «futuro». Los momentos presentes y futuros se vuelven confusos. Todo esto conlleva una gran dificultad, especialmente para la familia y los cuidadores, a la hora de comunicarse con el anciano, lo que facilitará un aumento de las conductas no deseadas y de las reacciones catastróficas.

Hladick propone una serie de maneras constructivas de comunicarse con los ancianos demenciados, con el fin de evitar el desarrollo de los problemas antes citados, las cuales se recogen resumidas en la tabla 13-1.

Terapia de validación. Es un enfoque desarrollado por Feil dentro del modelo de comunicación. Se puede decir que la terapia de validación es: *a)* una forma de categorizar las conductas que exhibe el anciano desorientado; *b)* un método de comunicación (verbal y no verbal) con las personas que están en distintos estadios, y *c)* una teoría de orientación psicodinámica sobre la desorientación tardía de aquellos ancianos que han llevado una vida relativamente normal hasta los 70 u 80 años.

TABLA 13-1
Consejos prácticos para la comunicación con pacientes con demencia senil

Evitar situaciones en las que se requiera el razonamiento
Razonar coloca al individuo en un papel adverso en el que está forzado a defender su posición (al tiempo que cuenta con pocos recursos para ello), lo cual le hará sentirse mal y colocarse a la defensiva. La respuesta puede ser con frecuencia un no
Escuchar al individuo
Todo individuo, sea cual fuere su situación, tiene la necesidad de comunicarse. Una escucha activa puede ayudarle a responder de forma positiva
Mantener una relación de sinceridad
Evitar dar información errónea o hacer falsas promesas. Mantener la cortesía en todas la ocasiones
Ofrecer elección siempre que sea posible
Ayuda a mantener, en la medida de lo posible, el sentido de autonomía/independencia/control de la situación (no se ofrecerán, usualmente, más de dos opciones)
Comunicar con efectividad
Minimizar la desorientación del paciente. La información relevante es aquella necesaria para facilitar el cuidado en el momento presente («hoy hace frío; necesitará ponerse un jersey»). Tratar al paciente como a un invitado que no sabe donde está. La intervención debe incluir sugerencias respecto a posibles necesidades

La validación significa aceptar y validar los sentimientos del anciano demenciado; reconocer sus reminiscencias, sus pérdidas y las necesidades humanas que hay bajo su conducta sin intentar insertar o forzar nuevos «*insights*». Este enfoque va más allá de la demencia y afirma o reafirma los sentimientos y conductas de los pacientes utilizando la empatía para sintonizar con los sentimientos del anciano (tabla 13-2).

La autora define el término *validación* como «la aceptación de las personas ancianas desorientadas que ahora viven en el pasado ayudándoles a reasumir su vida». La validación incluye: reflejar los sentimientos de la persona, ayudarle a expresar necesidades humanas insatisfechas, restaurar los papeles sociales, facilitar los sentimientos de bienestar y estimular la interacción con otros. Es necesario que el equipo y/o los cuidadores se sitúen en el ritmo del discurso del paciente, estando al tanto de pistas verbales, observando los mensajes no verbales y devolviendo (o parafraseándole) al individuo los sentimientos de una forma digna y sin emitir juicios de valor. Todo ello con el objetivo de aceptar al cliente como individuo único. En este enfoque, el equipo no presiona al cliente a vivir en el presente, lo cual difiere claramente del enfoque de orientación a la realidad (OR); ni tampoco interpreta sentimientos no expresados. Para que el enfoque sea exitoso todo el equipo ha de estar familiarizado con la técnica y debe saber cuándo, dónde y cómo aplicarla. En los tres primeros estadios señalados por Feil es posible trabajar en grupo (no así en el cuarto); para ello, es necesario seguir una serie de pautas que se recogen en la tabla 13-3.

Orientación a la realidad. La orientación a la realidad (OR) ha sido y es, quizás, el modelo más aplicado en el cuidado de la demencia en nuestro entorno. Los orígenes de la OR se remontan a finales de los años 30, cuando el Dr. Folsom desarrolló un programa para pacientes ancianos hospitalizados con el fin de proporcionar mayor estimulación a estos pacientes. Desde entonces se ha ido depurando el trabajo y la mayoría de los

TABLA 13-2
Uso de la validación. Estadios de desorientación de Feil

Estadio de desorientación	Enfoque para la comunicación
Mala orientación. El anciano está aún en contacto con la realidad	Intervención individual y utilización del humor. Se emplean las palabras quién, qué, cuándo y dónde para explorar
Tiempo de confusión. Buen recuerdo de hechos pasados. Incapacidad para pensar racionalmente y para recordar hechos recientes. Mantiene la capacidad de expresar los sentimientos de amor, odio, miedo a la separación y lucha por la identidad	Centrado en los sentimientos como medio de comunicación (pueden expresarse de manera no verbal). Los pacientes se comunican mediante gestos rítmicos. Participando de los sentimientos se alivian la ansiedad y el estrés
Movimientos repetitivos. Movimientos rituales utilizados para resolver experiencias pasadas	Validación, algún lenguaje, pensamiento racional y alguna interacción social pueden ser restauradas
Desorientación/baja interacción. Los clientes están fuera de los hechos y de las personas que están alrededor. No intentan ya resolver cómo vivir. Duermen la mayor parte del tiempo, no son conscientes de estímulos externos, la actividad no es espontánea y los movimientos son lentos y sin propósito. Ya no expresan sentimientos	Bienestar físico e higiene. Contacto físico (tocamientos) amable y suave para mostrar amor y cuidado y transmitir sentimientos de calor y bienestar

TABLA 13-3

Pautas generales para el trabajo grupal de validación

Pautas generales para el trabajo grupal de validación
Los pacientes han de estar en el mismo estadio de desorientación
Identificar y asignar papeles a los participantes (presentador, cantante, etc.) según sus capacidades residuales
Cada sesión ha de incluir música, movimiento, comida y charla
Preparar todo lo necesario antes de comenzar la sesión
Es necesario proyectar y asumir un formato de grupo

centros, residencias y unidades de media y larga estancia tienen incorporada alguna de las técnicas de OR en su programa.

Se trata de una técnica de presentación multimodal (verbal, visual, escrita, etc.) para reforzar la información básica del paciente. La OR se basa en la idea de que la repetición de información de carácter básico puede aminorar la desorientación y la confusión a la vez que puede reforzar el aprendizaje, siguiendo un modelo sobre todo educacional. Por ello, podemos incluirla también como una técnica de comunicación con dos formas principales: 24 horas de OR y sesiones formales de OR. La primera es un proceso continuo donde cada interacción con el anciano es una oportunidad para proporcionarle información actual y común e introducirle en lo que está ocurriendo a su alrededor, todo ello a través de comentarios. La segunda tiene un carácter educativo y se realiza en grupos de distinto tamaño y duración dependiendo de la capacidad cognitiva del paciente (tabla 13-4).

Para conseguir mejores resultados es necesario eliminar o reducir cualquier barrera que impida o dificulte la comunicación, ya sea personal o medioambiental; el equipo terapéutico ha de ser consciente del impacto que supone el lenguaje corporal, y por ello, debe cuidarlo; es necesario también que el equipo aprenda a interpretar la comunicación no verbal del paciente.

El aspecto más tangible de las 24 horas de OR es, quizás, el uso de señalizaciones, tableros de información y grandes relojes como soporte y refuerzo de la información proporcionada por el equipo al paciente.

Reminiscencia y repaso de la vida. Las actividades basadas en los recuerdos se han vuelto muy populares dentro de los programas terapéuticos de residencias, hospitales de día y centros de día que ofrecen cuidados a personas con demencia. Esta popularidad se basa más en el reconocimiento implícito de que es una experiencia divertida y con valor para los ancianos y para los cuidadores, como ya se ha señalado, que en la evidencia empírica de sus beneficios. La reminiscencia es, básicamente, una técnica y una actividad de comunicación que se centra en la memoria intacta o los recuerdos del paciente y constituye una forma placentera de debate o charla para cuidadores y usuarios. Puede también ayudar a satisfacer una serie de necesidades psicológicas, por ejemplo, puede preservar la autoestima, estimular a otras personas a valorar la vida y los logros de los ancianos y a mirarlos de forma positiva. La reminiscencia permite a los ancianos «mostrar qué recuerdan de su pasado y qué era importante para ellos en su vida».

La reminiscencia y la toma de conciencia de la vida de cada uno son procesos norma-

TABLA 13-4

Guía para ambientar y desarrollar una sesión de orientación a la realidad

Guía para ambientar y desarrollar una sesión de orientación a la realidad
Es fundamental conseguir una atmósfera amistosa y tranquila
Cuando nos dirijamos a un miembro del grupo, lo haremos por su nombre, mirándole directamente y hablándole con voz clara y despacio
Hay que dar a cada participante tiempo y oportunidad para responder
Siempre que un miembro del grupo no sepa responder a una pregunta, el terapeuta debe decir la respuesta y pedirle, seguidamente, que la repita
Hay que dar refuerzo y reconocimiento de las respuestas de forma inmediata

les que nos ocurren a todos. El término *reminiscencia* se refiere usualmente al recuerdo «hablado» o «callado» de hechos acaecidos en la vida de una persona, ya sea estando solo, con otra persona o en grupo. El término *revisión de la vida* se utiliza habitualmente para referirse al proceso de revisión, organización y evaluación del «cuadro o escena vital» de cada uno, y puede verse incluido también en el apartado de los enfoques psicodinámicos. Ambas técnicas tienen en común la utilización de lo que se pueden denominar «disparadores», que no son más que las actividades y elementos que usamos implícita y explícitamente para estimular (de forma concreta o abstracta) y favorecer el recuerdo.

La revisión de la vida es un apartado particular de la actividad general de reminiscencia. Es una forma de recuerdo estructurado que ayuda a la persona a formular su historia vital de acuerdo con las metas y anhelos que se habría marcado a sí mismo. Por ello, la revisión de la vida requiere un mayor *insight* y una mayor energía y guía para llevarla a cabo que la reminiscencia general, particularmente en personas cuya memoria y atención están deteriorándose.

Las funciones sociales o interpersonales de la reminiscencia incluyen: el desarrollo de las relaciones, el entretenimiento, un modo de relatar la historia y proporcionar conocimientos a los más jóvenes, y un método tradicional de dejar un legado a los miembros de la familia. Las funciones intrapersonales de la reminiscencia comprenden: la mejora del *status*; la formación de la identidad; la resolución, reorganización y reintegración de la propia vida; la creación de un sentido de continuidad personal; el autoentretenimiento y la autoexpresión. Se identifican también otros usos de la reminiscencia entre los que se incluyen: glorificación del pasado, mantenimiento de la autoestima, refuerzo de la identidad, alivio de la ansiedad asociada a los signos del declinar y la proximidad de la muerte, y preparación para la misma.

Modelos y enfoques cognitivos y sensoriales

Modelo de rehabilitación cognitiva de Allen. En primer lugar es necesario definir el concepto de función dentro de este modelo. Aquí se entiende por *función* el uso de la energía mental para guiar la conducta o ejecución verbal y motriz para realizar actividades significativas y duraderas. La función tiene lugar en un entorno dinámico y cambiante, el cual ofrece continuamente nueva información; por ello, la rehabilitación cognitiva está relacionada con la adquisición de nueva información. La función se entenderá aquí como una capacidad cualitativa para hacer cosas que, a su vez, puede ser medida por los niveles cognitivos.

El objetivo de la intervención de la TO desde este modelo es, fundamentalmente, entrenar al cuidador a adaptar los entornos físico y social al progreso de los déficit que la persona con DSTA experimenta a la hora de procesar la información que recibe. La intervención se diseña, pues, para maximizar la función de la persona que sufre el deterioro y para minimizar la sobrecarga que experimenta el cuidador. En este caso, el terapeuta ocupacional, además de trabajar individualmente o en grupo con el paciente, enseña y entrena al cuidador a emplear las distintas intervenciones o técnicas para que haga uso de ellas en todas las AVD, con el fin de satisfacer las necesidades de su familiar y atender y entender los cambios progresivos de los déficit y el deterioro de la situación.

Como ya se señaló en el capítulo 3, Allen establece 6 niveles funcionales (tabla 13-5), en los que se sitúa al paciente tras su evaluación mediante diversas pruebas específicas: El Nivel cognitivo de Allen (*Allen Cognitive Level,* ACL), el Inventario de tareas rutinarias (*Routinary Task Inventory,* RTI) y el Test de ejecución cognitiva (*Cognitive Performance Test,* CPT), entre otros. Con todo ello se puede predecir la capacidad para ejecutar que tiene el individuo a nivel cognitivo con relación a las distintas AVD.

TABLA 13-5
Niveles cognitivos de Allen

Nivel 0: coma. Estado prolongado de inconsciencia, incluyendo la pérdida de respuesta a los estímulos
Nivel 1: acciones automáticas. Una acción automática es un componente del sistema sensitivomotor que muestra una respuesta significativa a un estímulo externo
Nivel 2: acciones posturales. Las acciones posturales son movimientos gruesos iniciados por el individuo, que vence los efectos de la gravedad y mueve el cuerpo en el espacio
Nivel 3: acciones manuales. Uso de las manos y, en ocasiones, de otras partes del cuerpo para manipular objetos materiales
Nivel 4: acciones dirigidas a un objetivo. Una serie de pasos para emparejar un modelo concreto con una secuencia conocida y conseguir hacer una tarea
Nivel 5: acciones exploratorias. Descubrimiento de cómo los cambios en el control neuromuscular pueden producir diferentes efectos sobre los objetos materiales
Nivel 6: acciones planeadas. Se estima el efecto de las acciones sobre los objetos materiales sin que éstos estén presentes

En el tratamiento, la tarea prescrita debe corresponderse con el nivel cognitivo del paciente para que ésta se lleve a cabo satisfactoriamente. Las tareas son seleccionadas y modificadas de acuerdo con las habilidades del cliente. Uno de los papeles esenciales del terapeuta ocupacional, en este caso, será monitorizar de forma objetiva el grado de los cambios funcionales que tienen o no lugar. El terapeuta debe valorar qué clase de asistencia es necesaria para obtener las mejores respuestas del paciente. Las adaptaciones se realizan con el objetivo de mejorar la capacidad funcional y promover su autoestima, su autonomía y su calidad de vida, ajustándose a las necesidades y deseos del paciente.

Al final de este capítulo se incluye un apartado a modo de guía para el diseño de estrategias de modificación ambiental, refuerzo de las capacidades cognitivas y compensación de las limitaciones en cada uno de los 6 niveles descritos por Allen.

Entrenamiento sensorial. El objetivo principal del entrenamiento sensorial, utilizado desde la TO a través de distintas actividades principalmente lúdicas y de autocuidados es incrementar la discriminación y la sensibilidad de los sentidos mediante la estimulación de todos los receptores sensoriales, incrementando así la capacidad y la oportunidad del anciano para interactuar con el entorno. En este tipo de tratamiento, los receptores sensoriales son estimulados de manera individual y simultáneamente en un enfoque multisensorial, incidiendo en las áreas de estimulación que se recogen en la tabla 13-6. En el trabajo realizado en grupo se alienta la estimulación táctil y el contacto físico entre los distintos miembros del mismo.

Diversos trabajos, basados en este enfoque, coinciden en señalar que la discriminación entre los objetos ayuda a la persona a percibir el entorno como algo más manejable y real. El reconocimiento del cuerpo y de uno mismo promovido por el uso de la au-

TABLA 13-6
Entrenamiento sensorial. Áreas de estimulación

Táctil. Discriminación de varias texturas y contacto corporal
Cinestésica y propioceptiva. Reconocimiento de los movimientos de uno mismo con relación a las articulaciones y las distintas partes del cuerpo
Olfativa. Identificación y discriminación de olores
Auditiva. Atención a vibraciones y sonidos
Visual. Desarrollo de la habilidad para ver y para controlar los movimientos de los ojos
Estimulación cognitiva, social y verbal. Promoción de la interacción social, estimulación y reconocimiento/concienciación de las respuestas verbales

toidentificación mediante el espejo o haciendo pompas de jabón, por ejemplo, ayuda al individuo a ser más consciente de su proceso corporal. En este sentido, Paire y Karney demostraron, en un estudio controlado, que la terapia de estimulación sensorial era efectiva, pues posibilitaba a los pacientes mejorar sus habilidades de autocuidado. Este mismo estudio demuestra también una mejora en el área de las habilidades interpersonales.

Programa de reeducación. Este enfoque recoge diversas técnicas, principalmente cognitivas y de comunicación, y las aplica en un formato de grupo diario, de duración variable dependiendo del nivel de deterioro de los pacientes, cuyos contenidos son programados semanalmente para cumplir los objetivos generales y específicos marcados. Para el desarrollo de las sesiones se eligieron y llevaron a cabo actividades de todo tipo (intelectuales, lúdicas, físicas, de autocuidado, etc.), tanto de carácter activo como pasivo, con el fin de proporcionar estimulación (ajustada al nivel de los individuos) y oportunidades para el «aprendizaje» y las relaciones interpersonales. Es importante destacar que todos los intentos se dirigen a la consecución del éxito por parte de los participantes.

Los autores señalan, a raíz de los resultados obtenidos, que en la medida en que el anciano realice actividades se sentirá más valioso y autosuficiente, más útil a sí mismo y a los demás lo cual, en definitiva, le hará sentirse satisfecho, menos dependiente y más motivado. Se encontraron mejorías en conductas tales como el hábito del vestido, aseo y alimentación, entre otros. Por otra parte, uno de los principales beneficios demostrados tras la sesión de trabajo consistió en la mejora del estado de ánimo del personal y sus actitudes hacia los ancianos, especialmente en los niveles inferiores. Resultó igualmente evidente que este tipo de enfoque puede aumentar la atención y mejorar la estimulación que reciben los pacientes, además de ser considerado como una manera de legitimar el contacto entre el personal y los clientes, proporcionando una manera distinta de tratar a los mismos.

Adecuación ambiental y estructuración del entorno. El propósito básico de la estructuración del entorno es compensar los déficit funcionales, acaecidos como consecuencia de la enfermedad, mediante la organización y el ajuste del medio físico del paciente. Se trata del enfoque de carácter cognitivo-conductual, que pretende compensar los defectos de los pacientes demenciados mediante ayudas externas. Según recoge López Polonio, se distinguen dos conceptos diferentes, a saber, el «medio protésico» y el «medio terapéutico», los cuales se desarrollan en mayor profundidad en el capítulo 24 de este libro.

La intervención puede ir desde algo tan simple como colocar un reloj o un calendario con caracteres grandes hasta algo más complejo como sería un diseño arquitectónico facilitador. El uso efectivo de este enfoque dependerá del conocimiento que el terapeuta tenga sobre los déficit del paciente y del análisis de cómo el entorno físico puede mejorar las destrezas persistentes o reemplazar las ya perdidas. La utilización de la adaptación ambiental puede incluir, además de la función cognitiva, la función física, la comunicación y la interacción social.

Aunque el espacio de su hogar puede ser el más familiar para el paciente quizá sea necesaria una adaptación. Con el declinar mnésico, el paciente tendrá cada vez menos capacidad para retener o recordar información, por lo que si ésta es parte permanente del entorno resultará más accesible para él, ayudándole a reducir la frustración y la ansiedad.

Cada ambiente presenta sus propias ventajas y limitaciones y casi nunca hay uno ideal. El entorno representará el elemento silencioso incorporado a todo esfuerzo terapéutico que, aunque de forma pasiva, intervendrá poderosamente a la hora de configurar o modelar una conducta o de ejecutar una actividad. En el diseño del programa de tratamiento el terapeuta deberá evaluar las capacidades del medio ambiente para facilitar o intervenir en las respuestas positivas del paciente.

Modelos y enfoques de base fenomenológica y sociocultural

Terapia de remotivación. El primer objetivo de este enfoque es alentar al anciano moderadamente confuso a interesarse más por su entorno mediante el uso de tópicos objetivos simples que no estén relacionados con sus problemas emocionales. Otro de los objetivos de este programa es fortalecer la capacidad del paciente para relacionarse y comunicarse con otras personas.

En general, una serie de remotivación se desarrolla aproximadamente durante 12 semanas, con una sesión semanal de 30 a 60 min, en la que participan entre 5 y 12 personas.

Terapia de resocialización. Éste es un programa estructurado que utiliza técnicas grupales para facilitar al paciente el reconocimiento de las distintas posibilidades de su entorno al tiempo que incrementan sus conocimientos. Se distinguen tres objetivos principales: *a)* fortalecer la importancia de las relaciones interpersonales; *b)* posibilitar que los participantes renueven el interés por las actividades presentes del día a día y centrar la atención en sencillos rasgos objetivos, comunes en la vida diaria, que están relacionados con dificultades emocionales, y *c)* ayudar a los miembros del grupo a alcanzar el pasado y ser capaces de dar algo nuevo de sí mismos.

Musicoterapia. Las metas y objetivos generales de la musicoterapia son satisfacer las necesidades emocionales, sociales y espirituales de los usuarios. La musicoterapia puede definirse como «la utilización planificada de música para mejorar el funcionamiento en su entorno de los individuos y/o grupos de personas que sufren una deficiencia intelectual, física o social. Es decir, se centra tanto en la persona en su totalidad, como en el entorno en que vive.

En el caso de pacientes con demencia senil, el principal objetivo de la musicoterapia es incrementar la autoestima y la calidad de vida. A través de la música se pueden facilitar algunos cambios en las conductas habituales, tales como abrirse a los pacientes, mantener sus capacidades y disminuir los efectos de la depresión reactiva y la desesperación. Dada la capacidad que tiene el individuo de responder a la música, el cliente tiene así una experiencia de éxito y, consecuentemente, aumenta su autoestima, lo cual parece ser efectivo incluso en aquellos que son incapaces de describir sus sentimientos o las razones que tienen para ello.

Terapia *milieu*. El entorno social también necesita ser estructurado para mantener las habilidades correspondientes a esta área o para retardar la pérdida de las mismas, así como las de otras áreas ya que, al igual que otras destrezas funcionales que no se practican, se deterioran por el desuso, activando innecesariamente el declinar general del paciente.

La terapia *milieu*, o terapia ambiental, se centra en el entorno no físico del paciente y trata de reestructurarlo proporcionándole oportunidades que favorezcan su función social. Los entornos inidividuales presentarán ventajas y desventajas específicas, pero cada uno de ellos puede ofrecer algunas oportunidades para la puesta en práctica de las destrezas mencionadas. El primer paso consiste en identificar el tipo de tareas y el grado en que se puede comprometer al paciente. Estas tareas implicarán una serie de destrezas en las áreas física, cognitiva, sensorial, perceptiva, afectiva y social, que siempre deben tenerse en cuenta. Se trata entonces de establecer una estrecha relación entre las tareas seleccionadas y las necesidades, habilidades e intereses del paciente. Al enfermo se le ofrece la oportunidad de elegir las tareas y se le proporciona la asistencia necesaria para completarlas satisfactoriamente. El conjunto paciente-tarea es revisado regularmente con el fin de ajustarlo a los cambios que pueda sufrir el individuo. Un programa de este tipo puede concretarse o hacerse más complejo dependiendo de las necesidades del cliente y de los recursos de los cuidadores o de la familia.

Enfoque psicodinámico

Se puede utilizar también, en contra de lo que generalmente se cree, un enfoque psicodinámico a la hora de plantear y desarrollar el plan terapéutico para pacientes con DSTA. Para ello, hay que tener en cuenta una serie de objetivos (tabla 13-7), que no varían de los planteados con cualquier otro tipo de paciente. Estos objetivos pueden alcanzarse en mayor o menor medida en cualquier paciente, demente o no, dependiendo de las capacidades y la receptividad del mismo, de la relación entre el paciente y el terapeuta, del apoyo personal en el entorno del paciente y de la habilidad del terapeuta; hay que sumar a estos objetivos, cuando hablamos de DSTA, el grado de progreso de la enfermedad, el punto de la enfermedad en que comienza el trabajo terapéutico y el grado de sofisticación psicológica premórbido del individuo. En general, los tres primeros objetivos mencionados en la tabla 13-7 llegan siempre a alcanzarse en mayor o menor grado, sea cual fuere el estado del paciente, si se da un apoyo adecuado y un buen entendimiento terapeuta-paciente. Un paciente que comienza el tratamiento cuando aún mantiene un mínimo de habilidades verbales puede conseguir los objetivos de minimizar los problemas psicológicos y conductuales, incrementar las habilidades de contención y el funcionamiento de los papeles, alcanzar una sensación de control y afligirse por las pérdidas. El desarrollo del *insight* es un punto más complicado que no va a ser tratado en este espacio.

TABLA 13-7
Objetivos generales del tratamiento psicodinámico

Relación en la que el paciente se sienta cuidado
Catarsis emocional
Incremento de la autoestima
Reducción de los problemas psicológicos y conductuales
Incremento de las habilidades de contención
Potenciación de los papeles
Sentido de control
Capacidad de afligirse por la pérdida de papeles, de facultades y de los seres queridos
Desarrollo y mantenimiento de defensas maduras y productivas a la vez que se eliminan defensas inapropiadas
Desarrollo del *insight*

Aunque aparecen obstáculos con el empleo de una terapia psicodinámica, existen también puntos positivos que, de alguna manera, favorecen el trabajo con este tipo de pacientes, como son: *a)* el hecho de que el paciente puede ser abordado/alcanzado afectivamente mucho después de que haya cesado la posibilidad de serlo cognitivamente, ya que parece que la respuesta afectiva en el sistema límbico es la última en desaparecer; *b)* puede trabajarse la capacidad de reconocimiento, la cual permanece más allá de la capacidad de recordar; *c)* se puede utilizar la capacidad para establecer relaciones como uno de los componentes principales de la acción terapéutica, y *d)* la rapidez con que a menudo se desarrolla la transferencia en los pacientes demenciados.

En todo caso, será necesario modificar progresivamente las técnicas tradicionales según avanza la enfermedad. Además, muchas de las técnicas que son útiles al terapeuta pueden transmitirse a los cuidadores con el fin de que las utilicen para mejorar el clima emocional entre el paciente y ellos mismos.

Aspectos prácticos del modelo de rehabilitación cognitiva de Allen

Con el fin de ilustrar más detallada y prácticamente el modelo de rehabilitación cognitiva de Allen es necesario dar una descripción de la situación funcional de los pacientes en cada uno de los niveles cognitivos descritos por Allen:

Nivel 1. La atención está dirigida a estímulos internos subliminales (tales como hambre, gusto y olfato) y no responde, generalmente, a estímulos externos. No hay objetivo, o razón, para ejecutar acciones motrices. Las acciones motrices (poquísimas) están limitadas por el potencial para seguir directrices (próximas a lo reflejo) de una palabra, tal como «gira», «sorbe», etc. Es poco realista intentar modificar actividades. Los familiares y el terapeuta pueden conseguir una respuesta orientada mediante estímulos olfativos y gustativos conocidos y significativos.

Nivel 2. Se atenderá a la estimulación propioceptiva de los músculos y articulaciones, que se obtiene por los movimientos corporales familiares propios de cada uno. El objetivo de ejecutar una acción motriz, generalmente sencilla y de carácter repetitivo, es el placer de sus efectos sobre el cuerpo. Las acciones motrices están limitadas a la capacidad de imitar, aunque inexactamente, una directriz de un solo paso solamente si ello lleva consigo el uso de un patrón motor grueso (próximo a lo reflejo) muy familiar. Terapeuta y familiares observarán que proporcionar oportunidades al paciente para que imite movimientos simples, calisténicos, y modifique actividades «deportivas» es lo más útil; actividades sencillas, de un único paso, como cortar verdura, doblar la ropa o limpiar muebles, pueden ser imitadas si fueron habituales en su vida anterior.

Los pacientes de este nivel presentan, muchas veces, conductas espontáneas que resultan improductivas o bizarras. Si proporcionamos a los individuos oportunidades para imitar acciones apropiadas al contexto, éstas potenciarán la ejecución funcional y permitirán al individuo mantener su dignidad y obtener un papel dentro del entorno. Los individuos, a este nivel, pueden cooperar moviendo las distintas partes del cuerpo para ayudar en actividades tales como el vestido, el aseo o la alimentación, aunque necesiten máxima asistencia y supervisión directa. Con supervisión, pueden ser capaces de comer con los dedos comidas más o menos informales, lo cual debemos estimular; pueden ser capaces también de utilizar la cuchara y platos o tazones adaptados para facilitar su uso.

El entorno debe estructurarse de forma que proporcione un espacio seguro para la deambulación, con cerrojos de seguridad o de difícil manejo. Para evitar deposiciones o evacuaciones en lugares inadecuados les llevaremos al retrete cada 2 horas y retiraremos los elementos (como cestas, papeleras, etc.) que puedan confundirse con un inodoro. Siempre que sea posible se han de mantener las puertas de las distintas dependencias abiertas y los objetos de uso frecuente y «sus tesoros» colocados sobre los muebles o en lugares que estén bien a la vista.

Nivel 3. La atención se dirige a las sensaciones táctiles y a los objetos familiares que pueden ser manipulados. El objetivo de realizar una acción motriz está limitado al descubrimiento de la clase de efectos que las acciones de cada uno tienen sobre el entorno. Estas acciones se repetirán para verificar que los resultados obtenidos son similares. Las acciones motrices están limitadas por la capacidad de seguir una directriz sencilla (de un solo paso) sobre una tarea muy familiar, que pueda ser demostrada para que el individuo la siga. Es poco realista esperar o pensar que el individuo puede aprender nuevas conductas.

Se deben proporcionar al paciente oportunidades para participar en actividades adaptadas que refuercen la relación entre sus acciones sobre el entorno y los efectos táctiles predecibles. Así, pueden resultar útiles, mostrando un paso en cada momento, las actividades deportivas, de mantenimiento de la casa, de cocina y las AVDI. La ejecución funcional puede maximizarse enseñando a los cuidadores cómo presentar las actividades al individuo de forma que se promuevan acciones productivas.

Las acciones motrices espontáneas que presentan los individuos a este nivel incluyen conductas improductivas, tales como tocar los mandos de la radio o la televisión, utilizar llaves en las puertas de manera indiscriminada, etc. Por ello, hay que eliminar, o poner a buen recaudo, aparatos que pudieran resultar peligrosos (hornos, cocinas, electrodomésticos, etc.). Es importante, también, proporcionar a estas personas oportunidades de realizar actividades «aparentemente» más productivas utilizando patrones de movimiento táctiles que les resulten familiares, que posibiliten un sentido de competencia y dignidad y les den un papel dentro de su entorno social.

El paciente es capaz de cepillarse los dientes, lavarse la cara y las manos y utilizar utensilios de mesa independientemente, aunque necesite ser guiado (o recordarle la tarea) al hacer estas actividades. También es posible que pueda vestirse por sí mismo (si no presenta incapacidad física concomitante), pero para que no se produzcan errores hay que prepararle la ropa, en el orden adecuado, con antelación. La mayoría de las actividades de mantenimiento deben descomponerse en acciones sencillas y los utensilios se presentarán de uno en uno. Los pacientes que lo necesiten pueden beneficiarse de equipo adaptado siempre que su uso requiera acciones motrices familiares.

Nivel 4. Se dirige a estímulos tanto táctiles como visuales y se mantiene mediante actividades de corta duración. El objetivo al ejecutar una acción motriz es percibir las relaciones de causa-efecto entre un estímulo tangible y una respuesta deseada. Las acciones motrices están limitadas a la capacidad de seguir un proceso motor muy familiar, de dos o tres pasos, que permita alcanzar objetivos también familiares. A este nivel, el paciente puede aprender procesos de dos o tres pasos que tengan resultados visibles y predecibles.

Es necesario proporcionar al paciente oportunidades para que se interese por actividades concretas, sencillas y relativamente a salvo de errores, que apoyen papeles sociales deseados. La mejor forma para ello es incorporar en su rutina trabajos cotidianos como el mantenimiento de la casa, deportes familiares, baile, juegos de mesa sencillos, escribir cartas o caminar por lugares conocidos. Además, este tipo de actividades concretas y cotidianas protegerá su dignidad y preservará sus papeles.

Los pacientes pueden completar las actividades de aseo que les sean familiares, aunque frecuentemente ignoren las áreas que quedan fuera de la vista. Pueden vestirse de forma independiente, con el mismo problema antes citado. Pueden comer solos pero, probablemente, necesiten ayuda con algunas comidas, a la hora de servirse una cantidad limitada de alimento, cuando haya que abrir un recipiente inusual o para prevenir quemaduras. Debemos proteger a los pacientes de situaciones peligrosas, como superficies calientes, productos químicos y electricidad.

Nivel 5. La atención se fija y se mantiene sobre las propiedades de interés de los objetos concretos. El objetivo de la acción motriz es explorar los efectos de la misma sobre los objetos físicos, e investigar estos efectos mediante los ensayos y la resolución de problemas. Las acciones motrices serán exploratorias, con el fin de producir efectos de interés sobre objetos materiales, y se extenderán según la capacidad de seguir procesos concretos de cuatro o cinco pasos. El individuo es capaz de aprender haciendo.

Muchas actividades, quizá la mayoría, pueden llevarse a cabo satisfactoriamente a este nivel, dado que los individuos funcionan con relativa independencia. Las limitaciones cognitivas se hacen aparentes cuando la persona intenta realizar actividades que requieren atención sobre elementos abstractos y simbólicos (como las que llevan instrucciones escritas o habladas, diagramas o dibujos). Las actividades que requieran atención a estos elementos deben ser eliminadas.

Las AVD pueden completarse sin asistencia, al igual que las actividades de mantenimiento del hogar, aunque estas últimas deben ser supervisadas o atendidas en cuestiones de seguridad o para prever situaciones azarosas negativas. Es posible que el paciente encuentre dificultades en las tareas de cocina (se le queman los guisos o no coordina los tiempos de diversos platos, etc.).

Nivel 6. Teóricamente no hay incapacidad cognitiva, por lo que el individuo es totalmente funcional e independiente.

Conclusión

La demencia comporta una triple reducción de las capacidades del individuo, o sea, que éste sufre una desintegración de las funciones cognitivas, una desorganización motriz y una alteración del comportamiento que resultan en una inadaptación al medio por desadaptación del propio ser. Por ello el terapeuta ocupacional interviene a distintos niveles según el modelo y el enfoque en el que se sitúe. Los niveles principales de actuación serán la seguridad, la readaptación y la suplencia de los déficit, así como el mantenimiento y el reentrenamiento de las capacidades residuales.

Los objetivos generales del tratamiento establecido serán los siguientes: *a)* atenderá a la situación particular del paciente en cuanto al estilo de vida y los sistemas de soporte disponibles; *b)* reforzar las habilidades y los valores positivos residuales; *c)* adaptar las situaciones y el entorno con el fin de minimizar la incapacidad; *d)* minimizar los déficit sensoriales; *e)* reconocer las ayudas o apoyos psicológicos; *f)* trabajar no sólo con el paciente sino también con la familia y/o cuidadores; *g)* reducir la confusión, y *h)* facilitar y promover la interacción.

En cualquier caso, consistencia y continuidad son los factores clave de la intervención con este tipo de pacientes. Asimismo, recordar que pueden coexistir diferentes modos o técnicas de tratamiento para conseguir un objetivo común, siempre y cuando éstos sean compatibles entre sí y conocidos por todos.

BIBLIOGRAFÍA

Allen CK. Occupational therapy for psychiatric diseases: measurement and management of cognitive disability. Boston: Little, Brown, 1985.

Allen CK. Treatment plans in cognitive rehabilitation. Occup Ther Pract 1989; 1: 1-8.

Allen CK, Earhart CA, Blue T. Occupational therapy treatment goals for the physically and cognitively disabled. Rockville: The American Occupational Therapy Association, 1992.

Barns EK, Sack A, Shore H. Guidelines to treatment approaches: modalities and methods for use with the aged. Gerontologist 1973; 13 (4): 513-527.

Batty J. Alzheimer's center uses environment to bring life to clients. OT Week 1985; 15: 16-18.

Bender B. Communication skills for working with elders. Nueva York: Springer, 1987.

Bender M, Norris A. Groupwork with the elderly: principles and practice. Oxon: Winslow Press, 1987.

Bright R. Music therapy in the management of dementia. En: Jones GM, Miesen BM, eds. Care-giving in dementia: research and applications. Londres/Nueva York: Tavistock/Routledge, 1992.

Bueche H. Reminiscence: a review and prospectus. Phys Occup Ther Geriatr 1986; 5 (2): 25-36.

Cacabelos R. Avances en la enfermedad de Alzheimer. En: Jiménez Herrero F, ed. Gerontología 93. Madrid: CEA, 1991; 69-82.

Cid Sanz M. Algunos aspectos de la psicoterapia en las personas de edad avanzada. Rev Psicot Psicos 1988; 17: 57-64.

Cid Sanz M. Demencias: encrucijada actual. Schering IMC, 1991; 3: 1-23.

Cohe GD. One psychiatrist's view. En: Jarvik LF, Winograd CH, eds. Treatments for the Alzheimer patient. Nueva York: Springer, 1988; 97-104.

Conroy C, Clark RJ. Reality orientation: a basic rehabilitation technique for patients suffering from memory loss and confusion. Br J Occup Ther 1977; 40 (10): 250-251.

Cutler LS. Elder care in occupational therapy. Thorofare: SLACK, 1989.

Durante Molina P, Hernando Galiano AL. Demencia senil: seguimiento de un programa de reeducación con pacientes institucionalizados. Rev Esp Geriatr Gerontol 1993; 28 (3): 154-164.

Durante Molina P, López Polonio B. Centro de día psicogeriátrico: abordajes no farmacológicos. Intervención desde terapia ocupacional. Rev Esp Geriatr Gerontol 1996; 31 (NM1): 51-61.

Earhart CA. Occupational Therapy groups. En: Allen CA, ed. Occupational Therapy for psychiatric diseases: measurement and management of cognitive disabilities. Boston/Toronto: Little, Brown, 1985; 235-266.

Feil N. V/T validation: the feil method. Cleveland: Edward Feil, 1982.

Feil N. Communicating with the confused elderly patient. Geriatrics 1984; 39: 131-132.

Feil N. Validation: an empathic approach to the care of dementia. Clin Gerontol 1989; 8 (3): 89-94.

Feil N. Validation therapy with late-onset dementia populations. En: Jones GM, Miesen BM, eds. Care-giving in dementia: research and applications. Londres/Nueva York: Tavistock/Routledge, 1992.

Froehlich J, Nelson DL. Affective meanings of life review hrough activities and discussions. Am J Occup Ther 1986; 40 (1): 27-33.

Hanley IG. Individualised reality orientation: creative therapy with confused elderly people. Dumfries: Orientation Aids, 1988.

Harrington R. Communication for the aphasic stroke patient: assessment and therapy. Am Ger J 1975; 23 (6): 254-257.

Hausman C. Dynamic psychotherapy with elderly demented patients. En: Jones GM, Miesen BM, eds. Care-giving in dementia: research and applications. Londres/Nueva York: Tavistock/Routledge, 1992.

Holden UP, Woods RJ. Reality orientation: psychological approaches to the «confused» Elderly. Edimburgo: Churchill-Livingstone, 1982.

Hughston GA, Merriam SB. Reminiscence: a nonformal technique for improving cognitive functioning in the aged. J Aging Human Develop 1982; 1: 139-149.

Jiménez Herrero F. Atención no farmacológica a los dementes seniles. En: Jiménez Herrero F, ed. Gerontología 93. Barcelona: Masson-Salvat Medicina, 1993; 39-57.

Jones G. A communication model for dementia. En: Jones GM, Miesen BM, eds. Care-giving in dementia: research and applications. Londres/Nueva York: Tavistock/Routledge, 1992.

Jordan F. Better care for people with Alzheimer's: a practice manual for day centres. Queensland: Bookmark Publishing, 1994.

Kiernet JM. The use of life review activity with confused nursing home residents. Am J Occup Ther 1979; 33 (5): 306-310.

Levy LL. A practical guide to the care of the Alzheimer's disease victim: the cognitive disability perspective. Top geriatr rehabil 1986; 1 (2): 16-26.

Levy LL. The use of the cognitive disability frame of reference in rehabilitation of cognitively disabled older adults. En: Katz N, ed. Cognitive rehabilitation: models for intervention in occupational therapy. Boston/Londres: Andover Medical Publishers, 1992.

Lewis M, Butler RN. Life review therapy: putting memories to work in individual and group psychotherapy. Geriatrics 1974; 29 (1): 165-173.

Loew C, Silverstone B. A program of intensified stimulation and response facilitation for the senile aged. Gerontologist 1971; 1: 341-347.

López Polonio B. Adaptación de viviendas para personas mayores. Madrid: INSERSO, 1996.

Mace NL. Principles of activities for persons with dementia. Phys Occup Ther Geriatr 1987; 3: 13-27.

McMaho A, Rhudick P. Reminishing: an adaptional significance in the age. Arch Gen Psychiatry 1964; 10 (3): 292-298.

Paiere JA, Karney RJ. The effectiveness of sensory stimulation for geropsychiatric inpatients: Am J Occup Ther 1984; 38 (8): 505-509.

Richman L. Sensory training for geriatric patients. Am J Occup Ther 1969; 23 (3): 244-245.

Rimmer L. Reality orientation: principles & practice. Londres: Winslow Press, 1982.

Robichaud L et al. Efficacy of a sensory integration program on behaviors of inpatiens with dementia. Am J Occup Ther 1994; 48 (4): 355-360.

Ross M, Burdick D. Sensory Integration: A training manual for therapists and teachers for regressed, psychiatric and geriatric patient groups. Thorofare: SLACK, 1981.

Semel VG. Modern psychoanalytic therapy with an aging man: the wish for occupational success. En: Brody CM, Semel VG, eds. Strategies for therapy with the elderly: living with hope and meaning. Nueva York: Springer, 1993.

Szekais B. Using the milieu: treatment-environment consistency. Gerontologist 1985; 1: 15-18.

Verwoedt A: Individual psychotherapy in senile dementia. En: Miller N, Cohen G, eds. Clinical aspects of Alzheimer's disease and senile dementia. Nueva York: Raven Press, 1981.

Woods B, Portnoy S, Head D, Jones G. Reminiscence and life review with persons with dementia: which way forward? En: Jones GM, Miesen BM, eds. Caregiving in dementia: research and applications. Londres/Nueva York: Tavistock/Routledge, 1992.

Depresión y ansiedad en la persona mayor

14

B. Noya Arnaiz

Introducción

A lo largo de nuestra vida, según maduramos y van pasando los años, adquirimos un nivel social por el que percibimos que somos más respetados, tenemos mayor prestigio profesional, nos permitimos asesorar a personas más jóvenes y un largo etcétera que parece que va en aumento hasta que entramos en la vejez, cuando todo lo adquirido anteriormente deja de tener valor en la sociedad en la que vivimos.

Desde este punto de vista, entenderíamos la vejez como una etapa de la vida en la que, tras habernos habituado a ejercer un papel social determinado, éste pierde validez ante los demás y nos encontramos en una situación que demanda el máximo nivel de adaptación para acoplar nuestro ser a los nuevos parámetros que establece la sociedad.

El objetivo que subyace en este capítulo es hacer un llamamiento a la reflexión social (quizá con mayor fuerza a la reflexión de los profesionales que trabajan con personas mayores). A lo largo de los últimos años de nuestro ejercicio profesional hemos tenido la oportunidad de conocer numerosos centros y profesionales dedicados a la atención a personas mayores y, así como hemos conocido a profesionales altamente respetuosos y dedicados a brindar o promover el máximo de calidad de vida a los usuarios, también nos hemos encontrado con «profesionales» y con políticas internas de los centros en los que se da a entender a diario y en cada acción y trato con las personas a las que atienden que la persona mayor debe estar «aparcada» en el centro, colaborar lo posible con los planes del recurso o con los caprichos de cada profesional, estorbar lo menos posible, no protestar y, además estar alegre y realizar actividades con iniciativa, aunque con todo lo anterior se le haya transmitido que se la considera inútil.

Sin embargo, el presente capítulo se apoya en la práctica de los numerosos profesionales valiosos que se dedican a apoyar la autoestima y la calidad de vida de las personas mayores a las que atienden; profesionales que perciben el sufrimiento de esos individuos, y buscan todo tipo de estrategias y herramientas para poder paliar la depresión y la ansiedad que tantísimas personas mayores sufren debido a sus circunstancias personales, o a verse imbuidas en un ciclo maladaptativo debido a la presión, tanto social, como a la vivencia interna de acoplamiento con la vejez y las limitaciones que esta etapa de la vida supone.

Es necesario distinguir la depresión y ansiedad en la persona mayor de lo que ocurre en otras edades y etapas de la vida, ya que la vejez presenta unas características muy determinadas.

Depresión

Existen muchos estudios que afirman que son muchas las personas mayores que sufren depresiones debido a la influencia de los cambios causados por el proceso de envejecimiento, la gran demanda de adaptación que se produce en esa etapa de la vida (cambios sociales, físicos, familiares y económicos), y la influencia que ejercen en el estado de ánimo diferentes enfermedades que se dan predominantemente en la vejez.

Esta explicación hace que con mucha frecuencia se reste importancia a la depresión de las personas mayores. Quizá convendría recordar que, aunque la reacción más frecuente (ante pérdidas y situaciones estresantes o negativas) sea estar deprimido, no deja de tener importancia, ni de suponer un sufrimiento y un riesgo para el individuo que sufre esta enfermedad.

Otro aspecto que se debe tener en cuenta respecto a la depresión en personas mayores es que ésta es una de las causas de un ciclo o cadena de aislamiento, inactividad, inmovilidad y deterioro.

Desde el punto de vista de la terapia ocupacional (TO), la depresión en personas mayores supone una traba importante a la hora de que el individuo sea funcional y ocupacionalmente competente. Más adelante, en este capítulo, analizaremos la influencia que los procesos cognitivos ejercen en la planificación, desarrollo y valoración de la actividad y cómo las distorsiones creadas por un estado depresivo afectan al desenvolvimiento ocupacional y, por lo tanto al autoconcepto del individuo.

No podríamos finalizar estos párrafos introductorios sin mencionar la relevancia del entorno en el estado de ánimo de la persona mayor. El entorno de las personas mayores en nuestra cultura tiene unas características determinadas: el poder y criterio de valor social lo tienen personas más jóvenes (socialmente productivas), es posible que el lugar de residencia no sea el propio de la persona mayor (con frecuencia viven en casa de los hijos o en centros residenciales donde, por cierto, hay mayor incidencia de depresión), los valores culturales que priman en ese entorno social son algo diferentes a los que rigieron la mayor parte de la vida de esas personas mayores (que han podido tener un gran proceso de adaptación a los valores presentes o no), la accesibilidad del entorno físico, social y cultural está en muchas ocasiones restringida, etc. En la intervención de la depresión será necesario realizar un análisis de las características concretas del entorno y, sobre todo, de la manera en la que éstas influyan en el individuo, así como de las posibilidades de adaptación de dicho entorno para que ejerza un papel facilitador del desempeño ocupacional competente del individuo y favorezca su calidad de vida.

Depresión y ciclo adaptativo

Un aspecto relevante para los planteamientos de TO es el grado y capacidad de adaptación del individuo. Plantear si la depresión está causada por una pérdida de un ser querido, por el proceso de envejecimiento o por causas biológicas es relevante. Sin embargo, cualquier individuo que entre en la vejez pasará de una manera u otra por una serie de vivencias comunes (propias de esa etapa de la vida) y, sin embargo, unas personas reaccionarán de una manera adaptativa y otras entrarán en ciclos de desadaptación, entre los que aparecerá y tenderá a mantenerse la depresión.

Realmente, que una persona reaccione con tristeza y ansiedad importantes ante la pérdida de un ser querido (por ejemplo), es una respuesta sana y adaptativa. Sin embargo, cuando la persona no supera la situación se habla de desadaptación y será necesaria la intervención sobre la depresión.

No conviene olvidar que el papel de la TO en la atención a personas mayores implicará también la prevención, y como tal incluirá las acciones e intervenciones necesarias para prevenir la desadaptación relacionada con la depresión.

Depresión y desenvolvimiento ocupacional

El estado depresivo en la persona afecta a su nivel de activación, al proceso cognitivo de análisis y evaluación de las acciones realizadas y de sus resultados, y a los planteamientos de objetivos y expectativas sobre los resultados. De alguna manera, disminuye la eficacia de sus habilidades y afecta a la automatización de sus hábitos.

Según los planteamientos del modelo de ocupación humana (MOH) esta afectación podría describirse de la siguiente forma:

1. Durante la ejecución ocupacional, la persona con depresión puede tener mediatizado su proceso de análisis de diferentes maneras: por tener unas expectativas de fracaso que le lleven a abandonar o evitar situaciones y desempeño de actividades; porque la propia evaluación de su desempeño sea negativa (aun aunque la información que reciba sobre los resultados y la ejecución sea positiva); porque se perciba como incompetente y que sus habilidades no son eficaces, ni adecuadas, para el desempeño y manejo en su entorno; porque tenga un *locus* de control excesivamente externo (da lo mismo lo que haga, nada va a estar afectado en su entorno) que le dirija hacia una menor implicación y toma de responsabilidades, o un *locus* de control excesivamente interno (cualquier cosa que haga afecta dramáticamente a su entorno) que le dirigirá a tomar patrones de desempeño rígidos.
2. Los objetivos pueden estar afectados: por ser demasiado ambiciosos (unos valores excesivamente exigentes, rígidos y perfeccionistas); por ser pocos, limitados, o planteados con una gran limitación de tiempo; o porque las actividades hayan dejado de tener significado y, por esto, no se plantean objetivos en ellas. Es muy frecuente que se reduzcan de una manera importante los intereses por las cosas, ya sea en general, ya sea dirigiéndose solamente hacia un área ocupacional (p. ej., trabajo).
3. El ejercicio de roles se ve afectado por lo anterior y por el estado emocional del individuo, de manera que puede causar un desequilibrio entre los diferentes roles, la desaparición del ejercicio de algunos, y hasta la pérdida de roles valorados por el individuo. También puede darse una afectación en los hábitos debido a la pérdida o detrimento del ejercicio de roles (ya no son necesarias las rutinas de los roles perdidos o modificados), o los hábitos dejan de ser automatizados debido a la afectación de las habilidades del individuo.
4. Las habilidades del individuo con depresión también pueden estar afectadas: enlentecimiento de las habilidades motrices, disminución de la concentración, aparición de confusión, aumento de dificultades para resolver problemas y cambio de estilo en la manera de establecer relaciones (mayor tendencia al aislamiento, o interacciones centradas en uno mismo) son los signos que con mayor frecuencia aparecen en la persona con depresión.

Papel de la actividad y de la ocupación

Es importante puntualizar los matices que diferencian el papel de la actividad y el de la ocupación en las personas mayores con depresión. Al principio de este capítulo se ha hecho referencia a los cambios que ocurren en el área ocupacional de toda persona mayor.

El tipo de ocupaciones que rigen la nueva vida de la persona mayor y el balance que puede haber entre ellas son factores que le afectan de una manera importante. A su vez, el cambio en el área ocupacional influye en el tipo de actividades que el individuo llevará a cabo y en la manera en la que las ejecutará.

Cuando nos planteemos la intervención desde la TO, siempre deberemos prestar atención a la situación ocupacional en la que se encuentra el individuo e intervenir en ella y en el equilibrio ocupacional, desde las actividades y desde el entorno.

Intervención desde terapia ocupacional

La intervención desde TO deberá contemplar los puntos afectados (descritos previamente en este capítulo), y dirigirse al entorno del individuo y hacia la interacción que se da entre el individuo y su entorno.

Un punto de intervención crucial y de atención constante será la manera en la que el individuo capta e interpreta la información que recibe de su entorno y de su hacer, dado que en este punto es muy probable que existan distorsiones.

Nuestra intervención deberá dirigirse hacia:

1. Crear un contexto estimulante y que dé cabida al desempeño ocupacional competente del individuo. Esto supone sacar a la luz las destrezas del individuo y permitir que él mismo las constate. Todo ello implica la transmisión de la actitud (por parte del profesional y del entorno del individuo), y el tipo de actividad (que garantice el éxito y la constatación de éste).
2. Dar siempre la oportunidad y promover la toma de control del individuo sobre la situación. Esto supone brindar ayuda para que sea él quien pueda reajustar su actitud ante las situaciones. Las conversaciones sobre el plan de intervención, la identificación de objetivos y el análisis de resultados (entre otras cosas) ayudan mucho a potenciar el *locus* de control interno del individuo y, sobre todo, a adecuar y objetivar las actitudes negativas, rígidas y desadaptadas (cuando se den).
3. Dar a la persona información sobre su desempeño y evolución. Potenciar la constatación de éxitos y ayudar a relativizar la percepción de fracaso (desde la realidad y la normalización).
4. Ayudar al individuo a identificar objetivos ocupacionales a corto, medio y largo plazo; a adecuarlos a la realidad; a identificar las acciones que llevarían al logro de objetivos, y a identificar el significado de dichos objetivos y acciones.
5. Potenciar las áreas de interés del individuo y relacionarlas con roles importantes para él. Ayudarle a identificar actividades y situaciones en las que disfrute, y a explorar nuevas áreas de interés.
6. Promover desde el entorno las situaciones, actividades y actitudes, el ejercicio de roles valorados por el individuo y el equilibrio y adecuación de los diferentes roles acordes con su edad.
7. Promover que el individuo ejerza nuevos roles, donde pueda poner en juego sus puntos fuertes y percibirse como eficaz y valorado.
8. Apoyar el restablecimiento de rutinas y su adecuación a las capacidades del individuo y al entorno.
9. Promover el entrenamiento y la optimización de habilidades del individuo.
10. Intervenir en el entorno (físico, social y cultural) del individuo para que facilite el desempeño ocupacional competente y la calidad de vida.

Todo ello se podrá llevar a cabo desde la intervención directa del profesional, la influencia del entorno y a través de la actividad. Debido a la interrelación que existe entre sentir y hacer, desde la actividad se puede influir en el estado de ánimo del individuo que la realiza. De esta manera, podrá ser utilizada (ya sea por el profesional y otras personas del entorno, ya por el individuo afectado), para:

1. Desviar o reorientar su atención y así dejar de lado, durante un tiempo, los pensamientos negativos.
2. Aportarle un disfrute que sirva como primer paso para vivenciar las situaciones de

una manera más positiva, y también como descanso para el sufrimiento.
3. Reorientar y objetivar las distorsiones cognitivas a través de la constatación de la realidad y así pues, de la objetivación de ideas y conclusiones.

Ansiedad

Para tratar el tema de la ansiedad en las personas mayores puede ayudar un ejemplo: una señora (usuaria de una residencia de mayores) a la que se le planteó que asistiera a la actividad de hacer labores con el fin de que saliera de la situación de inactividad a la que estaba sujeta. Se había valorado que la usuaria podría sentirse reconocida socialmente si se la implicaba en una actividad que ella misma había realizado con éxito en el pasado (había sido ama de casa y se había dedicado casi todas las tardes desde su juventud a realizar labores de bordado, ganchillo y bolillos, que habían causado la admiración de la gente que la rodeaba). Por este motivo, se planteó desde TO que se le ofreciera la posibilidad de participar en los talleres de labores y si quería, que enseñara y ayudara a otros residentes. Ya que parecía un buen planteamiento, la decepción de la TO fue muy grande cuando la señora rechazó la propuesta. Hasta aquí podemos pensar en muchos casos en los que hemos encontrado reacciones parecidas. A partir de aquí empieza el trabajo cuidadoso y complejo del terapeuta. En el caso presente se realizó un buen trabajo, sin presionar a la usuaria, y esperando a que se diera la conversación en la que, cuando ella se sintiera libre (porque el profesional no hubiese mostrado ningún signo verbal o no verbal de crítica o decepción), expusiese las causas de su decisión. Resultó ser que la usuaria tenía dificultades para asimilar las limitaciones que le suponía el envejecimiento, y conforme había ido aumentando su inseguridad, se le hacía imposible iniciar cualquier actividad por la ansiedad que le creaba el miedo al fracaso.

El motivo de mencionar este caso es para plantearnos las siguientes cuestiones: ¿cuántos casos nos encontramos en los que los individuos desempeñan un papel pasivo e inactivo?, ¿cuántos profesionales interpretan esto como vagancia y falta de interés?, ¿cuántas evaluaciones se realizan en las que no se facilita a la persona la expresión libre de sus miedos?

Entendiendo la ansiedad como la reacción ante un peligro potencial, la vejez como etapa de vida comporta múltiples situaciones que pueden vivirse como peligros potenciales: la cercanía de la muerte (que se refuerza con la muerte de cada amigo, de la pareja, de conocidos, de compañeros de la residencia, etc.), la pérdida o el deterioro de capacidades y destrezas (que sale a la luz en la realización de actividades), el cambio de nivel social (que se puede percibir como falta de valoración social), etc. Ésta es, quizá una de las etapas de la vida que demanda una mayor adaptación por parte del ser humano, y cuando llevamos en nuestra vivencia años de experiencia, ¿no es más difícil que nos adaptemos a los cambios?

Características y componentes de la ansiedad

La ansiedad es, en muchos casos, una reacción humana sana y normal. Cuando el nivel de activación del individuo aumenta porque se prepara para llevar a cabo una acción o desempeñar una actividad, sirviéndole esto para permitir el impulso creativo y el aprendizaje, hablamos de la reacción normal que todos tenemos, y cuando el individuo tiene una respuesta de ansiedad proporcionada en relación con un estímulo de peligro, hablaremos también de una reacción normal.

Pero cuando la respuesta de ansiedad del individuo es desproporcionada en relación con el estímulo de peligro potencial, o este peligro no existe, o estaremos hablando de ansiedad patológica, y susceptible de tratamiento.

Por último, cuando la respuesta de ansiedad ha sido normal en un principio, pero los mecanismos que el individuo ha puesto en juego para manejarla no han sido eficaces, o incluso, están alimentándola, hablaremos de una conducta desadaptativa y susceptible de tratamiento.

Niveles de respuesta. Importancia de su identificación

Existen múltiples publicaciones en las que describen los diferentes niveles de respuesta de la ansiedad (fisiológico, cognitivo y motor). Desde nuestra experiencia profesional en la intervención con personas que sufren de ansiedad hemos aprendido que uno de los elementos que determina el éxito de la intervención es hacer posible la identificación y el análisis de los diferentes niveles de respuesta en la práctica. Cuando la persona con ansiedad relata su situación es muy fácil sentirse impregnado de ese negativismo y de esa sensación de acorralamiento que la persona percibe. Seremos nosotros, los profesionales, los que podremos aportar la claridad del punto de vista del que se encuentra al margen de la situación, y que, con los conocimientos sobre la teoría que poseamos, podremos ayudar al individuo a identificar cada nivel de respuesta y los aspectos en los que cada uno de ellos distorsiona o afecta negativamente al manejo de su situación.

Ansiedad en la persona mayor: diferencia entre hábito y reacción

Uno de los aspectos que caracteriza la intervención con personas mayores es la importancia y el peso de los hábitos de vida que han ido manteniendo durante un largo período de tiempo. Respecto a la ansiedad es algo importante que se debe tener en cuenta, ya que nos encontraremos con frecuencia con personas que han tenido un comportamiento ansioso a lo largo de toda o de una gran parte de su vida. En estos casos la intervención deberá estar dirigida en una parte a la adecuación de esos hábitos, con todo lo que ello conlleva.

Estar habituado a la ansiedad implica, por un lado la aparición automatizada de pensamientos que provocan o potencian (según el caso) ansiedad. Por otro lado, supone que el individuo ha ido creando y acoplándose a un rol con unas características de desvalimiento, a veces fracaso, incapacidad, dependencia o poca iniciativa. El peso del rol será uno de los elementos más costosos de modificar, ya que implica modificaciones no sólo en la actitud del individuo, sino también en las actitudes de las personas que le rodean.

Es importante recordar que cualquier modificación de la actitud supone que previamente el profesional ha tenido que promover la construcción en la persona de una sensación de capacidad y de mayor control. Éste es uno de los principios de cuidado a los que será necesario atenerse.

Por otro lado, se puede entender la ansiedad como una reacción a una situación concreta. La persona mayor pasa por una serie de cambios que, en muchas ocasiones, pueden provocar ansiedad: por ejemplo, la pérdida de seres queridos. Sin embargo, la ansiedad sostenida y patológica, aunque en un principio puede aparecer como reacción a una situación dada, se mantiene y potencia por patrones y mecanismos desadaptativos. Cuando la persona mayor vive situaciones en las que se demanda de ella un mayor nivel de adaptación puede tener una reacción adaptativa y sana (que no excluye esfuerzo y, en ocasiones, sufrimiento), o entrar en un círculo de desadaptación.

Ansiedad y funcionamiento ocupacional

El desenvolvimiento ocupacional implica la puesta en juego de un conjunto de elementos internos del individuo, y la interacción y adaptación mutua entre éste y el entorno. Lo primero que se plantea desde las diferentes disciplinas que tratan la ansiedad en la persona mayor es que el autoconcepto del individuo es un elemento clave en la aparición de la ansiedad. Otro elemento al que se dirige la intervención es el aspecto cognitivo (las valoraciones y conclusiones que elabora el individuo con ansiedad, y el hábito que tiene en el proceso de pensamiento y en las acciones). Si analizamos la ansiedad en relación con el funcionamiento ocupacional, además deberemos prestar atención a los roles que ejerce el individuo y a la manera en que los pone en juego, a la percepción de la capacidad que tiene de sí mismo, al grado en el que considera que tiene efecto sobre su entorno y, por último, valorar si la persona posee las habilidades necesarias para lograr un desenvolvimiento ocupacional competente.

Siempre que sea posible, intentaremos analizar con la persona los pensamientos que aparecen y los puntos que hacen que esos pensamientos pierdan la objetividad o el contacto con la realidad, y cuando la persona haya tomado conciencia del efecto negativo que producen en su vida, le ayudaremos y apoyaremos para que vaya modificándolos hasta adecuarlos.

Respecto a la actividad, podemos encontrar con mucha frecuencia pensamientos que potencian la inseguridad, la sensación de incapacidad y de peligro (miedo al fracaso, al ridículo, etc.). Esto significaría que cada vez que el individuo se plantea una actividad determinada (o en algunos casos, cualquier actividad) hace una valoración negativa sobre sí mismo que le provoca una elevación excesiva del nivel de activación interna *(arousal)* hasta el punto de condicionar negativamente su desempeño (realizando la actividad con tanto nivel de ansiedad que le produce distracciones, déficit de atención, dificultades en la destreza motora, olvidos sobre los pasos que debe seguir para la ejecución) o hasta impedirle el inicio y realización de la actividad.

También puede producirse la situación en la que la persona introduce los pensamientos de infravaloración, percepción de peligro y miedo en la evaluación que realiza de su ejecución conforme realiza la actividad y al finalizarla. Esta situación introduce al individuo en un círculo de negatividad que termina en la percepción de una situación sin salida (típica de la ansiedad).

Abordajes desde la terapia ocupacional

Abordaje focalizado en el proceso mental

Cuando nos planteamos una intervención sobre la ansiedad basada en el análisis y la modificación del proceso mental es indispensable que el paciente quiera y se plantee como objetivo o como necesidad hacer algo para manejar la ansiedad que está sufriendo. Estos programas se centran en el trabajo que el paciente debe realizar para aportar información, analizarla, aprender estrategias de manejo, determinar los momentos en los que se van aplicar y revisar la efectividad del plan de acción; todo ello con ayuda del profesional.

Podemos plantearnos una intervención en la que se analice con el paciente lo que está sucediendo a lo largo del período en el que sufre la ansiedad. Básicamente, nos apoyaremos (y, a su vez le brindaremos un apoyo visual) en escribir y situar cada nivel de respuesta que se está dando según va ocurriendo el estado de ansiedad.

El ejemplo más claro es cuando estamos tratando crisis de pánico: preguntaremos al individuo cuál es la situación que él considera que le produce el pánico (y cuando la persona no la identifica, reflejaremos el detonante que él considera que desencadena su crisis); a continuación, le preguntaremos qué pensaba tras la identificación (lo escribiremos con el epígrafe de «pensamiento»), seguiremos preguntándole qué sentía físicamente (y lo escribiremos con el epígrafe «respuesta fisiológica»), y, por último, le preguntaremos qué hizo después de pensar y sentir lo que dice (y los escribiremos bajo el epígrafe «acción»). Y así sucesivamente hasta el final de la narración de su crisis de pánico, cuando le pediremos que describa de qué manera acabó (y a su vez lo escribiremos) (fig. 14-1).

Las siguientes sesiones las dedicaremos a analizar con el individuo lo que ocurre en la crisis, a relativizar los pensamientos que, debidos al estado de ansiedad, tienen un carácter negativo y «absoluto» (en el sentido de que no le dejan salida), a que aprenda estrategias de relajación y de manejo de los síntomas fisiológicos, a potenciar el *locus* de control interno del individuo, a aplicar las herramientas y estrategias que consideremos (usuario y terapeuta) convenientes y a analizar los resultados.

La utilización de una hoja grande de papel que permita que el individuo visualice la crisis puede ser de gran utilidad en el manejo de la ansiedad: para detener y contener en un espacio limitado lo que el individuo percibe como fuera de su control; para poder seguir analizando con el sujeto lo que está ocurriendo y, sobre todo, sus pensamientos durante la crisis (habremos tenido gran cuidado en escribirlos de manera literal); para añadir más adelante las posibles estrategias de intervención que se planteen y situarlas en el momento que consideremos que pueden ser eficaces; y, por último, para que conforme vaya evolucionando la intervención, el individuo pueda comprobar sus avances en el manejo de las situaciones.

El análisis del proceso mental se podrá llevar a cabo también cuando la persona está realizando la actividad o cuando ésta es la causa de ansiedad. En el siguiente punto se tratará este aspecto.

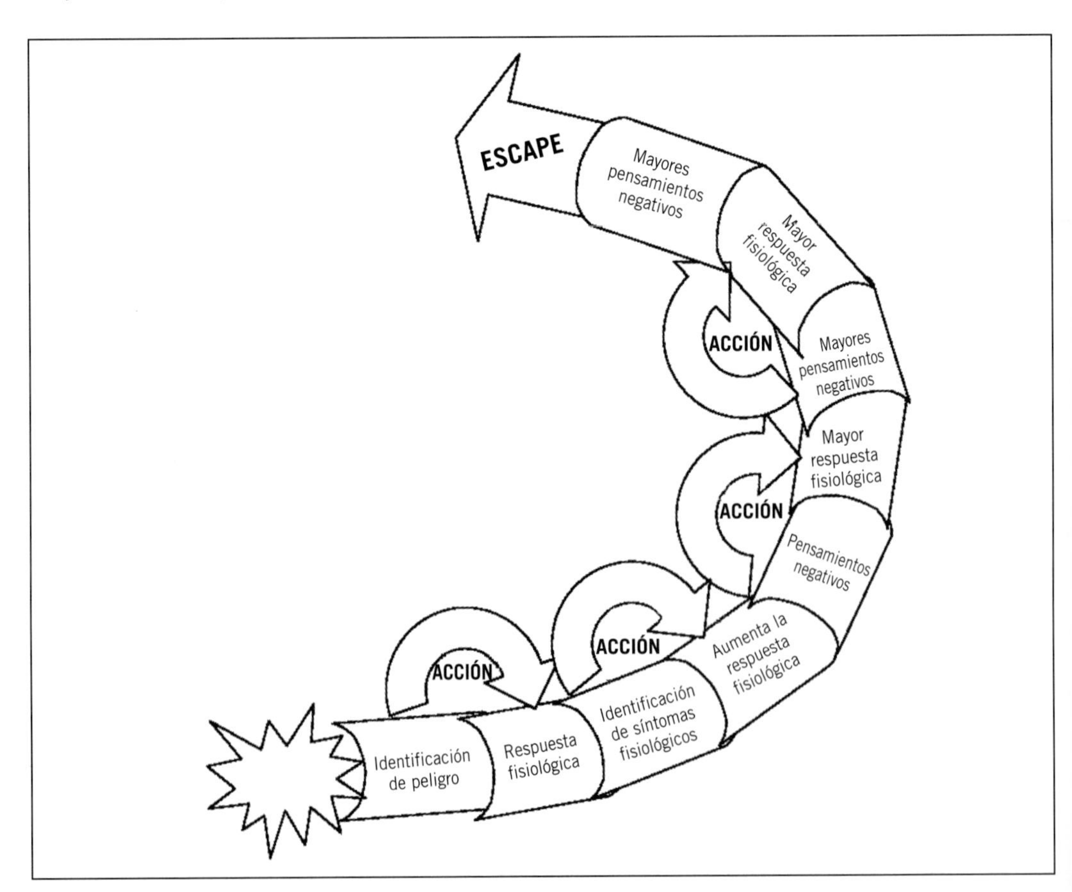

Figura 14-1. *Proceso de interacción fisiológica, mental y cognitiva en una crisis de pánico.*

Abordaje a través de la vivencia de la actividad

Ya que las actividades influyen de una manera u otra en el individuo, según sean y según las viva y las ejecute, son una herramienta útil en la intervención terapéutica para el manejo de la ansiedad.

En muchos casos, la intervención directa a través de la palabra es insuficiente, o el individuo todavía no está en condiciones todavía para poder captar y asumir lo que se le plantee. Sobre todo en esos casos se puede utilizar la vivencia de la actividad como medio terapéutico.

También puede ocurrir que la propia actividad sea la causa de la ansiedad del individuo. Entonces podremos intervenir de manera paralela desde la actividad y la palabra para que el individuo maneje su ansiedad. En primer lugar será necesario detectar las causas concretas de la ansiedad respecto de la actividad y a partir de ahí, graduar y adaptar la actividad, y trabajar con el individuo lo que ocurre de forma previa, durante y al finalizar la ejecución dicha actividad (tabla 14-1).

TABLA 14-1
La actividad como herramienta para manejar la ansiedad

Etapa	Proceso del individuo	Abordaje
Anticipación	Expectativas de fracaso	Presentación de la actividad incidiendo en los aspectos positivos del individuo y en las pautas que debe seguir para lograr el éxito Realizar con el individuo un análisis de los pensamientos de anticipación
	Baja creencia en la habilidad propia	Dar a conocer la actividad reforzando las destrezas que posee Adecuar la actividad para potenciar la creencia en la habilidad
	Locus de control externo	Adecuar la actividad para potenciar el *locus* de control interno. Que la acción del individuo esté reflejada en los resultados de la actividad
	Experiencia previa de fracaso	Analizar puntos en los que fracasó y potenciar la habilidad, el proceso para el éxito
	Excesiva autoexigencia	Adecuar valores. Analizar con el individuo sus valores y ver si se pueden adecuar a la realidad
Ejecución	Papel de ansioso	Potenciar desde la actividad beneficios de un rol más adaptado. Elegir actividades que potencien en la persona su autoafirmación, seguridad y toma de responsabilidades
	Valoración de fracaso	Utilización de la actividad para objetivar la valoración. Basarse en analizar con el individuo los resultados comprobables y reales
	Distorsiones cognitivas	Apoyo en la experiencia de la actividad para identificar con el individuo las distorsiones cognitivas y modificarlas y aplicar los resultados desde la actividad
Finalización	Valoración de fracaso	Utilización de la actividad para objetivar la valoración. Constatar los resultados de manera objetiva y palpable
	El éxito del resultado no influye en el autoconcepto (éxito no valorado)	Identificación (a través de la experiencia de la actividad) de los elementos que dificultan la incorporación del éxito al autoconcepto de las estrategias de afrontamiento y aplicación en la actividad del plan

Cuando existe deterioro cognitivo

Los planteamientos de manejo de ansiedad descritos hasta aquí en este capítulo se basan en que el profesional cuente con la participación activa del individuo al que atiende y en los que la toma de decisiones siempre estará en manos del paciente. Pero, ¿qué ocurre cuando el individuo sufre deterioro cognitivo?

Es importante aclarar que cuando el deterioro es leve o moderado, es muy importante contar con la opinión y participación del individuo: se intentará que la persona capte la información que se le da adaptándola a su nivel de comprensión. Únicamente cuando el deterioro sea grave nos plantearemos incidir sobre todo desde fuera para crear en el individuo una sensación de bienestar que sea incompatible con la ansiedad.

De nuevo, se puede usar la actividad en el manejo de la ansiedad, pero graduaremos además el nivel de profundización en el análisis de la actividad y de la situación de ansiedad.

Sobre todo, tendremos en cuenta el sentido que puede tener la actividad para el individuo. Las personas con deterioro cognitivo moderado pueden captar aún si están realizando actividades que, aunque sean sencillas, implican el ejercicio de un rol valorado. Siguiendo la tabla 14-2, se puede aplicar lo

TABLA 14-2
Tipos de actividad en función del nivel cognitivo

Grado de afectación cognitiva del individuo	Grado de análisis que se hará de la actividad (con el individuo)	Sentido que tiene para el individuo la actividad	Fundamentos	Objetivos
Ningún deterioro	Detallado y profundo	Significativa	La realización con éxito de actividades significativas incide directamente en la autoestima y el bienestar del individuo Es necesario que el individuo posea las habilidades y conocimientos suficientes para el resultado exitoso La toma de decisiones y participación activa del individuo potencia la percepción de *locus* de control interno en el sujeto	Afectar positivamente al proceso interno del individuo, en especial el autoconcepto y el *locus* de control
Pérdida de capacidad leve y moderada	Básico y comprensible para el individuo	Útil	Se tendrá en cuenta que el individuo posea las habilidades suficientes y reconozca la utilidad de la actividad. Además deberá estar garantizado el éxito de la ejecución	Potenciar en el individuo la sensación de capacidad
Alto deterioro	No se realizará formalmente	Placentera	La sensación de satisfacción es incompatible con la ansiedad	Crear sensación de bienestar y satisfacción

tratado anteriormente en este capítulo para el manejo de la ansiedad de personas con deterioro cognitivo.

El modelo de Allen detalla el tipo de actividad indicada para cada persona con deterioro cognitivo y la capacidad de cada uno para captar su significado social y personal.

Herramientas y recursos de apoyo

El profesional deberá recurrir a las herramientas y técnicas existentes para ejercer su papel de facilitador de la evolución o desarrollo del individuo al que trata. Deberá identificar las que sean más adecuadas para cada caso y momento y para ello podrá contar en muchas ocasiones con la ayuda y opinión del propio paciente. Además, deberá estar atento a las posibles estrategias particulares de cada paciente y que podrían ayudarle en el manejo de su ansiedad (darse un paseo, pensar algo determinado, tomarse algo dulce, darse una ducha, etc.).

Existen diversas herramientas de apoyo en muchos textos, a las que se puede recurrir y conviene formarse a fondo para poderlas aplicar de manera eficaz y beneficiosa a cada individuo en tratamiento.

Conclusiones

La situación de cambio por la que pasan los ancianos les coloca en riesgo de padecer ansiedad y depresión. Ambos trastornos condicionan su funcionamiento ocupacional y su calidad de vida, llegando a provocar un aumento del deterioro de sus capacidades y de su bienestar.

La intervención desde TO en la depresión y la ansiedad estará dirigida hacia la afectación de los procesos mentales del individuo y hacia la vivencia que tiene sobre su hacer. El profesional utilizará para la intervención el entorno y, desde éste, la actividad y a sí mismo.

La claridad por parte del profesional para identificar los niveles cognitivo, fisiológico y motor del individuo será de vital importancia para conseguir un manejo eficaz de la ansiedad.

BIBLIOGRAFÍA

Allen CK, Earhart CA, Blue T. Occupational therapy treatment goals for the physically and cognitively disabled. Rockville: AOTA, Inc., 1992.

Bobes J et al. Psicogeriatría. Madrid: Grupo Aula Médica, 1997.

Bonder BR, Wagner MB. Functional performance in older adults. Filadelfia: FA Davis, 1994.

Calcedo A. La depresión en el anciano. Doce cuestiones fundamentales. Madrid: Fundación Archivos de Neurobiología, 1996.

Durante P, Noya B. Terapia ocupacional en salud mental. Principios y práctica. Barcelona: Masson, 1998.

Fernández-Ballesteros R. Evaluación e intervención psicológica en la vejez. Barcelona: Martínez Roca, 1992.

Kielhofner G. A model of human occupation. Theory and application. Baltimore: Williams and Wilkins, 1985.

Montgomery SA. Ansiedad y depresión. Petersfield: Wrightson, 1992.

Incontinencia urinaria

15

V. Pistorio Giménez y M. J. Orduña Bañón

Introducción

La incontinencia urinaria se define como la pérdida involuntaria de orina a través de la uretra, lo que constituye a la vez un problema social e higiénico, objetivamente demostrable.

La vida diaria de una persona con incontinencia urinaria se modifica inevitablemente, no sólo en el aspecto físico de su salud sino también en las esferas psíquica y social, de modo que será frecuente encontrar personas con sentimientos de ansiedad, vergüenza y frustración cuya vida social se reduce progresivamente, en múltiples ocasiones como un mecanismo defensivo para evitar posibles accidentes en relación con la incontinencia.

Envejecimiento e incontinencia urinaria

Con respecto a la influencia del envejecimiento sobre la continencia, debemos recordar que, si bien se producen cambios fisiológicos en el tracto urinario inferior del anciano, éstos no condicionan necesariamente la pérdida de la continencia. Los factores directamente relacionados con la incontinencia en el anciano son la polifarmacia y la pluripatología, así como las funciones física y mental.

Para que se dé un estado o situación de continencia es necesario mantener un depósito efectivo en el tracto urinario y un vaciado igualmente efectivo de éste. Se requiere, también, una suficiente movilidad para acudir al cuarto de baño o elemento sustitutorio y, desde luego, las capacidades cognitivas necesarias para reconocer la necesidad de ir al baño y ser capaz de localizarlo.

Si bien es importante el adecuado funcionamiento del tracto urinario para el mantenimiento de la continencia, este factor no es el único necesario; las capacidades psicomotrices del anciano, así como la existencia de barreras arquitectónicas, cobran especial importancia no sólo como posibles desencadenantes de trastornos de la continencia, sino también como factores que hay que valorar y revertir en el tratamiento de ancianos incontinentes institucionalizados.

Formas de presentación clínica

Incontinencia de urgencia. Es la forma más frecuente en pacientes varones mayores de 75 años. La pérdida de orina está en relación con un deseo miccional muy fuerte. Los pacientes se quejan de que no les da tiempo de llegar al cuarto de baño.

Suele estar causada por un proceso irritativo del tracto urinario inferior o por una disfunción del sistema nervioso central que libera al tracto urinario inferior de las influencias inhibitorias normales.

Incontinencia de esfuerzo. Es común en mujeres mayores debido a una afectación del soporte pélvico y a la hipermovilidad del cuello vesical y de la uretra proximal.

La pérdida de orina está en relación con cualquier actividad física o movimiento que genere el aumento de la presión intraabdominal, como tos, estornudos, risa, etc.

En el anciano, sobre todo de sexo femenino, es frecuente que se trate de un problema antiguo que ha ido aumentando de intensidad.

Incontinencia por rebosamiento. Representa un pequeño porcentaje de los casos de incontinencia en la población anciana, aunque resulta importante su identificación, puesto que la retención urinaria crónica puede ocasionar infecciones recurrentes y lesiones del tracto urinario superior.

Se presenta sólo con grandes volúmenes de orina dentro de la vejiga y cuando la presión intravesical supera a la uretral, independientemente de cualquier aumento de la presión intraabdominal.

Incontinencia sin reacción a una situación concreta. Con frecuencia, el anciano no sabe referir en qué ocasiones presenta incontinencia urinaria. Únicamente manifiesta que se encuentra mojado sin saber en qué momento ocurren las pérdidas.

Tratamiento

El tratamiento tendrá como objetivo la solución de la incontinencia, aunque esto no será posible en todos los casos, de modo que, a partir de estas premisas, distinguiremos dos tipos de enfoque terapéutico: el *curativo* (que trata la causa) y el *paliativo* (que trata el síntoma).

El enfoque para el tratamiento del anciano incontinente se hará desde el punto de vista interdisciplinario y se tendrán en cuenta factores tales como la etiología, el tipo y el grado de incontinencia, el sexo, el pronóstico del paciente con relación a su enfermedad, la destreza manual y la coordinación oculomanual, la motivación, la capacidad cognitiva, las posibilidades de colaboración familiar, los recursos económicos, la situación del entorno y la capacidad visual.

En cuanto al *tratamiento médico*, tanto farmacológico como quirúrgico, no siempre resuelve definitivamente la totalidad del problema del paciente incontinente, de modo que, como se ha señalado con anterioridad, el enfoque con distintas técnicas complementarias resultará más efectivo, permitiendo conseguir el máximo bienestar del anciano, así como prevenir las complicaciones asociadas a la incontinencia.

Terapia ocupacional

Se sabe que la incontinencia puede representar, para quien la sufre, una incapacidad con la que se debe convivir diariamente, de modo que, desde este punto de vista, la TO tiene una tarea que desarrollar como parte del equipo que aborda de modo integral este problema. Si se hace un repaso de las AVD, se encontrará que la incontinencia requiere tantas y tan específicas capacidades como cualquiera de las que habitualmente consideramos básicas y que engloban lo que se conoce como autocuidados.

Partiendo de estas premisas, el objetivo principal será conseguir el máximo nivel de independencia del anciano en sus actividades en relación con la continencia.

Para realizar una correcta intervención se valorará no sólo al anciano, sino también su entorno, adecuando el programa al nivel asistencial en el que se desempeñe la actividad terapéutica.

En el enfoque desde TO se incidirá sobre:

– *Paciente.* Se atenderá la movilidad, las capacidades cognitivas, las destrezas manipulativas y de coordinación oculomanual y la capacidad para utilizar ayudas técnicas.

– *Entorno*. Se facilitará el acceso a los servicios así como su correcta identificación. Se intentará lograr la comprensión de la familia sobre la importancia de colaborar en las tareas de continencia, y la implicación del personal sanitario en las actividades relacionadas con la misma.

– *Dispositivos y ayudas técnicas*. Proporcionarán seguridad, posibilidad y facilidad para el cambio de ropa, así como para el transporte y su coste adicional.

En el tratamiento de la incontinencia, como en el de cualquier otra discapacidad, la selección de las tareas que debe realizar el anciano tenderá a mantener su equilibrio emocional, controlando la angustia que generan tales tareas en relación con su continencia.

En la medida en que el anciano sea capaz de utilizar cualquier procedimiento relacionado con su continencia, experimentará sentimientos de competencia y dominio de sí mismo que, sin duda, repercutirán en una imagen propia más satisfactoria. A la vez, habremos logrado nuestro principal objetivo, es decir, conseguir el máximo nivel de independencia respecto a su incapacidad.

Fisioterapia

El trabajo de fisioterapia irá encaminado a dos puntos diferentes. Por un lado, ejercitar la musculatura pélvica y, por otro, la estimulación eléctrica.

Ejercicios de la musculatura pélvica. Los profesionales de este campo enseñan al paciente a controlar de forma repetida y voluntaria los músculos del suelo pelviano, lo que permite su fortalecimiento y estabilidad.

Para identificar correctamente este grupo de músculos se indicará al paciente que intente interrumpir el flujo mientras esté orinando.

Este tipo de ejercicios se utilizan en casos de incontinencia de esfuerzo. Se trata de una técnica segura y libre de contraindicaciones y de efectos secundarios, aunque el tiempo necesario para observar los resultados puede ser de varias semanas.

Estimulación eléctrica. Estos estímulos se utilizan con el fin de provocar la contracción de los músculos estriados del suelo pelviano y los músculos periuretrales.

El objetivo es reforzar el esfínter uretral e inhibir las contracciones vesicales en caso de inestabilidad vesical.

Entrenamiento vesical

Es una técnica esencial de enfermería cuyos objetivos son suprimir la micción refleja, incrementar la capacidad de la vejiga y disminuir la frecuencia miccional.

Las micciones se realizarán según un esquema de intervalos programados gradualmente, intentando establecer un patrón de frecuencia normal.

Los intervalos se establecerán después de analizar los horarios y volúmenes de las micciones espontáneas.

Biofeedback

Es una forma intensiva de tratamiento que utiliza signos visuales y auditivos con el fin de modificar procesos psicológicos. Se monitoriza y registra la presión intravesical, generándose una señal auditiva que varía según dicha presión.

Mediante la monitorización de sus síntomas y de la presión intravesical, el paciente aprende gradualmente a controlar la función. Este método se utiliza, sobre todo, en pacientes con inestabilidad del músculo detrusor.

Dispositivos especiales

Se distinguen tres tipos:

Dispositivos para la recolección interna. Son las conocidas sondas, indicadas para uso prolongado (sonda de Foley) o para intervalos periódicos (sondaje intermitente), sirven tanto para hombres como para mujeres.

Dispositivos para la recolección externa. Se colocan rodeando el pene del varón o adheridos a la zona genital en la mujer. Para las mujeres existen menos elecciones en cuanto a este tipo de dispositivos, y algunos no están aún bien conseguidos.

Dispositivos oclusivos. Actúan directamente comprimiendo la uretra. En el hombre se colocan sobre el pene y en la mujer en la vagina. Se deben quitar en el momento de la micción.

Productos absorbentes

Los absorbentes de orina desechables son protectores de un solo uso, compuestos de celulosa. Los hay de diferentes tamaños y formas y son capaces de retener la humedad alejándola de la piel. Se adaptan a las necesidades de los usuarios y a los tipos de incontinencia.

Los protectores de cama o salvacamas son absorbentes, impermeables y desechables. Se utilizan en el caso de que la persona deba permanecer en cama durante un tiempo prolongado. Con estos elementos, la piel del paciente permanece seca, reduciéndose el riesgo de lesiones.

Conclusión

A partir de la breve presentación realizada acerca de las posibilidades terapéuticas en la incontinencia, cabe puntualizar, una vez más, que un enfoque unidireccional difícilmente conducirá a una solución satisfactoria para el paciente.

No cabe duda que, en el tratamiento de la incontinencia, probablemente en mayor grado que en el de otras incapacidades, se hace indispensable el enfoque interdisciplinario, en el que el hilo conductor de la relación entre los profesionales y el anciano deberá ser la confianza mutua y la motivación para el mantenimiento de la continencia.

BIBLIOGRAFÍA

Elphics. Incontinence. Some problems suggestion and conclusion. Londres: Disabled Living Foundation, 1980.

Gartley CB. Cómo tratar la incontinencia. Madrid: Ancora, 1992.

Helm H. Occupational therapy with the elderly. Londres: Churchill-Livingstone, 1987.

Martínez Agulló E. Aproximación a la incontinencia urinaria. Madrid: INDAS, 1989.

Pérez del Molino J, Valencia Isarch MT. Incontinencia urinaria. En: Guillén Llera F, Pérez del Molino J, eds. Síndromes y cuidados en el paciente geriátrico. Barcelona: Masson, 1994.

Redondo L, Catalán B. Todo sobre la incontinencia. Madrid: Molnlycke, 1994.

Salina J, Verdejo Bravo C. Patología funcional del tratamiento urinario inferior en el anciano. Madrid: Elfar-Arag, 1996.

Verdejo Bravo C. Orientación diagnóstica y manejo del anciano con incontinencia urinaria. Tiempos médicos, Anuario, 1995; 11-12.

Síndrome de inmovilidad

16

P. Pedro Tarrés

Introducción

Uno de los objetivos de la geriatría, dentro del enfoque interdisciplinario, es mejorar la calidad de vida del paciente. Así, cuando un anciano está hospitalizado, la actuación del equipo interdisciplinario debe ser lo más precoz posible para evitar las complicaciones que rápidamente se instauran en una persona encamada.

Tras la valoración integral del paciente por el equipo, se aplicará un tratamiento conjunto en el que cada profesional tratará aquellos puntos relevantes dentro de su actuación.

En general, se ha de tener en cuenta que la TO ayuda al paciente a efectuar los movimientos comprendidos en el tratamiento, pero siempre debe ser el propio paciente quien los realice, en la medida que le sea posible, para así lograr paulatinamente su independencia.

Es remarcable que durante el período de tratamiento se debe implicar a la familia en el proceso terapéutico. De este modo se pretende conseguir la reinserción del paciente en su entorno sociofamiliar, sin dejar de lado la necesidad de soporte profesional que necesita la propia familia para aprender las técnicas de estimulación convenientes. Asimismo, es importante la implicación del personal sanitario para fomentar la autonomía del paciente. En ambos casos, familia o personal sanitario y cuidador, el terapeuta ocupacional asesorará e insistirá en evitar la sobreprotección o las prisas, que no benefician en absoluto la futura independencia de la persona enferma.

Condicionantes previos a la valoración funcional

La actuación del terapeuta ocupacional a la hora de tratar a pacientes encamados irá dirigida a potenciar su funcionalidad, por lo que deberá conocer previamente una serie de datos, recogidos en la valoración geriátrica, que serán fundamentales para la posterior valoración y el tratamiento funcional (tabla 16-1). En primer lugar, debemos saber el motivo que ocasiona su estancia en cama, que puede ser tan diverso como, por ejemplo, una fractura de fémur, un accidente vasculocerebral (AVC), una neumonía o una trombosis venosa profunda.

Es de vital importancia el conocimiento de las patologías asociadas. Entre ellas, des-

TABLA 16-1
Condicionantes previos a la valoración funcional

Motivo que ocasiona la estancia en cama
Antecedentes sobre patologías asociadas
Complicaciones aparecidas durante el período de inmovilización
Capacidad cognitiva, situación emocional y psicológica
Circunstancias sociales
Destino al alta

tacaríamos las incapacidades anteriores que puedan limitar la movilidad y las enfermedades y alteraciones de los sentidos actuales que condicionen el tratamiento. Asimismo, observaremos las posibles complicaciones que hayan aparecido durante el período de inmovilización, tales como las rigideces y contracturas musculosqueléticas, la pérdida de masa muscular debida a la debilidad muscular y la presencia de úlceras por decúbito o presión.

Otros datos básicos que debemos conocer son el estado de la función cognitiva, la situación emocional y el cuadro psicológico del paciente, así como la interrelación de estos tres factores. A este respecto debemos tener en cuenta la presencia de síndromes demenciales y/o delirios que produzcan, por ejemplo, agitación diurna que impida el normal desarrollo del tratamiento y/o agitación nocturna que entorpezca el sueño o el reposo y origine la misma consecuencia. La depresión, la ansiedad o, en general, las alteraciones del estado de ánimo pueden afectar también al tratamiento.

Dentro de los condicionantes exteriores al paciente, las circunstancias sociales influyen en gran medida en la actuación del terapeuta ocupacional. Entre otras, son remarcables la existencia o no de familia, el grado de implicación de ésta en el proceso terapéutico, el soporte económico y/o los recursos sociales disponibles.

Por último, el destino al recibir el alta condicionará los objetivos de la intervención del terapeuta ocupacional a la hora de realizar la valoración funcional. El alta –que puede llevar al paciente a su domicilio, a diferentes unidades de centros sociosanitarios o a alguno de los diversos tipos de residencias– también marcará la posterior actuación que debe seguir el terapeuta ocupacional.

Valoración de las AVD básicas

Antes de iniciar su intervención, el terapeuta ocupacional, como cualquier otro profesional del equipo interdisciplinario, valorará exhaustivamente las capacidades e incapacidades que presenta el paciente para la ejecución de las AVD.

La medición de las capacidades funcionales del paciente ha dado lugar a la aparición de numerosas escalas o instrumentos de medición. En el síndrome de inmovilización, como en otro tipo de patología, haremos uso de estas escalas o instrumentos de medición con el objetivo de conocer la situación funcional del paciente y así poder aplicar el tratamiento preciso.

Mediante las citadas escalas evaluaremos:

– *Capacidad funcional de realización de las AVD básicas (AVDB) e instrumentales (AVDI) previa al ingreso.* La información se recogerá, bien interrogando al mismo paciente si está en condiciones, bien a través de la familia. De todas formas, la información recogida, aunque subjetiva, será de destacable valor a la hora de planificar el tratamiento.

– *Capacidad funcional de realización de las AVDB en el momento del ingreso.* Esta evaluación será más objetiva que la efectuada anteriormente, pues el terapeuta ocupacional es quien observará si el paciente puede o no desarrollar las AVD.

Entre las escalas de valoración de las AVDB, las de mayor difusión son las conocidas como el índice de Katz e índice de Barthel, ambas con diferentes ítems y baremos de valoración pero con idénticos fines; además de estas escalas existen otros instrumentos de medición de la capacidad funcional igualmente validados (v. cap. 27).

En su conjunto, toda esta serie de escalas o instrumentos de medición presentan ventajas aunque también poseen una serie de limitaciones. En el caso de la TO, por ejemplo, pueden suponer una simplificación de una situación compleja; si bien nos ayudarán a obtener un perfil rápido del grado de dependencia del paciente, no nos servirán en el momento de aplicar el tratamiento específico.

Por medio de las escalas o instrumentos de medición validados obtendremos en breve espacio de tiempo un perfil de la situación funcional del paciente. Sin embargo, a la hora de planificar el tratamiento desde el punto de vista de la TO, se utilizarán escalas de valoración específicas de esta disciplina –que serán más analíticas para la función– y se observará detenidamente e *in situ* cómo se desenvuelve el paciente en las AVDB (v. capítulo 27).

Tratamiento de las AVD básicas

A partir del resultado obtenido en la valoración, el tratamiento se basará en un programa de actividades específicas dentro de cada área con el objetivo de lograr la movilización progresiva del paciente. El fin último es conseguir su independencia.

Durante el entrenamiento de las actividades, el paciente será estimulado a moverse por sí mismo de una forma gradual y progresiva (tabla 16-2). En general, el tratamiento se dirigirá a enseñarle cómo realizar los patrones de movimiento normal en las actividades que le resulten difíciles, atendiendo especialmente a las incapacidades o patologías asociadas. Por otra parte, cuanto más precozmente se inicie el programa de movilización progresiva, menor pérdida sufrirá el paciente en las habilidades de ejecución. Así se evitarán los indeseables efectos producidos por la inmovilidad en la cama como son las progresivas debilidad y fatiga que, indefectiblemente, llevarán al paciente a un estado de postración y dependencia.

TABLA 16-2
Fases de la movilización progresiva del paciente

Movilidad en la cama	
	Giros (izquierda-derecha, derecha-izquierda)
	Desplazamientos laterales y arriba-abajo
Sedestación	
	Sedestación al borde de la cama
Transferencias	
	Sedestación al lado de la cama
AVD elementales	
	Higiene cara-manos
	Autoalimentación
Bipedestación	
	Sentarse-levantarse de la silla
	Episodios de bipedestación
Deambulación	
AVD de higiene y vestido	
	En sedestación
	En bipedestación

Movilidad en la cama

La primera actividad que el terapeuta ocupacional enseñará a llevar a cabo será la movilidad en la cama. A partir de la posición con el paciente acostado en decúbito supino –posición de la que se partirá para todas las actividades realizadas en la cama– se le enseñará a girarse adoptando las posturas de decúbito lateral izquierdo y derecho. Para ejecutar los giros, el terapeuta ocupacional se situará de pie en el lado de la cama hacia donde se vaya a realizar el giro e indicará al paciente que doble la rodilla contraria al lado donde va a girar, apoye firmemente la planta de ese pie y, pasando el brazo –también del mismo lado– por delante del tronco, se impulse hacia el costado deseado. Si el paciente encuentra alguna dificultad, el terapeuta ocupacional acompañará el giro situando una mano detrás de su escápula y la otra en su cadera. Dentro de la actividad que comprende la movilidad en la cama se instruirá asimismo al paciente para que sepa desplazar su cuerpo lateralmente y hacia arriba y abajo.

Para enseñar al paciente a moverse lateralmente, o lo que es lo mismo, hacia un lado de la cama, el terapeuta ocupacional le indicará que eleve la cadera por medio de una flexión de las rodillas al tiempo que apoya firmemente las plantas de ambos pies sobre la cama. A partir de esta posición, el paciente desplazará la cadera hacia el lado deseado. El terapeuta ocupacional o el cuidador pueden ayudarle acompañando el desplazamiento con sus manos situadas debajo de la cadera. Si el tronco no queda en la misma línea de posición, el paciente apoyará la cabeza y los codos sobre el plano de la cama para trasladarlo.

Para ayudar al desplazamiento del tronco, el terapeuta ocupacional colocará un brazo por debajo del hombro (asiendo la nuca con la mano) y el otro por debajo de la cintura, y con ambos trasladará al paciente hacia el lado deseado.

Para desplazarse hacia arriba de la cama, el paciente flexionará las rodillas y apoyará los pies sobre la cama para así elevar la cadera; al mismo tiempo, apoyará los codos y se impulsará. Podemos ayudarle asiendo su cadera con nuestras manos y acompañándole en el movimiento hacia arriba. Si la cama tuviese cabezal o una barra donde asirse, el paciente se ayudará de ellos para impulsar hacia arriba su cuerpo.

Los desplazamientos hacia abajo los realizará el paciente flexionando ligeramente las piernas, al tiempo que se apoya sobre los codos y talones. Así situado, impulsándose con los codos y talones se deslizará hacia abajo de la cama. Le asistiremos sujetando sus caderas y conduciendo el movimiento.

Fase de sedestación

La fase de sedestación se iniciará precoz e inmediatamente después de los ejercicios de movilidad en la cama. Es básico que esta fase –que se compone de sedestación al borde de la cama, transferencias y sedestación fuera de la cama– se desarrolle correctamente y con la mayor prontitud posible para prevenir las complicaciones propias del encamamiento.

Sedestación al borde de la cama

El terapeuta ocupacional indicará al paciente los movimientos que debe realizar y cómo efectuarlos. En primer lugar, elegiremos el lado de la cama que utilizará para sentarse y situarse en el borde. En ocasiones, adoptar esta postura puede requerir la adaptación del entorno. Por otra parte, con la correcta elección del lado de la cama que se va a utilizar evitaremos posturas inadecuadas y facilitaremos la actividad en patologías específicas.

Para lograr la sedestación se parte de la posición del paciente en decúbito supino. Primero, desplaza las extremidades inferiores hasta sacarlas fuera del borde de la cama; luego, efectuando un giro, se coloca en decúbito lateral y traslada el peso del tronco al codo y, progresivamente, a la mano del lado por el que va a levantarse. El otro brazo actúa como auxiliar durante la actividad, sirviéndole para equilibrarse hasta quedarse sentado al borde de la cama con las piernas fuera de ésta. Otra variante para lograr la sedestación al borde de la cama consiste en que el paciente gira hasta la posición de decúbito lateral para, posteriormente, seguir el mismo proceso antes indicado.

Si fuera necesario, el terapeuta ocupacional asistirá al paciente durante el desplazamiento de las piernas facilitando el traslado de las mismas fuera de la cama. Para ayudar al enfermo a adquirir la posición de decúbito lateral, le asistirá impulsándole con una mano desde la cintura escapular y, a medida que vaya trasladando el tronco hacia la sedestación, le ayudará a incorporarse impulsándole desde la parte posterior de la cabeza con la otra mano. A partir de esta posición –la sedestación al borde de la cama– se evaluará el equilibrio o control del tronco que presenta el paciente.

En un primer momento, y debido al desequilibrio del tronco que pudiera aparecer, el terapeuta ocupacional ayudará al paciente de forma progresiva hasta que consiga realizar por sí mismo la sedestación al borde de la cama. Una vez alcanzada esta posición, el terapeuta ocupacional reforzará el equilibrio del paciente mediante ejercicios de control del tronco en sedestación, sin apoyos laterales ni posteriores, hasta que recupere los reflejos posturales.

La sedestación al borde de la cama sirve como preparación para la realización de las transferencias, etapa previa a la fase de bipedestación. En algunos casos será difícil que el paciente alcance la bipedestación –paso preliminar a la deambulación– si anteriormente no logra un buen equilibrio en sedestación.

Transferencias

La forma de realización de las transferencias variará según el grado de dependencia del paciente. Desde un primer momento procuraremos que las primeras transferencias –o lo que es lo mismo, el paso de la cama a la silla y viceversa– las efectúe el propio paciente implicando sus miembros inferiores (MMII), activando de esta manera el apoyo sobre éstos y la bipedestación.

Para empezar el paciente estará sentado al borde de la cama, al lado de la cual habremos situado una silla previamente. Dependiendo de la debilidad muscular y del nivel de colaboración del paciente, en un primer momento iniciaremos las transferencias con ayuda de dos personas. En este caso, quienes asistan al enfermo deberán situar un brazo por debajo de la axila del paciente y, al mismo tiempo, ofrecerán su otra mano para que el paciente se sujete y apoye con la suya como si se tratara de un bastón (fig. 16-1); la mano de la persona que asiste al enfermo servirá para guiar sus movimientos. De este modo, conseguiremos una buena sujeción y control del paciente.

Para iniciar la bipedestación desde la posición de sedestación al borde de la cama, los pies de las personas que asisten al paciente deben estar situados de manera horizontal delante de los pies del enfermo de forma que, a modo de tope, eviten un posible deslizamiento de los mismos. Al mismo tiempo, se prevendrá la posible claudicación de los MMII bloqueando las rodillas del enfermo con las rodillas de las personas que le asisten (fig. 16-2). Así conseguiremos la bipedestación. Posteriormente, y mediante un giro asistido o supervisado, quienes asistan al paciente le ayudarán a sentarse en la silla

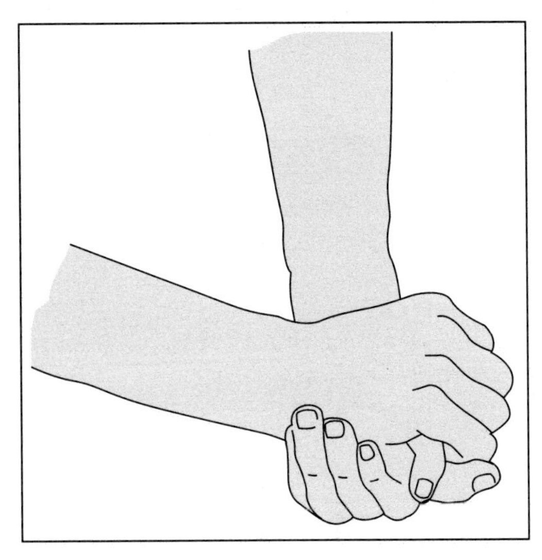

Figura 16-1. *Sujeción y apoyo de la mano del paciente a modo de bastón.*

colocada al lado de la cama. Al hacerlo, las dos personas controlarán que el paciente no se desplome en el asiento. Para evitar posibles lesiones en la espalda, y atendiendo a los principios ergonómicos, las personas que asisten al enfermo flexionarán sus rodillas mientras lo sientan.

A medida que el enfermo presente una menor debilidad muscular en los MMII y ofrezca mayor colaboración durante la ejecución de las actividades, se realizarán las transferencias con la ayuda de una sola persona adiestrada. Una vez el paciente esté sentado al borde de la cama, dicha persona pasará sus brazos por debajo de las axilas hasta apoyar las manos en las escápulas; el tronco del enfermo estará situado lo más cerca posible del cuerpo de la persona que le asista. El enfermo iniciará entonces el descenso desde la cama colocando los pies en el suelo. Al mismo tiempo, la persona que le ayuda frenará con sus pies los del paciente para que no se deslicen; inmediatamente después, si fuese necesario, bloqueará las rodillas del paciente con las suyas.

Una vez el paciente de pie y equilibrado, la persona que le asiste girará con él sin dejar la posición que le aporta una base firme

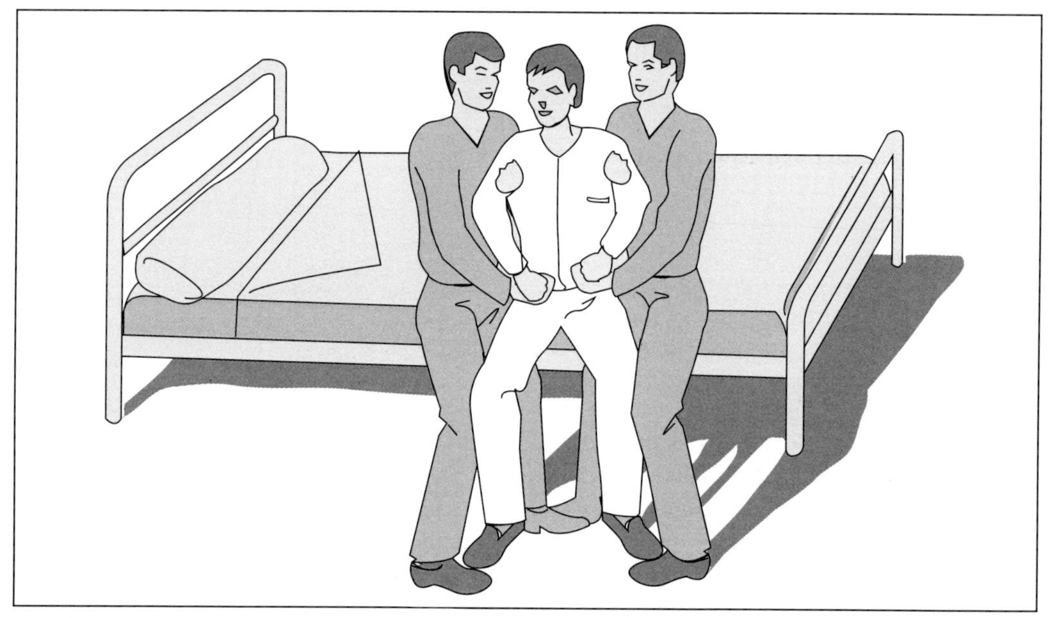

Figura 16-2. Posicionamiento del enfermo y de las personas que le asisten en el inicio de la bipedestación.

de sustentación. El enfermo quedará de espaldas a la silla y apoyará sus manos sobre los reposabrazos de la misma para sostener el cuerpo a medida que vaya bajando hasta quedarse sentado. La persona auxiliar, flexionando sus rodillas, ayudará a que el paciente se siente lentamente.

AVD elementales

Una vez sentado, el paciente comenzará a desarrollar las AVD más elementales, las cuales le obligarán a implicar sus miembros superiores (MMSS). Es fundamental que el paciente realice la actividad de higiene de la cara y las manos, así como la autoalimentación, dado que son actividades que requieren poco esfuerzo y ayudan a iniciar el camino hacia la independencia. Dichas actividades se llevarán a cabo implicando a los MMSS mientras, paralelamente, se potencian los MMII.

Ateniéndonos a que, de momento, no puede caminar, utilizaremos una silla de ruedas –autopropulsable o no– que permitirá los desplazamientos del paciente hasta el baño. Allí, además de estar en un entorno más adecuado que facilitará la higiene en sedestación, igualmente implicará los MMSS durante la realización de actividades de aseo más complejas.

Por medio de estas actividades se prevendrá la inmovilidad y se potenciará tanto la funcionalidad motriz como la sensitivoperceptiva y cognitiva del paciente. Al analizar algunas de estas actividades, se observa que el paciente tanto desarrolla movimientos amplios de los MMSS (p. ej., al llevarse los brazos a la cabeza para peinarse) como estimula la sensibilidad térmica (por medio de la temperatura del agua) y táctil (al entrar en contacto con el agua, la toalla, el jabón, etc.). A nivel manipulativo, estas actividades también mejoran la destreza y la coordinación bimanual, así como la destreza manipulativa fina (abrir y cerrar los grifos, desenroscar el tapón de la pasta dentífrica o similares, cepillarse los dientes, etc.) (fig. 16-3).

Al realizar las actividades en sedestación se sigue trabajando el equilibrio del tronco cuando se precisa inclinarse desde la silla. Esta inclinación se efectuará hacia delante y

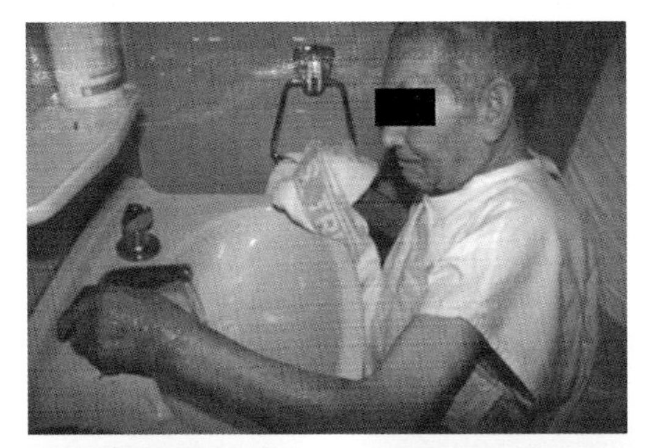

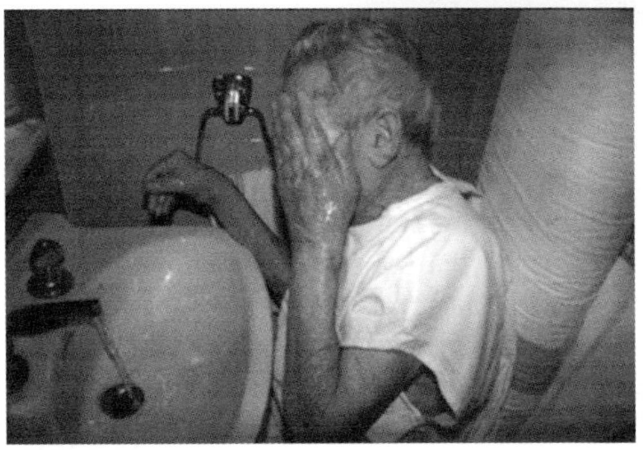

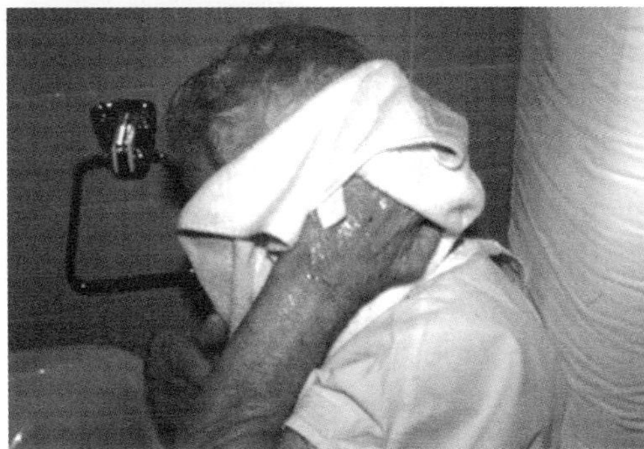

***Figura 16-3.** Actividades de higiene en sedestación con implicación de los miembros superiores.*

hacia los lados para, por ejemplo, alcanzar la toalla u otros objetos. Dichos objetos pueden ser colocados por el terapeuta ocupacional en diferentes planos de trabajo y de forma expresa para estimular la posición que crea conveniente.

A nivel cognitivo se estimula la concentración, la atención y la orientación mediante la identificación de los objetos y su uso a través de la planificación psicomotriz de las tareas. En un primer momento puede que el paciente requiera estimulación verbal para realizar las actividades, o refuerzos verbales que le permitan afirmarse cuando las ha efectuado. Asimismo, las citadas actividades incitan al autoconocimiento del propio esquema corporal a nivel de los MMSS y la cara.

Gracias a la estimulación de las actividades, potenciada a diario por el terapeuta ocupacional, el paciente retoma su autonomía en funciones psicofísicas elementales. El hecho de poder realizar estas actividades de forma autónoma favorece, por otra parte, la autoestima del paciente al comprobar que está capacitado para el desarrollo de algunas de sus actividades cotidianas.

Por último, cabría destacar que la sedestación en silla de ruedas, además de permitir el acceso del paciente al baño, facilita la salida de un entorno tan poco motivador y estimulante como es una habitación hospitalaria. Con ayuda de la familia, elemento básico durante el tratamiento de estimulación, se podrá desplazar al paciente por los pasillos y salas de la planta hospitalaria con el objetivo de que reciba estímulos exteriores (estímulos sensitivoperceptivos).

Fase de bipedestación

Como hemos citado anteriormente al hablar de las transferencias, se procurará desde un primer momento que éstas sean realizadas por el propio paciente. Desde un principio, éste implicará sus MMII, aunque necesite la ayuda de una o dos personas y/o algún tipo de ayuda técnica como, por ejemplo, un plato giratorio (v. cap. 27). A partir de aquí se pueden iniciar los episodios de bipedestación. En pacientes que no tengan estabilidad se iniciará la bipedestación manteniendo al paciente de pie durante algunos minutos con apoyo del terapeuta o de alguna ayuda técnica. Progresivamente se irá aumentando el tiempo y disminuyendo el apoyo, a la vez que se enseña al enfermo a sentarse y levantarse de la silla.

Sentarse y levantarse de la silla

Para levantarse, el paciente se deslizará hasta el borde del asiento de la silla, con sus manos sobre los reposabrazos y los pies firmemente apoyados en el suelo y ligeramente separados. Luego, inclinará el tronco hacia delante y, mientras apoya los MMSS sobre los reposabrazos, intentará levantarse. Al principio puede necesitar la asistencia del terapeuta, quien le ayudará a incorporarse de la silla. El terapeuta utilizará una mano para impulsar levemente la parte posterior del cuello del paciente, y con la otra ayudará a su MS. Asimismo, el terapeuta –o persona que asista al paciente– situará su pierna y su pie por delante del MI del paciente con el fin de fijar la posición de la rodilla y el pie del enfermo. De esta manera evitamos los posibles deslizamientos del pie o la claudicación de la rodilla.

Para sentarse indicaremos al paciente que se coloque de espaldas a la silla hasta sentir que el asiento toca la parte posterior de su pierna; sus manos se situarán sobre los reposabrazos. Siguiendo estas premisas, el paciente se sentará despacio controlando la actividad mediante sus MMSS –al tiempo que va flexionando sus rodillas– con el fin de evitar caídas bruscas. El terapeuta debe prevenir especialmente una brusca sedestación durante el desarrollo de esta actividad.

Bipedestación

Una vez puesto en pie el paciente, observaremos la posición que adopta; en un primer momento, puede presentar una postura en triple flexión (anteflexión del tronco y ligera o marcada flexión de caderas y rodillas). Dependiendo del patrón postural, se indicará progresivamente al enfermo la posición que debe adoptar, al tiempo que corregimos los desequilibrios posteriores y los flexos de cadera y rodilla que pueda presentar, hasta alcanzar gradualmente la postura adecuada en bipedestación. En ocasiones, estas correcciones son difíciles de conseguir, pero se insistirá en ellas gradualmente. En general, el tratamiento se verá favorecido si el paciente realiza a la vez ejercicios de potenciación de la musculatura de los MMII.

Cuando se efectúen los episodios de bipedestación es importante que no se produzca la claudicación de los MMII del paciente, pues podría provocar su caída. A consecuencia de ello podrían sobrevenir fracturas, hematomas u otras complicaciones, con el consiguiente riesgo de temor a ponerse en pie; esto se conoce clínicamente como «síndrome poscaída» y consiste en la falta de confianza del paciente por miedo a volver a caerse. Esta situación retrasa y empeora el tratamiento hacia la bipedestación y posterior deambulación del paciente.

Fase de deambulación

A partir de que el paciente consigue mantener una postura apropiada y un aceptable equilibrio en bipedestación, se podrá iniciar la deambulación, también de forma progresiva.

Al igual que las otras actividades, la deambulación se realizará precozmente. En un primer momento, el paciente iniciará la deambulación en la habitación, para lo que probablemente necesitará diferentes ayudas técnicas según su nivel de dependencia (caminador, trípode, bastón inglés o de puño, etc.). Las ayudas técnicas, convenientemente prescritas, favorecen la estabilidad del paciente y le proporcionan seguridad. Por otra parte, su utilización requiere un período de aprendizaje, pero serán muy útiles cuando el enfermo las necesite realmente. Sin embargo, del mismo modo que le proporcionamos estas ayudas técnicas para iniciar la marcha, es de suma importancia retirarlas (o sustituirlas por una apropiada a un menor nivel de dependencia) cuando el paciente no las necesite. Así evitamos la supeditación a aparatos o utensilios que reducen la movilidad, como sucede, por ejemplo, con el uso del andador en viviendas con poco espacio.

La deambulación, al igual que los episodios de bipedestación estudiados, se realizará con intervalos de sedestación. Dichos intervalos dependerán de la tolerancia al esfuerzo del enfermo, por lo que en ocasiones le indicaremos que repose durante largos períodos de tiempo; en otros casos primaremos la actividad y la deambulación con cortos intervalos de reposo. No obstante, siempre se valorará la cantidad de esfuerzo que puede desarrollar el enfermo, especialmente cuando presente patologías cardiorrespiratorias añadidas. En su conjunto, el proceso de deambulación, el volver a caminar, se realizará de forma segura e infundiendo progresivamente al paciente una mayor confianza en sí mismo.

Algunos pacientes pueden presentar trastornos específicos de la marcha o el equilibrio que deben ser explorados a fondo. Para ello utilizaremos tests de medición como el de Tinetti, el más completo de entre los tests validados. En la práctica cotidiana también se emplean la prueba de ponerse a andar, el test de Romberg, el test de Wolfson y la evaluación cronometrada de la estación unipodal, entre otros.

AVD de higiene y vestido

Para la realización de las actividades de higiene y vestido se requiere una mayor movilidad y capacidad cognitiva. Ambas actividades se realizarán según evolucione el paciente, y paralela y correlativamente a los ejercicios concernientes a la sedestación y bipedestación.

Cuando el paciente haya adquirido un cierto control del tronco en sedestación se iniciará la higiene y el vestido en dicha posición, proporcionándole ya ciertos niveles de autonomía; además, mediante la realización de estas actividades el enfermo potencia sus MMSS y estimula las funciones que corresponden a éstos.

Desde la sedestación el paciente debe comenzar las actividades de higiene y vestido de los MMSS con seguridad, aunque probablemente todavía requerirá ayuda para lavarse y vestirse los MMII, así como también para lavarse la espalda. En ocasiones, esta ayuda puede ser suplida por ayudas técnicas tales como esponjas con mango largo, calzador largo, tirantes, adaptación de la ropa, etcétera.

A medida que el paciente consiga mantenerse en pie, y tras cerciorarnos de que no habrá posibilidad de claudicación de sus MMII, se iniciarán las actividades de higiene personal y vestido en bipedestación, con períodos de descanso en sedestación. De este modo, además de iniciar estas actividades con el objetivo de alcanzar la independencia del paciente, reforzaremos los patrones posturales y el equilibrio durante la bipedestación, factores, como sabemos, indispensables para iniciar la deambulación.

Calzado

Desde el momento en que el paciente abandona la cama es muy importante el tipo de calzado que debe utilizar, tanto para iniciar las transferencias como para las fases de bipedestación y posterior deambulación. Es corriente observar en la práctica cotidiana cómo la mayoría de pacientes utilizan un calzado inapropiado. Por ejemplo los pacientes llegan al hospital con zapatillas tipo chancleta sin sujeción del talón, e incluso en ocasiones usan zapatillas cerradas como si fueran chanclas. Cierto es que a veces el problema radica en que no pueden calzarse solos; en este caso, les ayudaremos a calzarse hasta que puedan realizar dicha actividad por ellos mismos. En ocasiones, y con el fin de fomentar su autonomía, motor de la recuperación, debemos facilitar a los pacientes un calzador largo.

Para proporcionar al enfermo una buena base de sustentación, y como prevención de posibles caídas, debemos aconsejarle la utilización de zapatillas o zapatos bien ajustados que recojan todo el pie, con tacón ancho de 1,5-2 cm de altura y suela antideslizante. Este calzado estará sujeto por sí mismo o con velcros, gomas, cordones elásticos, etc., sin presentar puntos de presión. Cabe reseñar que, en patologías específicas que afecten al desarrollo de la marcha, los pacientes pueden necesitar un tipo de calzado provisto de suela más deslizante. En el caso de patologías específicas del pie –por ejemplo, deformidades– adaptaremos el calzado utilizando férulas o bien nos serviremos de botas especiales.

BIBLIOGRAFÍA

Cid Sanz P. Cuadros confusionales agudos. En: Guillén Llera F, Pérez del Molino J, eds. Síndromes y cuidados en el paciente geriátrico. Barcelona: Masson-Salvat Medicina, 1994; 211-216.

Gil Gregorio P. Caídas en el anciano. Rev. Actualizaciones médicas. Barcelona: Grupo Uriach, 1996; 32: 1-7.

Institut de Produits de Synthèse et d'Extraction Naturelle (IPSEN). Inestabilité chez la personne agée (Méthodes d'evaluation clinique). París: Cambronne, 1991; 6-23.

Salvá Casanovas A. Consecuencias psico-sociales de las caídas. Reunión de la Sociedad Española de Geriatría y Gerontología (Monográfico XVII). Zaragoza, 1995; 63-66.

Thévenon A, Pollez B. Rehabilitación en geriatría. Barcelona: Masson, 1994; 28-38.

Tinetti ME. Performance oriented assessment of movility problems on elderly patients. J Am Geriatr Soc 1986; 34: 119-126.

Parte III

Recursos asistenciales en geriatría

17

I. Ruipérez Cantera y J. Pérez Muñoz

Introducción

Por asistencia geriátrica (AG) se entiende el conjunto de niveles asistenciales, hospitalarios, extrahospitalarios y sociales que dan respuesta escalonada a las diferentes situaciones de enfermedad o necesidad de las personas ancianas de un área de salud determinada.

Para determinar los tipos y variedad de recursos asistenciales requeridos por las personas de edad avanzada es fundamental definir los objetivos. Dichos objetivos de la AG se han formulado de la siguiente manera:

– Mantener a los ancianos en su propio domicilio, con independencia, comodidad y bienestar y, cuando las posibilidades de vida independiente comiencen a disminuir, asistirlos con todos los medios necesarios durante el mayor tiempo posible, siempre en adecuadas condiciones.

– Ofrecer un nuevo alojamiento a los que, por razón de su invalidez, por no tener un hogar adecuado o por otras circunstancias, necesiten asistencia y atención.

– Dispensar asistencia hospitalaria a los que, por una afección física y/o mental, necesiten una exploración médica completa, tratamiento, rehabilitación o asistencia médica o de enfermería especializada a largo plazo.

Cualquier insuficiencia o incluso la sobrevaloración de cualquiera de los niveles supondrá una inadecuada práctica de la AG. Además, la amplia variedad de profesionales y organismos que configuran dichos niveles obligan a una adecuada coordinación e incluso integración de todos ellos. Es tan evidente la interrelación «enfermedad/necesidad» en el anciano que su enfoque y prioridad deben ser parejos. Tales conceptos y actitudes no son fáciles de implantar en el sistema sanitario, comenzando por los responsables o gestores, preocupados en exceso por no asumir gastos que, en teoría, son de otros ministerios y olvidando que el origen de los recursos es la misma recaudación de impuestos, y siguiendo por los propios profesionales, especialmente los médicos, en cuya formación académica ha predominado de forma casi exclusiva la curación, algo de prevención, muy poco de rehabilitación y nada de preocupación por la necesidad.

Otro aspecto importante en la AG de las personas mayores es la «sectorización». Es imposible aplicar eficientemente cualquier experiencia de AG si no está sectorizada.

La coordinación de recursos y la utilización adecuada de los diferentes niveles asistenciales (asistencia geriátrica a domicilio, hospital de día, etc.) serían imposibles o muy difíciles si los posibles pacientes estuvieran muy dispersos o alejados.

En los apartados 6 y 7 sobre los principios generales de los servicios geriátricos del Informe del Comité de Expertos de la OMS (1974) se hace referencia a que la red de servicios debe ser amplia, con posibilidad de establecer diferentes niveles de asistencia, para permitir la introducción de un sistema de asistencia progresiva, en términos generales, y de atención constante; dichos servicios deben estar al alcance de todos los ancianos que los necesiten y desarrollarse con la estrecha participación de los usuarios.

Niveles de asistencia

La atención al anciano mejora en calidad cuando sus problemas son tratados en el seno de un equipo de profesionales que trabajan interdependientemente en la misma dirección e interactúan formal e informalmente (equipo multidisciplinario). Dicho equipo consta como mínimo de un médico, una enfermera y un trabajador social (núcleo del equipo geriátrico) y, con cierta frecuencia, se necesita la colaboración del psiquiatra, fisioterapeuta, terapeuta ocupacional, podólogo, etc.

En la edad avanzada, todos los problemas de salud tienen implicaciones sociales. Hoy se conoce el importante papel del soporte social en el mantenimiento de la salud y en la prevención de la enfermedad en el anciano.

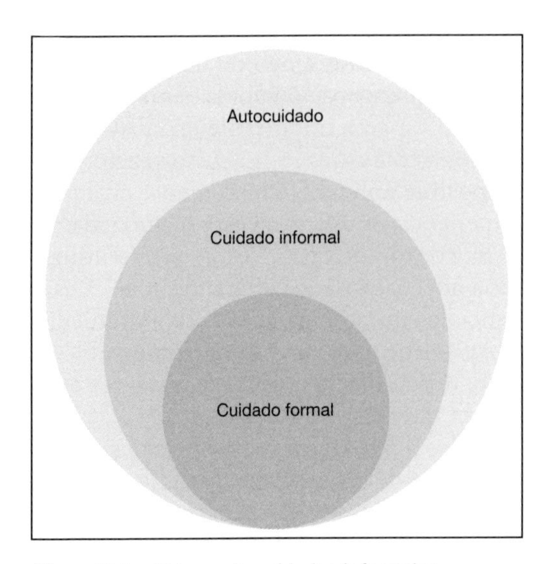

Figura 17-1. Sistema de cuidados informales.

La atención al anciano que vive en la comunidad se dispensará desde tres grandes compartimientos (fig. 17-1). Por una parte, están el *autocuidado* y el *cuidado informal* (familiares, amigos, vecinos y organizaciones de voluntarios), que se engloban dentro de lo que conocemos como «atención informal» y cuya característica común es la asistencia no profesionalizada, constituye la principal fuente de provisión de cuidados al anciano, tanto en número como en importancia. Por otro lado se encuentra la *atención formal,* que incluye la atención profesionalizada, tanto domiciliaria como institucional, imprescindibles para el cuidado de muchos ancianos enfermos, incapacitados o dependientes y como sistema de apoyo al cuidado informal.

La atención formal dentro de un área de salud dependerá de tres pilares asistenciales básicos (fig. 17-2):

- Atención primaria de salud.
- Servicios sociales comunitarios.
- Hospital de zona.

Para que este sistema de cuidados, que busca la atención integral, global y continuada del anciano, funcione correcta y eficazmente, estos pilares deben estar en íntimo contacto, perfectamente coordinados y con funciones claramente delimitadas.

Recursos sanitarios

Atención primaria de salud

En nuestro país el 95-96 % de los mayores de 65 años viven en sus domicilios. Es lógico, por lo tanto, el gran protagonismo de la medicina familiar y comunitaria, articulada por los equipos de atención primaria (EAP) en la asistencia al anciano.

Según el último documento del INSALUD, las principales líneas de actuación se concentran en un objetivo general, dirigido al mantenimiento de la persona mayor en la

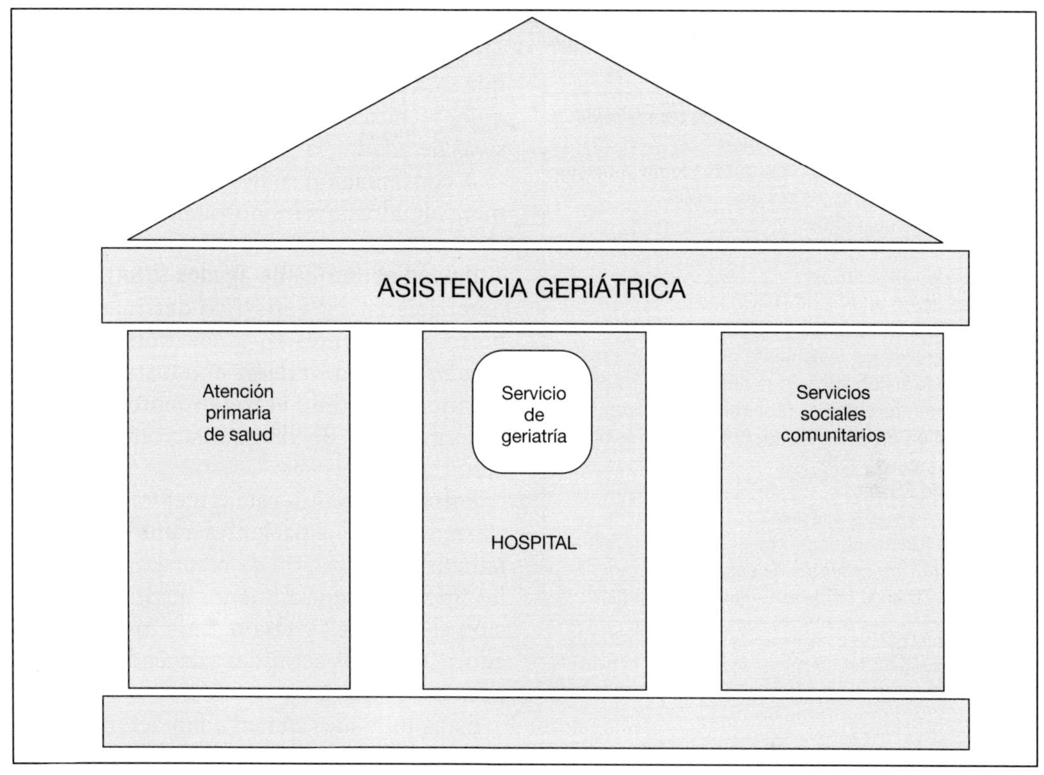

Figura 17-2. *Pilares básicos de la asistencia al anciano en un área de salud. Sistema de cuidados formales.*

comunidad, durante el mayor tiempo posible y en adecuadas condiciones de salud, así como en varios objetivos específicos recogidos en la tabla 17-1. Todo ello utilizando como marco de referencia el área de salud y como soporte físico, el centro de salud o los consultorios de atención primaria.

Los recursos humanos disponibles van desde el médico de familia, la enfermera, el trabajador social y el personal de apoyo no sanitario, hasta otros posibles, como psicólogo, fisioterapeuta, etc. Los materiales con los que se cuenta son el equipamiento básico y otros complementarios, como laboratorio, radiología, etc.

Las funciones, actividades y competencias de la atención primaria en materia de ancianos se pueden resumir en los siguientes puntos:

– *Prevención.* Se pueden distinguir, a su vez, las actividades de promoción y educación para la salud y las actividades preventivas (tabla 17-2).

TABLA 17-1

Objetivos específicos del programa de atención a las personas mayores en la atención primaria de salud

Promoción de la salud
Prevención primaria, secundaria y terciaria
Asistencia a los problemas específicos
Detección e intervención sobre los factores de riesgo que conduzcan al deterioro de la función
Detección precoz de las incapacidades funcionales y las disfunciones sociales
Dar prioridad al mantenimiento de la función y la autonomía
Potenciar las visitas domiciliarias cuando la incapacidad o la gravedad hacen difíciles los controles ambulatorios
Realizar actividades de educación para la salud, de forma que se promueva el autocuidado y la autonomía de los pacientes
Ayudar a una muerte digna mediante una atención basada en los cuidados paliativos domiciliarios

TABLA 17-2
Prevención en atención primaria de salud dentro del programa de atención a las personas mayores

Actividades de promoción y educación para la salud
Hábitos tóxicos (tabaco y alcohol)
Ejercicio físico, nutrición, uso adecuado de fármacos
Prevención de caídas y otros accidentes
Formación de cuidadores
Actividades preventivas[a]
Mayores de 65 años
Inmunizaciones (gripe y tétanos)
Colesterol sérico (solamente una vez)
Recogida sistemática en la historia clínica de los datos referentes a: tabaquismo, consumo de alcohol, ejercicio físico, nutrición, presión arterial, peso y talla
Mayores de 75 años
Agudeza visual y auditiva
Estado funcional, incontinencia urinaria, polifarmacia, antecedentes de caídas
Hasta los 75 años (mujeres): mamografía anual

[a]En la actualidad se consideran de probada efectividad y recomendadas para las personas mayores las actividades citadas.

– *Valoración geriátrica.* Clínica, funcional (escala de Lawton o índice de Katz), mental (test de Pfeiffer), afectiva y social.

– *Atención domiciliaria.* Dirigida a aquellas personas mayores con incapacidad para desplazarse al centro de salud, enfermos terminales o cuya problemática social les impida acceder a éste.

– *Coordinación sociosanitaria.* Su objetivo es mejorar y garantizar la continuidad de los cuidados.

Atención hospitalaria

Ya se ha señalado en la literatura médica que la gran mayoría de los pacientes mayores de 65 años que necesitan hospitalización ingresan en el servicio que corresponde a su patología y que dichos servicios deben adaptarse a las necesidades específicas de los pacientes.

En nuestro país, alrededor del 40 % de las camas hospitalarias están ocupadas por personas mayores de 65 años. La tendencia parece que seguirá así o irá en aumento. Desde ningún punto de vista se puede defender que una persona quede marginada de cualquier técnica o tecnología por razones exclusivas de edad.

A continuación se describen de forma somera algunos niveles hospitalarios.

Unidad geriátrica de agudos (UGA). Es un nivel asistencial geriátrico destinado al ingreso de pacientes ancianos, donde se lleva a cabo una valoración exhaustiva, de los mismos, así como el tratamiento de procesos agudos o de reagudizaciones de procesos crónicos.

Entre sus *objetivos* están: mejorar la calidad asistencial de los pacientes atendidos, racionalizar la utilización de recursos asistenciales (menor estancia, menor institucionalización al alta, etc.) y favorecer la formación, la educación y las actitudes adecuadas hacia el paciente geriátrico.

Estas unidades tienen adaptaciones en su arquitectura y mobiliario y en ellas el trabajo se realiza en el marco de un equipo interdisciplinario.

Entre sus *funciones* destacan: diagnóstico y valoración de pacientes geriátricos subsidiarios de ingreso hospitalario, tratamiento de procesos agudos o crónicos reagudizados y rehabilitación precoz, coordinación inter y multidisciplinaria con los diferentes estamentos asistenciales intra y extrahospitalarios, y docencia e investigación sobre problemas clínicos y asistenciales.

Los indicadores de *funcionamiento* son: estancia media inferior a 15 días, mortalidad inferior al 20 %, institucionalización al alta inferior al 15 % y contacto al alta con atención primaria, habitualmente telefónico, en el 100 % de los casos.

Unidad de media estancia (UME) o de convalecencia. Se puede definir como un recurso destinado a restablecer aquellas funciones, actividades o secuelas que han empeorado como resultado de diferentes patologías previas.

La UME tiene fines de rehabilitación, con especial atención a la recuperación funcional de los pacientes ingresados, sin dejar de lado el control de los problemas clínicos, mentales y sociales.

El principal *objetivo* de estas unidades es devolver a la comunidad el mayor número de ancianos con la mayor autonomía posible y prevenir la institucionalización.

Los pacientes suelen padecer secuelas de AVC recientes, postoperatorios de intervenciones ortopédicas por fracturas de cadera y, en general, enfermedades incapacitantes de pronóstico total o parcialmente favorable, cuya buena evolución no puede ser garantizada por otro nivel asistencial.

Más del 50 % de los ingresados proceden de servicios diferentes al de geriatría (traumatología, neurología, medicina interna, etcétera).

Los principales estándares de *funcionamiento* son: estancia media entre 20 y 30 días; índice de mortalidad inferior al 10 %, porcentaje de institucionalización al alta menor del 25 % y control de los resultados funcionales (diferencias entre incapacidades al ingreso y al alta).

Hospital de día geriátrico (HDG). Es un centro diurno interdisciplinario, integrado en un hospital, donde acude el anciano o el paciente geriátrico, habitualmente con incapacidad física, para recibir un tratamiento integral y/o una valoración geriátrica y regresar posteriormente a su domicilio.

Entre sus principales *objetivos* destacan:

- Posibilitar la atención (valoración y tratamiento) de pacientes que sean subsidiarios del mismo.
- Potenciar la autonomía funcional.
- Disminuir la utilización de camas hospitalarias, evitando ingresos o acortando estancias.
- Retrasar o evitar la institucionalización.

Deberán estar bien diferenciadas las cuatro áreas clásicas: médica, enfermería, rehabilitadora y social. En cuanto a la cobertura, parece suficiente con 1 o 2 plazas por cada 1.000 personas mayores de 65 años.

Es un nivel ideal para llevar a cabo las siguientes *funciones:*

- Valoración geriátrica integral de pacientes complejos.
- Atención de problemas geriátricos: caídas, incontinencia, etc.
- Seguimiento clínico de altas precoces.
- Aplicación de técnicas diagnósticas o terapéuticas que requieren el ámbito hospitalario: punciones, transfusiones, curas, etc.
- Fisioterapia y TO con especial atención a las AVD.
- Educación de enfermos, cuidadores y familiares.

Los principales indicadores de *funcionamiento* son: número medio de asistencias por paciente no superior a 20, índice de ocupación de un 80-85 %, alto porcentaje de pacientes admitidos por causas médicas y rehabilitadoras y bajo por motivos sociales (no más del 10 %), alto índice de rotación, con índice de Evans (n.° de asistencias a pacientes nuevos/n.° total de asistencias) mayor de 15, índice de pacientes nuevos corregidos (IPNc = n.° de pacientes nuevos al año × 10/n.° total de asistencias al año) superior o igual a 0,5, y baja proporción de reingresos de pacientes dados de alta a domicilio.

Consultas externas (CE). Es un nivel asistencial donde acude el paciente anciano, habitualmente con un cuadro geriátrico, para valoración diagnóstica y/o terapéutica. Las principales ventajas que ofrece son: mejora de la precisión diagnóstica (detección de gran número de patologías ocultas), disminución de los días totales de hospitalización, reducción de la institucionalización y favorecimiento de la docencia en geriatría clínica.

Existen buenos indicadores de rendimiento cuando los pacientes son remitidos desde atención primaria y cuando la relación consultas sucesivas/primeras consultas es inferior a 2.

Asistencia geriátrica domiciliaria (AGD). Es un nivel asistencial con base en el servicio de geriatría hospitalario que tiene como función colaborar con la atención primaria de pacientes cuya complejidad desborde las posibilidades de ésta. Se trata, generalmente, de pacientes geriátricos que no pueden desplazarse a la consulta, que constituyen una carga para sus cuidadores, y que, de no prestárseles atención o supervisión especializada, serán candidatos a la institucionalización de por vida.

La población que se beneficia de la AGD son las personas mayores con cuadros geriátricos y que además, reúnan los siguientes requisitos:

- No precisar hospitalización.
- Imposibilidad para recibir asistencia de forma ambulatoria.
- Cobertura sociofamiliar suficiente.
- Necesidades asistenciales que desbordan las posibilidades reales de la atención primaria.

Equipo de valoración y cuidados geriátricos (EVCG). Constituye, dentro del hospital, una unidad funcional interdisciplinaria y básica de atención específica a los pacientes geriátricos del centro y de apoyo a la atención primaria del área correspondiente.

Sus principales *objetivos* son la valoración y el tratamiento integral, la derivación al recurso más adecuado, la gestión del alta del paciente geriátrico y el apoyo a las interconsultas de otras especialidades sobre problemas o dudas en la atención diagnóstica y/o terapéutica de pacientes geriátricos complejos, así como ante el riesgo de una prolongación inadecuada de la estancia hospitalaria.

Unidad de larga estancia (ULE) o de tratamiento continuado. Mal llamadas de «cuidados mínimos», son unidades de cuidados continuados de larga duración para aquellos enfermos que, a causa de un deterioro avanzado, tanto físico (ulcerados, incontinentes dobles, etc.) como mental (p. ej., demenciados graves), requieren una atención médica y de enfermería continua.

En la ULE, el objetivo no es tanto dar el alta al paciente (sólo se consigue en un 10-15 % de los ingresos) como mantenerlo en una situación de vida digna. Estas unidades deben estar enmarcadas en el hospital o, al menos, en su área sanitaria, ser atendidas por el mismo equipo de geriatría y servir de apoyo al resto de los niveles geriátricos.

Se debe diferenciar entre los pacientes candidatos a este nivel asistencial, cuyo motivo de ingreso ha de ser, por definición, principalmente sanitario, y aquellos candidatos a recibir asistencia en residencias de ancianos, los cuales precisan institucionalización por motivos primordialmente sociales.

Recursos sociales

Institucionales

Residencias. Son centros gerontológicos abiertos, de desarrollo personal y atención sociosanitaria interprofesional, en los que viven temporal o permanentemente personas mayores con algún grado de dependencia.

La clasificación tradicional entre residencias para válidos o asistidas está siendo sustituida por una única tipología acorde con su definición, es decir, centros para personas con dependencia.

El objetivo general de estos centros es facilitar el mantenimiento de la autonomía del anciano.

Deberán ofrecer a sus usuarios, además de la cobertura de sus necesidades básicas, los siguientes servicios:

- Programas de intervención sanitaria:
  - Atención sanitaria.
  - Fisioterapia y TO.

– Programas de intervención psicosocial:
- Atención psicológica.
- Asistencia social, intervención con familias.
- Animación sociocultural.

– Programas para personas con deterioro cognitivo.

– Programas para la atención de personas con enfermedad terminal.

Centros sociosanitarios o de crónicos. Un porcentaje importante de los usuarios de estos centros son personas mayores con enfermedad y dependencia, similares a los que están en residencias sociales, con estancias medias superiores a 400 días. Las diferentes funciones son: convalecencia, cuidados paliativos, larga estancia y residencia asistida.

Un estudio descriptivo realizado en 1990 por el Programa *Vida als Anys* reveló, en cuanto a tipología de usuarios lo siguiente:

– El 80 % son personas mayores con pluripatología (30 % con demencia) y dependencia (30 % leve, 40 % moderada y 30 % grave), que presentan probabilidad muy baja de alta domiciliaria y elevada de mortalidad en dichos centros, con estancias medias superiores a 400 días.

– El 15 % son enfermos convalecientes y con estancias de 60 días.

– El 5 % son enfermos terminales, o bien con una variedad de enfermedades degenerativas o lesiones postraumáticas graves.

Excepto en los enfermos convalecientes, hay pocas diferencias entre los de larga estancia y los de residencia asistida por lo que se puede concluir que los centros sociosanitarios son mixtos.

Comunitarios

El Plan Gerontológico Nacional define las prestaciones de servicios sociales como aquellas que deben cubrir las necesidades sociales de las personas mayores, mediante el establecimiento y desarrollo de unos servicios sociales suficientes a nivel comunitario, domiciliario e institucional, que propicien las posibilidades de incorporación social.

Los cuidados comunitarios son aquellos capaces de proporcionar los medios necesarios para conseguir la mayor independencia y control de su propia vida a los ancianos que residen en la comunidad. Los principales son:

Cuidados informales. Los proporcionan aquellas personas que conviven con las personas mayores, sean familiares, vecinos o amigos. La mejor forma de favorecer este tipo de apoyo es potenciar los cuidados formales para que estén presentes cuando sean necesarios.

Ayuda social domiciliaria. El principal objetivo de este tipo de ayuda consiste en mantener en el domicilio a personas con incapacidades leves que viven solas, o servir de apoyo a los cuidadores informales. Es muy útil para aquellos ancianos que han perdido la independencia en las AVD instrumentales. Las principales actividades son las tareas domésticas, la compra, etc.

Centros de día. El centro de día geriátrico tiene un marcado *carácter rehabilitador,* dirigido hacia aquellos ancianos que presentan cierto grado de incapacidad. Son un buen complemento al hospital de día geriátrico para mantener los logros conseguidos en éste.

Hogares y clubes. Dirigidos a la atención de ancianos, teóricamente sanos, que pueden desplazarse por sí mismos. Los hogares son amplios y disponen de bastantes medios, por lo que pueden desarrollar una gran variedad de actividades, y suelen depender de organismos públicos. Por el contrario, los clubes son de menor tamaño, con recursos algo más escasos, lo cual los limita a la realización de actividades recreativas, y dependen de instituciones locales o privadas sin ánimo de lucro. Ambos favorecen la convivencia y la ocupación del tiempo libre.

Servicio de teleasistencia. Indicado para aquellas personas que viven solas o pasan gran parte de su tiempo solas y cuyas facultades mentales les permiten poder utilizar adecuadamente este servicio.

Otros. No menos importantes, y con gran expansión en los últimos años, son los servicios de comidas a domicilio, los comedores públicos, las lavanderías, el voluntariado, etc.

BIBLIOGRAFÍA

Brocklehurst JC. The geriatrics service and the day hospital. En: Brocklehurst JC, ed. Textbook of geriatric medicine and gerontology. Edimburgo: Churchill-Livingstone, 1992; 1005-1015.

Consensus Development Panel. National institutes of health consensus development conference statement: geriatric assessment methods for clinical decision-making. J Am Geriatr Soc 1988; 36: 342-347.

Generalitat de Catalunya. Direcció d'Ordenació. Planificació Sanitària. Bases d'un model d'atenció sòcio-sanitari, del seu finançament i del desplegament de recursos,1990-1995. Programa Vida als Anys. Barcelona, 1989.

González Montalvo JI, Pérez del Molino J, Rodríguez Mañas L, Salgado Alba A, Guillén Llera F. Geriatría y asistencia geriátrica (para quién y cómo) (II). Med Clin (Barc) 1991; 96: 222-228.

Martínez Aguayo C, Gogorcena Aoiz MA. La coordinación sociosanitaria. Rev Esp Geriatr Gerontol 1994; 29: 43-45.

Ministerio de Sanidad y Consumo. Dirección General de Coordinación Sanitaria. Guía para la elaboración del Programa del Anciano en Atención Primaria de Salud. Colección Atención Primaria de Salud, n.° 5, 1985.

Ministerio de Sanidad y Consumo. INSALUD. Criterios de ordenación de servicios para la atención sanitaria a las personas mayores. Madrid: INSALUD, 1996.

OMS. Health of the elderly. Ginebra: OMS, 1989.

OMS. Planificación y organización de los servicios geriátricos. Ginebra: OMS, 1974.

Pérez del Molino J. El cuidado informal en la asistencia geriátrica. Rev Esp Geriatr Gerontol 1993; 28: 75-78.

Pérez del Molino J. El sistema de cuidados formales. Jornadas por una vejez activa. Informe técnico 1. Fundación Caja de Madrid. Barcelona: SG Editores, 1995.

Plan Gerontológico. Ministerio de Asuntos Sociales. Madrid: Instituto Nacional de Servicios Sociales, 1993.

Ruipérez Cantera I. Geriatría hospitalaria. La ayuda geriátrica domiciliaria. Tesis Doctoral. Departamento de Medicina. Universidad de Alcalá de Henares, 1995.

Ruipérez Cantera I, Jiménez-Jiménez MP, Hornillos Calvo M, Sepúlveda Moya D. Asistencia sanitaria a las personas mayores. Criterios de selección y definición. Nuevas tendencias. Medicine (6.ª ed.) 1995; 87: 42-50.

Salgado Alba A, Beltrán de la Ascensión M. Asistencia geriátrica. En: Salgado A, Guillén Llera F, eds. Manual de geriatría, 2.ª ed. Barcelona: Masson-Salvat Medicina, 1994; 43-76.

Winograd CH, Gerety MB, Brown E, Kolodny V. Targeting the hospitalized elderly for geriatric consultation. J Am Geriatr Soc 1988; 36: 1113-1119.

Terapia ocupacional en las unidades funcionales de geriatría en hospitales de agudos

18

S. Altamir Losada y P. Pedro Tarrés

Unidades funcionales de geriatría

Para el paciente anciano, especialmente el muy anciano o aquel que por sus circunstancias biopsicosociales se encuentra en situación de fragilidad, el ingreso en una unidad hospitalaria supone riesgos añadidos que requieren una intervención evaluadora y una terapéutica especializada. No sólo la propia complejidad y severidad del proceso responsable del ingreso, sino también la mayor susceptibilidad intrínseca, favorecerán la aparición de complicaciones y yatrogenia.

El encamamiento prolongado, la separación del medio habitual, la mayor susceptibilidad a los fármacos y a las posibles maniobras agresivas diagnósticas y terapéuticas serán elementos, entre otros, que podrán repercutir negativamente en las capacidades funcionales del enfermo. Para ofrecer un soporte asistencial adecuado, desde hace unos años se han introducido equipos especializados en la atención a pacientes geriátricos. El modelo se ha desarrollado especialmente en los países anglosajones pero, con diferentes denominaciones, se está extendiendo a la mayoría de países desarrollados.

En España, concretamente en Cataluña, desde 1989 se están implantando las *unidades funcionales interdisciplinarias sociosanitarias (UFISS)* en los principales hospitales. Unidades de parecidas características están surgiendo en otros hospitales de la red pública del Estado.

Una de las características comunes de estas unidades es que no disponen de camas propias, por lo que no son una alternativa a los servicios de geriatría. Intervienen siempre a demanda de los diferentes servicios y unidades donde el paciente recibe atención. También se han definido criterios que permiten una acción preventiva.

Otra circunstancia fundamental es la interdisciplinariedad. El equipo común a todas la unidades está constituido por un médico, un diplomado en enfermería y un trabajador social. En nuestro país, en los equipos con mayor dotación profesional se suele contar con un psiquiatra o psicólogo, un fisioterapeuta y un terapeuta ocupacional. En otras áreas se dispone, asimismo, de un dietista y un farmacólogo. Otros profesionales, como oftalmólogo o dentista, pueden prestar ocasionalmente su apoyo.

El *objetivo* de la atención es el enfermo geriátrico. Se trata habitualmente de personas ancianas con edades superiores a los 75 años (aunque la edad no es un discriminador *per se*) que presentan múltiples enfermedades agudas y crónicas con tendencia a la discapacidad y cuya evolución suele estar condicionada por circunstancias psicológicas y sociales adversas. Es frecuente la presencia de alguno de los grandes síndromes geriátricos: inmovilidad, demencia, incontinencia, etc.

El instrumento principal de estudio es la *valoración geriátrica integral*. Con ella se consigue un conocimiento amplio de los problemas del paciente en las áreas clínica, psicológica, funcional y social. Se han desarrollado instrumentos específicos y estandarizados que permiten identificar la realidad de la salud del anciano y diseñar la intervención más adecuada. Asimismo, la valoración geriátrica permite hacer un seguimiento evolutivo y ayuda en la planificación de la continuidad de la asistencia tras el alta hospitalaria.

En el caso del Hospital Universitario Germans Trias i Pujol, de Badalona, según datos obtenidos durante el año 1995 los pacientes atendidos por la Unidad Funcional de Geriatría tienen una edad media de 78 años, similar para ambos sexos. La diferencia entre el número de mujeres con respecto a los varones es poco significativa (54 y 46 %, respectivamente). Casi la mitad son viudos (48 %) y el 37 % están casados. El 16 % de los enfermos vivían solos antes del ingreso y una cifra similar habitaba en un centro residencial. Respecto a los que viven en su domicilio, en más de la mitad de las viviendas existen barreras arquitectónicas, especialmente falta de ascensor. Es de destacar que el 53 % de los enfermos no salía habitualmente de su casa más que para realizar actividades imprescindibles.

El área de influencia del hospital comprende municipios del cinturón industrial de la ciudad de Barcelona. El nivel individual de ingresos se sitúa en una media de 60.000 pesetas mensuales (año 1995). Más de la mitad de los pacientes no tiene estudios primarios.

Aunque casi todos los servicios del hospital son consultores de la unidad, la mayoría de solicitudes proceden de medicina interna, neurología, cirugía general y traumatología.

La pluripatología es una constante. Atendiendo sólo a enfermedades activas y crónicas, la media de patologías por enfermo es de 4. Las más frecuentes son: patología vasculocerebral, diabetes, demencia, bronquitis crónica, cataratas, osteoartrosis, fracturas, neoplasia, hipertensión arterial, úlceras por presión, cardiopatía isquémica, insuficiencia cardíaca y depresión. Con relación a los hábitos fisiológicos, el 34 % presentan incontinencia fecal, y el 56 % urinaria. El 54 % puede seguir una dieta libre, pero sólo el 20 % es capaz de masticar correctamente alimentos completos. El 34 y el 28 % tienen, respectivamente, deficiencias visuales y auditivas graves.

En relación con la autonomía funcional, antes del ingreso en el hospital el 22 % de los enfermos era totalmente independiente para las AVD. En el momento de la primera visita en nuestra unidad sólo mantenían esta autonomía el 2 % de los pacientes. Únicamente el 18 % de los ancianos atendidos deambulaba con normalidad y sin soporte. El 26 % no deambulaba en absoluto. Más de una tercera parte de los enfermos (38 %) presentaba deterioro cognitivo, el 26 % alteraciones comportamentales, el 50 % trastornos de la afectividad y el 35 % insomnio.

La estancia media de los pacientes en la unidad fue de 17 días. Al alta, el 71 % de los enfermos regresó a su domicilio habitual. El 7 % ingresó en un centro sociosanitario para seguir un período de convalecencia. Un porcentaje idéntico precisó ingreso en una unidad de larga estancia. La mortalidad intrahospitalaria fue del 15 %.

Terapia ocupacional

Debido a las características del paciente de las unidades funcionales de geriatría, destacaremos la importancia del trabajo del equipo interdisciplinario, tanto a la hora de valorar y planificar los cuidados del paciente como en el momento de aplicar los tratamientos. Como un miembro más del equipo interdisciplinario, el terapeuta ocupacional desarrollará diferentes actuaciones dependiendo de las características específicas del paciente que vaya a tratar (tabla 18-1).

A partir del resultado obtenido en la valoración geriátrica integral, se efectúa la reunión del equipo interdisciplinario. En dicha

TABLA 18-1
Funciones básicas del terapeuta ocupacional en las unidades funcionales de geriatría de los hospitales de agudos

Valoración del estado psicofísico del paciente
Tratamiento en función del resultado de la valoración
Prescripción de ayudas técnicas, adaptaciones y ortesis
Educación y asesoramiento de la familia y/o cuidadores
Valoración, modificación y adecuación del entorno
Planificación de la continuidad del tratamiento al alta
Programación del seguimiento del paciente

reunión se presentan individualmente los casos y se tratan en común las valoraciones y opiniones de cada profesional sobre el paciente; asimismo, se deciden las diferentes intervenciones que en concreto realizará cada profesional durante la estancia del enfermo en el hospital.

A medida que transcurren los días desde el ingreso hospitalario se mantiene un seguimiento de la evolución del paciente y, si surgen variaciones en el curso clínico, hecho frecuente dadas las características particulares de los ancianos atendidos en estas unidades, se revisarán y variarán los objetivos primeramente señalados tantas veces como sea necesario.

Ciñéndonos a la figura del terapeuta ocupacional, su función primordial es valorar y tratar la capacidad funcional para la realización de las AVD, la función cognitiva y la capacidad de adaptación al medio en que se encuentra el paciente. El terapeuta ocupacional ampliará la información de estas áreas mediante valoraciones analíticas y por observación directa e *in situ* del enfermo (v. capítulo 27).

Con los resultados obtenidos en la valoración geriátrica integral y en la específica del terapeuta ocupacional, éste realizará, de forma individual, un entrenamiento o estimulación de las áreas afectadas para conseguir el máximo nivel de autonomía personal. Este tratamiento debe instaurarse lo más precozmente posible para prevenir complicaciones propias de la hospitalización (inmovilización, falta de estímulos, úlceras por presión, cuadros confusionales, etc.). Son necesarios pocos días para que un anciano encamado y sin actividad pierda la capacidad para moverse, asearse, autoalimentarse, caminar, etc. La estancia hospitalaria mejora la patología focal que motivó el ingreso, pero, si no atendemos al mismo tiempo el estado funcional del enfermo, pueden originarse importantes pérdidas funcionales, que comprometan, incluso, el retorno del paciente a su medio habitual.

En general, el terapeuta ocupacional de las unidades funcionales de geriatría de los hospitales de agudos recorre a diario las diferentes plantas del hospital para efectuar su labor asistencial. Una vez en la habitación del enfermo estimula, tal como se ha citado, la realización de las AVD por parte de éste. El trabajo del terapeuta se prolonga fuera de la habitación una vez que los pacientes inician la deambulación.

Dado que el terapeuta ocupacional se desplaza por las diferentes plantas del hospital, además de mantener relaciones profesionales con el personal del equipo interdisciplinario también debe desarrollar una relación constante y periódica con los diferentes profesionales que atienden directamente al enfermo. Así, el contacto diario con dicho personal hospitalario será esencial, tanto para fomentar el nivel de colaboración e independencia que presenta el enfermo, como para prevenir el encamamiento o la inmovilización. La activación del paciente debe ser fruto del trabajo de todo el personal que le atiende, incluida la familia. En ocasiones, no obstante, la sobreprotección del enfermo, por un lado, o la precipitación de sus cuidados, por otro, son actitudes que pueden iniciar el camino hacia la dependencia funcional. En resumen, con la familia y el personal hospitalario se ha de mantener un intercambio de información para unificar criterios de actuación, evitando en lo posible la asistencia excesiva y estandarizada que ofrece la condición de hospitalizado. El terapeuta ocupacional asesorará u orientará asimismo al paciente, a la familia y al personal cuidador sobre las adaptaciones o ayudas técnicas que faciliten las actividades. En caso necesario, el terapeuta confeccionará férulas para facilitar una función y prevenir las anquilosis, o férulas de reposo de las articulaciones.

Como ya hemos mencionado, la implicación de la familia en el proceso terapéutico es básica. En este sentido, el terapeuta ocupacional enseña a la familia las técnicas oportunas para aprender a movilizar al paciente en cama y fuera de ésta, para mostrar cómo debe posicionarse el enfermo según la patología y, en general, ayudarle a realizar las AVD y alcanzar el mayor grado de independencia posible. En el caso de pacientes muy dependientes, el terapeuta ocupacional orientará a la familia sobre la mejor forma de movilización del paciente con una higiene postural correcta. Al mismo tiempo, en estos casos concretos de sobredependencia, las ayudas técnicas prescritas por el terapeuta ocupacional irán encaminadas a facilitar el trabajo de la familia y/o de los cuidadores.

En ocasiones, debido a la corta estancia hospitalaria, la recuperación del paciente no es completa. Por ello, es fundamental conocer el destino al alta del enfermo. Es de vital importancia que el tratamiento que ha recibido en el hospital tenga su continuidad, bien sea en su domicilio, bien en un centro sociosanitario.

Otro de los puntos básicos en los que interviene el terapeuta ocupacional es, previa valoración, la modificación del entorno donde se desenvuelve el anciano, ya sea hospitalario o en su propio domicilio. En los hospitales, por ejemplo, podemos encontrarnos con elementos inmovilizadores del anciano, como camas demasiado altas, sillones e inodoro demasiado bajos y sin asidero, etc. Incluso la autoalimentación se hace en ocasiones difícil si no se realiza en la cama. Dada la progresiva afluencia de personas de edad avanzada, los hospitales deberían realizar un esfuerzo para la adaptación de su entorno siempre que éste sea antifuncional y poco motivador. Frente a ello, el terapeuta ocupacional procurará salvar estos obstáculos modificando en lo posible el entorno hospitalario y facilitando al paciente adaptaciones o ayudas técnicas, como pueden ser mesas graduables en altura e inclinación, cubertería adaptada, accesorios para facilitar el vestido y la higiene, y muchas otras que permitan la realización de las actividades sin ayuda de terceras personas.

Antes de que el paciente regrese al domicilio es importante realizar una valoración del entorno donde va a desenvolverse, para posteriormente efectuar, antes de que el enfermo abandone el hospital, las modificaciones oportunas para mejorar su independencia. Así, por ejemplo, deberemos conocer, entre otras, las medidas de las puertas si vamos a prescribir una silla de ruedas o cuáles son las condiciones de la habitación y el baño para mejorar la movilidad y la seguridad en su propio entorno. Por ello, es importante que el terapeuta ocupacional se traslade al domicilio del paciente. Si esto no es posible, haremos un informe de alta sobre el estado del paciente y sus necesidades y lo derivaremos al nivel asistencial que vaya a atenderle en su domicilio.

BIBLIOGRAFÍA

Allen CM, Becker PM, McVey LJ, Saltz C, Feussner JR, Chen HJ. A randomized, controlled clinical trial of a geriatric consultation team. JAMA 1986; 255: 2617-2621.

Barker WH, Williams TF, Zimmer JG, Van Buren C, Vicent SJ, Pickrel SG. Geriatric consultation teams in acute hospital. Impact on backup elderly patients. J Am Geriatr Soc 1985; 33: 422-428.

Campion EW, Jette A, Berkman B. An interdisciplinary geriatric consultation service: a controlled trial. J Am Geriatr Soc 1983; 31: 792-796.

Cruz AJ, Serra JA, Lázaro M, Gil P, Ribera JM. La eficacia de la interconsulta geriátrica en pacientes ancianos ingresados en traumatología. An Med Interna 1994; 11: 273-277.

Durante P, Kindelán B, Andrés A. Terapia ocupacional en el paciente geriátrico. En: Guillén Llera F, Pérez del Molino J, eds. Síndromes y cuidados en el paciente geriátrico. Barcelona: Masson-Salvat Medicina, 1994; 149-167.

Gayton D, Wood-Dauphine S, De Lorimer M, Tousignant P, Hanley J. Trial of a geriatric consultation team in an acute care hospital. J Am Geriatr Soc 1987; 35: 726-736.

Gómez X, Fontanals M, Roigé P, García MC, Llevadot MD, Rabada MT. Atención de personas mayores con enfermedades crónicas evolutivas incapacitantes y enfermos terminales. Todo Hospital 1992; 84: 17-26.

González Montalvo JL, Salgado Alba A. Valoración geriátrica, atención interdisciplinaria y adecuada asistencia al anciano en el hospital general. Todo Hospital 1994; 106: 19-25.

Mc Vey LJ, Becker PM, Saltz CC, Fuessner JR, Cohen HJ. Effect of a geriatric consultation team on functional status of elderly hospitalized patients. Ann Intern Med 1989; 110: 79-84.

Rubenstein LZ, Stuck AE, Siu AL, Wieland D. Impacts of geriatric evaluation and programs on defined outcomes: overview of the evidence. J Am Geriatr Soc 1991; 39 (Supl): 8-16.

San José A, Vilardell M. Unidades funcionales de geriatría en los hospitales generales. Funcionamiento y análisis de su efectividad. Med Clin (Barc) 1996; 16: 336-343.

Sánchez P, Carbó I, Gómez N, Viñas J, González F. Unidad funcional de geriatría. Estudio descriptivo. Rev Gerontol 1993; 3: 8-11.

Thévenon A, Pollez B, Fournier P, Cignac C. El anciano hospitalizado. Conducta general. En: Thévenon A, Pollez B, eds. Rehabilitación en geriatría. Barcelona: Masson, 1994; 9-14.

Terapia ocupacional en el hospital de día geriátrico

19

M. J. Orduña Bañón y V. Pistorio Giménez

Introducción

La creación del hospital de día geriátrico (HDG), como nivel asistencial, se remonta al año 1957, en Oxford, siendo precedido por la práctica de recibir pacientes durante el día dentro de los servicios de geriatría de diferentes hospitales británicos. Desde entonces, el desarrollo de esta unidad asistencial ha ido progresando, creándose hospitales de este tipo en diferentes países. En 1973, en el Hospital Central de la Cruz Roja de Madrid, se abre el primer HDG en España.

Las razones del desarrollo de los HDG son varias:

– Económicamente son más rentables, ya que se reduce la estancia media de los pacientes ancianos ingresados en las unidades de agudos al favorecer el alta más temprana sin perjuicio de su recuperación funcional. De igual forma, evita o retrasa la institucionalización.

– Permiten un control prolongado y estrecho de pacientes que sufren enfermedades crónicas, los cuales se deteriorarían y necesitarían un nuevo ingreso hospitalario si se les suprimiese del todo la atención hospitalaria.

– La necesidad de atender a los ancianos que necesitan cuidados hospitalarios pero que no precisan atención terapéutica ni diagnóstica nocturna ni en fines de semana, cumpliéndose en el HDG los objetivos medicosanitarios sin los inconvenientes de la permanencia constante en el hospital.

Definición y objetivos

El HDG se define como un nivel asistencial integrado en el servicio de geriatría que atiende a ancianos de la comunidad con el objetivo principal de posibilitar que continúen viviendo en su domicilio, con especial atención a la recuperación funcional, sin olvidar el seguimiento de los problemas médicos, de enfermería y sociales, y que actúan de puente entre el hospital y la comunidad.

Los objetivos del HDG, según Brocklehurst y Tucker, son: llevar a cabo la rehabilitación, mantener la capacidad funcional, realizar una valoración geriátrica integral, atender los diversos motivos sociales y proporcionar los cuidados médicos y de enfermería precisos.

Rehabilitación. Se realiza a través de la TO y la fisioterapia con objeto de rehabilitar la función deteriorada y aquellas AVD afectadas, con el fin último de recuperar la autonomía perdida.

El ritmo de aplicación es más lento que en los servicios de rehabilitación tradicionales, distribuyéndose las acciones a lo largo de todo el día.

Mantenimiento. Una vez el paciente alcanza el nivel óptimo de funcionamiento, se considera terminada la rehabilitación. Cuando se dan las circunstancias de bajo apoyo familiar o situación de «anciano frágil» está indicada una asistencia al HDG para el mantenimiento de la función conseguida, el control de su situación de fragilidad y la prevención de accidentes y mayores incapacidades.

Valoración geriátrica integral. Se realiza de forma sistemática y es habitual en la evaluación inicial del paciente. Participa todo el equipo terapéutico (geriatra, terapeuta ocupacional, fisioterapeuta, diplomado en enfermería y trabajo social) centrándose en la función física, psicológica y social. Valoración y rehabilitación están estrechamente unidas; de hecho, muchos pacientes son enviados para una valoración funcional por un terapeuta ocupacional con relación a su capacidad para desenvolverse en su entorno domiciliario.

Motivos sociales. Aunque no es la causa principal de ingreso en HDG, los ancianos pueden ser derivados para descarga y apoyo del cuidador principal, con la idea de seguir manteniendo el mayor tiempo posible al anciano en su domicilio y así evitar la institucionalización.

Cuidados médicos y de enfermería. Algunos procedimientos médicos y de enfermería pueden realizarse de forma ambulatoria sin necesidad de ingresar al anciano, como son la punción lumbar y de médula ósea, paracentesis, transfusiones y curas de úlceras. Igualmente, es el lugar idóneo para la educación sanitaria de diabéticos e hipertensos, así como para el apoyo y la información a familiares de ancianos con demencia u otras patologías de difícil control.

Estructura y funcionamiento

El lugar idóneo para esta unidad asistencial estará situado en el mismo hospital en que se encuentre la unidad de agudos geriátrica.

En los últimos años se ha ido adaptando el espacio a un número de plazas que oscila entre 25 y 30. La idea de grandes hospitales de día se va perdiendo en favor de unidades más pequeñas, al comprobarse su mayor efectividad terapéutica.

Tanto el espacio como el transporte deben estar adaptados para ayudar a compensar la incapacidad funcional de los pacientes, facilitando su movilidad y previendo posibles accidentes.

El horario es de 9:30 de la mañana a 5 de la tarde, ofreciéndose la comida y el desayuno en aquellos casos en que el paciente deba acudir en ayunas.

El número de asistencias por paciente varía en función del grado de afectación y de las necesidades que presente más que por el diagnóstico en sí. Lo más frecuente son asistencias de 2 o 3 días por semana. Una asistencia diaria fatiga al enfermo y es casi tan costosa como un ingreso.

Indicaciones

Patologías tratables

En la práctica, todos los ancianos se benefician de los HDG, pero sobre todo aquellos que presentan algunas de las patologías recogidas en la tabla 19-1.

Perfil del paciente

Para ser incluido en el HDG, el paciente ha de reunir una serie de características médicas, funcionales y sociales, que se exponen a continuación:

En cuanto al *perfil médico,* es importante la estabilidad clínica, que no se esperen grandes cambios en su condición física general. De igual manera, el diagnóstico debe ser lo suficientemente preciso para garantizar su estabilidad. No debe haber contraindicacio-

TABLA 19-1
Patologías tratables en el hospital de día geriátrico

Enfermedades neurológicas Accidente vasculocerebral, enfermedad de Parkinson, esclerosis lateral amiotrófica
Enfermedades osteoarticulares Artrosis, artritis, osteoporosis, enfermedad de Paget
Enfermedades cardiovasculares Insuficiencia cardíaca, cardiopatía isquémica, angina de pecho
Enfermedades mentales Depresión endógena, depresión reactiva, demencia
Enfermedades orgánicas avanzadas Enfermedades respiratorias crónicas, procesos oncológicos
Trastornos residuales Fracturas (de Colles, vertebrales y de cadera), amputaciones

nes para el ejercicio moderado. Por último, debe existir una necesidad de cuidados médicos que puedan ser garantizados con la infraestructura que presente el HDG.

El *perfil cognitivo* del paciente se resume en tres puntos principales: que haya un nivel de vigilancia suficiente, que no se presenten alteraciones psiquiátricas que alteren la convivencia, y que el paciente sea capaz de atender y seguir órdenes o pautas sencillas.

El *perfil social* que ha de reunir el paciente se centra en dos cuestiones fundamentales, a saber: disponer de apoyo social y/o familiar suficiente para poder acudir con la periodicidad prevista al HDG (conviene que haya una o dos personas responsables) y no tener un problema social irresoluble.

En el *perfil funcional* se recoge el hecho de que exista un deterioro en una o más de las AVDB, potencialmente reversible, o en una o más de las AVDI importantes en su actividad cotidiana. También se requiere que la persona se mantenga en bipedestación al menos con ayuda de una persona; por último, es conveniente que sea continente doble.

En el *perfil psicológico* cabe destacar la aceptación por parte del paciente de los cuidados y normas y la percepción adecuada de la realidad.

Terapia ocupacional

La finalidad de la TO en el HDG consiste en conseguir el mayor grado de autonomía y su mantenimiento posterior, así como evitar o disminuir la tendencia a la invalidez. Para ello, se utilizarán diferentes actividades en relación con los objetivos perseguidos. En definitiva, cualquier actividad puede ser útil si se sabe programar, aplicar, mantener una continuidad e interesar al anciano en ella.

Considerando las características propias del anciano (pluripatología, edad avanzada, deterioro psicofísico, papel pasivo en la sociedad, soledad, etc.), la TO debe enfocarse para que consiga un equilibrio entre las tres esferas del ser humano (física, psíquica y social), con una función integradora.

Planificación del tratamiento

Una adecuada planificación del tratamiento es la base para conseguir una respuesta satisfactoria de la intervención terapéutica. Dicha planificación se plantea sustentada en los siguientes parámetros:

Condicionamientos psicológicos y sociales

Todo profesional dedicado a la atención del anciano debe partir de la premisa de que «antes de atender hay que entender». La edad de estos pacientes favorece las ideas de tristeza, soledad y muerte. Si, además, sufren incapacidad e invalidez o dependen de alguien para sus actividades básicas, puede desarrollarse una segunda enfermedad o depresión secundaria a su situación que empeora el estado original y dificulta la recuperación.

Además de ser un enfermo, el paciente posee unas características propias marcadas

TABLA 19-2
Características del papel social del anciano

Aptitud funcional reducida
Apariencia externa contraria a la edad
Situación de perceptor pasivo de renta-pensión
Bajo poder adquisitivo sin posibilidad de mejora
Dependencia económica externa
Sin posibilidades de autorrealización profesional
Objetivo vital: mantenimiento de aptitudes
Conservadurismo, no innovación
Respuesta a problemas basada en la experiencia, no en la creatividad
Limitación de contactos audiovisuales
Posible historia de pérdidas afectivas, familiares y sociales

por su propia condición de anciano, unas impuestas por la edad y otras por la sociedad. Conocerlas ayudará a comprender actitudes y comportamientos que influirán en la evolución y en el éxito del tratamiento, así como en el grado de colaboración del paciente (tabla 19-2).

Información

El terapeuta ocupacional valorará, con el fin de precisar con el máximo detalle, en qué grado y en qué áreas está afectada la autonomía. Se recogerá la información a través del propio paciente y de la persona responsable (tabla 19-3).

TABLA 19-3
Datos que debe valorar el terapeuta ocupacional en el hospital de día geriátrico

Estado de la función cognitiva: nivel de funcionamiento
Estado de la función anímica: presencia de alteraciones del ánimo
Función motriz: fuerza, equilibrio y marcha; coordinación fina y gruesa
Área perceptiva: afasia, agnosia, apraxia
Área sensorial: principalmente oído y vista
Evaluación detallada de las AVDB y AVDI
Situación basal en las AVD antes del ingreso
Estudio del domicilio habitual
Evaluación de la red de apoyo del paciente
Situación de riesgo de accidentes

TABLA 19-4
Objetivos comunes en el hospital de día geriátrico

Recuperar la función perdida o suplirla mediante ayudas o técnicas que faciliten el movimiento
Adaptar el domicilio a la disfunción/incapacidad
Educar en la capacidad y en la limitación
Proporcionar apoyo psicológico extensible a la familia

Los elementos de ayuda recomendados para la recogida de datos se presentan en el capítulo 4, así como pruebas más detalladas propias de la TO.

Logros terapéuticos

La presencia de más de una patología, la edad avanzada y la fragilidad psicofísica que muchos de estos pacientes sufren justifican la necesidad de ir consiguiendo pequeños logros terapéuticos en períodos cortos de tiempo. Se logrará una mayor colaboración

TABLA 19-5
Principales técnicas terapéuticas de terapia ocupacional

Enfermedad de Parkinson
Facilitación neuromuscular propioceptiva (FNP)
Higiene y tratamiento postural
Accidente vasculocerebral (AVC)
Técnica de Bobhat en los AVD y tratamiento postural
Enfermedades osteoarticulares
Economía articular
Educación postural
Depresión
Psicoterapia de apoyo
Actividades de refuerzo de la autoestima y la relación
Enfermedades cardiorrespiratorias
Actividades de reentrenamiento al esfuerzo
Actividades de reconocimiento y defensa ante la ansiedad
Demencias
Técnica de orientación a la realidad
Estructuración del entorno
Intervención con familias y red social

si el anciano comprueba que el esfuerzo ha dado su fruto.

Se debe conocer detalladamente la situación basal en las AVD y no intentar recuperar sistemáticamente funciones que lleven largo tiempo sin ser utilizadas. *A priori*, hay que intentar recuperar aquellas funciones que faciliten la realización de las actividades que practicaba antes de su ingreso, sin perderse en grandes empresas que, por lo general, generan frustración o pérdida del objetivo principal.

Hay objetivos comunes a todos los participantes, que en su mayoría responden a las características propias del anciano (tabla 19-4).

Los principales enfoques y/o técnicas terapéuticas se aplican en función de la patología principal que motiva la intervención de la TO (tabla 19-5).

Una vez cumplidos los objetivos, es función del terapeuta ocupacional evaluar si el grado de capacidad psicofísica recuperado permitirá al paciente vivir en su domicilio con la seguridad de que podrá mantener una buena calidad de vida, valiéndose por sí mismo en las actividades cotidianas. De lo contrario, deberá indicar en qué actividades y de qué forma debe ser ayudado, o simplemente supervisado, o bien, en último lugar, si debe recibir ayuda completa en su domicilio o en una institución.

BIBLIOGRAFÍA

Brocklehurst JC, ed. The Geriatrics service and the day hospital. En: Textbook of geriatric medicine and gerontology, 4.ª ed. Edimburgo: Churchill-Livingstone, 1992; 1005-1015.

Cucullo JM, Gamboa B, Galindo J. Hospital de día geriátrico: valoración de la calidad asistencial. Rev Esp Geriatr Gerontol 1992; 27: 13.

Horinillos MM, Baztán JJ, González JL. Hospitales de día geriátricos en España. Estructura y funcionamiento. Madrid: Knoll, 1996.

Jiménez Herrero F. Gerontología 1993. Barcelona: Masson-Salvat Medicina, 1993.

Orduña Bañón MJ, Padilla Jiménez MJ. La terapia ocupacional en la patología geriátrica. En: Ribera Casado JM, Veiga F, eds. Enfermería geriátrica. Madrid: IDEPSA, 1991.

Ribera Casado JM, Cruz Jentoft AJ. Geriatría. Madrid: IDEPSA, 1992.

Terapia ocupacional en los centros sociosanitarios

20

N. Coral Esteban y P. Sánchez Ferrín

Introducción

La disminución de la natalidad y de la mortalidad está causando un aumento de la esperanza de vida. En las sociedades occidentales, como consecuencia de estos cambios demográficos, el envejecimiento de la población es un dato contrastado. Esta situación ha obligado a la mayoría de países a tomar medidas específicas en respuesta a la alta prevalencia de enfermedades crónicas y discapacitantes de la población anciana.

En Cataluña, según datos del Instituto Nacional de Estadística, viven 6.147.610 personas y el porcentaje de mayores de 64 años es del 17 % de la población total, con una tendencia al incremento que se estima será del 19 % en el año 2015. En 1986, el Departamento de Sanidad y Seguridad Social de la Generalitat de Cataluña crea el «Programa Vida als Anys». En 1988, con la creación del Departamento de Bienestar Social, el ámbito de actuación ya no era sólo sanitario, sino que pasó a ser interdepartamental.

El programa definió como colectivo de pacientes candidatos a recibir atención sociosanitaria a las personas mayores, aquellas con enfermedades crónicas evolutivas y dependencia, y los pacientes en situación terminal. En general, hay una característica común en todos estos usuarios, la limitación funcional. El modelo asistencial se centró en un trabajo interdisciplinario y en intervenciones de atención integral. El trabajo de equipo se concreta en una propuesta terapéutica para cada paciente que es asumida por cada miembro del equipo en función de sus capacidades profesionales y personales. El terapeuta ocupacional (TO) se integra en este contexto.

Actualmente están en funcionamiento más de 80 centros sociosanitarios (CSS) en Cataluña. En las diferentes líneas de servicios de estos centros la rehabilitación es uno de los objetivos principales, siendo el TO un miembro esencial en el equipo terapéutico.

El objetivo de la TO es minimizar el impacto que genera en la persona la limitación funcional, ya sea en la prevención, rehabilitación o mantenimiento, actuando sobre los factores físicos y humanos que afectan a su independencia funcional.

La intervención de TO se realiza a través de la actividad, que resulta una herramienta terapéutica eficaz en la medida en que se selecciona y adapta de acuerdo con los objetivos planteados.

Tipología de servicios en los centros sociosanitarios

Puede clasificarse la tipología de servicios de los CSS en servicios de institucionalización y servicios alternativos a la institucionalización (tabla 20-1).

TABLA 20-1
Tipología de servicios en los centros sociosanitarios en Cataluña

Servicios
Servicios de institucionalización
Unidades de media estancia:
Convalecencia
Media estancia psicogeriátrica
Curas paliativas
Unidades de larga estancia:
Larga estancia geriátrica
Larga estancia psicogeriátrica
Servicios alternativos a la institucionalización
Hospital de día
Programas de atención domiciliaria. Equipos de soporte (PADES)
Unidades funcionales interdisciplinarias sociosanitarias (UFISS):
Geriatría
Curas paliativas
Mixtas
Demencias
Respiratorio

Las diferentes unidades de los CSS reflejan bien la tipología y necesidades de los usuarios atendidos en cada una de ellas. Por tanto, describiremos las diferentes características de las unidades de institucionalización y del hospital de día, así como los objetivos, funciones y programas de la TO en este tipo de centros.

Unidades de larga estancia geriátrica

Las unidades de larga estancia tienen como objetivo la atención continuada de personas con enfermedades crónicas y diferentes niveles de dependencia que no pueden vivir en su domicilio. En el año 1999 existían 71 unidades en Cataluña con 4.603 camas, lo que supone 4,64 camas por cada 1.000 habitantes mayores de 64 años. La media de edad de los pacientes atendidos fue de 78,4 años y la estancia media, de 177 días, con un 42 % de altas a domicilio, un 11 % a residencias y un 33 % de fallecimientos durante la estancia en la unidad.

Los objetivos terapéuticos de esta tipología de pacientes suelen estar orientados al mantenimiento de la función física y mejorar la comodidad y la calidad de vida.

Unidad de psicogeriatría

Recientemente se ha iniciado un nuevo servicio en algunos CSS, denominado media estancia psicogeriátrica, destinado a atender a pacientes con enfermedad de Alzheimer u otro tipo de demencia que puedan necesitar un ingreso de corta duración (unas 3 semanas). Los objetivos son completar una valoración diagnóstica que sea difícil de realizar de forma ambulatoria o en presencia de trastornos de comportamiento y la rehabilitación funcional en personas con demencia (p. ej., tras una fractura de fémur en un paciente con enfermedad de Alzheimer).

Las unidades de psicogeriatría de larga estancia son las más frecuentes. En ellas ingresan pacientes con algún tipo de demencia a la que se asocian trastornos de conducta que dificultan su permanencia en el domicilio. Se trata de enfermos con deterioro cognitivo que pueden tener alguno de los siguientes trastornos: gritos, intentos de fuga o deambulación, autoagresividad o heteroagresividad, alucinaciones, depresión o negativismo, etc.

En estos pacientes los objetivos terapéuticos básicos serán: mantener su capacidad funcional física, retardar las pérdidas cognitivas, contener los trastornos de conducta y mejorar su calidad de vida.

Unidades de media estancia geriátrica o de convalecencia

Los usuarios atendidos en estas unidades son personas ancianas que están en período de recuperación de una enfermedad aguda, que han sufrido una reagudización de un proceso crónico o han tenido un traumatismo. Los objetivos básicos son la rehabilitación integral y la continuación de cuidados terapéuticos de enfermedades en fase de recuperación.

Actualmente hay 52 unidades de convalecencia con 1.309 camas, lo que representa 1,32 camas por 1.000 personas mayores de 65 años y con perspectivas de aumentar hasta 1,80 en el año 2005.

La media de edad de los pacientes atendidos es de 76,9 años y la estancia media actualmente es de 41,5 días. Las afecciones más frecuentes que presentan estos enfermos son accidente vasculocerebral (19 %) y fractura de fémur (21 %). La comorbilidad y la pérdida funcional son características comunes en la mayoría de los pacientes, así como la procedencia hospitalaria en un 84 % de los casos. En general, se obtienen ganancias funcionales importantes y un 70 % vuelven a sus domicilios habituales.

En aquellas unidades de media estancia más vinculadas o cercanas a hospitales de agudos se ha observado una tendencia a ingresar a pacientes denominamos «subagudos», haciendo referencia a enfermos que necesitan supervisión clínica continuada y seguimiento de tratamientos que se han iniciado durante el período de hospitalización.

Unidad de cuidados paliativos

Están destinadas a pacientes con enfermedades en situación avanzada o terminal. En general, se trata de pacientes con algún tipo de neoplasia. Los objetivos en esta tipología de enfermos son la comodidad y la calidad de vida.

Existen unas 30 unidades de cuidados paliativos con más de 300 camas. Actualmente hay 0,05 camas por 1.000 habitantes, con una previsión de llegar a 0,06 en el 2005.

Se atiende a pacientes con una edad media de 71,7 años, siendo un 27 % de los usuarios menores de 65 años. La estancia media aproximada es de 21 días.

Una proporción importante de enfermos fallecen en estas unidades dada su enfermedad avanzada, pero un 20 % son pacientes que ingresan para el control de síntomas y que posteriormente son dados de alta a su domicilio.

Los objetivos terapéuticos se dirigen al control de síntomas, mejorar la comodidad y apoyar a las familias.

Hospital de día sociosanitario

El hospital de día es un recurso cuyo objetivo principal es la rehabilitación. Proporciona atención diurna ambulatoria a los pacientes geriátricos, generalmente de las 09.00 a las 17.00 h. Existen 47 hospitales de día en la red asistencial sociosanitaria de Cataluña, con 944 plazas que representan 0,95 plazas por 1.000 personas mayores de 64 años. Básicamente, pueden ofrecer atención evaluadora ambulatoria y atención terapéutica. La función terapéutica rehabilitadora del hospital de día podemos dividirla en dos líneas de actuación específicas: rehabilitación funcional y psicogeriatría.

Los programas de rehabilitación funcional se orientan a personas con problemas de movilidad u otros déficit funcionales. Suelen tener poco soporte social y requieren supervisión médica, cuidados de enfermería, terapia ocupacional activa y/o fisioterapia.

Los programas de actuación en el hospital de día de psicogeriatría van dirigidos a realizar valoraciones integrales, tratamientos cognitivos, estimulación de la función física y apoyo a las familias mediante formación e información y proporcionando atención continuada.

Papel del terapeuta ocupacional

El TO participa en la valoración del paciente mediante la exploración de las áreas de función: sensoperceptiva, cognitiva, motora, interpersonal e intrapersonal, y su implicación en la realización de las actividades de la vida diaria (AVD), así como del potencial que tiene su entorno para facilitar el desarrollo de una vida ocupacional con propósito.

Selecciona y programa las actividades necesarias, según la valoración previa y los objetivos propuestos, en las áreas de rehabilitación de la función motora, sobre todo de las extremidades superiores, alteraciones sensoperceptuales y cognitivas, y las AVD comprometidas por éstas.

Crea y lleva a cabo programas de actividad que apoyen la socialización de acuerdo con los requerimientos culturales y el establecimiento de una rutina satisfactoria durante el ingreso. Interviene en el entorno con el fin de promover la participación del usuario y sus cuidadores en el ambiente creando estilos de comunicación saludables.

Realiza una labor informativa a las familias acerca de las necesidades del paciente, ya sea educando nuevas formas de realizar las actividades o entrenando a los cuidadores en su manejo. Es función del TO recomendar y entrenar en el uso de las ayudas técnicas necesarias para cada caso.

Participa en la formación continuada del equipo asistencial y principalmente del equipo auxiliar, realizando una labor coordinada de formación y seguimiento de la evolución de las AVD del paciente orientadas a la máxima autonomía posible y a lograr su permanencia en el tiempo.

Objetivos de terapia ocupacional en los centros sociosanitarios

Los objetivos del TO en el ámbito sociosanitario se centran en dos grandes áreas: funcional y ambiental.

Los objetivos funcionales están relacionados directamente con la disfunción ocupacional de la persona e inciden en el déficit funcional en la medida en la que éste interfiere en su relación con el entorno físico, familiar y cultural.

Así pues, el TO dirigirá sus esfuerzos a preparar a la persona para el alta, sea a domicilio o a otra institución; esto incluye la mejora o mantenimiento de la autonomía del paciente en la realización de las AVD, la rehabilitación o mantenimiento de sus capacidades físicas, cognitivas y relacionales, la orientación en cuanto a la necesidad y uso de adaptaciones y ayudas técnicas y la enseñanza en el manejo del paciente por parte de sus cuidadores a domicilio.

Los objetivos ambientales se centran en la calidad de vida de la persona durante el ingreso, proporcionando un entorno adecuado, que facilite su orientación y relación con los demás usuarios y personal de la unidad y que permita cubrir, en la medida de lo posible, la necesidad intrínseca de la persona de mantenerse activa.

Programas de intervención

Rehabilitación funcional

El programa de rehabilitación funcional se establece con el objetivo de tratar la disfunción ocupacional a través de la intervención en las funciones implicadas.

Se concreta en sesiones individuales de tratamiento, aunque su realización dentro de un contexto grupal permite trabajar aspectos relacionales y recreativos de forma simultánea.

Las disfunciones tratadas están relacionadas con aspectos motores, sensoperceptuales y cognitivos. Son usualmente reversibles en mayor o menor medida, es decir, el objetivo de la terapia será restaurar o mejorar la función y prevenir deformidades.

Las funciones tratadas y las técnicas utilizadas se describen en la tabla 20-2.

Actividad física

Los beneficios de la actividad física están ampliamente documentados en todas las

TABLA 20-2
Funciones y técnicas

Funciones/ Objetivos	Enfoque teórico/ Técnicas utilizadas
Resistencia Amplitud articular Fuerza muscular Tolerancia al esfuerzo Prevención de deformidades	Biomecánico
Normalización del tono muscular Control motor	Neurodesarrollo
Discapacidad en las áreas ocupacionales. AVD, productividad, ocio	Rehabilitador
Percepción visual Figura/fondo Constancia de la forma Agnosia visual	Cognitivo-perceptual
Percepción espacial Hemianopsia Síndrome de relaciones espaciales Desorientación topográfica Somatognosia Discriminación derecha/izquierda Negligencia unilateral Apraxias Atención Resolución de problemas y planificación	
Alteraciones de la sensibilidad	Rehabilitador Neurodesarrollo Biomecánico

AVD: actividades de la vida diaria.

edades, pero sobre todo en la tercera edad cabe destacar su influencia en las funciones cardiovascular, respiratoria, intestinal, hormonal y renal; el aumento de la resistencia, la fuerza y la elasticidad muscular, y de la amplitud articular, la coordinación y el equilibrio.

Desde un punto de vista psicológico, la actividad física interviene en el control de la ansiedad, favorece la motivación y la orientación al logro, y potencia las relaciones interpersonales y el trabajo de equipo.

La creación y desarrollo de programas de actividad física se enriquece con la participación de diferentes profesionales: fisioterapeuta, psicólogo y TO, que pueden ser incluidos en todas las unidades sociosanitarias a través de sesiones grupales.

Las técnicas utilizadas son múltiples y el criterio de elección depende de la tipología de los pacientes, del número de usuarios y de los objetivos planteados. Cabe el uso de técnicas de psicomotricidad y juego, la utilización de la música y la inclusión de elementos deportivos (bolos, canasta, etc.). Estas sesiones, realizadas dentro de la rutina diaria, apoyan la orientación y la memoria y son un espacio relacional y lúdico muy adecuado en el contexto sociosanitario.

Autonomía personal

Actividades de la vida diaria básicas

Se espera del TO que potencie las actividades de la vida diaria básicas (AVDB) con el objetivo de aumentar la autonomía del paciente y que esto se vea reflejado de forma cuantitativa en las diferentes escalas utilizadas (Barthel, Katz, etc.)

La realización de las AVDB es compleja desde el punto de vista de los requerimientos implicados; afecta a la función motora, sensorial y cognitiva, y está relacionada con la motivación y los aspectos culturales. Son actividades sobreaprendidas, lo que favorece su permanencia en la reserva de memoria procedural y «ecológicas»; su realización constituye un requerimiento ambiental normal dentro de la cultura.

Estas cualidades hacen de las AVDB una herramienta terapéutica interesante en pacientes geriátricos, que puede ser utilizada más allá del objetivo de máxima autonomía en su realización. Así, las AVDB permiten rehabilitar, mantener, estimular o potenciar las funciones implicadas según el caso.

Son numerosos los factores que inciden en la dependencia de las AVDB por parte del paciente geriátrico. A los déficit motores se suman las afectaciones sensoriales y cognitivas y, muy a menudo, una escasa motivación derivada de la propia percepción de discapacidad y de una falta de propósito relacionada con los valores culturales y las expectativas ambientales.

En el ámbito sociosanitario la intervención a través de las AVD adquiere, pues, dos dimensiones según el objetivo. Por una parte, el mantenimiento o mejora de la autonomía y por otra, el estímulo de determinadas funciones.

El objetivo de autonomía en las AVDB puede requerir un esfuerzo importante por parte del paciente e incluir un número elevado de sesiones de terapia; por esta razón, se hace necesario establecer criterios que permitan priorizar la optimización de los recursos disponibles.

Es preciso realizar una valoración exhaustiva tanto de los déficit funcionales implicados como de las posibilidades que tendrá la persona de mantener los logros en el futuro. Estas posibilidades de mejora funcional están relacionadas, entre otros factores, con el apoyo ambiental y con la motivación.

Se pueden beneficiar de un programa de reeducación de las AVDB, con el objetivo de lograr la independencia total o parcial, personas con déficit funcionales leves o reversibles, en cuyo caso la intervención puede centrarse en uno o varios aspectos, como reeducar el paso de decúbito a sedestación, levantarse de la silla, entrenarse en el uso de una ayuda técnica, etc. Se trata de una intervención típica de unidades de convalecencia.

Personas con déficit funcionales más graves, derivados de amputaciones, ictus u otros, requieren intervenciones más complejas, en las que se solapan los diferentes objetivos, trabajando de forma simultánea la rehabilitación de las funciones (tabla 20-2), el entrenamiento en el uso de adaptaciones y ayudas técnicas y la reeducación de las AVDB.

Los pacientes crónicos, con secuelas establecidas y gran discapacidad para las AVDB (unidades de larga estancia) pueden beneficiarse de este tipo de intervención, ya sea recuperando alguna función, generalmente en alimentación e higiene menor, o en el mantenimiento de actos motores intencionados.

En pacientes con alteraciones cognitivas (demencias) la utilización de las AVDB permite mantener capacidades residuales a través de acciones que por conocidas y automatizadas constituyen, en ocasiones, el único abordaje posible. La intervención dependerá del grado de afectación y puede incluir desde el mantenimiento de patrones de movimiento de la extremidad superior a través de una actividad sencilla (lavarse las manos), la reconstrucción de una secuencia completa (movilidad, transferencias, vestido e higiene) estimulando el orden que se debe seguir, modificando el ambiente o supliendo los pasos de la actividad perdidos.

Resulta imprescindible implicar en el tratamiento a las personas que tratan con el paciente, informando de las capacidades y el estímulo necesarios, entrenando y orientando según el caso, a fin de conservar los logros en el futuro.

En todo caso, la utilización de las AVDB es compleja y costosa, y su rentabilidad dependerá del apoyo social que tenga el paciente, de la carga de trabajo del terapeuta y de su capacidad de priorizar y de la coordinación con el equipo auxiliar.

Psicoestimulación

Los programas de psicoestimulación constituyen el tratamiento no farmacológico de personas con demencia y tienen como objetivo el mantenimiento de las funciones cognitivas residuales en el tiempo, así como de la calidad de vida del usuario y sus cuidadores. Estos programas se establecen en las unidades de psicogeriatría y en el hospital de día psicogeriátrico.

El TO participa en estos programas a través del uso de la actividad, selecciona y gradúa las actividades utilizadas y modifica las exigencias del entorno.

Diferentes enfoques (ampliamente explicados en el cap. 13) proponen estrategias de tratamiento que hacen énfasis en aspectos concretos, como son la orientación, la comunicación, la función psicomotriz o la adaptación ambiental e incluyen técnicas educativas, funcionales y de manejo del paciente. El conocimiento de ellas permite al terapeuta participar, con el resto del equipo sociosanitario, en el diseño de un programa de actividades adecuado a las necesidades y a los recursos disponibles.

El abordaje puede ser individual o grupal, dependiendo del caso y del estadio de la enfermedad. Los pacientes en fases iniciales pueden beneficiarse de terapias grupales siempre que los grupos sean homogéneos y su número no exceda de 10 personas.

Una valoración inicial, usualmente realizada por el neuropsicólogo, permite conformar los diferentes grupos. El TO realiza, en todo caso, una valoración continuada y el seguimiento del paciente a través de la observación sistemática de éste en el contexto de la actividad, que incluye la ejecución, las relaciones interpersonales y los posibles trastornos conductuales.

En esta primera etapa de la enfermedad se trabajan las capacidades conservadas a través del ejercicio de la lectoescritura, el cálculo, el lenguaje, las capacidades manipulativas y el estímulo de las AVDB.

En fases moderadas se pueden utilizar las mismas actividades aunque reduciendo el número de participantes y el nivel de exigencia, simplificando y estimulando secuencias de actividad más cortas.

Los pacientes en estadios más avanzados requieren una intervención individualizada. La gravedad de los déficit dificulta en gran medida la utilización de herramientas de valoración; en esta fase, la observación sistemática en la realización de actividades manipulativas, AVDB y de comunicación permite identificar capacidades residuales conservadas, a menudo incluidas en la ejecución automática de acciones sobreaprendidas (actividades de ganchillo, lavar ropa, quitar el polvo, doblar toallas, peinarse, caminar, etc.). El marco de referencia de las discapacidades cognitivas de Allen (v. cap. 13) proporciona elementos para la valoración y el tratamiento.

La persona con demencia supone una gran carga para sus cuidadores, que usualmente piden información y ayuda. Las demandas de éstos varían según el estadio de la enfermedad; atender estas demandas permite al cuidador un mejor manejo del enfermo y de sus propias necesidades, y esto favorece mantener a la persona en su entorno natural previniendo la claudicación del cuidador.

Son de gran utilidad programas que incluyan información acerca de la enfermedad y su evolución, la comunicación y el manejo de los trastornos conductuales y las posibles modificaciones en la realización de las actividades y el entorno físico a domicilio, así como el apoyo emocional.

Los programas de atención a las familias pueden realizarse a través de sesiones educativas grupales, a cargo de los diferentes profesionales que tratan al paciente, dejando un espacio de tiempo al final de cada una de ellas para favorecer la comunicación entre los familiares y el intercambio de experiencias. La formación de grupos según la fase de la enfermedad permite ajustar la información a las necesidades de los participantes ya que éstas varían en función del estadio evolutivo. En la tabla 20-3 se describe un ejemplo de un programa de intervención para familiares de enfermos con demencia.

Instancias ocupacionales

La instancia ocupacional, basada en el modelo de ocupación humana (Kielhofner, 1992), es una estructura de actividad global

TABLA 20-3
Programa de intervención para familiares de enfermos con demencia

Grupo A. Estadio leve/moderado
Grupo B. Estadio moderado/grave
Periodicidad quincenal
N.º de participantes: 15

Sesiones
- Presentación. ¿Qué es la demencia? (médico geriatra)
- Adaptaciones en el hogar (terapeuta ocupacional)
    - Valoración de la autonomía en el entorno
    - Identificación de riesgos y seguridad
    - Adaptaciones y ayudas técnicas
- Recursos sociosanitarios (trabajadora social)
- Trastornos conductuales (médico geriatra)
- La relación con la persona demente (psicólogo)
    - Cómo comunicarse
    - Los comportamientos provocadores
    - Sentimientos y emociones del enfermo
- Autocuidado del cuidador (psicólogo)
    - Qué sienten los cuidadores
    - Estrategias de afrontamiento
    - Cómo normalizar la vida diaria
- Cuidados básicos de la vida diaria (enfermera)
    - Higiene
    - Alimentación
    - Incontinencia
    - Prevención de úlceras
- Vida cotidiana (terapeuta ocupacional)
    - La rutina como apoyo de la orientación y la memoria
    - Actividades de la vida diaria. Adaptar, estimular, suplir
    - Compartir el ocio
- Aspectos legales (trabajadora social)
- Movilidad y transferencias (fisioterapeuta)

que se encuadra alrededor de un centro de interés. Éste puede ser cualquier celebración de un acontecimiento establecido en la comunidad (Navidad, fiesta local, etc.) o en el propio centro (aniversarios, concursos u homenajes).

Las actividades planteadas en relación al centro de interés están dirigidas a la consecución de un objetivo, que es la culminación del trabajo grupal y puede ser una celebración, la decoración del centro, etc. Los objetivos de la instancia ocupacional están descritos en la tabla 20-4.

TABLA 20-4
Objetivos de la instancia ocupacional

Promover la participación de los usuarios y familiares en el ambiente, en lugar de ser determinados por él
Desarrollar habilidades
Apoyar una rutina diaria satisfactoria
Ofrecer oportunidades de práctica de comportamiento competente
Favorecer la socialización de acuerdo a requerimientos culturales
Potenciar aspectos positivos, capacidades, talentos e iniciativas
Favorecer la participación en roles
Estimular las actividades de la vida diaria instrumentales
Facilitar el sentido de propósito y satisfacción de vida

La instancia ocupacional implica la participación de todo el equipo sociosanitario, así como de familiares y voluntarios. Este contexto permite al terapeuta diseñar y seleccionar actividades con un amplio gradiente de dificultad y ofrecer la oportunidad de participar a un número elevado de usuarios.

La organización de esta «macroactividad» requiere una planificación cuidadosa en lo que se refiere a la selección y graduación de las actividades, el cálculo de materiales y costes y el encuadre en el tiempo.

Actividades típicas en una instancia ocupacional pueden ser manualidades, costura, actividades de cocina, música, teatro, etc.

BIBLIOGRAFÍA

De la Serna I. Manual de psicogeriatría clínica. Barcelona: Masson, 2000.
Divisió d'Atenció Sociosanitària. L'atenció sociosanitària a Catalunya. Escenari evolutiu 2000-2005. Barcelona: Àrea Sanitaria, Servei Català de la Salut, 2000.
Durante Molina P, Pedro Tarrés P. Terapia ocupacional en geriatría: principios y práctica. Barcelona: Masson S.A., 1998.

Fontanals de Nadal MD, Martínez Mateo F, Vallès i Forcada E. Evaluación de la atención sociosanitaria en Cataluña. La experiencia del programa Vida als Anys. Rev Esp Geriatr Gerontol 1995; 30: 189-198.

Gellalty A. La inteligencia hábil. Buenos Aires: Aique Editores, 1986.

González Mas R. Rehabilitación médica de ancianos. Barcelona: Masson S.A., 1995.

Katz de Armoza M. Técnicas corporales para la tercera edad. Barcelona: Ed. Paidós, 1988.

Kielhofner G. Conceptual fundations of occupational therapy. Filadelfia: A. Davis Publishers, 1992.

Martín García ML, Collado Fuentes H, Serrano Lira F. Aplicación de la terapia ocupacional en las enfermedades neurológicas en el anciano. Monografías de Geriatría y Gerontología, 2000; 2 (3): 109-115.

Pla de Salut. Quadern núm. 10. Els trastorns cognitius i de la conducta en l'atenció sociosanitària. Departament de Sanitat i Seguretat Social. Generalitat de Catalunya. Setembre 1998.

Romo M. Psicología de la creatividad. Barcelona: Paidós, 1997.

Salgado A, Guillén F. Manual de geriatría, 2.ª ed. Barcelona: Masson S.A., 1994.

Salvà A, Martínez F, Llobet S, Vallès E, Miró M, Llevadot D. Las unidades de media estancia-convalecencia en Cataluña. Rev Esp Geriatr Gerontol 2000; 35 (Supl. 6): 31-37.

Salvà A, Vallès E, Llevadot D, Martínez F, Albinyana C, Miró M et al. Una experiencia de atención sociosanitaria: programa Vida als Anys. Realidad y expectativas de futuro. Revista de Administración Sanitaria 1999; 3: 413-428.

Terr L. El juego: ¿por qué los adultos necesitan jugar? Barcelona: Paidós, 1992.

Tromly C. Terapia ocupacional para enfermos incapacitados físicamente. México: La Prensa Médica, 1990.

Vila Miravent J. Guía práctica para entender los comportamientos de los enfermos de Alzheimer. Barcelona: Ed. Eumo-Octaedro, 1999.

Terapia ocupacional en los programas de atención geriátrica domiciliaria

21

P. Durante Molina

Introducción

En la medida en que la población de personas mayores crece a pasos agigantados, y los gastos sanitarios con ello, los responsables de la sanidad están estudiando la manera de recortar el desembolso a la vez que se proporciona una asistencia de calidad. Al menos en la teoría, los cuidados domiciliarios tienen la capacidad de satisfacer ambas facetas; por un lado, se consideran más satisfactorios para el usuario, pues le permite permanecer en su ambiente familiar, y por otro, se controla el gasto que sería mucho mayor en un paciente ingresado.

Aunque en España aún no están plenamente desarrollados, hay por parte de los organismos competentes una tendencia a promocionar los cuidados domiciliarios. En este sentido, en los «criterios de ordenación de servicios para la atención sanitaria a las personas mayores», presentados por el Instituto Nacional de la Salud a finales de 1995, se recoge la necesidad de poner en marcha en todos los centros de salud actividades de promoción de la salud, prevención y valoración geriátrica del anciano de alto riesgo, a través de distintos subprogramas entre los que se incluye el de cuidados domiciliarios. El objetivo general de las distintas acciones que se lleven a cabo será colaborar en el mantenimiento de la persona mayor en la comunidad, durante el mayor tiempo posible y en adecuadas condiciones de salud. Entre los objetivos específicos que marca el citado documento cabe destacar, por lo que a la actuación de la TO atañe: promocionar la salud de los ancianos, dar asistencia a los problemas específicos cuando proceda, *detectar e intervenir sobre los factores de riesgo biopsicosociales que conduzcan al deterioro de la función, detectar precozmente las incapacidades funcionales y las disfunciones sociales, dar prioridad al mantenimiento de la función y de la autonomía,* realizar actividades de educación para la salud con el propio individuo y con sus cuidadores, de forma que se *promueva el autocuidado y la autonomía* de los mismos, y ayudar a una muerte digna mediante una atención basada en los cuidados paliativos domiciliarios. A éstos cabría añadir el hecho de facilitar y garantizar una adecuada intervención de carácter rehabilitador/mantenedor tras el alta hospitalaria.

Desafíos de la práctica domiciliaria: el entorno domiciliario

La práctica de la TO en salud domiciliaria difiere en varios aspectos de la práctica en otros niveles o emplazamientos, incluyendo la importancia de tratar los problemas de ejecución que ocurren en el mismo momento y el hecho de que la intervención tiene lugar del entorno real del paciente en lugar del entorno artificial del hospital. Quizás lo más importante sea que el terapeuta no se encuentra en un espacio propio, sino que es el invitado del anciano y, por tanto, ha de ser cuidadoso y reconocer el control que tiene el paciente sobre el entorno y sobre el programa. Por otra parte, los medios con los que se cuenta en el hospital o en cualquier otro centro desaparecen, y es aquí donde el ingenio ha de agudizarse para obtener los mejores resultados. Estas dos características requieren un único enfoque conceptual para el tratamiento de la persona mayor, enfoque que elude la atención a los componentes aislados de la ejecución, tales como el grado de movimiento, la fuerza muscular o la automedicación. Requiere, además, que el terapeuta evalúe no solamente los espacios inmediatos del hogar sino también la combinación de los condicionantes externos e internos que afectan a las actividades de la persona mayor. En este sentido, en este capítulo utilizaremos el término «entorno domiciliario» para hacer referencia a un sistema complejo compuesto por la cultura, las personas allegadas y los aspectos físicos del espacio, todo lo cual afecta, sin lugar a dudas, al servicio proporcionado.

Los factores ambientales influyen sobre los objetivos de la terapia, cualquiera que sea el emplazamiento. Por ejemplo, la TO en la unidad de cuidados de agudos, caracterizada por una breve estancia hospitalaria, puede ayudar a los pacientes con el posicionamiento, la valoración y el entrenamiento del equipo adaptado, así como con los programas de alta domiciliaria. En el cuidado de pacientes de la unidad de agudos apenas hay oportunidades para conocer el impacto que tendrán estas intervenciones en el medio habitual del paciente; el terapeuta únicamente puede asumir que se colocará el equipo prescrito de acuerdo con las pautas dadas al paciente y a sus familiares. Es posible, incluso, que el terapeuta no llegue a conocer al cuidador y no pueda, por ello, darle las instrucciones para que desarrolle el programa en casa. Algo similar ocurre en las unidades de rehabilitación de media o larga estancia, donde el terapeuta puede trabajar durante meses con el paciente, visitar la casa de éste para valorar las necesidades de equipo y trabajar con la familia para conocer su estilo de vida y sus valores; incluso puede enseñar a la familia programas domiciliarios que el paciente continuará una vez sea dado de alta; no obstante, el terapeuta no verá interactuar al paciente con su entorno.

Sin haber valorado todos los factores ambientales no es posible predecir factores tales como el apoyo familiar, la motivación, el exceso de discapacidad ni cómo el paciente aceptará el equipo prescrito una vez esté en su casa. Según refiere Hunt, los terapeutas domiciliarios valoran el entorno personal del anciano y utilizan las complejidades del medio para construir desafíos graduales que, con un tono esperanzador, permitan alcanzar una ejecución ocupacional competente.

La valoración de TO en el domicilio incluye observar el estado funcional del paciente así como el entorno en el que desarrolla todas sus ocupaciones de la vida diaria, entorno que, como veremos seguidamente, comprende tanto el aspecto físico como el cultural, social y familiar del individuo. Durante el proceso de valoración es importante que el terapeuta observe la actuación *in situ* del paciente en vez de aceptar simplemente la información verbal dada por el propio anciano o por sus familiares y/o cuidadores.

Entorno del paciente: componentes fundamentales

Kielhofner conceptualiza el entorno como «los objetos y hechos externos y las personas que influyen en la acción de un individuo». La definición dada por Kielhofner y Burke designa el entorno como «el espacio físico, social y cultural en el cual opera la persona y sin cuya interacción no existiría». Lawton, por su parte, habla del «espacio, de la estructura física, de los objetos, de los ítems de decoración, de otras personas o de una conducta colectiva de varias personas».

Como ya se ha mencionado anteriormente, el entorno es un sistema complejo compuesto a su vez por tres subsistemas que son interdependientes. Estos subsistemas o componentes –cultural, social y físico– están formados por sus propias redes de elementos que interactúan entre sí. Entre los elementos *culturales* incluimos las actitudes, las conductas sociales, las creencias y los hábitos. El subsistema *social* está compuesto por las personas cercanas y significativas para el anciano, como son su pareja, hijos, vecinos, amigos u otro tipo de contactos sociales. Finalmente, el *entorno físico* incluye la casa en sí misma, el mobiliario y otras pertenencias, el portal, el patio, si lo tuviera, y los alrededores del vecindario. Dado que estos tres componentes y sus elementos desempeñan un papel principal en la ejecución y en el bienestar del individuo, es importante explorar su significado e influencia sobre el tratamiento domiciliario.

Elementos culturales

El reto de la intervención de salud domiciliaria es mejorar o mantener la capacidad de ejecución o la salud del usuario mediante modalidades que pueden ser puestas en práctica únicamente tras una cuidadosa evaluación de los componentes ambientales. Durante la visita inicial, el primer componente o subsistema que se encuentra el terapeuta ocupacional es la cultura o forma de vida del usuario. Ésta consiste en la manera particular que uno tiene de hacer las cosas, la forma de pensar y de expresar los pensamientos, las destrezas sociales, los papeles, los valores, las normas y las actitudes establecidas hacia la salud.

El entorno cultural puede valorarse de manera informal, conversando durante la primera visita o durante el desarrollo de una actividad terapéutica. Esta información nos revelará qué es lo que motiva al paciente, cómo comunicarnos con él y cuál es la dinámica interpersonal en su ambiente. Si el terapeuta no conoce esta cultura del cliente es posible que cometa el error de trasladar sus propios valores personales a la situación.

Este entorno cultural puede también influir sobre la voluntad o la disponibilidad del paciente para aceptar recomendaciones referidas al equipo adaptado, a las ayudas técnicas o a las modificaciones del espacio físico. Hay que recordar que en el cuidado domiciliario, el terapeuta se convierte en un consultor que recomienda cambios en el entorno para apoyar o favorecer la ejecución y la seguridad. En ningún caso se podrán imponer los cambios necesarios y, cuando éstos sean totalmente imprescindibles pero vayan en contra de los deseos y sentimientos del paciente, será obligado discutir las posibles alternativas con el usuario y los cuidadores (tabla 21-1). Además del procedimiento señalado, en ocasiones también se puede facilitar la aceptación de un cambio a través de una demostración lenta que incluya la colaboración del paciente y de la familia. En cualquier caso, se debe hacer el máximo esfuerzo para mantener intacto el entorno.

Entorno social: personas allegadas

Otra influencia ambiental que afecta al tratamiento domiciliario está representada por la familia y por otras redes sociales próximas al paciente. Tanto la enfermedad repentina como la crónica pueden alterar los papeles tradicionales familiares, y la dinámica familiar que se establece puede entonces facilitar o dificultar la ejecución. El papel de la familia y de los amigos es esencial en los cuidados de salud.

Debido a la complejidad de las alteraciones funcionales que producen ciertos procesos, como un AVC, la enfermedad de Parkinson o la enfermedad de Alzheimer, la familia desempeña un papel vital en la facilitación del proceso terapéutico. A los miembros de la familia se les debe dar la oportunidad de demostrar su implicación en la rehabilitación del paciente. Han de ser instruidos en la secuencia de las actividades motrices que

TABLA 21-1

Pasos indicados, según Hunt, para discutir alternativas en caso de rechazo a los cambios ambientales propuestos por el terapeuta

Discutir las opciones. Identificar las elecciones y las consecuencias de cada una, incluyendo la opción de dejarlo todo igual
Dar tiempo para la reflexión y la reconsideración de las propuestas hechas. Algunas personas pueden querer consultar con alguien de confianza antes de decidirse. Una decisión rápida puede llevar a la confusión o a la negación
Practicar la ejecución con un dispositivo de demostración o un cambio temporal del entorno para permitir que el anciano determine si es útil o no
En una visita posterior, preguntar al paciente si ha tenido oportunidad de tomar una decisión. Si no, se puede hablar con el cuidador
Si se ha aceptado encargar el equipo o ayudar en la modificación solicitar feedback *y hacer los ajustes necesarios* tras la utilización del equipo o de la modificación
Si se rechaza, documentar los pasos dados y las razones expresadas. Reconocer que el usuario puede saber qué es lo mejor para sus propias circunstancias

ayudarán a la recuperación del brazo pléjico, o en la forma de proporcionar ayuda cuando la rigidez entorpece la realización de cualquier actividad, o en cómo atender los problemas de ansiedad. La posibilidad de proporcionar refuerzo o ayuda les brinda también la oportunidad de mantener un contacto físico y emocional, reforzando su relación con el paciente. Por otra parte, las enseñanzas y guías que se suministran a los cuidadores durante el programa de rehabilitación ayudarán a asegurar una actitud más positiva ante las habilidades funcionales del anciano. En la medida en que optimizemos los papeles de estos apoyos informales podemos ayudar a disminuir la sobrecarga del cuidador, a la vez que se motiva al anciano a incorporarse al tratamiento. La utilización de este componente ambiental requiere que el terapeuta conozca qué clase de apoyo se está prestando o cuál está disponible, evaluando tanto al dador como al receptor del apoyo (p. ej., si el anciano se siente ayudado o anulado, o bien si el cuidador se siente obligado por encima de sus posibilidades o entiende que puede prestar la ayuda sin dejar sus otros cometidos). Por otro lado, explorando la dinámica familiar y las opciones de las redes con amigos y con otros profesionales de los cuidados, el terapeuta será capaz de reducir la tensión del cuidador y facilitar la independencia del anciano.

Medio físico

El espacio en que reside el anciano tiene un impacto muy significativo en la ejecución. Durante el proceso de tratamiento, el terapeuta puede recomendar modificaciones en la casa para ayudar al paciente a alcanzar el nivel de competencia deseado. Incidiendo sobre los cuatro atributos principales del entorno (tabla 21-2), el terapeuta ocupacional puede ayudar al paciente a ejecutar sus ta-

TABLA 21-2

Atributos del entorno, según Lawton

Seguridad Grado en el cual un entorno disminuye la posibilidad de accidentes y situaciones azarosas y proporciona ayuda en caso de necesidad
Confianza Grado en que el entorno proporciona tranquilidad psicológica y satisface otras necesidades personales
Accesibilidad Grado en que el entorno proporciona participación, transporte y utilización de sus recursos. La accesibilidad facilita mayor salud funcional y mejor uso del tiempo e incrementa las conductas sociales
Comprensibilidad Grado en que el entorno puede ser comprendido por la persona

reas cotidianas al máximo nivel posible o deseable.

Para garantizar la seguridad, el terapeuta recomienda modificaciones del entorno con el fin de acomodarlo a la situación de infracapacidad del paciente y, con ello, prevenir los accidentes según se muestra en la tabla 21-3 y en el Anexo 21-1.

Para incrementar la confianza, el terapeuta puede facultar o habilitar al usuario maximizando sus habilidades en la ejecución de las AVD, como es el caso de la utilización de la protección articular en el caso de la artritis reumatoidea o de las técnicas de conservación de la energía en pacientes con problemas cardiorrespiratorios, recogidas más extensamente en el capítulo 11.

El terapeuta también puede adaptar el entorno para facilitar la accesibilidad, lo cual puede ir desde cambiar el umbral de la puerta o instalar un segundo pasamanos en la escalera a instalar un sistema computarizado de control ambiental. La correcta prescripción de una silla de ruedas o la colocación de

TABLA 21-3
Valoración del entorno físico para la prevención de accidentes

	Problemas más comunes	Algunas soluciones
Accesos	Escalones	Colocar barandillas Colocar rampas
	Mala visibilidad	Mejorar iluminación Colocar bandas fluorescentes
	Rellanos reducidos	Ampliar rellanos
Puertas	Dimensiones escasas	Ampliar la luz de la puerta
	Pomos de difícil manejo	Pomos de mango largo
Suelos	Suelto, levantado, etc.	Pegarlo o cubrirlo firmemente
	Resbaladizos	Colocar uno antideslizante Evitar productos con ceras
	Alfombras	Quitarlas o fijarlas al suelo
Interruptores	Difícil acceso	Mejorar su disposición Utilizar mandos a distancia
	Difícil manejo	Elementos más amplios
Mobiliario	Muy bajo o se hunde	Elevar con un taco de madera Colocar somier de láminas Poner asientos «catapulta»
	Difícil acceso a los objetos	Mejor distribución Bajar baldas y armarios
Baño/ducha	Entrar y salir de la bañera/ducha	Colocar barras de apoyo Poner asiento plegable en la ducha o fijo en el baño Fondo de bañera/ducha antideslizante
	Alcanzar enseres	Mejorar su disposición
Cocina	Fuegos eléctricos	Colocar placas o pilotos luminosos
	Gas	Instalar detector de escapes
Ayudas técnicas para la marcha	Fijación poco segura	Colocar tacos de goma
	Silla de ruedas	Engrasar las ruedas

una cómoda junto a la cama son también acciones que tienen que ver con la accesibilidad del entorno.

Por último, la legibilidad o comprensión del medio es otro hecho importante. La confusión y la frustración asociadas al uso de la tecnología moderna (infinidad de aparatos, botones, mandos a distancia, etc.) pueden reducirse o eliminarse instalando elementos familiares, aunque no tan modernos. En ocasiones, será necesario establecer un medio protésico en el que se facilite la comprensión a través de carteles, colores, pictogramas, etcétera.

Intervención

Las intervenciones del terapeuta ocupacional en el domicilio se dirigen principalmene a prevenir las caídas y los accidentes y a adaptar el entorno para prevenir la incapacidad funcional y la dependencia del anciano, así como para reforzar su sentido de seguridad y su movilidad. En el sistema americano *(Medicare)* están claramente definidas cuáles son las funciones que tiene el terapeuta ocupacional en los cuidados de salud domiciliaria (tabla 21-4). No ocurre lo mismo en el sistema español, en el que aún es rara esta práctica.

La intervención domiciliaria requiere acciones y enfoques que difieren en mayor o menor medida de los utilizados en otros medios clínicos. Los beneficios para el cliente y su familia pueden aumentarse si los cuidados se proporcionan de manera efectiva.

El enfoque del tratamiento más eficaz para mejorar la función, en la mayor parte de los casos, es involucrar al paciente anciano y a su familia o cuidadores en la autogestión del programa establecido. Para ello hemos de elaborar un plan que tome en cuenta las necesidades concretas del individuo y de su familia. Se le darán instrucciones para que lleve a cabo una autograduación de las actividades lo antes posible, reforzando con ello

TABLA 21-4

Papel de algunas profesiones en los cuidados de salud domiciliarios cubiertos por *Medicare* en Estados Unidos

Profesión	Servicios, tratamientos y modalidades que puede cubrir *Medicare*
Enfermería	Observación y evaluación Supervisión Colocación y esterilización de un catéter Enseñar a administrar los medicamentos Cuidados de la piel
Fisioterapia	Entrenamiento de la marcha Ultrasonidos Evaluar el grado de movilidad (*range of movement,* ROM) Ejercicios terapéuticos
Terapia ocupacional	Cuidados continuados solamente con un plan abierto de tratamiento Mejorar/restaurar las funciones deterioradas por la enfermedad/traumatismo Terapia restauradora Enseñanza/selección de tareas que restaurarán la función Enseñanza de las AVD Diseño/fabricación/fijación de dispositivos ortésicos Entrenamiento y valoración vocacional/prevocacional
Trabajo social	No se recogen

De Medicare Guide to Billing for HHA's. Cruz Azul de Iowa.

su responsabilidad como participante activo en el proceso de rehabilitación. Comenzaremos con incrementos pequeños y proporcionando información a través de distintos sentidos, lo que ayudará a reforzar el aprendizaje. En muchos casos, será aconsejable que el paciente realice por sí solo, en la medida de sus posibilidades y necesidades, una serie de ejercicios psicomotores por la mañana, lo que facilitará el desentumecimiento de músculos, articulaciones y mente, antes de iniciar sus actividades cotidianas, y también por la noche antes de acostarse, lo cual favorecerá la conciliación del sueño. Igualmente, en los casos en que sea aconsejable y necesario, se entrenará al paciente en técnicas de masaje, inhibición de reflejos patológicos, posicionamiento correcto y técnicas de relajación.

Dentro de los programas domiciliarios hemos de tener en cuenta los dedicados a *enfermos terminales*. La TO puede ofrecer una inestimable ayuda a la hora de proporcionar al paciente el máximo grado de bienestar y seguridad del entorno en su hogar tras el alta hospitalaria. Las intervenciones en este caso girarán en torno a: educar a los cuidadores en las formas más seguras de movilización y ayuda para los pacientes; proporcionar el equipo adecuado, como un asiento elevado para el inodoro, barras de apoyo, sistema adaptado de teléfono, etc., con el fin de lograr la máxima autonomía; acomodar el mobiliario para incrementar la seguridad, mejorar la comodidad y eliminar barreras; facilitar el acceso instalando ayudas apropiadas; proporcionar la silla de ruedas más adecuada y mantener el nivel de actividad y los contactos sociales el mayor tiempo posible. Cuando la enfermedad interrumpe el nivel de actividad y la persona experimenta una pérdida del sentido de la vida, la TO puede proporcionar oportunidades para nuevas experiencias, ayudar a la persona a adaptarse a los cambios en la ejecución de las tareas y facilitarle la recuperación del equilibrio mediante actividades significativas para él.

BIBLIOGRAFÍA

American Geriatrics Society Public Policy Committee. Home care and home care reimbursement. J Am Geriatr Soc 1989; 37: 1065-1066.

American Occupational Therapy Association. Guidelines for occupational therapy services in home health. Rockville: AOTA, 1987.

American Occupational Therapy Association. Occupational therapy Medicare handbook. Rockville: AOTA, 1987.

Biegel DE, Sales E, Schulz R. Family caregiving in chronic illness. Newbury Park: Sage Publications, 1991.

De Paoli TAL, Zenk-Jones P. Medicare reimbursement in home care. Am J Occup Ther 1984; 38: 739-742.

Hale G. The sourcebook for the disabled: an illustrated guide to easier and more independent living for physically disabled people, their families and friends. Filadelfia: W B Saunders, 1979.

Hunt L. Continuity of care maximizes autonomy of the elderly. Am J Occup Ther 1988; 42: 391-393.

Instituto Nacional de la Salud. Criterios de ordenación para la atención sanitaria a las personas mayores. Madrid: Instituto Nacional de la Salud, 1995.

Instituto Nacional de Servicios Sociales. Temario del curso Adaptación de viviendas para personas mayores. Madrid: INSERSO, 1996.

Jakson BN. Home health care and the elderly in the 1980's. Am J Occup Ther 1984; 38: 717-720,

Kielhofner G, Burke JP, Igi CH. A model of human occupation, part 4. Assessment and intervention. Am J Occup Ther 1980; 34: 777-778.

Lawton MP. Environment and the need satisfaction of aging. En: Carstensen LL, Edelstein BA, eds. Handbook of clinical gerontology. Nueva York: Pergamon Press, 1987.

Levine RE, Gitlin LN. Home adaptation for persons with chronic disabilities: an educational model. Am J Occup Ther 1990; 44: 923-929.

Ministerio de Asuntos Sociales. Manual de accesibilidad, 2.ª ed. Madrid: Instituto Nacional de Servicios Sociales, 1995.

Wasik BH, Bryant DM, Lyons CM. Home visiting: procedures for helping families. Newbury Park: Sage Publications, 1990.

ANEXO 21-1
Áreas para la valoración y modificación

Entrada. Si tiene escaleras, la pendiente de éstas (relación huella-contrahuella) recomendable está comprendida entre ángulos de 25 a 30°. Al final de la escalera ha de haber un espacio lo suficientemente amplio para poder manejar una silla de ruedas (en caso de usarse). Se precisa una zona de 90 cm delante de la puerta si ésta se abre hacia dentro, y de 150 cm si se abre hacia fuera. Si hay una rampa, ésta debe tener un mínimo de 75 cm de anchura, y la relación longitud/altura no debería exceder el 8 %. Todas las superficies han de ser antideslizantes y resistentes al fuego.

Puertas. Las dimensiones mínimas serán un ancho libre de 85 cm y una altura libre de 200 cm. Si la puerta es ligeramente más estrecha, se pueden instalar bisagras que proporcionen la anchura adicional. Si la apertura es aún demasiado estrecha, se deben quitar la puerta y el marco y colocar una cortina para mantener la privacidad. Como última posibilidad se pueden cambiar el marco y la puerta por otros mayores. En los casos en que la habitación sea muy pequeña se puede instalar una puerta deslizante (empotrada o no) o utilizar una puerta de dos hojas.

Escaleras entre plantas. Si la casa del individuo tiene más de una planta, se puede utilizar una de las dependencias de la planta baja como dormitorio y evitar así tener que subir y bajar. Si no fuera posible o deseable, se podría instalar un elevador eléctrico a pesar de que el gasto es considerable.

Suelos. Deben ser antideslizantes, sin irregularidades, evitando en lo posible que haya diferentes niveles y contrastes de colores que den la impresión de cambio de nivel. Las alfombras y felpudos se han de retirar o fijarlos al suelo.

Interruptores y enchufes. Los interruptores de la luz han de quedar fácilmente al alcance de la mano (especialmente si hay problemas de movilidad o se usa silla de ruedas) y de la vista. Además, han de ser de fácil manejo (accionarlos con un suave toque incluso sin necesidad de la mano). Es conveniente colocar adhesivos fosforescentes de manera que sean visibles en la oscuridad. Sería ideal que los enchufes pudieran alcanzarse sin tener que agacharse desde una posición de bipedestación o sedestación. Los controles remotos pueden ser una gran ayuda si se entienden, ven y manejan con facilidad; de lo contrario, son un gran estorbo.

Mobiliario. La reordenación de los muebles puede ser útil para incrementar la movilidad. Sillas, sofás y cama demasiado bajos proporcionan una posición de sedestación incómoda, a la vez que dificultan las acciones de sentarse y levantarse de ellos. Para elevarlos, se pueden colocar unos bloques de madera debajo de las patas, con un hueco para que se ajusten las patas y evitar posibles accidentes. Por el contrario, si las sillas son demasiado altas, se pueden cortar las patas con cuidado de no dejarlas cojas o colocar un reposapiés para que no queden colgando los pies. Lo deseable es que la altura y la profundidad del asiento permitan que el usuario se apoye correctamente en el respaldo con los pies firmemente apoyados en el suelo y sin notar presión en las corvas. En cuanto a las camas, la altura óptima del somier se sitúa entre 35 y 40 cm. Se acolcharán o eliminarán los ángulos y salientes en pico que puedan herir al usuario.

Espacios de almacenaje: armarios y alacenas. Los elementos de uso frecuente han de ser accesibles de manera fácil y segura. Los armarios de la cocina, el baño y el dormitorio pueden tener que reorganizarse para asegurar que se alcanzan fácilmente, tanto en bipedestación como en sedestación. En ocasiones se utiliza un alargador con pinzas.

Dormitorio. Es aconsejable que la cama disponga de pie y cabecera, ya que facilitan la movilidad del usuario. En caso de necesitar una cama tipo hospital, el nivel de altura estará entre 38 y 78,5 cm. Si se trata de un paciente hemipléjico, la cama se ha de colocar de forma que la entrada y la salida de la misma pueda realizarse por el lado no afectado. En ocasiones, será necesario instalar alguna ayuda técnica para incrementar la independencia en la movilización en la cama. Los pacientes con problemas cardíacos y/o respiratorios deberán, en algunos casos, modificar la posición de la cama, elevando parte de ésta o utilizando almohadas u otros elementos.

En ocasiones, será necesario colocar una luz permanente que permita al anciano orientarse si se despierta de noche. Si la lámpara de noche está situada sobre la mesilla es conveniente fijarla a ésta para que no se caiga al encenderla o apagarala, o también se puede colocar en la pared.

Baño. La bañera o ducha ha de estar equipada con bandas o alfombrillas antideslizantes en el suelo, tanto dentro como fuera. Sería conveniente que dispusiera de un asiento adaptado, ducha de teléfono y barras de apoyo (dispuestas según las necesidades). La grifería clásica de llaves giratorias puede ser cambiada por un monomando más sencillo de usar y manipular y, cuando haya problemas táctiles será conveniente utilizar uno con termostato incorporado. Las ayudas técnicas para el baño (esponjas con mango alargado y/o curvado, dispensadores de jabón, etc.) pueden incrementar la independencia en el mismo.

La altura más adecuada del lavabo es de 80 cm desde el suelo, siendo aconsejable que sea volado y cuente con unas barras de apoyo.

Se dispondrán barras de apoyo laterales que permitan sentarse y levantarse del inodoro con facilidad. En ocasiones será necesario utilizar asientos elevados, que podrán ser móviles si los utilizan otros miembros de la familia.

Cocina. Se deben quitar las puertas de debajo del fregadero para poder acceder a él con la silla de ruedas. Las tuberías situadas debajo del fregadero han de aislarse para evitar quemaduras y heridas en los miembros inferiores. Se puede colocar un plato o bandeja de plástico boca abajo para elevar la superficie del fondo del fregadero cuando el acceso no sea fácil. Para que el usuario pueda ver mejor las superficies de trabajo se pueden colgar de la pared espejos inclinados. Se pueden añadir estanterías a los armarios para facilitar el acceso o bien un alargador con pinzas. Las cocinas y hornos que tienen los mandos en la parte frontal son de más cómodo acceso; los digitales pueden ser más fáciles de manipular, pero pueden crear confusión si no se está acostumbrado a ellos. La utilización de un delantal con grandes bolsillos o de una silla de ruedas con bolsas laterales evitará tener que hacer muchos recorridos para coger las cosas. Para fijar los platos o boles (p. ej., cuando se bate un huevo) se pueden utilizar materiales antideslizantes (Dycen) o incluso una toalla mojada. Igualmente, se puede utilizar una superficie de Dycen para ayudar a abrir una lata o un tarro. En todo caso, hay que intentar adaptar lo que se tiene, pues la adquisición de material nuevo puede suponer un gasto enorme, a veces sin resultados positivos.

Terapia ocupacional en las residencias

22

P. Durante Molina

Introducción

Las grandes residencias-hoteles de lujo, creadas a nivel público a lo largo de los años 70 y 80 para ancianos válidos, albergan en la actualidad un enorme número de ancianos funcionalmente dependientes y/o frágiles; la distribución y la asistencia se realiza por módulos y la atención tiende a individualizarse cada día más. Con la puesta en marcha del Plan Gerontológico Nacional, las «nuevas residencias», creadas pensando en una atención más personalizada, han de contar con un número inferior de camas, mayores espacios y carácter abierto, con el fin de dar cobertura a otros ancianos de la comunidad.

Rodríguez define la residencia como un «centro gerontológico abierto, de desarrollo personal y atención sociosanitaria interprofesional, en el que viven temporal o permanentemente personas mayores con algún grado de dependencia».

Dadas las características de pérdida funcional y de fragilidad que presentan la mayoría de los usuarios de las residencias, éstas se convierten en algo más que su casa, para pasar a ser, también, un «centro de atención integral».

Supone un desafío crear un espacio hogareño dentro del cual se pueda proporcionar un cuidado de calidad a un grupo variado de individuos frágiles y discapacitados. Una forma de lograrlo es mediante la creación de un medio físico limpio y confortable y un entorno psicosocial que apoye la dignidad y la autodeterminación, el sentido de bienestar y los sentimientos de valía personal de los residentes. Para crear un espacio de estas características, el equipo debe estimular a los residentes a ser activos en la toma de decisiones, ofertar elecciones en el cuidado y en los servicios y verse a sí mismos en el papel de apoyo o soporte. En un entorno hogareño, el equipo ve al residente como un individuo «saludable», entendiendo el término «salud» como la capacidad de los residentes para ejecutar tareas a su más alto nivel funcional, dejando a un lado la presencia de los cambios relacionados con la edad, las necesidades de dependencia y las enfermedades crónicas. Hemos de tener en cuenta que la salud no sólo abarca el funcionamiento fisiológico, psicológico y social, sino que también considera la calidad de vida de los individuos. La capacidad de los individuos para alcanzar, retener o mantener la salud está significativamente influenciada por los entornos físico y psicosocial. No obstante, los individuos que viven en residencias también tendrán momentos de «crisis», que repercutirán sobre su capacidad funcional y sobre los que tendremos que actuar de forma puntual.

Equipo interdisciplinario

En la residencia, el equipo interdisciplinario incluye usualmente un médico, una enfermera, un terapeuta ocupacional, un fisioterapeuta, un trabajador social y un administrador (en los mejores casos, se cuenta con la presencia de un animador sociocultural, un psicólogo, auxiliares de enfermería, de terapia ocupacional y fisioterapia, entre otros), lo cual puede ser problemático principalmente por el número de participantes. Los ingredientes clave para mantener el buen funcionamiento del equipo son la comunicación, la buena aptitud, la colaboración y la creatividad.

Las necesidades del residente determinarán qué disciplina asumirá el liderazgo del equipo y cuáles tendrán un compromiso primario con el cuidado del mismo. La tarea del equipo es trabajar en común para desarrollar, llevar a cabo y evaluar un plan de cuidados que esté basado en las necesidades, las fuerzas y los deseos de los residentes. En esta compleja tarea, el papel del terapeuta ocupacional no se limitará únicamente a la atención directa al paciente, sino que también se ocupará de las necesidades conjuntas del centro (consejo en la planificación de los cuidados a largo plazo, promoción y coordinación de los programas de activación; valoración del entorno y sugerencias para la modificación del mismo; consejo para el diseño y compra de equipo adaptado, interpretación de las normas técnicas, etc.).

Terapeuta ocupacional consultor

El papel de consultor difiere en mayor o menor medida de otros tipos de práctica, dado que para unos puede ser un desafío excitante y para otros resultará una pesada carga.

La relación que mantiene el consultor con los recursos, el personal y los residentes no es tan íntima y permanente como la que puede tener el terapeuta que proporciona servicios directos. Por definición, un consultor es una persona del exterior que trabaja a tiempo parcial en un lugar/recurso determinado, no tiene responsabilidad para conseguir un cambio y no está enterado de muchas de las dinámicas internas del mismo. No obstante, puede también tener sus ventajas como, por ejemplo, la oportunidad de observar el conjunto, identificar los puntos fuertes y débiles, aportar una perspectiva nueva y más fresca a las situaciones dadas e influir sobre el sistema total del cuidado de los pacientes.

Los terapeutas ocupacionales, por su formación, están bien cualificados para servir como consultores, pudiendo ser requeridos para ejecutar una amplia variedad de funciones.

Proceso de la consulta

El consultor puede ser definido como alguien que, en virtud de su conocimiento o experiencia personal, proporciona un consejo profesional y da una serie de pautas sobre aquellos aspectos que puedan hacer más efectivo el trabajo de los demás. El consultor, como ya se ha dicho, es generalmente una persona ajena a la organización y su sistema, siendo su única función la de aconsejar. Por lo tanto, el consultante y la organización son libres de aceptar o rechazar cualquier sugerencia que aquél pueda ofrecerles. También se puede describir la consulta como una combinación de enseñanza y administración.

Livingston y O'Sullivan definieron el proceso de consulta efectivo como «el que es activo y dinámico, y cuyos resultados serán medibles y también observables».

Miller afirma que los consultores a menudo se ven a sí mismos como agentes o facilitadores del cambio. Para ejercer este papel, el terapeuta debe poseer una variedad de destrezas y de conocimientos (incluyendo las destrezas básicas de atención a las personas y grupos, tales como la capacidad de ser objetivo y estar orientado hacia la tarea, así como escuchar y comunicar de manera efectiva). Algunas de las habilidades necesarias son más específicas como, por ejemplo, ser capaz de explicar cuál es su papel, lograr un *feedback* efectivo, manejar las resistencias e identificar los problemas y las soluciones posibles. El consultor debe poseer también un buen sentido del tiempo y de los negocios, debe ser flexible y, además ser capaz de reconocer los intereses de sus consultantes y su potencial para desarrollarlos.

El consultor necesita establecer la credibilidad y comprender la estructura y los objetivos de la organización. También necesita darse cuenta de que la consulta no tiene lugar en el vacío. Para ello, lo primero que hará el consultor es preguntarse: ¿por qué está ahí¿, ¿quién pidió el consultor¿, ¿por qué fué seleccionado él¿, y ¿bajo qué autoridad está operando¿ Es una buena idea identificar quién o quiénes son las personas de poder en el centro y cómo pueden incidir sobre el proceso de consulta. Debemos señalar que no es papel del consultor desarrollar los programas ni diagnosticar o criticar a otros departamentos.

El consultor debe comprender e interpretar todas las normas que inciden sobre el programa de activación. Debe tener un profundo conocimiento del tipo de clientes que se va a encontrar y las condiciones físicas, mentales, médicas, ambientales y sociales que se deben considerar en el diseño y participación de un programa. Debe entender la filosofía básica de un programa de actividad y ser capaz de evaluar y determinar la eficacia del programa que se está desarrollando para satisfacer las necesidades tanto individuales como colectivas. Según Cunninghis, el consultor debe estar familiarizado con las actividades y los programas que pueden ser utilizados satisfactoriamente en estos grupos y ser capaz de determinar la idoneidad de las actividades para cada uno de los residentes.

Atención directa desde la terapia ocupacional

La intervención desde la TO se centra en la evaluación de la *capacidad funcional* y en el posterior mantenimiento y/o recuperación de la misma. Para ello, el terapeuta completará una valoración global detallada de la situación funcional del residente en términos de lo que éste puede hacer y en qué medida lo efectúa, desarrollando, a raíz de esa valoración, el plan inicial de cuidados en torno a todas las AVD (esto es, autocuidados, trabajo y ocio). Este plan debe poder enmarcarse en los distintos programas que se llevan a cabo, dado que éstos pueden adoptar una gran variedad de formas en el espacio de las residencias. A modo de ejemplo, y siguiendo el esquema presentado en la figura 22-1, revisaremos algunos de ellos.

Prevención de la incapacidad

Dentro de los diversos programas de prevención que se desarrollan en la residencia, el terapeuta ocupacional llevará a cabo, entre otras posibles, las siguientes intervenciones:

A nivel individual:

– Entrenamiento de las cualidades físicas y psíquicas.
– Eliminación de las barreras en el entorno inmediato.
– Provisión de dispositivos de ayuda.
– Entrenamiento en las transferencias.
– Reorientación de intereses.

A nivel de grupo:

– Grupos de gimnasia/actividad física.
– Grupos de información/educación sanitaria.
– Eliminación de barreras arquitectónicas.
– Promoción de programas de activación.

Dentro de este programa de prevención, los subprogramas de intervención podrían ser: caídas y accidentes, activación, ergonomía, actividad física, facilitación medioambiental y otros.

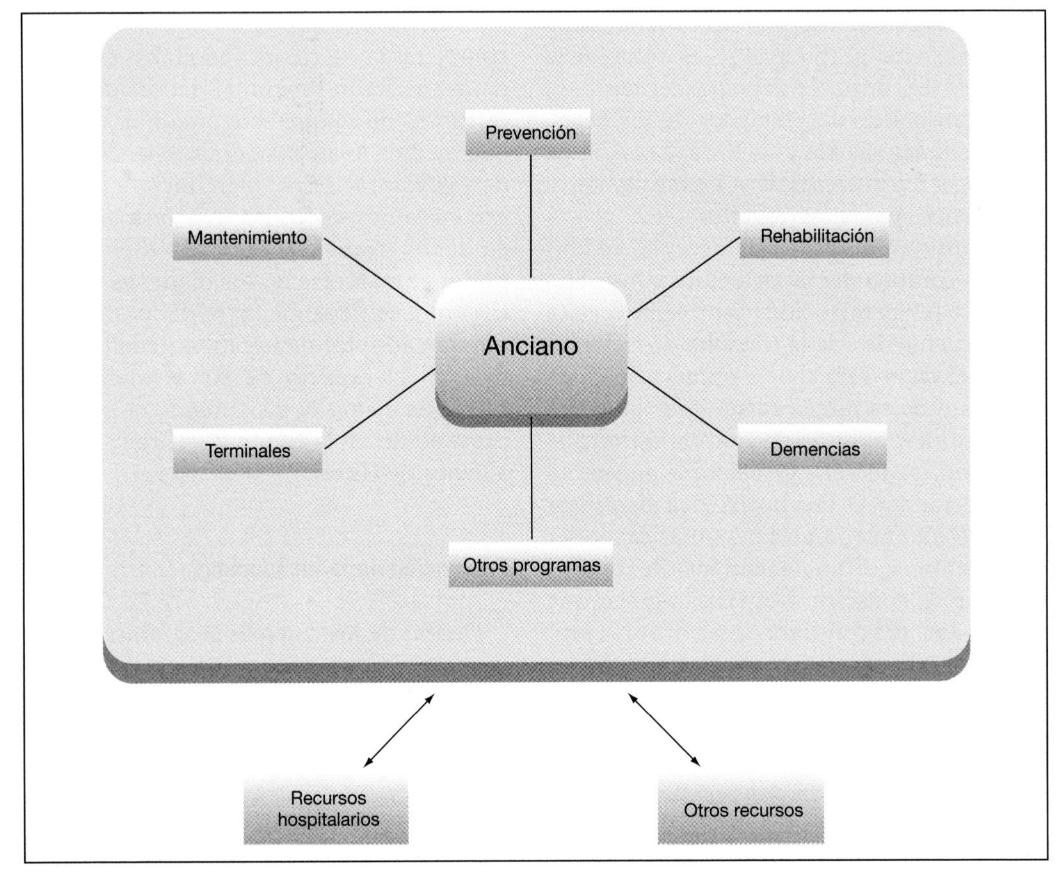

Figura 22-1. *Programas de atención directa desde la TO en una residencia para personas mayores.*

Rehabilitación de procesos incapacitantes con posibilidad de recuperación

El término rehabilitación geriátrica resalta ciertos enfoques de los cuidados y tratamientos rehabilitadores considerando específicamente las necesidades del paciente geriátrico, con un objetivo claramente identificado de alcanzar la máxima independencia posible manteniendo un sentido del yo y la autoestima. La mayor parte de los programas de rehabilitación se desarrollarán principalmente en las unidades de media y larga estancia, aunque también se aplicarán en los cuidados domiciliarios, los hospitales de día y, cada vez con más frecuencia, en las residencias asistidas. Su objetivo prioritario es lograr que el anciano alcance la máxima independencia posible cuando sufre un proceso invalidante.

El programa de rehabilitación, también denominado programa restaurador, requiere el compromiso de todo el equipo. A través de los esfuerzos de un equipo interdisciplinario se pueden coordinar los programas específicos para obtener los resultados deseados. El terapeuta ocupacional valorará específicamente la capacidad funcional para la realización de las actividades cotidianas, la función cognitiva y la capacidad actual de adaptación al medio para desarrollar el programa individual de tratamiento, teniendo presentes en todo momento las necesidades y los deseos del anciano. El paciente anciano ha de tener conocimiento de los beneficios que puede aportarle el programa de rehabilitación; para ello debe proporcionársele información relevante para que comprenda la relación entre sus problemas funcionales y las técnicas de tratamiento utilizadas. A la vez, necesita tener la sensación de pertenencia al propio programa y al equipo, participando activamente en todos los pasos indicados para el establecimiento de dicho programa.

El terapeuta actuará en los dos niveles ya señalados en el punto anterior:

A nivel individual:

– Evaluación de la situación funcional, de las necesidades y de los deseos del paciente.

– Establecimiento de metas y objetivos.

– Establecimiento de un plan terapéutico.

– Aplicación de las técnicas específicas apropiadas.

– Facilitación de dispositivos de ayuda, férulas, etc.

– Modificación del entorno.

– Modificación/reestructuración de las AVD.

– Evaluación del programa y de los resultados obtenidos.

– Entrenamiento del personal para favorecer el proceso.

A nivel de grupo:

– Planificación de actividades grupales en torno a objetivos comunes.

– Modificación del entorno.

– Entrenamiento/formación de personal.

Mantenimiento en los procesos crónicos incapacitantes

Los programas específicos de mantenimiento de TO establecen un puente entre las ventajas terapéuticas y los planes de cuidados individualizados de los residentes. Estos programas son, además, de especial importancia para el mantenimiento de la máxima independencia funcional posible de los ancianos institucionalizados, quienes están amenazados por un incremento de los niveles de dependencia.

Las áreas más importantes en las que se suelen centrar los programas de mantenimiento de TO incluyen: vestido, comida, aseo, actividades de ocio, cuidados posturales, deambulación, comunicación, ejercicio y movilidad en general.

A medida que la institución vaya incrementando el número de residentes dependientes, la necesidad de estos programas será más crítica. Para llevarlos a cabo es necesaria la participación, en mayor o menor grado, de todo el personal, que debe estar formado para ello. Uno de los objetivos principales del programa de formación del personal, a este respecto, será el cambio de sus actitudes y conductas, de tal forma que fomenten la independencia del paciente en vez de la dependencia, como se observa en demasiadas ocasiones. Para ello, resulta importantísimo proporcionar al equipo cuidador un gran apoyo, reforzarlo positivamente y tener paciencia, desde la coordinación del programa, dado que el aprendizaje y la aplicación de información novedosa puede ser estresante y amenazadora para los trabajadores, que disponen de un tiempo y una formación limitada.

Desde la TO actuaremos, a modo de ejemplo, como en los casos anteriores:

A nivel individual:

– Igual que el apartado anterior.

A nivel de grupo:

– Grupos de autoayuda.

– Gimnasia de mantenimiento.

– Grupos de reminiscencia.

– Modificación del entorno (medio facilitador).

– Planificación y desarrollo de programas de activación.

– Entrenamiento/formación del personal.

Cuidados a enfermos terminales

Dentro de los programas de asistencia sanitaria de la residencia hemos de tener en cuenta los dedicados a enfermos terminales. El terapeuta ocupacional puede proporcionar una inestimable ayuda a la hora de facilitar el máximo grado de bienestar y seguridad del entorno en su «hogar». Las acciones asistenciales incluirán, entre otras posibles: *a)* educar a los cuidadores en las formas más seguras de movilización y ayuda para el paciente; *b)* proporcionar el equipo adecuado, como asiento elevado para el servicio, barras de apoyo, sistema adaptado de teléfono, etc., para lograr la máxima autonomía; *c)* acomodar el mobiliario para incrementar la seguridad, mejorar el bienestar y eliminar barreras; *d)* facilitar el acceso instalando ayudas apropiadas; *e)* facilitar la silla de ruedas más adecuada en caso de necesidad, y *f)* mantener el nivel de actividad y los contactos sociales el mayor tiempo posible.

Cuando la enfermedad interrumpe el nivel de actividad y la persona experimenta una pérdida del sentido de la vida, la TO puede proporcionar oportunidades para nuevas experiencias, ayudar a la persona a adaptarse a los cambios en la ejecución de las tareas y recuperar el equilibrio mediante actividades llenas de significado.

La actuación se llevará a cabo, al igual que en los grupos anteriores, en los dos niveles:

A nivel individual:

– Evaluación de las necesidades y deseos del paciente.
– Técnicas específicas para mantener el nivel funcional.
– Terapia de apoyo.
– Modificación del entorno inmediato.
– Facilitación de dispositivos de ayuda.
– Entrenamiento/formación del personal.

A nivel de grupo:

– Modificación del entorno.
– Programas de activación
– Terapia de reminiscencia.
– Grupos de autoayuda.
– Entrenamiento/formación del personal.

Programa de demencias

Aunque este programa estaría comprendido dentro de los programas de mantenimiento, creemos que debe ser desarrollado independientemente, dada la gran incidencia que esta enfermedad tiene entre la población anciana institucionalizada.

La intervención desde la TO se basará en una minuciosa valoración de la situación funcional, esto es, cómo el deterioro cognitivo generado por la enfermedad afecta a la capacidad de realizar las AVD y cómo altera la independencia del anciano, creando problemas tanto al paciente como al entorno (compañeros, cuidadores, etc.).

De este modo, las tareas o actividades que deben realizarse, ya sea en el departamento de TO o durante la estancia en la residencia (vestido, aseo, comida, etc.), se seleccionarán y modificarán de acuerdo con las habilidades cognitivas del paciente. El terapeuta ocupacional valorará qué clase de asistencia es necesaria para obtener las mejores respuestas del anciano en cada caso. Las adaptaciones se realizarán con el objetivo de mejorar la capacidad funcional y promover la autoestima, la dignidad, la autonomía y, en definitiva, la calidad de vida del anciano con demencia.

Es deseable que la intervención se realice desde los estadios iniciales, ya que, aunque en esta fase la enfermedad no supone tanta sobrecarga para los cuidadores o el personal de la residencia como en fases más avanzadas, sí resulta un problema en ocasiones para los compañeros y casi siempre para el anciano, quien a veces oculta sus dificultades e incrementa los factores negativos que favorecen que el deterioro progrese más rápidamente (aislamiento, pérdida de actividades, sedentarismo, etc.). Ocurre también que cuando empiezan a surgir problemas en las AVD, el personal, con ánimo de ayudar, pero actuando de manera errónea, realiza las tareas que debería realizar el anciano (previamente modificadas) y que le ayudarían a mantener su independencia, a lentificar de alguna forma el deterioro y a mantener su dignidad y el control de su vida el mayor tiempo posible.

Según lo anteriormente señalado, la intervención desde la TO seguirá los siguientes pasos:

1. *Elección de un modelo de intervención* (sugerimos el de rehabilitación cognitiva de Allen).
2. *Valoración del paciente* (a poder ser desde los estadios iniciales).
3. *Planificación/ejecución de la intervención:*
   - Adaptación de las tareas y también del entorno.
   - Trabajo grupal con técnicas cognitivas y de comunicación.
   - Actividades manuales y recreativas adaptadas al nivel cognitivo del paciente.
   - Entrenamiento de los cuidadores para enseñarles la forma de ayudar/facilitar las tareas a los ancianos sin incrementar su dependencia.
   - Mantenimiento del estado físico.
4. *Revaluación y adaptación del plan* según la evolución:
   - Modificación de las tareas e incremento de la asistencia según progresa la enfermedad.
   - Mantenimiento del estado físico.
   - Mantenimiento de la dignidad y autoestima.
   - Grupos de reminiscencia, con el fin de ayudar a mantener el contacto con el exterior.
   - Modificación del entorno, con el fin de garantizar la seguridad del paciente.

Programas de activación en la residencia

En muchas ocasiones se ha confundido la animación sociocultural con los programas de activación, siendo éstos, al igual que ocurre con la TO, dos conceptos diferentes situados en planos distintos. Según Berzosa, «la animación sociocultural se entiende como el proceso de un grupo que parte de una situación concreta y que va a generar convivencia y participación. La animación sociocultural es más una actitud que una acción específica, es una manera de obrar más que el contenido de la acción; no es tanto hacer sólo actividades, sino la manera de programarlas y practicarlas».

El programa de activación (PA) es un servicio ofrecido a los individuos que no pueden mantener un modelo satisfactorio de actividad de forma independiente, con el fin de motivarles y proporcionarles la oportunidad de desarrollar y acrecentar sus intereses. Muchas veces se confunde TO con activación. En cualquier caso, según las circunstancias, el terapeuta ocupacional colaborará, en mayor o menor medida, en el proceso del programa.

La filosofía de un programa de activación es incrementar la calidad de vida de los residentes, proporcionándoles oportunidades para la participación en actividades saludables y satisfactorias, basadas en los antecedentes, los intereses y las necesidades de los residentes. Un PA se basa en las necesidades humanas de los residentes satisfaciendo éstas y apoyando su salud y su capacidad funcional. Un PA sustenta el funcionamiento saludable cuando proporciona oportunidades para que los residentes se involucren en el autocuidado, en el trabajo y en el ocio, las tres esferas principales de la ocupación humana.

Un PA eficaz, por tanto, promueve actividades dentro del esquema trabajo-ocio-descanso, respondiendo a las necesidades y deseos de los participantes y fomentando los papeles sociales; deben ser actividades llenas de sentido, que vayan más allá del «ocupar el tiempo» como se pretende en algunas ocasiones. En la figura 22-2 se recoge, de manera esquemática, el proceso que ha de seguir un PA.

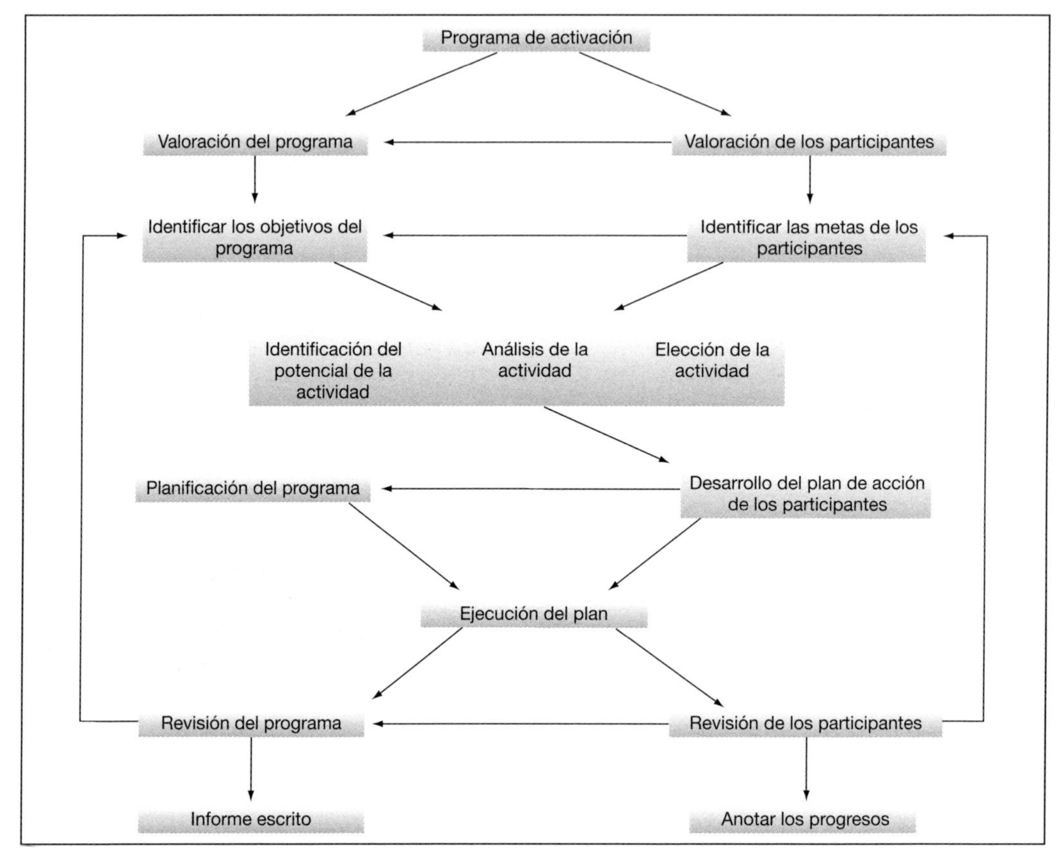

Figura 22-2. *Esquema del proceso de un programa de activación en una residencia para personas mayores.*

Para que el programa sea realmente válido y productivo no basta con que haya una persona que promueva y lleve adelante las actividades, sino que es necesario implicar a los participantes en cada una de las fases del proceso de planificación, desarrollo y valoración de dicho programa. Las reglas generales de un PA pueden resumirse en los siguientes puntos:

– Promover la participación de todos los usuarios.

– Despertar el interés, sacar a la luz habilidades y destrezas, estimular la confianza en uno mismo y promover la libre expresión.

– Proporcionar actividades apropiadas, interesantes y estimulantes.

– Estimular los contactos sociales y las relaciones de convivencia.

– Ser voluntario en todo momento.

BIBLIOGRAFÍA

Allen CK, Earhart CA, Blue T. Occupational therapy treatment goals for the physically and cognitively disabled. Rockville: AOTA, 1992.

Berzosa Zaballos G. Los programas de intervención psicosocial en residencias: la animación sociocultural. En: Sociedad Española de Geriatría y Gerontología, ed. Residencias para personas mayores: manual de orientación. Barcelona: SG Editores, 1995.

Crepeau EL. Activity programming for the elderly. Boston/Toronto: Little, Brown, 1986.

Cunninghs RN. Providing consultation to the long-term care facility. Kiernat JM. Occupational therapy and the older adult. Gaithersburg: Aspen Publishers, 1991.

Durante Molina P. Terapia ocupacional en geriatría. En: Jiménez Herrero F, ed. Gerontología 1993. Barcelona: Masson-Salvat Medicina, 1993; 181-197.

Durante Molina P. Rehabilitación en el cuidado del paciente geriátrico. En: Guillén Llera F, Pérez del Molino M, eds. Síndromes y cuidados en el paciente geriátrico. Barcelona: Masson-Salvat Medicina, 1994.

Ellis NB. Nationally speaking: the challenge of nursing home care. Am J Occup Ther 1986; 40 (7).

Lawton MP. Competence, environment press, and the adaptation of older people. En: Lawton MP, Windley PG, Byerts TO, eds. Aging and the environment: theoretical approaches. Nueva York: Springer, 1982.

Levis SC. Elder care: in occupational therapy. Thorofare: Slack, 1989.

Lindeman DA, Corby NH, Downing R, Sanborn B. Alzheimer's day care: a basic guide. Nueva York: Hemisphere, 1991.

Livingston FM, O'Sullivan NB. Occupational therapy in the skilled nursing facility: an overview. Pomona: Southern California Occupational Therapy Consultants Group, 1971.

Macholl Kaufmann M. Activity-based intervention in nursing home settings. En: Bonder BR, Wagner MB, eds. Functional performance in older adults. Filadelfia: FA Davis, 1994.

Miller CA. Nursing care of older adults: theory and practice. Chicago: Scott Foresman, 1990.

Miller DB. Reflections concerning an activity consultant by a nursing home administrator. Am J Occup Ther 1978; 32: 375-380.

Rabin DL, Stockton P. Long-term care for the elderly: a factbook. Nueva York: Oxford University Press, 1987.

Representative Assembly Summary of Minutes: covering resolutions 615-86 through 623-86. Am J Occup Ther 1986; 40: 852.

Sabari J. The roles and fuctions of occupational therapy services for the severely disabled. Am J Occup Ther 1983; 37: 811.

Sociedad Española de Geriatría y Gerontología. Residencias para personas mayores: manual de orientación. Barcelona: SG Editores, 1995.

Sociedad Española de Geriatría y Gerontología. Rehabilitación geriátrica: actualización 93. Rev Esp Geriatr Gerontol 1993, monográfico 2.

Turner A, Foster M, Johnson, SE. Occupational therapy and physical dysfunction: principles, skills and practice, 3.ª ed. Edimburgo: Churchill-Livingstone, 1992.

Terapia ocupacional en los servicios de atención diurna en psicogeriatría

23

S. Guzmán Lozano

Introducción

Actualmente el deterioro de la salud es una situación inevitable que obliga a dar respuesta desde los sistemas sanitarios y sociales a las crecientes demandas de la población dependiente mayor de 65 años. En esta población, hace tiempo que la disfunción cognitiva es una cuestión relevante, sobre todo por el alto porcentaje de personas que padecen algún tipo de demencia, y por las consecuencias sociales, sanitarias y familiares que conllevan.

Para abordar esta problemática, muchas comunidades autónomas han planificado y están desarrollando planes de atención sociosanitarios, como por ejemplo el programa «Vida als anys» (Cataluña), el programa Palet (Comunidad Valenciana), el plan de atención sociosanitaria de Castilla y León y el modelo de atención sociosanitaria a las personas mayores de la Comunidad Autónoma de Madrid, por citar algunos. Todas estas iniciativas se pueden sintetizar en dos puntos básicos de actuación:

1. *Coordinación sociosanitaria.* Definida como un «conjunto de acciones encaminadas a ordenar los sistemas sanitario y social para ofrecer una respuesta integral a las necesidades que presentan simultáneamente las personas mayores dependientes, con el fin de optimizar los recursos de ambos sistemas».
2. *Red de atención sociosanitaria.* Entendida como un conjunto de recursos destinados de forma específica a la atención sociosanitaria de las personas mayores dependientes. Su objetivo es la creación de un nuevo espacio de atención del que forman parte algunos de los recursos del sistema nacional de salud y del sistema de servicios sociales.

En este marco contextual, todas las iniciativas sociosanitarias desarrollan atenciones en el ámbito de la psicogeriatría, ya que la magnitud del problema actual, en esta área, es muy importante, y afecta tanto a la esfera social como a la sanitaria. No podemos olvidar que una de las patologías más relevante en nuestros días es la demencia, con una prevalencia aproximada del 10 % en personas mayores de 65 años y del 20 % en mayores de 80 años.

Como filosofía actual, la base de actuación de las iniciativas anteriormente citadas se apoya en la comunidad, es decir, el sistema de atención no está situado en torno a las instituciones o el hospital, que por supuesto son elementos imprescindibles, sino a los servicios sociales y sanitarios de carácter comunitario, como es el caso de los hospitales de día y los centros de día psicogeriátricos.

Estos dos tipos de dispositivos, referentes de la atención diurna en psicogeriatría, han provocado amplios debates sobre cuál es la función de uno u otro, qué programas se llevan a cabo y cuáles son los criterios de inclusión/exclusión y los objetivos de cada uno de ellos. En principio, se partía de la idea de que el hospital de día era un dispositivo «más rehabilitador» y que el centro de día era un dispositivo más social, «de descarga». Esta idea ha quedado obsoleta, ya que los dos recursos dependen de los objetivos, filosofía, criterios, profesionales y programas que se establezcan, llevándose a cabo programas de psicoestimulación o rehabilitación (concepto todavía en debate) indistintamente en el hospital de día o en el centro de día. Su única diferencia se puede encontrar bien en los profesionales que componen el equipo interdisciplinario, siendo más amplio y especializado el del hospital de día, o bien en su fuente de financiación y gestión: el hospital de día está ligado al ámbito sanitario y el centro de día al ámbito de servicios sociales, aunque en algunos contextos tampoco sea exactamente así.

Definición de los servicios. Objetivos asistenciales

En la atención diurna de la población englobada en psicogeriatría encontramos dos tipos de servicios de referencia: los hospitales de día y los centros de día.

El hospital de día psicogeriátrico es un servicio diurno integrado en la comunidad y en los diferentes recursos existentes, alternativo a la institucionalización, en el que la persona con un trastorno cognitivo y de la conducta y su familia se benefician de una atención terapéutica integral desde un abordaje interdisciplinario, capaz de cubrir las necesidades de la persona y de su familia en las diversas fases de su enfermedad. Del mismo modo, el centro de día psicogeriátrico se define como un servicio sociosanitario y de apoyo familiar que ofrece atención diurna especializada e interdisciplinaria a pacientes ancianos con alteraciones psicocognitivas y funcionales, que a su ingreso no presentan enfermedades agudas, promoviendo y facilitando el mantenimiento del enfermo en su medio habitual en las mejores condiciones posibles y con una calidad de vida digna.

El objetivo general de estos servicios es ofrecer una atención terapéutica continuada en los aspectos físicos, psíquicos y sociales, y como objetivos específicos del equipo interdisciplinario se pretende favorecer la autonomía durante el máximo período de tiempo posible, estimular y mantener las capacidades cognitivas, físicas y sociales preservadas, ofrecer una supervisión clínico-terapéutica, y dar soporte en situaciones de sobrecarga y claudicación familiar.

Los procesos de organización e intervención de la terapia ocupacional se centran en alcanzar dichos objetivos.

Perfil de la población

El perfil de la población que es atendida en los servicios de atención diurna en psicogeriatría se puede clasificar de dos formas: por el tipo de enfermedades que se atiende en estos servicios, y por los problemas ocupacionales o funcionales que se presentan. Las enfermedades más frecuentes que se tratan son la demencia tipo Alzheimer, la demencia vascular, la demencia con cuerpos de Lewy, la demencia frontotemporal, la esquizofrenia crónica residual (con graves deterioros cognitivos), el deterioro cognitivo pendiente de clarificación del diagnóstico y los trastornos del comportamiento.

Aunque este tipo de perfil sea muy relevante para la terapia ocupacional, no debe obviar el perfil de la población que surge del análisis de la propia disciplina, analizando el conjunto de aspectos que se deben tratar, que son aquellos problemas o necesidades que repercuten en la ocupación y en el entorno de la persona, alterando su equilibrio y desarrollo. Siguiendo el patrón establecido por los modelos teóricos que actualmente se utilizan en la práctica de la terapia ocupacional, los problemas de la población atendida en los servicios de atención diurna se pueden describir genéricamente como se expone a continuación.

Problemas más comunes en la ocupación

Dependencia en las actividades de la vida diaria (AVD), como el aseo, vestido, baño o alimentación; dependencia o pérdida de las AVD instrumentales, como cocinar, planchar, cuidar de la ropa, etc.; pérdida de antiguas aficiones, tanto artísticas o lúdicas como sociales y culturales; rutinas desorganizadas, con un alto tiempo de descanso o inactividad, falta de hábitos y nulo desarrollo de roles.

Problemas más comunes en el entorno

Frágil soporte familiar, con sobrecarga de la cuidadora principal en muchos de los casos; pérdida de valores culturales; falta de entornos sociales distintos a los de la familia y necesidad de un entorno físico estructurado que promuevan la participación y adaptación; necesidad de adecuar los entornos a las disfunciones físicas, cognitivas, sociales y culturales.

Problemas más comunes desde la persona

Disminución progresiva de las habilidades cognitivas, como la memoria, la planificación o la abstracción; pérdida progresiva de las habilidades de comunicación e interacción; problemas físicos importantes, sobre todo en fases avanzadas de las enfermedades; y también se observan los problemas en cuanto a predisposición e intereses, que en muchos de los casos son limitados o nulos.

No obstante, no todo son problemas o necesidades en la población atendida en estos servicios. También existen aspectos positivos que son factores muy importantes y que se deben destacar, como la experiencia de vida de cada una de las personas atendidas (indicador muy valioso para establecer prioridades); las capacidades residuales, tanto cognitivas como motoras, verbales o de interacción (que son, en gran medida, sobre las que actuaremos), y el apoyo familiar, social y cultural que existe en una gran parte de la población.

En todo caso, no hay que olvidar en ningún momento que el conjunto de problemas y capacidades son la síntesis de un amplio abanico de factores que se deben analizar individualmente en el proceso de intervención de la terapia ocupacional para determinar cómo actuaremos y a través de qué elementos conseguiremos alcanzar los objetivos marcados.

Intervención de la terapia ocupacional

Proceso de organización

Antes de concretar individualmente todo el proceso de intervención, se establece el conjunto de actuaciones (definidas como conjunto de actividades) que se utilizan en los servicios de atención diurna, lo que se denomina de una forma global programa general de intervención de terapia ocupacional (TO). Este programa general se organiza basándose en las necesidades, capacidades y patologías descritas en el apartado anterior. A modo de ejemplo, en la figura 23-1, se ilustra un programa general de intervención de TO, para el tratamiento de la población de psicogeriatría atendida en un hospital de día.

Los programas específicos que componen la estructura general de los programas desarrollados en los servicios de atención diurna en psicogeriatría se revisan de forma somera a continuación. La forma, el tiempo y la aplicación de cada uno de estos programas dependerán de varios factores, como la enfermedad, los problemas o consecuencias que se derivan de ésta, su repercusión en la ocupación, su experiencia de vida, las capacidades, etc.

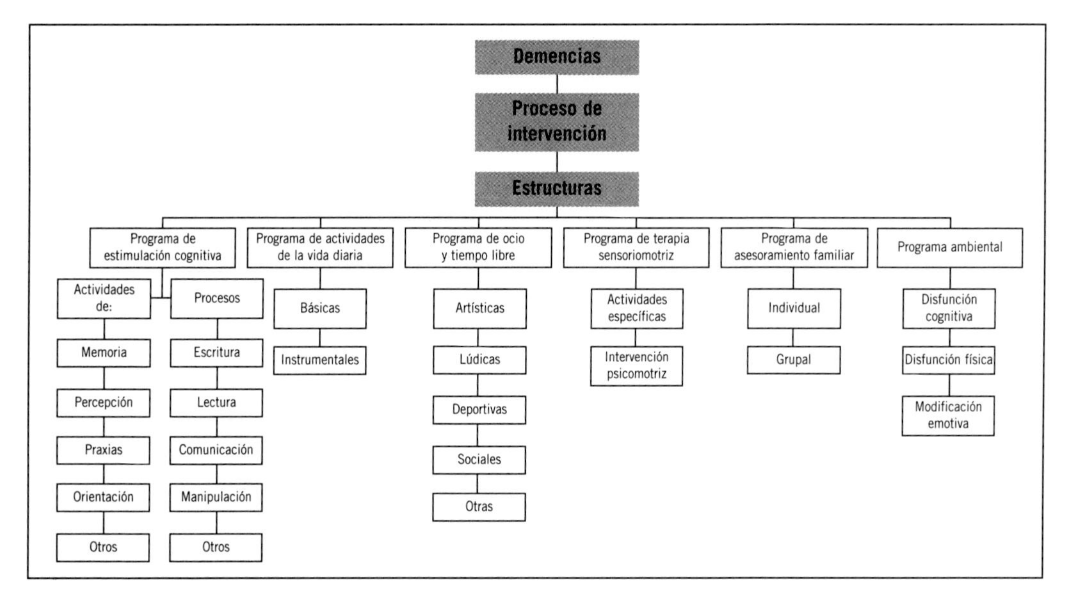

Figura 23-1. *Programa general de intervención de terapia ocupacional para el tratamiento de la población psicogeriátrica atendida en un hospital de día.*

Programa de vinculación y ajuste

Debido a las características de la población que atendemos, en estos servicios se observan algunas dificultades de vinculación o adaptación, en primer lugar a la estructura física de un servicio, y después, dificultades para que la persona participe, al ingreso o en etapas posteriores, en actividades regladas en tiempo, dirección y grupo.

Uno de los motivos puede ser que se pretende realizar un amplio programa desde el inicio, aunque hay algunas personas cuya rutina antes del ingreso se limitaba a sus AVD y al descanso. Este aspecto conlleva un gasto enorme por parte del TO u otro profesional para intentar convencer a estos pacientes de los efectos positivos de los programas. Por esta razón, este programa tiene la intención de trabajar la predisposición y la confianza personal desde la etapa denominada, según el modelo de la ocupación humana (MOH), «exploración», trabajando las actividades, al inicio, desde el espacio físico conocido (como el comedor o la sala de estar), y siempre a través de actividades que promuevan el éxito y el sentido de confianza. Para ello, se recomiendan contextos y actividades del programa de ocio y tiempo libre. El objetivo de este programa es mejorar, potenciar, iniciar y desarrollar la vinculación de pacientes a programas más reglados, potenciando el desarrollo de los aspectos volicionales a través de la relación de ayuda.

Las estrategias para desarrollar este programa son las recomendadas por el MOH: primero, invitar a la persona a actividades (no es importante hacer, sino tolerar); el paciente opta sobre qué hacer, él decide en qué participa, se deben dar opciones sobre un conjunto, comienza la creación del vínculo terapéutico y estas sesiones siempre deben tener éxito (¡evitar el fracaso!).

El entorno también desempeña un papel fundamental en este programa. Se recomienda aplicarlo en espacios tranquilos, con pocas personas y con actividades artísticas, lúdicas o sociales, muy sencillas. El período de aplicación dependerá de la persona; en algunos servicios los procesos de vinculación se realizan en una semana, la persona asiste al servicio sólo por la mañana, durante 3 o

4 días y participa en actividades muy concretas. Si la persona muestra interés, participación y tiene capacidades pueden comenzar a aplicarse el resto de programas.

Programa de actividades de la vida diaria básicas

El objetivo general de este programa es prevenir, mantener y compensar las habilidades de la vida diaria básicas. Su desarrollo es individual, y las actividades que generalmente se trabajan en los servicios de atención diurna (siempre hay excepciones) son: alimentación, control de esfínteres, utilización del váter, aseo personal y deambulación (aunque ésta se trabaja también desde el programa de intervención psicomotriz). Para su desarrollo se establecen horarios concretos, acordes a la realidad, como puede ser la alimentación (a mediodía), el control de esfínteres (dos veces al día; hay protocolos establecidos), o el aseo personal (antes de las comidas). Hay actividades básicas que no se desarrollan en los servicios de atención diurna sino en el domicilio, a través de la familia. Respecto al baño, algunos servicios realizan la ducha dentro de su encuadre asistencial y otros, por norma o filosofía, transfieren esta actividad al domicilio.

Programa de ocio y tiempo libre

El objetivo general de este programa es potenciar, facilitar, fomentar y prevenir la utilización de las habilidades de ocio y tiempo libre en actividades y contextos organizados y adaptados para su desarrollo. Las actividades que se engloban dentro de este programa son las artísticas, lúdicas, sociales y culturales. Su desarrollo se puede realizar tanto por la mañana como por la tarde, y dependerán de la organización general del servicio. Este programa es una herramienta muy útil para la vinculación de nuevos casos a los dispositivos, tal y como recomienda el MOH de Kielhofner en la etapa de exploración.

Programa de psicoestimulación cognitiva

El objetivo general de este programa es estimular, prevenir y mantener las capacidades cognitivas preservadas. En este programa se delimitan cuatro tipos de actividades. Las primeras son las más conocidas, las *actividades de orientación a la realidad* (OR), donde se desarrollan tanto las sesiones formales de OR (clases pedagógicas), como las informales, desarrolladas por parte del personal, que manifiesta una actitud activa tanto verbal como de interacción con la persona. La segunda son las *actividades de reminiscencia,* muy utilizadas en el ámbito de la demencia, desarrollándose en sesiones de 45 min, a través de fotografías, diapositivas o temas, con el fin de recordar aspectos del pasado. La tercera son las actividades de estimulación cognitiva, también en sesiones de unos 45 min de duración, donde se utilizan diversidad de materiales para estimular las funciones superiores, como fichas de buscar errores, sopas de letras, fichas para copiar dibujos, fotografías para denominar objetos, lectura de noticias, talleres de memoria, etc. Por último, también se utilizan las *actividades sensoriomotrices,* que son sesiones más cortas que las anteriores, de unos 30 min de duración, donde se trabajan aspectos de ejecución muy concretos, como enhebrar agujas, encajes sencillos, recortables, etc., que son ejercicios sencillos y repetitivos, con la finalidad de que la persona mantenga el máximo tiempo posible el manejo y utilización de objetos. Estas actividades se suelen utilizar por la mañana, que es cuando los pacientes presentan una mayor tolerancia a la actividad.

Programa de intervención psicomotriz

El objetivo general de este programa es potenciar, estimular, prevenir y mantener las capacidades psicomotoras preservadas. Del mismo modo que todos los anteriores, también se engloban en este programa actividades diversas. Por un lado se incluyen las sesiones de activación psicomotriz, de 35 a 45 min, donde se trabajan aspectos concretos a través de ejercicios, como la coordinación general, la memoria, los aspectos perceptivos, los ritmos, etc. También se realizan otro tipo de sesiones más concretas, sobre todo para la población más deteriorada, se trata de ejercicios muy sencillos, como recibir o lanzar pelotas, mover segmentos del cuerpo o manipular objetos. Por otro lado, existen los programas de movilidad funcional, que son actividades de paseo colectivo o individual, que pretenden mantener la deambulación o las transferencias, e intentan evitar largas horas de sedestación. Este programa que se desarrolla tanto por la mañana como por la tarde, y puede ser ejecutado por profesionales, por familiares o voluntarios, va orientado a la población en fases muy avanzadas o a personas que tengan problemas motores importantes o en riesgo de padecerlos, y en general podría abarcar a toda la población atendida en estos recursos.

Programa de adecuación del entorno

El objetivo general de la adecuación del entorno es favorecer la orientación e integración de la persona en su medio, tanto terapéutico como familiar, pretendiendo también evitar riesgos y suprimir obstáculos. Teniendo presente el conjunto de problemas que podemos observar en la población que debemos atender, se establecen tres tipos de adecuación del entorno. El primero, uno para las etapas iniciales o los problemas cognitivos leves, cuando la persona puede manejar las señales ambientales; aquí se estructura todo el entorno de acuerdo a la disfunción cognitiva, utilizando calendarios, relojes, colores en las paredes, fotografías o pictogramas en las puertas, etc. El siguiente nivel de adecuación del entorno sería el que se realiza en fases más avanzadas, cuando la persona con disfunción cognitiva no puede manejar las señales ambientales y necesita adaptaciones para la ejecución de sus capacidades motoras; en este caso, se utilizarían entornos amplios, barras en las paredes, lavabos con barras de apoyo, etc. Por último, se realizan modificaciones ambientales para los aspectos emocionales que, indistintamente de la etapa en la que se encuentre la persona, ofrecen un impacto positivo en el individuo; aquí se incluyen los elementos culturales que podemos poner en el entorno (como antes y durante la Navidad), o los estímulos visuales o auditivos (como la música), por ejemplo.

Programa de educación a las familias

Este programa pretende orientar y guiar a las familias en el manejo de la persona con discapacidad en su domicilio. Como es una intervención que realiza más de un profesional, los aspectos que se deben «educar» por parte del TO son los referentes a la ocupación o modificaciones/adecuación del entorno. Se desempeña tanto de forma individual como grupal, partiendo siempre de la necesidad de cada familia (ya que son las familias quienes detectan aquellas necesidades que deben ser cubiertas y su magnitud). En este programa se dan recomendaciones sobre cómo manejar esos problemas o necesidades, con el fin de que el tratamiento no se acabe en el servicio de atención diurna, sino que sea establecido en los diversos contextos en los que participa la persona.

Espacio físico necesario para el desarrollo de los programas

Aunque depende de cada servicio y de los recursos de los que se disponga, cada programa requiere un espacio físico y unas condiciones concretas para que pueda desarrollarse de manera óptima y alcanzar los objetivos que se pretenden. Para el programa de actividades de la vida diaria básicas (AVDB), normalmente se utilizan los lavabos y el comedor de los servicios de atención diurna. Para el programa de ocio y tiempo libre se reco-

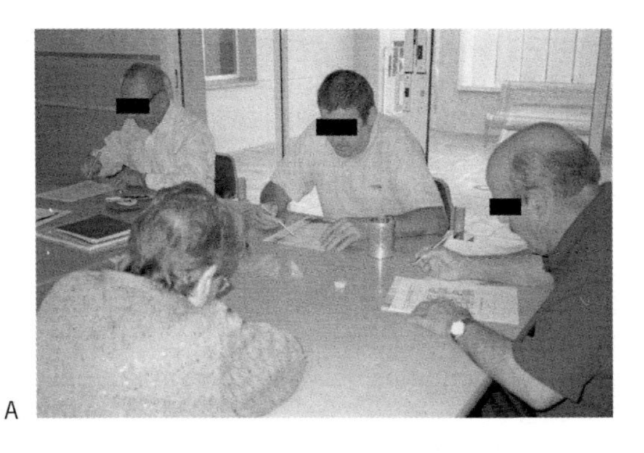

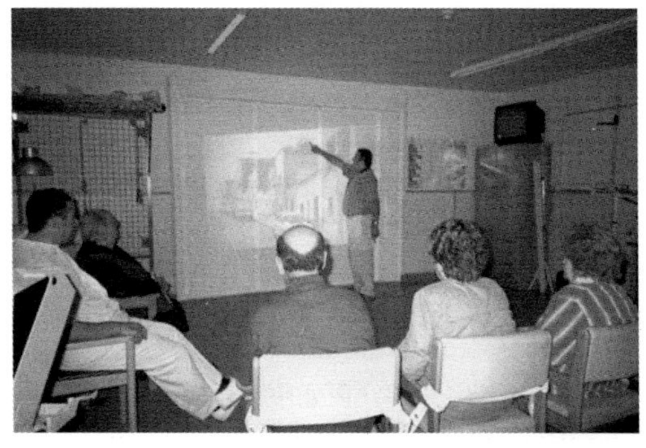

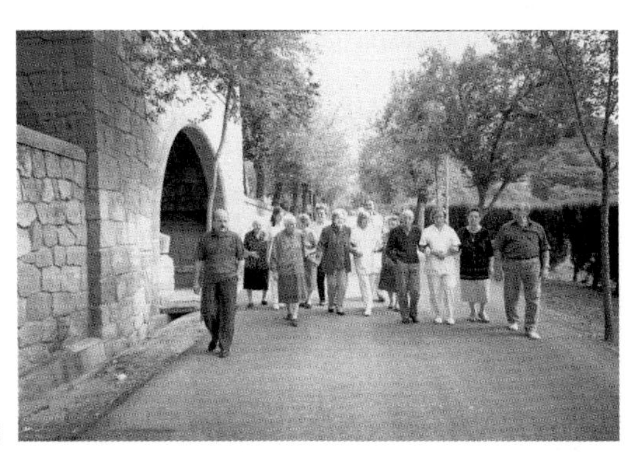

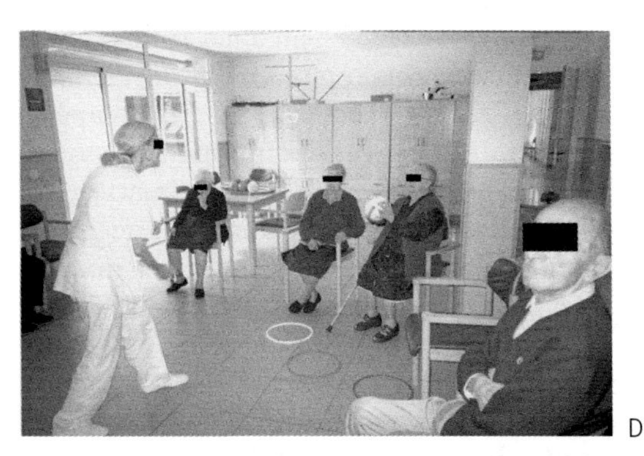

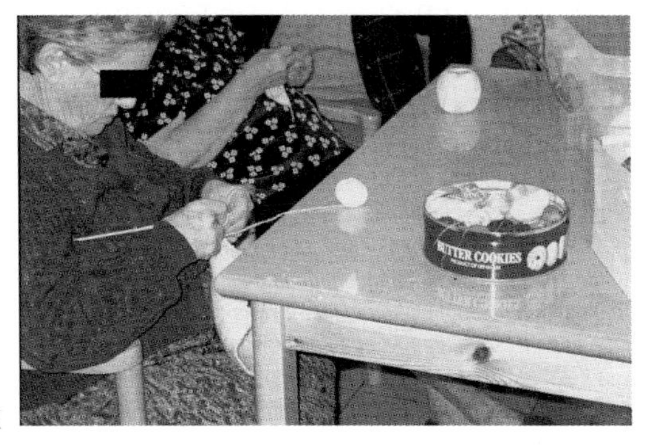

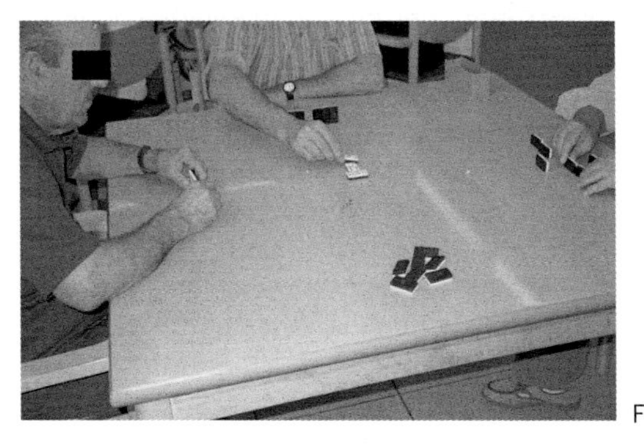

Figura 23-2. *A y B) Programa de estimulación cognitiva; A) trabajo individual; B) reminiscencia con diapositivas; C y D) programa de intervención psicomotriz; C) movilidad funcional; D) intervención psicomotriz; E y F) programa de ocio y tiempo libre; E) actividad artística; F) actividad lúdica.*

mienda establecer dos tipos de espacio, uno para las actividades lúdicas y artísticas, y otro para las actividades sociales y culturales, con posibilidad de organizar y disponer de los objetos dependiendo de la población que se debe atender. Para el programa de psicoestimulación, se requiere una sala amplia, con mesas y sillas para el desarrollo de actividades individuales y grupales. Del mismo modo para la intervención psicomotriz se necesita una sala amplia, con mobiliario para guardar el material de trabajo. La educación a las familias se puede desarrollar en espacios distintos a los del servicio, si es de forma grupal, o en los contextos anteriormente establecidos, si es de forma individual.

Enfoques de la intervención en psicogeriatría

Mucho se está debatiendo sobre el enfoque que se debe utilizar en los programas de intervención en el ámbito de la psicogeriatría. Partiendo del concepto de «rehabilitación», podemos entender los programas de intervención como «instrumentos de ayuda para que las personas vuelvan a llevar por sí mismas una vida plena» o también considerando que la intervención «no es sólo la recuperación de un trastorno o enfermedad, sino el proceso de modificación de una situación psicosocial disfuncional que influye negativamente en la calidad de vida y en la integración social». Lo anteriormente expuesto nos permite hablar no sólo de restitución de funciones, sino englobar dentro de la intervención enfoques como los de prevención o adaptación (definidos en la anterior edición de este libro) que en la gran mayoría de servicios de psicogeriatría son los que se utilizan.

Proceso de intervención

La filosofía de intervención que se emplea en los hospitales de día o en los centros de día está basada en la valoración y en la actuación interdisciplinaria, lo que quiere decir que en muchos servicios se establecen criterios de valoración e intervención consensuados con la finalidad de establecer las prioridades necesarias y actuar a través de un plan común. Este plan de actuación conjunta, en Cataluña, por ejemplo, se denomina plan terapéutico individual (PTI) y es una hoja donde se escriben los problemas sobre los que se debe actuar, los objetivos que conseguir y las estrategias que se deben aplicar, así como el tiempo de valoración de resultados. Por todo ello, es muy importante determinar el conjunto de valoraciones que se utilizarán y las técnicas para llevar a cabo nuestros programas, con el fin de establecer un lenguaje común y entendible por todo el equipo.

Sistemas de valoración

Por lo general, para llevar a cabo una correcta valoración del caso, en cada centro de atención diurna se establecen unas herramientas generales que servirán para marcar un perfil cognitivo y funcional de la persona que debe recibir nuestra atención. Los sistemas de valoración más utilizados en los hospitales y centros de día se recogen en la tabla 23-1. Esta relación no excluye otras valoraciones complementarias, como las que se pueden desarrollar desde la TO, que amplían los datos necesarios para poder trabajar en la consecución de los objetivos marcados.

Antes de seleccionar la técnica y/o la herramienta de valoración en TO, tenemos que tener presente la causa o causas que están afectando a la funcionalidad, tanto en las AVD como en el ocio y tiempo libre. En principio, el origen puede ser debido a la disfunción del componente cognitivo el cual se puede acompañar, dependiendo de la fase o

TABLA 23-1
Herramientas de valoración más utilizadas en los servicios de estancias diurnas psicogeriátricos

Valoraciones funcionales
Actividades de la vida diaria básicas: índice de Barthel
Actividades de la vida diaria instrumental: Philadelphia Geriatric Center, de Lawton y Brody, o índice de Katz
Medición de la marcha y el equilibrio: Tinetti
Valoraciones cognitivas
Test de Barcelona (PIEN)
CAMDEX: para los trastornos psiquiátricos en la vejez
CAMCOG: reducción a la parte neuropsicológica
GDS de Reisberg: escala para demencias
FAST de Reisberg: exclusivamente para demencias tipo Alzheimer
Miniexamen cognoscitivo o MEC, de Lobo

grado de severidad de la enfermedad, de disfunciones de tipo psicosocial y/o físico. Así las cosas será importante valorar la ocupación desde herramientas que evalúen la discapacidad ocupacional, provocada por la disfunción cognitiva, como son las establecidas en el marco de referencia de las discapacidades cognitivas de Allen o algunas de las del MOH, de Kielhofner (v. «Herramientas de valoración»).

Antes de utilizar cualquier valoración hay que tener presente la cronología de pérdida que se observará: primero, la pérdida inicial de las AVD avanzadas (las desarrolladas en la comunidad); posteriormente, la pérdida de las AVD instrumentales y, por último, la pérdida gradual de las AVDB, que son un indicador de deterioro importante. También se ha de tener en cuenta que para valorar el ocio y tiempo libre, en las personas que atendemos en estos servicios de atención diurna, hay que analizar su historia de vida, con el fin de determinar si hay una pérdida de habilidades y capacidades o, por el contrario, nunca las ha habido, ya que antiguamente los hábitos de vida se centraban en la productividad, con nula participación en actividades de ocio. Atendiendo a estos factores de pérdida y de individualidad se puede argumentar que no es posible ofrecer una secuencia concreta de cómo y cuándo debemos utilizar las herramientas de valoración, ya que dependerán de cada caso particular. La premisa básica será valorar las diferentes áreas de ocupación y las capacidades, tanto en lo que verbalice la persona como en la ejecución de éstas, y siempre en distintos contextos y situaciones.

Herramientas de valoración

Actualmente existen muchas herramientas de valoración que provienen de los marcos de referencia o de los modelos teóricos de TO. No obstante, este «auge» de información limita, en ocasiones, la utilización de determinadas herramientas ya que, según diversos autores, un modelo «x» no es compatible con todos los marcos de referencia y con sus herramientas de valoración, lo cual conduce muchas veces a confusión e inseguridad en su utilización. Por encima de este punto de confusión, algunos sistemas de valoración son muy válidos, aunque son solamente una parte de los utilizados por los TO, para la valoración de personas con alguna afección del ámbito psicogeriátrico en los hospitales y centros de día.

Para facilitar la comprensión del proceso de intervención, se adjuntan ejemplos de valoraciones e intervenciones diversas, realizadas en una mujer de 67 años, atendida en un hospital de día, con diagnóstico principal de demencia con cuerpos de Lewy en fase inicial y un buen soporte familiar, que había ingresado en nuestro servicio hacía sólo una semana.

Entrevista histórica ocupacional

La técnica de valoración utilizada es la entrevista, valorando indicadores como los roles desempeñados, hábitos, rutinas, elecciones ocupacionales, proyectos de vida o puntos fuertes y débiles de la persona. Su aplicación se realiza a la persona o a la familia y consta de preguntas abiertas sobre los indicadores que se deben valorar. El tiempo de aplicación es de 30 a 45 min y como resultado nos ofrece una visión del estilo de vida desarrollado por la persona, así como parte de las prioridades de la persona o la familia.

Niveles cognitivos de Allen

Esta herramienta se ha desarrollado desde el marco de referencia de las discapacidades cognitivas. La técnica de valoración es la observación específica, valorando seis niveles cognitivos de competencia (v. cap. 13). Como resultado ofrece resultados en dos sentidos: respecto a la persona da una puntuación para conocer los parámetros del nivel de ayuda y/o soporte que requiere la persona (visualiza su evolución, prediciendo las características que deben tener las actividades en un presente y en un futuro), y respecto al entorno, orienta las modificaciones necesarias para la utilización de estímulos visuales. Esta herramienta de valoración requiere una entrevista previa para obtener información sobre las actividades realizadas en el pasado e inferir en las futuras.

Inventario de tareas rutinarias

El inventario de tareas rutinarias (ITR) es, quizás, la herramienta más útil para valorar los niveles de las capacidades y limitaciones cognitivas en las personas mayores. Se ha desarrollado desde el marco de referencia de la discapacidad cognitiva, diseñado como una medida de la ejecución a través de la observación directa de la práctica, para describir la discapacidad cognitiva. Describe y valora diferencias cualitativas en la ejecución de una amplia variedad de tareas rutinarias como el baño, acicalamiento y manejo de dinero, entre otras. Los datos para la valoración de la extensión de la discapacidad cognitiva se obtienen mediante la observación de la ejecución de las tareas rutinarias que la persona mayor necesita y quiere hacer en su entorno natural.

Cuestionario volicional

Esta herramienta se ha desarrollado a partir del MOH. La técnica de valoración del cuestionario volicional (CV) es la observación específica. Valora indicadores como la motivación, intereses y valores. Su aplicación se realiza con una observación directa en actividades y contextos, con cualificación (1/4) en un mínimo de cuatro ambientes diferentes. Como característica más importante destaca que es una herramienta diseñada para evaluar los componentes volicionales en personas con limitación cognitiva y/o verbal. Proporciona una visión integradora de la volición en el proceso de desempeño ocupacional de la persona y facilita la intervención clínica del TO y la comunicación efectiva con el equipo interdisciplinario. Como resultado se observa el grado de satisfacción y compromiso que tiene la persona en diversas actividades. En el anexo 23-2 se presenta una valoración mediante esta herramienta.

Evaluación de las habilidades de procesamiento y motoras (EHPM)

Esta herramienta, también basada en el MOH, y abreviada EHPM, sigue la técnica de valoración mediante la observación específica. Permite evaluar la relación entre capacidades motoras y de procesamiento. La evaluación requiere un análisis actividad por actividad, y determina el tratamiento (puntos que mejorar), priorizando áreas en las que intervenir (las que realmente interfieran en el desempeño de la persona). En el anexo 23-3, se adjunta la valoración realizada.

Este conjunto de valoraciones ofrece una visión, por partes, del conjunto de capacidades y déficit de la persona. Para consensuarlas y tener una visión más amplia de la situación ocupacional, se adjunta una hoja en el anexo 23-4, que es un resumen del conjunto de valoraciones realizadas, y sirve para priorizar intervenciones y ver la evolución de las personas que atendemos en los servicios de atención diurna de psicogeriatría. La hoja está cumplimentada según el caso clínico.

Técnicas que se deben utilizar

En el capítulo 13 de este libro se mencionan varias técnicas muy utilizadas en el ámbito de la psicogeriatría, como son las técnicas de OR o las de reminiscencia. Actualmente, también se utilizan mucho las técnicas de estimulación cognitiva, o las de estimulación sensorial, aunque desde la TO, existen técnicas compatibles con las anteriormente mencionadas, y que provienen de los marcos de referencia que hoy día conocemos, como es el caso de las técnicas del marco de referencia de discapacidad cognitiva de Allen o de los marcos de referencia cognitivos-perceptuales de autores como Abreu y Troglía (1987), o Zoltan (1996), entre otros. Estas técnicas se aplican de tres maneras: sobre la persona, sobre la actividad o sobre el ambiente; en el anexo 23-5 se adjunta un cuadro resumen de las técnicas más conocidas y algunas de las que se utilizan desde los marcos de referencia citados. No obstante, para una adecuada utilización de las técnicas, se debe profundizar acerca de su utilización en los marcos de referencia, en los aspectos de fundamentación teórica, en el continuo función-disfunción y en los comportamientos que indican función-disfunción. También hay que añadir que en estos servicios y dentro de los tratamientos individuales se pueden utilizar, y de hecho se utilizan, otras técnicas como las psicomotoras, la musicoterapia, etc.

Para una mejor comprensión del texto, se adjunta en el anexo 23-6 un ejemplo de una actividad y los pasos en los que, como recomienda la técnica «cambio en el ambiente» de Allen, se le dan indicaciones y se modifican los procedimientos de la actividad, utilizando la capacidad de la persona, mediante una exigencia de actividad que correspondería a los niveles 3 y 4 del marco de Allen.

Intervención

Etapas de la intervención

En la intervención de los servicios de atención diurna se pueden describir tres momentos clave de la intervención, que van ligados a las fases por las que pasan las personas que atendemos en estos servicios: vinculación, tratamiento y alta. Estas tres fases no pueden aplicarse de forma sistemática y de la misma manera a todas las personas ya que en algunos casos la persona sólo inicia la primera etapa y decide no volver al servicio, o bien se atiende a personas durante un largo período, sin que haya una etapa de alta.

En la etapa inicial, la de vinculación, destacan tres factores muy importantes: la actitud del terapeuta y del personal del centro, los espacios físicos y las actividades. En el apartado «Proceso de organización» ya se ha explicado el programa de vinculación y ajuste, y cómo deben ser las actividades y los contextos. Respecto a la actitud, es muy importante tener presente que no podemos forzar a la persona a «entrar» en un programa concreto; el protagonismo es de la persona, y si no hay un proceso activo y de colaboración entre ella y los profesionales, quizás tengamos que recordar que la importancia se centra en la persona y no en nuestro tratamiento. Por esta razón, nuestra actitud debe ser respetuosa, creando el vínculo terapéutico, ofreciendo apoyo a la persona. Las primeras intervenciones son más de escucha activa que de ejecución. Nuestra intervención en esta etapa es, sobre todo, individual, se invita a la persona a observar y conocer, para realizar este proceso gradual de vinculación y satisfacción.

En la segunda etapa, se desarrollan los objetivos individuales, a partir de la situación ocupacional de cada persona (v. anexo 23-4) y que en muchos casos, tienen como objetivo la prevención del deterioro y el mantenimiento del nivel funcional, así como de la calidad de vida. En esta etapa se facilitan contextos y actividades para la aplicación de las habilidades y las capacidades de la persona.

Por último, la etapa de alta es el momento en el que el tratamiento dentro del servicio finaliza; las causas que puedan darse son diversas. En esta fase debemos realizar un informe de la situación de la persona, recogiendo las necesidades que presenta y dando las recomendaciones que creamos oportunas, ya sea tanto para el domicilio como para otro servicio, teniendo presente la filosofía de continuidad que debemos proporcionar a la persona.

Tipos de grupo

Hay que destacar que, en la actualidad, hay una gran variedad de servicios que organizan sus actuaciones sobre la base de grupos homogéneos. Estos grupos están organizados según el nivel cognitivo y funcional de los individuos, que son los patrones que se utilizan para clasificar los grupos. A modo de ejemplo, en la tabla 23-2 se expone una clasificación de grupos según estos patrones. Esta clasificación se utiliza para unificar el lenguaje de actuación y conocer en qué parámetros vamos a trabajar, si con una persona con capacidades residuales en una etapa inicial de su enfermedad o, por el contrario, con una persona muy dependiente.

Cuando aplicamos nuestros tratamientos en estos servicios, en muchas ocasiones lo hacemos de forma grupal, aunque trabajar en grupo no quiere decir que todos los individuos tengan que participar y compartir la misma actividad, ya que hay factores o actividades que es recomendable trabajar conjuntamente según un estimulo común, como el cine o las diapositivas (trabajando la reminiscencia) y otras ocasiones en que es mejor que se trabaje en grupo pero cada uno en su actividad individual (como en la etapa de vinculación). Estas maneras de trabajar llevan a definir cómo vamos a guiar al grupo. Según Mosey, la clasificación para actuar en grupo se puede realizar de cuatro maneras (aunque sólo se definen en este artículo dos, las utilizadas en el ámbito de la psicogeriatría): de forma paralela, cuando cada persona realiza su actividad de forma individual, y de forma cooperativa-egocéntrica, cuando son conscientes de que trabajan en grupo y todos participan en una actividad común, como el bingo o la realización de un mural colectivo. La forma de dirigir el grupo se realiza de manera directiva o facilitadora, según el nivel funcional de la población.

TABLA 23-2
Clasificación de los grupos según el nivel cognitivo y funcional

Grupo avanzado	Deterioro leve (GDS: 4/5; Barthel: 100/90)
Básico 1	Deterioro moderado (GDS: 5/6; Barthel: 90/60)
Básico 2	Deterioro grave (GDS: 6/7; Barthel:60/45)
Mantenimiento-1	Deterioro muy grave (GDS: 7; Barthel: 45-20)
Mantenimiento-2	Deterioro muy grave (GDS: 7; Barthel: 20/0)[a]

[a]Algunos dispositivos admiten personas con Barthel cero y otros no lo admiten.

Algunas recomendaciones para el tratamiento según las enfermedades

Cada enfermedad tiene aspectos importantes que se deben tener en cuenta para orientar las intervenciones, ya que no es lo mismo tratar a una persona con demencia tipo Alzheimer que a otra diagnosticada de una demencia frontotemporal o con cuerpos de Lewy. Como sería muy extenso abarcar todos los tratamientos posibles, simplemente destacamos que en las enfermedades de origen cortical, como las de tipo Alzheimer, es muy importante conocer en qué estadio de la enfermedad se encuentra el paciente para aplicar un número mayor o menor de programas (a mayor deterioro cognitivo, menos programas de estimulación cognitiva y más psicomotores).

En las demencias subcorticales, los problemas más relevantes se encuentran en la coordinación de movimientos, por esta razón es muy importante adaptar las actividades, sobre todo las AVD, con el fin de facilitar movimientos que sean sencillos o incluso repetitivos y que no requieran grandes secuencias; también es importante destacar que para las personas que tengan afectaciones subcorticales es muy importante estimular sus capacidades verbales, con actividades como la reminiscencia o los grupos de charla.

Los clientes que presentan demencias frontotemporales deben ser valorados a través de la actividad, ya que una de las características de este tipo de demencia es la pérdida de la capacidad de comunicarse y tienen trastornos del comportamiento, parece que no estén conectados con el mundo exterior, y posiblemente tengan grandes capacidades manipulativas y ejecutivas que se puedan estimular. En esta patología se aplica con mucha frecuencia la estimulación cognitiva a través de ejercicios de manipulación, la intervención psicomotriz, el programa de AVDB y el programa de ocio y tiempo libre, adaptando la actividad a niveles de exigencia sencillos y repetitivos (lo que correspondería a un nivel 3 de Allen).

En las demencias con cuerpos de Lewy es muy importante observar si hay delirios y alucinaciones, ya que son características importantes de esta patología, y también tener en consideración los graves trastornos motores que ocasionan. Por ello, deben controlarse los estímulos para que no provoquen síntomas positivos, así como adaptar el entorno para evitar las caídas tan frecuentes que sufren los individuos que padecen esta enfermedad. Asimismo, se estimulan de manera prioritaria las capacidades motoras, ya que evolucionan más rápido que las verbales o las intelectuales.

Por último, cabe mencionar las demencias vasculares, que, al igual que las subcorticales y las demencias con cuerpos de Lewy, cursan con muchos problemas psicomotores y del comportamiento. Por esta razón, se aplican programas de adecuación del entorno, psicomotores, de estimulación cognitiva y otros, según las capacidades de los individuos.

Hay que resaltar que estas recomendaciones son generales y requieren una profundización individual de cada caso para determinar qué es lo más importante que trabajar y de qué manera se puede hacer.

BIBLIOGRAFÍA

Allen CK. Occupational therapy for psychiatric diseases: measurement and management of cognitive disabilities. Boston: Little, Brown, 1985.

Allen CK, Earhart CA, Blue T. Occupational therapy treatment goals for the physically and cognitively disabled. Rockville: AOTA, 1992.

Abreu BO, Toglia JP. Cognitive rehabilitation: a model for occupational therapy. Am J Occup Ther 1987; 41: 439-448.

Chapinal Jiménez A. Involuciones en el anciano y otras disfunciones de origen neurológico. Guía práctica para el entrenamiento de la independencia personal en terapia ocupacional. Barcelona: Masson, 1999.

Cortés Blanco M. Consideraciones sobre el demente y su cuidador en la enfermedad de Alzheimer. Geriatrica 1995; 11: 104.

Durante Molina P, Pedro Tarrés P. Terapia ocupacional en geriatría: principios y práctica. Barcelona: Masson, 1998.

Kielhofner G. A model of human occupation: therapy and application. Baltimore: Williams & Wilkins, 1985.

Grieve J. Neuropsicología para terapeutas ocupacionales. Madrid: Médica Panamericana, 1995.

Martijena N. Ecología humana. ¿Utopía o realidad? Madrid: Gráfica Centauro, 1995.

Terapias blandas: Programa de psicoestimulación integral. Alternativa terapéutica para las personas con enfermedad de Alzheimer. Rev Neurología 1998; 27 (Supl 1): S51-S62.

Thévenon A, Pollez B. Rehabilitación geriátrica. Barcelona: Masson, 1994.

Richard J Rubio I. Terapia psicomotriz. Barcelona: Masson, 1996.

Rivera Casado JM. Manual práctico de psicogeriatría. Madrid: Grupo Aula Médica, 1995.

Zoltan B. Vision, perception and cognition. A manual for the evaluation and treatment of the neurologically impaired adult. Thorofare: SLACK Incorporated, 1996.

ANEXO 23-1
Evaluación de terapia ocupacional

CUESTIONARIO VOLITIVO[a]

Cliente: XXX					
Edad:	**Terapeuta ocupacional:**				
Fecha: Ingreso	**Fecha:** Ambiente: Domicilio	**Fecha:** 1.ª semana Ambiente: Act. creativa	**Fecha:** 1.ª semana Ambiente: Comedor. H. Día	**Fecha:** Ambiente:	**Fecha:** Ambiente:

ÁREA A EVALUAR			4	3	2	1			4	3	2	1			4	3	2	1			4	3	2	1			4	3	2	1
1. Muestra curiosidad			*	*	*	*			*	*	*	*			*	*	*	*			*	*	*	*			*	*	*	*
2. Inicia acciones/Tareas			*	*	*	*			*	*	*	*			*	*	*	*			*	*	*	*			*	*	*	*
3. Intenta cosas nuevas			*	*	*	*			*	*	*	*			*	*	*	*			*	*	*	*			*	*	*	*
4. Muestra orgullo			*	*	*	*			*	*	*	*			*	*	*	*			*	*	*	*			*	*	*	*
5. Busca desafíos			*	*	*	*			*	*	*	*			*	*	*	*			*	*	*	*			*	*	*	*
6. Busca responsabilidades			*	*	*	*			*	*	*	*			*	*	*	*			*	*	*	*			*	*	*	*
7. Trata de corregir errores			*	*	*	*			*	*	*	*			*	*	*	*			*	*	*	*			*	*	*	*
8. Intenta resolver problemas			*	*	*	*			*	*	*	*			*	*	*	*			*	*	*	*			*	*	*	*
9. Intenta apoyar a otros			*	*	*	*			*	*	*	*			*	*	*	*			*	*	*	*			*	*	*	*
10. Muestra preferencias			*	*	*	*			*	*	*	*			*	*	*	*			*	*	*	*			*	*	*	*
11. Involucra a otros			*	*	*	*			*	*	*	*			*	*	*	*			*	*	*	*			*	*	*	*
12. Realiza las actividades hasta completarlas/lograrlas			*	*	*	*			*	*	*	*			*	*	*	*			*	*	*	*			*	*	*	*
13. Permanece involucrado			*	*	*	*			*	*	*	*			*	*	*	*			*	*	*	*			*	*	*	*
14. Es vital/enérgico			*	*	*	*			*	*	*	*			*	*	*	*			*	*	*	*			*	*	*	*
15. Indica objetivos			*	*	*	*			*	*	*	*			*	*	*	*			*	*	*	*			*	*	*	*
16. Muestra que una actividad es especial o significativa			*	*	*	*			*	*	*	*			*	*	*	*			*	*	*	*			*	*	*	*
PUNTUACIÓN TOTAL																														

Terapeuta ocupacional:

4. **Espontáneo:** comportamientos observados **sin apoyo,** estructura o estimulación.
3. **Involucrado:** requiere **mínimo apoyo,** estructura o estimulación.
2. **Dudoso:** requiere **máximo apoyo,** estructura o estimulación.
1. **Pasivo:** el comportamiento no se muestra de ninguna manera aun con apoyo, estructura o estimulación.

[a]Escala adaptada del MOH (modelo de la ocupación humana) de Kielhofner G et al, 1995.

Anexo 23-1. *Valoración realizada a una persona con demencia con cuerpos de Lewy a través del cuestionario volitivo del modelo de Kielhofner.*

Anexo 23-2. *Valoración realizada a una persona con demencia con cuerpos de Lewy a través de la evaluación de habilidades de procesamiento y motoras del modelo de Kielhofner.*

▶

ANEXO 23-2
Evaluación de las habilidades de procesamiento y motoras (EHPM)

Nombre: XXX	Apellidos:		TO:
4	3	2	1
Competente	**Cuestionable**	**Inefectivo**	**Déficit**
Desempeño competente que apoya el progreso de la acción y produce **buenos resultados.** El examinador no observa evidencia de déficit.	Desempeño cuestionable que pone en riesgo el progreso de la acción y produce **resultados inciertos.** El examinador cuestiona la presencia de déficit.	Desempeño inefectivo que interfiere con el progreso de la acción y produce **resultados no deseados.** El examinador observa un déficit leve a moderado.	Desempeño deficitario que impide el progreso de la acción y produce **resultados inaceptables.** El examinador observa un déficit severo (riesgo de daño, peligro o fallo en el trabajo).

		TAREA					TAREA					TAREA					
		AVD BÁSICAS					OCIO/T. LIBRE										
		ALIMENTACIÓN					ACT. ARTÍSTICA										
	Fecha	F	INGRESO				F	INGRESO				F					
	ACCIONES	P	4	3	2	1	P	4	3	2	1	P	4	3	2	1	COMENTARIOS
POSTURA	Estabiliza		*	*	*	*		*	*	*	*		*	*	*	*	
	Alinea		*	*	*	*		*	*	*	*		*	*	*	*	
	Posiciona		*	*	*	*		*	*	*	*		*	*	*	*	
MOVILIDAD	Camina		*	*	*	*		*	*	*	*		*	*	*	*	Anda muy despacio e inclinada hacia delante
	Alcanza		*	*	*	*		*	*	*	*		*	*	*	*	
	Gira		*	*	*	*		*	*	*	*		*	*	*	*	
	Se dobla		*	*	*	*		*	*	*	*		*	*	*	*	
COORDINACIÓN	Coordina		*	*	*	*		*	*	*	*		*	*	*	*	Hay problemas en la coordinación
	Manipula		*	*	*	*		*	*	*	*		*	*	*	*	
	Fluye		*	*	*	*		*	*	*	*		*	*	*	*	
FUERZA Y ESFUERZO	Mueve		*	*	*	*		*	*	*	*		*	*	*	*	
	Transporta		*	*	*	*		*	*	*	*		*	*	*	*	
	Levanta		*	*	*	*		*	*	*	*		*	*	*	*	
	Calibra		*	*	*	*		*	*	*	*		*	*	*	*	
	Agarra		*	*	*	*		*	*	*	*		*	*	*	*	
ENERGÍA (HHMM)	Resiste		*	*	*	*		*	*	*	*		*	*	*	*	Se observa lentitud de movimientos
	Sigue el ritmo		*	*	*	*		*	*	*	*		*	*	*	*	
ENERGÍA (HHP)	Sigue el ritmo		*	*	*	*		*	*	*	*		*	*	*	*	
	Atiende		*	*	*	*		*	*	*	*		*	*	*	*	
USO DEL CONOCIMIENTO	Elige		*	*	*	*		*	*	*	*		*	*	*	*	
	Usa		*	*	*	*		*	*	*	*		*	*	*	*	
	Toma		*	*	*	*		*	*	*	*		*	*	*	*	
	Comprende		*	*	*	*		*	*	*	*		*	*	*	*	
	Averigua		*	*	*	*		*	*	*	*		*	*	*	*	
ORGANIZACIÓN TEMPORAL	Inicia		*	*	*	*		*	*	*	*		*	*	*	*	
	Continúa		*	*	*	*		*	*	*	*		*	*	*	*	
	Secuencia		*	*	*	*		*	*	*	*		*	*	*	*	
	Termina		*	*	*	*		*	*	*	*		*	*	*	*	
ORGANIZACIÓN DE ESPACIOS Y OBJETOS	Busca		*	*	*	*		*	*	*	*		*	*	*	*	Los objetos deben estar en su campo visual para que los utilice
	Reúne		*	*	*	*		*	*	*	*		*	*	*	*	
	Organiza		*	*	*	*		*	*	*	*		*	*	*	*	
	Restaura		*	*	*	*		*	*	*	*		*	*	*	*	
	Sortea		*	*	*	*		*	*	*	*		*	*	*	*	
ADAPTACIÓN	Nota/responde		*	*	*	*		*	*	*	*		*	*	*	*	
	Acomoda		*	*	*	*		*	*	*	*		*	*	*	*	
	Ajusta		*	*	*	*		*	*	*	*		*	*	*	*	
	Beneficia		*	*	*	*		*	*	*	*		*	*	*	*	

ANEXO 23-3

Proceso de intervención de terapia ocupacional

Nombre/Apellidos: XXX	Ingreso:
Diagnóstico: DEMENCIA CON CUERPOS DE LEWY	Unidad: HOSPITAL DE DÍA

Situación del comportamiento ocupacional

FECHA: Ingreso					
PERSONA	**1**	**2**	**3**	**4**	**PRIORIDAD**
VOLICIÓN/INTRAP.					
C. Personal					*
Valores					
Intereses					
HABITUACIÓN					
Hábitos					*
Roles					
EJECUCIÓN					
C. Cognitiva					
C. Motora					*
C. Comunicación					
C. Interacción					
OCUPACIÓN					
H. Autocuidado					*
H. Socialización					
H. Instrumental					
H. Comunitarias					
H. Educativas					No valorable
H. Laborales					No valorable
H. Vocacionales					No valorable
H. Ocio y T. Libre					*
ENTORNO					
Contextos domiciliarios					
Grupo familiar					
Formas o. hogar					
Contextos ocio					
Grupo social					
Formas o. ocio					
Contexto productivos					No valorable
Formas o. laborales					No valorable

FECHA:					
PERSONA	**1**	**2**	**3**	**4**	**PRIORIDAD**
VOLICIÓN/INTRAP.					
C. Personal					
Valores					
Intereses					
HABITUACIÓN					
Hábitos					
Roles					
EJECUCIÓN					
C. Cognitiva					
C. Motora					
C. Comunicación					
C. Interacción					
OCUPACIÓN					
H. Autocuidado					
H. Socialización					
H. Instrumental					
H. Comunitarias					
H. Educativas					
H. Laborales					
H. Vocacionales					
H. Ocio y t. libre					
ENTORNO					
Contextos domiciliarios					
Grupo familiar					
Formas o. hogar					
Contextos ocio					
Grupo social					
Formas o. ocio					
Contexto productivos					
Formas o. laborales					

1: Ineficaz 2: Máximo apoyo 3: Mínimo apoyo 4: Competente

Terapeuta ocupacional:

Anexo 23-3. *Hoja de registro de la situación ocupacional.*

ANEXO 23-4

Esquemas técnicos «posibles» que se pueden utilizar en los servicios de atención diurna en psicogeriatría

Técnicas	Objetivo	Modalidades	Orientación
Orientación a la realidad	Se basa en la idea de la repetición de información para aminorar la desorientación y la confusión a la vez que puede reforzar el aprendizaje	24 horas de OR Sesiones formales de OR	Refuerzo ambiental Grupos de actividades
Reminiscencia	Es una técnica y una actividad de comunicación que se centra en la memoria intacta o los recuerdos del paciente y es una forma placentera de debate o charla para cuidadores y usuarios	Verbal Corporal Sensorial	Música Diapositivas Fotografías
Marco de referencia de D. cognitiva: cambio en la capacidad	Basado en el aprendizaje; se enseñan a la persona nuevas maneras de realizar las actividades	Niveles cognitivos de Allen 5 y 6	Aprendizaje autónomo Aprendizaje de modelos Abstracción
Marco de referencia de D. cognitiva: cambios en el ambiente	Se modifican los procedimientos en las tareas, indicaciones, ámbitos y se ofrece asistencia a la persona Se utiliza la capacidad de la persona, cambiando el nivel de exigencia	Niveles cognitivos de Allen 2, 3 y 4	AVD básicas e instrumentales Ocio Actividades ambientales
Marcos de referencia cognitivoperceptuales Transferencia de entrenamiento	Se concentra en disminuir déficit en lugar de acentuar las capacidades	Entrenamiento aislado de habilidades perceptuales en tareas o ejercicios que implique estas habilidades	Ejercicios de ensayo como *puzzles,* juntar colores, formas y objetos, copiar diseños dibujados
Marcos de referencia cognitivoperceptuales Enfoque de compensación	La persona aprende habilidades funcionales compensando sus déficit con capacidades	Uso de ambientes reales Práctica repetitiva de tareas en las áreas funcionales	Enseñanza directa de habilidades Aprendizaje de habilidades
Marcos de referencia cognitivoperceptuales Enfoque de adaptación	La persona aprende habilidades funcionales manejando señales en el ambiente	Uso de ambientes reales Señales ambientales	Adaptación del entorno
Estimulación cognitiva	Conjunto de estímulos generados por la neuropsicología aplicada con finalidad rehabilitadora	Entrenamiento aislado de habilidades perceptuales en tareas o ejercicios que impliquen estas habilidades o uso de ambientes reales	Ejercicios de ensayo como *puzzles,* juntar colores, formas y objetos, copiar diseños dibujados o AVD, ocio, etc. Adaptación del entorno

ANEXO 23-5
Readaptación de las actividades de ocio: actividad artística[a]

1. *Con esta actividad se plantea*
   Reforzar su confianza personal y motivación para vincularla al hospital de día
   Mejorar la satisfacción personal, con actividades con sentido y propósito
   Comenzar a desempeñar actividades de ocio coherentes con su historia de vida
   Iniciar cambios en su rutina actual, teniendo presente su ciclo de vida y valores culturales. (Retomar el proyecto de vida de antes de la enfermedad, en la medida de sus limitaciones/posibilidades)
   Realizar una actividad de ocio a través de sus capacidades

2. *Entorno físico*
   Equipo: Se cuenta con el mobiliario de la institución:
   Mesas de medida estándar (agrupadas de 3 en 3)
   Sillas con apoyabrazos
   Cadena de música
   Sala amplia con posibilidades de ampliar o reducir el umbral de luz

3. *Material*
   Bobinas de diferentes colores, grosores y tipos para ganchillo, agujas de diferente número (posibilidades de adaptación), hilo, agujas y tapetes con diversas formas para coser. Todo el material organizado en cajas de madera

4. *Ejecución*
   El TO enseña el espacio a la paciente y le ofrece los espacios y lugares del contexto donde se puede sentar. Ella elige sentarse al lado de una ventana amplia
   Se le presentan dos actividades, la de ganchillo y la de costura con diversas alternativas en cada una de ellas
   Elige realizar ganchillo. Se le presentan las cajas donde está guardado el material para el ganchillo, y se le pregunta qué va a realizar, ella comenta que un tapete para su nuera. Posteriormente se le invita a iniciar
   El terapeuta se retira para trabajar con otras personas que están en la misma mesa. Durante un período de 10 min la única acción que inicia la paciente es mirar el interior de la caja de las bobinas. No inicia ninguna acción posterior. El TO le pregunta si no tiene ganas de realizar esta actividad; ella contesta que sí, pero que no sabe por dónde empezar y que no ve dónde estan las agujas ni el hilo

El terapeuta da las siguientes pautas:
   Le ofrece a la vista diferentes colores para que elija el que quiere utilizar. El terapeuta elige un tipo de material de fácil manejo, para favorecer el éxito de la actividad, y la aguja más recomendable, para realizar esta actividad con los mínimos problemas
   El terapeuta se ofrece a iniciarle la actividad, acto que la paciente le agradece
   Una vez se ha iniciado, el terapeuta le da el inicio del tapete a la paciente, indicándole que nada más realice el punto de cadeneta (el más sencillo)
   Posteriormente realiza la actividad hasta el final de la sesión, manifestando estar contenta por lo realizado

5. *Plan*
   Continuar con este tipo de actividades:
   Adaptando los procesos de las actividades que se le ofrezcan, en principio la característica debe ser de fácil realización, con pasos sencillos y repetitivos, familiares para la persona (como el punto de cadeneta)
   Adaptación del material que se utiliza (hilos agujas, tapetes, etc.)
   Supervisión intermitente del terapeuta, para asegurar el logro y reforzar la confianza
   Graduar la actividad a otros niveles, podría llegar a realizar actividades con dos o tres pasos, familiares
   Organización de los objetos dentro de su campo visual. Siguiendo la pauta de «lo que no se ve se ignora», por lo tanto sacar el material que se va a utilizar de la caja, dejando solo el que esté utilizando
   Control de estímulos ambientales: reducción de ruidos, pocas personas en el mismo espacio, etc.
   Adaptación del ambiente: uso de referencias temporales y espaciales, para que la persona no se sienta desorientada
   Creación de un clima favorable: música de fondo, a poder ser de la época de las personas que estén en la actividad

▶

ANEXO 23-5
Readaptación de las actividades de ocio: actividad artística[a] (continuación)

Realizar esta actividad todos los días, con sesiones de 45 min para evitar la fatiga. Teniendo presente que el ritmo lo marcará la paciente

Variación de las tareas teniendo presente que se deben adaptar las actividades: características de los puntos 1, 2, 3 y 4

6. *Evolución*

Después de un mes, la paciente acabó el tapete que estaba haciendo para su nuera, utilizando siempre el mismo punto de ejecución. El horario establecido quedó fijado, todos los días, de 11.00 a 11.45. Posteriormente, inició actividades que variaban en dos o tres pasos su aplicación, realizando bolsitas, bufandas, etc., regalándoselas a sus familiares, lo que favoreció el vínculo con el hospital de día y la relación con la familia

También se iniciaron actividades de bordado y pintura (un interés nuevo para ella), aunque estas actividades cumplían con los mismos principios que las anteriores. Se redujo el tipo de supervisión por parte del terapeuta, ofreciendo asistencia tan sólo al inicio. Sobre este tipo de actividades realizadas en el hospital de día, se recomendo a la familia que el paciente las realizara en el domicilio, dándole las pautas necesarias de cómo, cuándo y qué podia realizar. Al principio, se le facilitó el material desde el centro (trabajos que realizaba durante la semana) para, posteriormente, asesorarles a la familia sobre puntos de venta y tareas que realizar

[a]*Nota:* La paciente, en su historia de vida, había ejecutado actividades como el ganchillo, bordado, etc. Estas actividades se habían dejado de realizar en los últimos 3 años.

Programas de activación con personas mayores

24

P. Durante Molina y B. Noya Arnaiz

Introducción

En diferentes capítulos se ha hecho mención a las características específicas de la vejez. La afectación de la salud del individuo causada por el proceso normal de envejecimiento, la influencia de las enfermedades invalidantes, la pérdida de algunos papeles valorados, de nivel de vida (en muchas ocasiones), de seres queridos, en muchos casos el traslado no deseado a otro lugar de residencia son, entre otras, circunstancias que se dan en esta etapa de la vida. También hemos hecho referencia a la reacción de las personas que pasan por esas experiencias, unas logrando adaptarse a los cambios, y otras entrando en ciclos desadaptativos que pueden producir depresiones, ansiedad, aislamiento y deterioro general.

A lo largo de nuestra práctica profesional encontraremos a muchas personas mayores que están imbuidas en esos ciclos desadaptativos y que muestran una gran desmotivación, deterioro en la interacción con su entorno, falta de ánimo y otros casos que, tras ser trasladados a residencias de mayores, presentan las típicas actitudes que produce la institucionalización.

También vamos a tratar a personas que están a las puertas de lo anterior y que todavía no se sabe si conseguirán reaccionar de una manera adaptativa o no lo harán.

Desde la sociedad existe una demanda importante hacia los terapeutas ocupacionales (TO) para que restauremos la motivación y el nivel de actividad normalizado en estas personas mayores, y, sobre todo, esta demanda aparece en los centros residenciales.

En este capítulo se pretende describir los programas de activación y, sobre todo, analizar los planteamientos que hacen que dichos programas sean efectivos sobre la calidad de vida de las personas que participan en ellos.

Definición

Los programas de activación son un servicio que se ofrecen a los individuos que no pueden mantener un modelo satisfactorio de actividad de manera independiente. Los planteamientos y la metodología de estos programas están dirigidos a mejorar la calidad de vida de los individuos, ofreciéndoles la oportunidad de participar en actividades saludables y satisfactorias, facilitando su desenvolvimiento ocupacional competente, y están basados en las características, los objetivos y necesidades de cada individuo.

Están dirigidos a crear un entorno que promueva la libre elección, sea estimulante y proporcione a la persona oportunidades para experimentar comportamientos competentes en un contexto social seguro.

Están basados en un marco teórico que enfatiza la importancia de la sensación de control y libre elección del individuo como causa del bienestar. Este planteamiento considera que la sensación de elección y control sobre la propia vida es un aspecto clave para la percepción de independencia y competencia en el ser humano. También entiende la motivación como algo que emana del propio individuo principalmente, aunque se potencia a través de los recursos externos a él.

En lo que se refiere a la actividad, el marco teórico de los programas de activación se sustenta en que:

1. El equilibrio ocupacional entre actividades de ocio, productivas y de autocuidado promueve y sustenta el estado de salud del individuo.
2. El individuo realice actividades elegidas por él mismo, algo esencial para su percepción de bienestar y de autonomía.
3. La institucionalización, la enfermedad y el proceso de envejecimiento pueden reducir la oportunidad de ejercer control sobre muchas de las actividades de la vida diaria (AVD), lo que puede provocar una disminución de la autoconfianza y de la motivación en el individuo.

Para que sean posibles todos los puntos antes descritos, el papel de la persona que establece los programas tiene unas características determinadas, y siempre está marcado por ser no directivo y por potenciar la autogestión del grupo y la iniciativa de cada individuo en un contexto grupal.

Las personas que pueden beneficiarse de los programas de activación son:

1. Individuos que, debido a la manera en la que están viviendo su situación personal, sufren una disminución en su motivación hacia sí mismos y hacia la interacción con su entorno.
2. Individuos que, debido a enfermedades invalidantes, tienen dificultades para llevar a cabo su desenvolvimiento cotidiano y esto les ha disminuido su impulso para la acción.
3. Individuos que se encuentran en una situación de retraimiento debido a que la situación personal o de su entorno les está sometiendo a una presión que les lleva al desinterés, la frustración y la depresión.
4. Personas que viven en centros residenciales y tienen dificultades para poner en juego el máximo de su capacidad y potencial (ya sea porque sus herramientas de manejo no son lo suficientemente eficaces, ya porque el entorno no facilita su desenvolvimiento ocupacional competente o no cubre las necesidades básicas del individuo de respeto, dignidad, libertad y afecto).

Objetivos de los programas de activación

Los programas de activación pretenden incidir en los aspectos internos de los individuos para que autoinicien sus acciones, de manera que puedan mejorar su calidad de vida. Esto, que parece simple, supone una interpretación más amplia: la autoiniciación implica una acción voluntaria; que la persona dirija sus acciones hacia unos objetivos propios supone que se sienta capaz de llevar adelante esa acción y que entienda que con ésta logrará un efecto deseado; la mejora de la calidad de vida es entendida desde el punto de vista del individuo y de los profesionales (cuando una persona lleva adelante acciones para mejorar su calidad de vida desde el punto de vista de los otros, pero él no entiende que eso sea una mejora, los efectos de esta vivencia pueden causar un efecto negativo en el ánimo del individuo y, por consiguiente, en su bienestar).

Desglosando, pues, los objetivos de los programas de activación, son los siguientes:

1. Promover la participación activa y voluntaria.
2. Despertar el interés hacia las acciones.
3. Sacar a la luz las habilidades y destrezas, y facilitar que sea consciente de ellas.
4. Estimular la confianza en sí mismo.

5. Promover la libre expresión, tanto en las acciones como en las verbalizaciones.
6. Estimular los contactos con el entorno (físico, social y cultural).
7. Promover la utilización de actividades adecuadas para cada individuo, y que éstas sean estimulantes y de su interés.
8. Crear oportunidades para que pueda desarrollar y acrecentar sus intereses.

Aspectos clave para el logro de objetivos

En los programas de activación tratamos directamente el concepto de motivación. Cuando hablamos de autoiniciación también nos referimos a las acciones voluntarias. Por este motivo, la metodología determinará en gran medida que los individuos lleguen a desarrollar actividades de manera voluntaria. En la tabla 24-1 se resaltan una serie de puntos que se deben tener en cuenta para lograr los objetivos planteados en los programas de activación, basados en nuestra experiencia práctica:

1. El ser humano autoinicia una acción para alcanzar los objetivos que persigue. Es decir, que en los programas de activación debemos atender al individuo para que identifique y alcance sus propios objetivos. No es válido el planteamiento de objetivos del profesional al margen del usuario, por muy beneficiosos que parezcan en principio.
2. La autoiniciación implica una acción voluntaria. Es decir, que debemos crear un contexto en el que se permita la elección personal y libre del individuo.
3. Será necesario involucrar al individuo en todo el proceso del programa. Esto implica la identificación de objetivos y necesidades del individuo, la adecuación de éstos a la realidad, si fuese necesario, y la elaboración e implementación del plan, junto con la persona. Con el trabajo conjunto se potencian, además, la toma de responsabilidad del individuo, la interacción con el entorno y se le puede ayudar: a aclarar y adaptar valores y objetivos a la realidad, y a desarrollar habilidades y herramientas de manejo.
4. La implicación de los otros pasa porque nosotros (profesionales) no tomemos un rol de dirección y de «me encargo yo de todo». Nuestro papel será promover y propulsar las iniciativas (por mínimas que sean) de los participantes del programa. Debemos dar a entender nuestro papel a través de las palabras y de nuestras acciones, y es muy importante que lo que transmitamos (desde ambas vertientes) sea congruente.
5. Estos programas deben ofrecer actividades interesantes y estimulantes para el in-

TABLA 24-1
Puntos clave para el logro de objetivos

Puntos clave
Atender al individuo para que identifique y alcance sus propios objetivos
Crear un contexto en el que se permita la elección personal del individuo
Involucrar al individuo en todo el proceso del programa
Dar a entender nuestro papel no directivo a través de lo que digamos y lo que hagamos
Mostrar congruencia entre lo que digamos y lo que hagamos
Ofrecer actividades interesantes y estimulantes para el individuo
Utilizar actividades significativas para el individuo, que fomenten los roles sociales importantes y valorados por el individuo y que vayan más allá de ocupar el tiempo
Las actividades variarán en función de si se realizan con carácter lúdico, productivo o de autocuidado
Promover los programas de activación en grupo
Llegar a todos los participantes
Atender a lo que plantean los participantes y no mediatizarlo por objetivos propios

dividuo, puesto que cuanto mayor sea su implicación en todo el proceso, más fácil será encontrar dichas actividades.

6. Las actividades que se utilicen deberán reunir una serie de características para que sean estimulantes y de interés para el individuo:
   a. Las actividades significativas para el individuo proporcionan una fuente de interés en él.
   b. Las actividades que fomentan los roles sociales importantes y valorados por el individuo inciden directamente en su motivación.
   c. Las actividades deberán ir más allá de ocupar el tiempo porque sí. A todo ser humano le motiva e interesa más una actividad que tiene un significado y un valor para él.
   d. Entendemos que las actividades variarán en función de si se realizan con carácter lúdico, productivo o de autocuidado.
7. Dado que estamos hablando de estimular los contactos sociales, estará más indicado que los programas de activación se implementen de manera grupal (siempre atendiendo a las necesidades individuales de los participantes). Así, será necesario que el programa se articule de tal manera que llegue a todos los participantes.
8. Debemos plantearnos como profesionales si, cuando recibimos los datos que nos aportan los usuarios, realmente tenemos en cuenta lo que nos plantean, o lo mediatizamos en exceso y en función de nuestros objetivos reales.

Trayectorias de acción

Los programas de activación deben seguir una secuencia con el fin de cumplir con su cometido. A continuación se describen los pasos que seguir en la planificación e implementación de los programas de activación (consúltese la tabla 22-2, en el cap. 22). Los planteamientos y metodología que se describen a continuación no se han basado únicamente en la teoría, sino que se han aplicado en la práctica.

Valoración

Para poder proceder a la valoración es necesario, primero, recoger los datos que aportan tanto los participantes directamente como el profesional que ha realizado la entrevista. Es necesario interpretar dichos datos con el fin de dar sentido a las observaciones registradas e identificar si existieran discrepancias entre lo expresado por el usuario y lo observado en la entrevista.

En esta parte del proceso es importante prestar atención a las observaciones y a las interpretaciones que haga el propio usuario. Recordemos que el planteamiento de los programas de activación es lograr la implicación del individuo en todo el proceso y, por este motivo, la metodología parte de la recogida e interpretación de datos realizadas junto con el usuario. El punto de vista del usuario servirá para invitarle a la participación y a la vez será una gran fuente de información.

Identificación de necesidades

A partir de la información recogida se procederá a la identificación de las necesidades de los participantes. De nuevo, dicha identificación es un proceso que se debe realizar en conjunto. Cuando los participantes explicitan y participan en este proceso, están más predispuestos a llevar adelante el plan. En ocasiones, y por diferentes circunstancias, el individuo no está en condiciones de identificar sus necesidades en forma de elaboración compleja, pero siempre tendrá capacidad para transmitir (aun así de una manera básica) lo que quiere conseguir.

Cuando exista un deterioro cognitivo grande, deberemos prestar atención a los signos que puedan orientarnos sobre las preferencias del individuo y lo que le causa bienestar o satisfacción.

Identificación de objetivos

Para planificar cualquier tipo de acción, todos los implicados en los programas de activación debemos saber hacia dónde nos queremos dirigir. La identificación de objetivos pasa por hacer una relación de necesidades y tener en cuenta los intereses de los participantes. Ambos elementos permiten plantear los posibles objetivos y, posteriormente, priorizarlos. De nuevo, éste es un proceso conjunto con los participantes del programa. Es de vital importancia atender a los objetivos de los participantes ya que se involucrarán en las actividades que les lleven a conseguir lo que ellos buscan y no lo que busca el profesional. Cuando la persona está motivada por una determinada actividad, si ésta le ayuda a alcanzar sus objetivos y la persona va comprobando que esto es posible, su motivación se centrará en mantener o continuar la actividad.

El proceso de identificación de objetivos es más complejo de lo que parece. Es necesario tener en cuenta que cada individuo tiene diferentes objetivos (y que, en muchas ocasiones, algunos son incompatibles entre sí), y sobre todo, no hay que olvidar que una actividad puede ayudarles a alcanzar unos objetivos y alejarles de otros que pueden estar delante en su escala de prioridades. Un ejemplo de ello es la persona a la que el médico le ha recomendado no fatigarse pero quiere participar en actividades de alto esfuerzo físico porque son las que le aportan satisfacción.

Es necesario tener un conocimiento amplio de los objetivos del individuo, porque puede que se superpongan unos a otros: por ejemplo, la persona demanda participar en una actividad grupal de cocina para estar con otras personas y realizar una actividad que le gusta e interesa, pero el día que se realiza la actividad es el de la visita de su hija, de manera que elige ver a su hija y no asiste a la actividad.

Cuando los objetivos no quedan claros es difícil que el grupo de participantes se implique en las acciones. La identificación de objetivos en un contexto grupal puede ser uno de los pasos más complicados. Es necesario poner en juego una serie de habilidades para facilitar el diálogo y el acuerdo grupal, y además promover la toma de responsabilidad y la implicación de cada miembro del grupo. En esta parte del proceso se evidencia el rol que ejerce el profesional.

Elección de actividades

Para poder llevar a cabo la elección de unas actividades que cumplan los requisitos descritos anteriormente en este capítulo, es necesario proceder a una serie de acciones, todas ellas realizadas junto con los participantes:

1. Identificar las actividades potenciales. Se recogerán propuestas del grupo, en función de los intereses de los participantes y se sopesará la posibilidad de acceder o llevar a cabo dichas actividades. Para este punto es de gran utilidad utilizar las técnicas de lluvia de ideas *(brainstorming)*.
2. Analizar cada actividad, con el fin de valorar si cumple los requisitos antes descritos (sacar a la luz capacidades de los participantes, ser estimulante, etc.).
3. Valorar el coste para ver si encaja en las posibilidades económicas de la organización o los individuos (según el caso).
4. Elegir la actividad o actividades que se realizarán.

Diseño del plan

Tras la elección de actividades, se traza un plan de acción: cuándo, de qué manera, cuántas veces, dónde, cómo... se van a llevar adelante esas actividades. Todo ello, de nuevo, junto con los participantes del programa.

El profesional desempeña un papel facilitador, de manera que promueve la puesta en juego de las habilidades de planificación y organización de los participantes, a la vez que puede ayudarles a hacerlas más eficaces. Cuando llevemos adelante programas de activación con personas con un deterioro cognitivo importante, será necesario que compensemos sus déficit con nuestra aportación profesional, intentando implicar a la persona todo lo posible; y cuidando siempre de no colocarla en una situación de frustración por sentirse incapaz de planificar o programar.

Implementación

La implementación consistirá en llevar a cabo las acciones acordadas previamente. Según se vaya desarrollando el plan establecido, los individuos irán experimentando el efecto de la realización de actividades así como el de estar llevando a cabo un plan del que son parte activa y responsable. La percepción de responsabilidad en el grupo hace que existan menos posturas de crítica no constructiva entre los participantes. En muchos centros residenciales existe un alto nivel de frustración de los profesionales ante la actitud negativa y crítica de los residentes. Cuanto mayor es la toma de responsabilidades hacia el plan por parte de los individuos (sobre todo debido a que ha sido algo elegido y elaborado por ellos mismos), mejor funciona el grupo y mayor provecho se obtiene de la actividad, y todo ello incide positivamente en la autoestima y la motivación de cada individuo.

Revisión y evaluación de resultados

Aunque se haya tenido que llevar a cabo una evaluación continuada, con el fin de constatar si realmente se estaba siguiendo la metodología de un programa de activación, al final del proceso se podrán evaluar los resultados. Se puede convocar una reunión con todos los participantes en el programa que dé cabida a las opiniones de todos sobre los resultados obtenidos. Cuando se identifiquen, en dicha reunión, los que no sean del todo satisfactorios, se podrán plantear las modificaciones para mejorarlo en el futuro. Como en todo programa, es necesario llevar a cabo un control de calidad. La evaluación continuada y de resultados determinará si realmente se está ofreciendo un programa de activación de calidad. Para ello, es necesario recoger información sobre los siguientes puntos y revisar la fiabilidad y el seguimiento de una serie de variables:

1. Respecto a cada participante:
   a) Datos personales relevantes para el programa (situacionales, sociales, clínicos, económicos, etc.).
   b) Capacidades y puntos fuertes, y déficit.
   c) Intereses (pasados y presentes), necesidades y objetivos de cada participante.
2. Respecto al grupo de participantes:
   a) Datos generales del grupo (tamaño, permeabilidad, funcionamiento grupal, etc.).
   b) Demandas, metas y objetivos del grupo de participantes.
3. Respecto a la actividad:
   a) Características (aspectos que puede desarrollar en los participantes, grado de complejidad, de flexibilidad, de disponibilidad, carácter, etc.).
   b) Recursos necesarios para realizarla (físicos, económicos y humanos).
   c) Manera de implementarla para el logro de objetivos.
4. Respecto al programa:
   a) Objetivos a corto, medio y largo plazo.
   b) Filosofía y enfoque metodológico.
5. Respecto al profesional o profesionales implicados:

a) Número de personas disponibles.
b) Características de cada uno (destrezas, conocimientos de la actividad y de coordinación).
c) Enfoque metodológico.
d) Receptividad a pautas y al trabajo en equipo.
e) Coste.

Prevención y programas de activación

Aunque los programas de activación están dirigidos a personas que ya se encuentran en un ciclo disfuncional, sus planteamientos pueden aplicarse a personas que se encuentren en riesgo de disfunción ocupacional.

Promover la motivación del individuo a partir de la implicación en la planificación y ejecución de actividades que tengan para él un significado y potencien su percepción de capacidad y el ejercicio de roles valorados puede ser de gran utilidad para las personas que se encuentran en unas circunstancias de riesgo.

En diferentes capítulos de este libro se confirma la utilidad de la intervención a través de la vivencia de la actividad. Cuando ésta cumple con una serie de requisitos, sus efectos en la persona pueden ser muy beneficiosos. Para ello, ¿qué mejor que identificar las actividades idóneas junto con el propio individuo?

BIBLIOGRAFÍA

Berzosa Zaballos G. Los programas de intervención psicosocial en residencias: La animación sociocultural. En: Sociedad Española de Geriatría y Gerontología, editores. Residencias para personas mayores: Manual de orientación. Barcelona: SG Editores, 1995.

Crepeau EL. Activity programming for the elderly. Boston/Toronto: Little, Brown and Co., 1986.

Durante P, Pedro P. Terapia ocupacional en geriatría. Barcelona: Masson, 1997.

Levis SC. Elder care: in occupational therapy. Thorofare: Slack, 1989.

Mosey A. Activities therapy. Nueva York: Raven, 1973.

Rabin DL, Stockton P. Long-term care for the elderly: a factbook. Nueva York: Oxford University Press, 1987.

ANEXO 24-1
Ejemplo de formulario (según E. Crepeau)

<table>
<tr><td colspan="4">Análisis de los costes:</td></tr>
<tr><td colspan="4">Nombre de la actividad:</td></tr>
<tr><td colspan="4">Descripción de la actividad:</td></tr>
<tr><td colspan="2">N.º de participantes:</td><td colspan="2">Horario:</td></tr>
<tr><td colspan="4">Personal necesario:</td></tr>
<tr><td>Tareas:</td><td colspan="2">Medios humanos</td><td>Tiempo (horas)</td></tr>
<tr><td>Planificación:
Preparación de material:
Arreglo del local:
Transporte:
Realización:
Limpieza:</td><td colspan="2"></td><td></td></tr>
<tr><td colspan="3">Materiales:</td><td>Coste:</td></tr>
<tr><td colspan="3">Equipo:</td><td>Coste:</td></tr>
<tr><td colspan="3">Sumario</td><td></td></tr>
<tr><td colspan="3">Personal:</td><td></td></tr>
<tr><td>Categoría</td><td>Número</td><td>Tiempo</td><td>Total horas</td></tr>
<tr><td colspan="3">Coste del personal en horas:</td><td></td></tr>
<tr><td colspan="3">Material y equipo:</td><td>Coste:</td></tr>
<tr><td colspan="3">Material:</td><td></td></tr>
<tr><td colspan="3">Equipo:</td><td></td></tr>
<tr><td colspan="3">Total coste de material y equipo:</td><td></td></tr>
<tr><td colspan="4">Comparar el gasto de la actividad en cuanto a personal, material y equipo con otras posibles actividades.
Elegir la que proporcione mayores beneficios con menores gastos.</td></tr>
</table>

ANEXO 24-2
Ejemplo de formulario para seguimiento del plan

Plan:		Fecha:	
Meta:			
Objetivo (a corto plazo)	Tareas:	Fecha prevista:	Persona responsable:
Grado de cumplimiento y observaciones:			

ANEXO 24-3
Ejemplo de hoja de valoración de la actividad

Datos personales	Nombre Edad Sexo Estado civil
	Diagnóstico e historial clínico relevante
	Ocupación
Demandas de la actividad	Físicas
	Sociales
	Cognitivas
	Sensoriales
	De relación interpersonal
Estudio ocupacional	Actividades e intereses pasados
	Actividades e intereses presentes
	Punto de vista del individuo sobre su nivel actual de actividad
Limitadores de la actividad	Elementos del entorno que constriñen el ejercicio de la actividad
Necesidades y problemas respecto a la actividad	Planteamientos del individuo
	Planteamientos del profesional
Objetivos de la actividad a largo plazo	Consenso entre individuo y profesional
Objetivos de la actividad a corto plazo	Consenso entre individuo y profesional
Plan de acción	Resumen de las acciones que se tomarán y la manera de realizarlas para lograr los objetivos

Parte IV

Capítulo 25 Actividad física en personas mayores

Capítulo 26 Movilidad y sedestación

Capítulo 27 Sistemas aumentativos y alternativos de comunicación para personas mayores

Actividad física en personas mayores

25

T. Meixoeiro García y P. Durante Molina

Introducción

La actividad deportiva ha incluido en todas las culturas, desde las más antiguas a las más modernas, a todas las personas, desde las más ancianas a las más jóvenes. Aunque generalmente esta actividad se relaciona directamente con la juventud y la capacidad física, en todas las culturas se han tenido en cuenta los deportes del intelecto y los juegos deportivos de entretenimiento.

Ya en la actualidad, el ejercicio físico ha sido definido por muchos autores de muy diversas formas. Incluso entre el público en general, el concepto de ejercicio físico puede significar una cosa diferente para cada persona. Cooper lo ejemplariza diciendo que si los individuos están participando en un programa de «aptitud física» o *fitness,* deben ser capaces de utilizar sus cuerpos sin mostrar o sufrir fatiga, con la suficiente energía para participar en distintas actividades y encontrar la fuerza física suficiente en situaciones de emergencia. El ejercicio es, pues, una de las actividades en la que puede participar una persona mayor, de forma autorresponsable, para lograr un estado de salud óptimo según sus circunstancias.

Los beneficios de la actividad física han sido descritos en numerosas ocasiones, siendo de carácter físico, psíquico, funcional y social. Las ventajas físicas derivadas de la práctica deportiva moderada son, quizás, las más conocidas por todos e incluyen: disminución de la presión sanguínea, desarrollo de redes auxiliares de vasos sanguíneos, incremento de los niveles de lipoproteínas de alta densidad (HDL), fortalecimiento de la musculatura respiratoria, incremento de la resistencia, aumento de la elasticidad de la caja torácica, consumo del exceso de tejido graso, y un largo etcétera que trataremos con mayor profundidad en el desarrollo de este capítulo.

Entre los efectos psicológicos mencionados, cabe destacar dos tipos principales: los que aumentan o mejoran algunas funciones mentales (estabilidad emocional, memoria, asertividad, etc.) y los que hacen disminuir algunos aspectos negativos en el individuo (abuso de alcohol, ansiedad, depresión, hostilidad, etc.).

Aunque puede parecer que la actividad física está indicada únicamente para personas no muy mayores, totalmente independientes y sin ninguna patología que lleve a la invalidez, existen algunos estudios que recogen la incidencia del ejercicio físico en la mejora funcional de personas muy ancianas y especialmente de aquellas denominadas «frágiles». En el último apartado de este capítulo se mostrará cómo con programas regulares de movilidad general no sólo se consigue mantener, o incluso mejorar, todas las cualidades físicas, en particular la fuerza y el control muscular, el equilibrio y la resistencia, sino que se favorece también la integración del esquema corporal y, la inmensa mayoría de los casos, se mejoran las habilidades de autocuidado, consiguiendo con ello

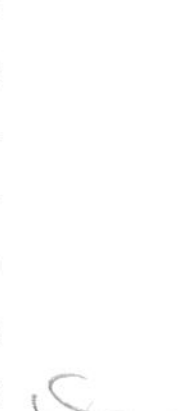

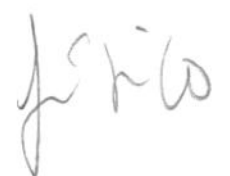

TABLA 25-1
Principales beneficios físicos que proporciona el ejercicio

Disminuye la presión arterial
Desarrolla redes capilares auxiliares que disminuyen la carga arterial
Incrementa los niveles de lipoproteínas de alta densidad
Eleva la cantidad de oxígeno por latido cardíaco
Fortalece la musculatura respiratoria
Aumenta la resistencia
Disminuye los síntomas en la enfermedad pulmonar obstructiva crónica
Refuerza la elasticidad de la pared torácica facilitando la respiración
Incrementa el gasto calórico
Consume el exceso de grasa de los tejidos corporales
Aumenta el aporte de glucógeno a los músculos
Incrementa el nivel de oxígeno disponible en los músculos
Prepara los músculos para trabajar más una vez recuperados de la fatiga
Mejora el tiempo de reacción en el SNC y la organización visual

un incremento de la autonomía y de la calidad de vida durante un período más largo de tiempo.

El ejercicio físico, además, no sólo aporta los resultados directos de su práctica sino que conlleva una serie de actividades paralelas que posibilitan la interacción del individuo con el entorno. En este sentido, los programas grupales repercuten de manera positiva tanto en las relaciones interpersonales como en las intergeneracionales.

Beneficios de la actividad física

Los beneficios del ejercicio relacionados con el aspecto físico del individuo, recogidos en la tabla 25-1, han sido estudiados para todos los grupos de edad y, dejando a un lado peculiaridades de carácter más bien individual, son los mismos para todos ellos.

Junto a estas aportaciones, bien documentadas, del ejercicio sobre el aspecto fisiológico y la capacidad funcional, se ha de tener en cuenta que la actividad deportiva también potencia el bienestar psicoemocional y social que conduce salud en el sentido holístico del concepto (tabla 25-2).

Algunos estudios recomiendan que las personas mayores sin experiencia deportiva deben recibir entrenamiento con la supervisión de un técnico deportivo, ya que detectaron que las instrucciones para un programa de entrenamiento por sí solas no son tan eficaces a la hora de alcanzar logros funcionales; sin embargo, sí se logra una clara mejoría, de cualquier manera, en los aspectos psíquico y social (aumento de la disposición social, de la capacidad para esforzarse y de la confianza en sí mismo, y mejoría del estado emocional).

El requisito previo para el éxito en el fortalecimiento general de la salud es despertar el placer en y por el deporte y comprobar que se puede aumentar visiblemente la capacidad funcional a través del mismo. Es esencial una actitud positiva hacia el deporte para obtener una adaptación óptima de los órganos al rendimiento.

TABLA 25-2
Algunos beneficios que proporciona el ejercicio físico al bienestar emocional de la persona

Disminuye la actividad de los receptores musculares que envían información al SNC
Reduce la carga sobre el sistema nervioso, enlenteciendo las señales eléctricas que llegan de los músculos
Ayuda a disminuir la depresión y mejorar el ánimo
Mejora la capacidad de dormir y descansar

El ejercicio mejora el sentimiento de bienestar, la inteligencia, la percepción psicomotriz, el aprendizaje y la actividad mental, lo cual, según Marcos Becerro, contribuye a que el anciano persista en la práctica de la actividad física con el objetivo primario de conseguir una mejor salud.

El ejercicio y la práctica deportiva se emplean también en la prevención, tratamiento y rehabilitación del algunos tipos de trastornos psíquicos, obteniendose resultados positivos en los siguientes aspectos: mejoría de las relaciones interpersonales, descenso de la conflictividad, disminución del consumo de fármacos, aumento y disminución de los períodos de sueño y disminución de la ansiedad y la depresión.

Además de los efectos psicológicos mencionados anteriormente se ha señalado que los niveles de ejercicio bajos o moderados son los que producen ligeras mejorías del ánimo con aumento del vigor y de la satisfacción.

Muchos autores coinciden en señalar que el gran valor del deporte reside en la prevención, particularmente cuando se han alcanzado niveles límite o se han excedido ligeramente. En aquellos ancianos que padezcan alguna patología, el deporte ha de practicarse bajo supervisión, ya que de otro modo puede ser lesivo, y sólo cuando la afección se haya estabilizado, segun las recomendaciones del médico.

En definitiva, la única consideración que se ha de tener en cuenta a la hora de recomendar la actividad fisicodeportiva es la *capacidad funcional* para llevarla a cabo y no la edad cronológica. Por ello, será indispensable realizar un reconocimiento médico apropiado, no sólo para excluir a las personas que serán incapaces de ejecutarla sino para asignar el tipo de actividad más adecuada.

Componentes de la aptitud física

Uno de los síntomas más evidentes de la vejez es la disminución de la capacidad física, lo cual, como indica Böhmer, tiene el efecto de acelerar las dolencias crónicas convirtiendo la vejez en el «naufragio de la vida». En este punto, se ha de recordar que la velocidad y la extensión del proceso de envejecimiento no sólo dependen de la situación interna sino también, en gran medida, de elementos exógenos. Es frecuente que la debilidad de la persona mayor esté muy relacionada con una mala forma física. En gerontología, volviendo a palabras de Böhmer, la máxima aplicable reza: «no es que uno no se mueva porque es viejo, sino que uno es viejo porque no se mueve».

La aptitud física ha sido definida de muy diferentes maneras por muchos autores. Clark define la condición física como la habilidad de realizar un trabajo diario con vigor y efectividad, retardando la aparición de la fatiga, con el mínimo coste energético y evitando las lesiones.

Se conocen como *componentes* del acondicionamiento físico aquellas cualidades que son susceptibles de mejorar a través del entrenamiento. Según Álvarez del Villar, el fundamento biológico del acondicionamiento físico es la adaptación, esto es, la capacidad especial de los seres vivos para mantener un equilibrio constante de sus funciones ante la exigencia de los estímulos que constantemente inciden en ellos, gracias a la modificación funcional que se produce en cada uno de sus órganos y sistemas.

El terapeuta ocupacional que esté interesado en desarrollar programas de aptitud física para personas mayores debe conocer de manera especial los componentes de dicha aptitud. Cooper divide estos componentes en dos categorías principales: los relacionados con la salud y los relacionados con la motilidad.

Los componentes o elementos relacionados con la *salud* son la fuerza o potencia, la resistencia muscular o fuerza dinámica, la flexibilidad, la resistencias cardiovascular y cardiorrespiratoria y la composición corporal. Estos componentes son muy importantes porque, según Cooper, «añaden a la capacidad de un individuo para vivir el hecho de hacerlo como un ser humano funcional y productivo para la vida de cada día». Los componentes *motores* preparan al individuo para el éxito en el ejercicio atlético o en un área de la ejecución motriz. Estos componentes son la coordinación, la agilidad, la fuerza, el equilibrio, la velocidad y la precisión. Estas dos categorías se funden formando los 6 elementos más importantes para la aptitud y la función de las personas mayores, los cuales se exponen brevemente a continuación.

Resistencia cardiovascular

El corazón y los pulmones responden mejor a lo que es conocido como *ejercicio aeróbico* (con aire). El ejercicio aeróbico sostenido desarrolla la capacidad del organismo para consumir oxígeno.

La capacidad aeróbica máxima se utiliza como una de las medidas funcionales de la aptitud física. La capacidad del cuerpo para mantener un esfuerzo durante un período prolongado de tiempo está limitada por la capacidad de la sangre para distribuir el oxígeno a los tejidos activos, por la capacidad del corazón para bombear la sangre, por la capacidad de los pulmones para ventilar grandes volúmenes de aire y por las células musculares que deben absorber el oxígeno necesario y eliminar el dióxido de carbono. Aunque la genética desempeña un papel principal en la determinación del volumen máximo de oxígeno –esto es, la mayor cantidad de oxígeno que un individuo puede consumir por min– se ha demostrado, a partir de numerosos estudios, que la capacidad aeróbica máxima puede incrementarse entre un 20 y un 30 %. Hollamnn y Liesen, por ejemplo, pudieron comprobar, mediante un entrenamiento de resistencia de 40 min, 5 veces por semana, durante 10 años, con personas no entrenadas de 55 a 70 años de edad, que se conseguía un mejoría del consumo máximo de oxígeno entre el 9 y el 17 %, lo que indica una buena capacidad de entrenamiento de resistencia en las personas mayores y, consecuentemente, del sistema cardiovascular.

Los parámetros de prescripción de un programa de ejercicio, especialmente en personas que han sufrido alguna dolencia cardíaca, se basan en los resultados de una prueba de esfuerzo o un test de ejercicio. No obstante, hay dos principios adicionales sobre fisiología del ejercicio que tienen particular relevancia a la hora de prescribir actividades y ejercicios físicos terapéuticos para personas mayores, denominados principios de especificidad y de reversibilidad. Esto es, para que mejore la capacidad de ejecución del individuo en una actividad, ésta ha de ser el objeto primario del entrenamiento; para mantener un nivel dado de actividad, el entrenamiento debe realizarse con la intensidad, duración y frecuencia requeridas y durante el período de tiempo necesario para que se produzca la adaptación fisiológica.

Flexibilidad

La flexibilidad se define como aquella cualidad que, a partir de la movilidad articular y la extensibilidad y elasticidad musculares, permite el máximo recorrido de las articulaciones en posiciones diversas, facilitando al sujeto realizar acciones que requieren agilidad y/o destreza. De las propiedades motrices básicas, la flexibilidad es la primera que envejece. Debido a la pérdida de elasticidad de los músculos y a la deshidratación de los tejidos circundantes, que los vuelve frágiles y quebradizos, la articulación resulta más vulnerable. Los estiramientos dirigidos a obtener flexibilidad nutren la articulación y, con ello, ayudan a incrementar o mantener el grado total de movimiento de la misma. Los beneficios de los estiramientos incluyen una reducción de la tensión muscular, el incremento de la coordinación de los movimientos, la saturación del tejido muscular con oxígeno, la mejora de la circulación, el incremento de la conciencia corporal y la mejora de la postura.

Es aconsejable ejercitar todo el movimiento de las articulaciones una vez al día, durante 10-15 min con ejercicios que no sean demasiado intensos, es decir, que no fuercen en demasía el recorrido articular, para no causar males mayores. Según indica Böhmer, el intercambio entre el cartílago y el líquido sinovial puede mejorar mucho con cargas de presión y descompresión fisiológica; cualquier forma de ejercicio que no cause tensión en las articulaciones por tirones o presión será la mejor protección para los cartílagos articulares.

Fuerza

Según Morehouse, la fuerza puede definirse como «la capacidad de ejercer tensión contra una resistencia». La fuerza, como componente de la aptitud física, puede ser descrita como la potencia máxima que puede generar una persona. El sistema muscular es el órgano mayor del cuerpo y tiene el metabolismo energético más elevado. En los últimos años de la vida hay una disminución en tamaño y número de las fibras musculares, siendo las llamadas fibras blancas las que se degradan, lo que explica la falta de elasticidad en la vejez. Esta disminución se observa de igual modo en ambos sexos y hay que destacar que la fuerza de las piernas disminuye de forma más clara que la de los brazos.

Si se incrementa la fuerza, la persona mayor logrará fortalecer simultáneamente los músculos alrededor de las articulaciones, así como mejorar el tono muscular, la resistencia y la postura. La estabilización articular está determinada, en gran medida, por la capacidad funcional de los músculos, ya que la tensión que admite una articulación es proporcional al estado de entrenamiento de los músculos. Para prevenir el dolor de la zona lumbar, por ejemplo, es particularmente necesario incrementar la fuerza de la musculatura abdominal. El fortalecimiento puede iniciarse con un entrenamiento isométrico (contracciones estáticas) y seguir con un trabajo isotónico (contracciones dinámicas). Para obtener resultados satisfactorios, el estímulo muscular debe superar el 30 % de la potencia máxima y ha de graduarse desde fácil hasta dificultad media, repitiendo los ejercicios 10 a 15 veces con esa intensidad.

Resistencia

También conocida como «fuerza dinámica» en la terminología anglosajona, se describe como la capacidad de realizar un esfuerzo de mayor o menor intensidad durante el mayor tiempo posible. También puede considerarse como una cualidad fisiológica múltiple, es decir, como la capacidad de un individuo para enfrentarse a la fatiga en cualquier área. En todas las actividades físicas, el factor resistencia condicionará que un sujeto participe de forma continuada y eficaz con más o menos intensidad y durante el mayor tiempo posible. En el caso del entrenamiento de personas mayores, se trata la resistencia general aeróbica u orgánica, que es la capacidad del organismo para prolongar el mayor tiempo posible un esfuerzo de intensidad ligera (próximo al equilibrio entre el gasto y el aporte de O_2, con una deuda de O_2 insignificante); Hegedus define la resistencia general aeróbica como la capacidad adquirida a través del entrenamiento para poder oponerse a la fatiga, en un esfuerzo que dura más de 4 min y en el cual participan numerosas masas musculares.

El *entrenamiento de resistencia* es de extrema importancia en personas mayores, ya que tiene el efecto de mejorar acusadamente la capacidad funcional. Todos los sistemas, incluyendo los elementos fisiológicos y psicológicos, están entrelazados para conseguir mejorar la resistencia general. Con el aumento de la resistencia, el individuo tiene mayor vigor y puede participar en las actividades cotidianas durante períodos más largos de tiempo.

La incidencia del entrenamiento de resistencia sobre el músculo estriado se refleja tanto en los procesos morfológicos como en los bioquímicos, aumentando la capacidad de transformar aeróbicamente más energía por unidad de tiempo.

Por otra parte, la apertura de los vasos sanguíneos pequeños y su uso óptimo sirve para disminuir la resistencia periférica y, por tanto, la tensión arterial.

A la hora de trabajar la resistencia se han de tener en cuenta varios factores fundamentales, a saber: volumen del entrenamiento, intensidad de los ejercicios, tiempo de duración del ejercicio, duración del descanso, tipo de descanso y número de repeticiones.

Equilibrio y coordinación

La capacidad para llevar a cabo movimientos equilibrados y coordinados requiere la integración de múltiples grupos musculares, involucrando tanto las vías aferentes como las eferentes. Es necesario, pues, un sistema neuromuscular en buenas condiciones para ejecutar movimientos que sean suaves y precisos. Las actividades que requieren respuestas motrices gruesas o finas, o una combinación de ambas, tales como caminar, levantarse de la cama o atarse los zapatos, necesitan movimientos coordinados. También son cruciales, para ejecutar movimientos controlados, la fuerza y la duración de la contracción muscular y la movilidad de las articulaciones.

De manera general se cree que, según envejece una persona disminuye la ejecución motriz. No obstante, si la persona participa en un programa de movimiento consistente, el control muscular y sobre todo, los sistemas de equilibrio postural se mantienen o incluso mejoran. El ejercicio también ayuda a la integración corporal lo que conlleva percibir y regularizar la posición de varios músculos y partes del cuerpo en relación con cada una de las otras durante los estadios estáticos y dinámicos.

Composición corporal

Este elemento se refiere al porcentaje de grasa corporal, el cual puede ser regulado mediante el control del peso. El sobrepeso está asociado a muchas enfermedades, como la hipertensión o la diabetes.

Los expertos afirman que una de las causas más comunes de obesidad es la falta de actividad física. Con el ejercicio se incrementa el gasto metabólico y, con ello, el consumo de calorías. Para mantener una composición corporal saludable es necesario incrementar el gasto de energía (mediante el ejercicio) y disminuir o, mejor dicho, equilibrar la ingesta (dieta).

Está probado que la actividad física aeróbica disminuye el peso corporal a expensas del componente graso, mientras el que magro permanece constante o incluso se eleva discretamente.

La mejor clase de actividad para reducir peso es la que conlleva un ejercicio vigoroso de resistencia. Esta actividad ha de ser gradualmente progresiva y debe ejecutarse durante al menos 30 min, 3 o 4 veces por semana. El estudio realizado por Grant aporta un dato curioso al respecto: encontró que se perdía aproximadamente un 10 % del peso inicial con un programa de marcha, un 12 % montando en bicicleta y nada si la actividad era la natación.

Organización de las sesiones

Elementos implicados

Participantes. Es necesario que todos los participantes se sometan al menos a una valoración física de carácter más o menos profundo dependiendo de los recursos con los que se cuente. Cooper recomienda que se realice un chequeo médico con una prueba de esfuerzo o un electrocardiograma mientras se realiza el ejercicio. Será igualmente conveniente que cada una de las personas que toman parte en el programa tenga una ficha en la que se recojan los datos de su historia clinicomédica, la situación actual de salud, la medicación que toma, las limitaciones físicas, si las hubiera, y los hábitos de higiene y salud en general.

Otro punto importante, en cuanto a los participantes, es el grado y el carácter de la motivación, aunque, sin lugar a dudas, una vez involucrados en el programa el principal motivador será el terapeuta o el técnico responsable. Además de apreciar el buen humor y otras cualidades, a los participantes les gustará saber el porqué de uno y otro ejercicio; además, es útil para ellos saber que los movimientos secuenciados que hacen en un determinado ejercicio son los mismos que utilizan en ésta u otra AVD.

Elementos como la música, los juegos, útiles diversos, etc., harán más amenas las sesiones y, con ello, aumentará la expectativa diaria. También será importante el reconocimiento público de los esfuerzos y logros que se alcanzan a nivel individual y colectivo.

Espacio. El espacio ha de ser amplio, bien iluminado y ventilado en caso de ser interior, con un suelo sin escalones, baches u otros elementos que puedan hacer caer o tropezar a los participantes, ya sea en el interior como en el exterior.

Se ha de cuidar en todo momento que el entorno reúna las condiciones de seguridad deseadas para los participantes, incluyendo temperatura de la sala, limpieza del suelo y materiales utilizados, iluminación correcta, acústica, etc.

En cuanto al material, sería deseable contar al menos con sillas firmes, preferentemente con patas rectas, asiento llano y respaldo recto o poco inclinado, así como con bancos suecos. En cuanto al equipo ligero, sería conveniente tener colchonetas de gomaespuma (si las características del grupo permiten el trabajo en el suelo), pelotas de goma, balones, picas o palos de escoba, aros, cuerdas, pañuelos, telas, gomas, etc. Es recomendable utilizar al menos un elemento material durante cada sesión, pues hace los ejercicios más atractivos, estimulando a los participantes y facilitando la relación con el medio, tanto físico como social.

Grupo. El número idóneo de participantes oscila entre 12 y 20, dependiendo de las características de los mismos y del espacio. El hecho de contar con un auxiliar cualificado ayudará al desarrollo satisfactorio de las sesiones. Algunos autores señalan que es aconsejable que los grupos sean de carácter mixto, aproximándose lo más posible a la realidad cotidiana.

Distribución del tiempo

Calentamiento. Las personas mayores presentan un ligero o mayor entumecimiento que las más jóvenes, el cual se supera con un calentamiento corporal. Un método sencillo para incrementar inicialmente el calor del cuerpo es hacer unas respiraciones profundas acompañadas de contracciones isométricas. Cuando se inhala aire, se mantiene durante 5 s y se expulsa suavemente, se produce el ajuste de ciertos grupos musculares. Este ejercicio respiratorio puede hacerse sentado y repetirse de 5 a 10 veces, haciendo con ello que la sangre fluya a través de los músculos sin causar tensión en las articulaciones, lo cual es del todo deseable en los ancianos, especialmente cuando existe alguna patología osteoarticular.

Una vez que los músculos y las articulaciones se hayan nutrido por el incremento de la circulación sanguínea, se puede comenzar lo que se considera la fase de estiramiento y calentamiento, la cual incluye estiramientos lentos, rítmicos, suaves y sostenidos en todos los planos de movimiento. Estos estiramientos mejoran la flexibilidad y ayudan a mantener la capacidad para inclinarse, girarse y alzarse.

Por lo general, los estiramientos se comienzan por la cabeza y el cuello y se finalizan por el tobillo y la punta de los pies, siendo de especial importancia no olvidar estos últimos aunque, en un principio, cueste mucho trabajo hacerlos.

Acondicionamiento. La fase de acondicionamiento aeróbico para personas mayores debe ser de menor intensidad que la que correspondería a individuos más jóvenes, debido a las posibles dolencias óseas, articulares o neuromusculares. Cuando se participa en una actividad aeróbica, se pone en marcha un gran porcentaje de la musculatura corporal, activándose el mecanismo central de la respiración, la circulación, la transpiración y el sistema nervioso. La capacidad aeróbica, como ya se ha mencionado anteriormente, es una medida de la resistencia cardiorrespiratoria.

En la literatura se describen varios métodos para determinar el nivel de entrenamiento del corazón. Para personas mayores de 60 años que sufren limitaciones físicas, se sugiere comenzar con una intensidad entre el 30 y el 40 % del consumo máximo de O_2 o máxima capacidad aeróbica (VO_2 máx.). Se sugiere también que la intensidad mínima para una respuesta de entrenamiento en un varón mayor está alrededor del 40-70 % del VO_2 máx. Una persona mayor de 60 años se estará entrenando adecuadamente si mantiene su ritmo cardíaco entre 96 y 120 pulsaciones por min.

Como regla de oro indicada en todo momento, los participantes deberían ser capaces de mantener una conversación mientras hacen ejercicio. Si no pueden hablar quiere decir que están trabajando a demasiada intensidad. Para evitarlo se puede enseñar a los participantes en el programa a tomarse al pulso para controlar sus pulsaciones; es importante que los individuos no se paren en ningún momento mientras se toman el pulso, pues la acumulación de sangre en las piernas y los componentes químicos en la sangre pueden elevar la presión sanguínea y producir un gran esfuerzo cardíaco. Se indicará, pues, a los participantes que sigan realizando el ejercicio mientras se toman las pulsaciones. Se evitará también que las pulsaciones se tomen en la arteria carótida, sugiriendo mejor la toma del pulso radial. Si el terapeuta no observa signos de fatiga o alteración entre los participantes, puede que no sea necesario tomar el pulso. En ocasiones, la pérdida de sensibilidad en los dedos o la irregularidad del latido de algunas personas hacen difícil la toma del pulso; en estos casos se ha de enseñar a los participantes a reconocer los signos de fatiga y a ajustar la intensidad del ejercicio.

Las actividades recomendadas usualmente dentro del rango de valor cardiorrespiratorio son los paseos, la natación, la carrera suave y la bicicleta. En las clases de gimnasia de mantenimiento se utiliza la carrera suave y la marcha, así como ejercicios diversos en los que se involucran también el tronco y los miembros superiores; a todo ello se suelen agregar trabajos con cintas, gomas, balones y otros elementos, que diversificarán en mayor o menor medida el trabajo. En el caso de realizar la clase sentados, por motivos de seguridad u otros, el movimiento de pies, piernas, tronco y brazos puede mantener la frecuencia cardíaca en los límites óptimos señalados.

Durante esta fase de entrenamiento cardiovascular se incorporarán también ejercicios de equilibrio y coordinación. Si se da el caso de que algunos o todos los participantes tienen problemas de equilibrio, los ejercicios se harán con la ayuda de algún elemento de apoyo, como espalderas, sillas u otros elementos que no impliquen peligro de caídas.

Al final de esta fase, durante unos 5 min, se irá reduciendo gradualmente la intensidad de la actividad y, con ello, la frecuencia cardíaca, con el fin de evitar mareos y sensaciones de vértigo. La marcha lenta y suave es un buen elemento para aplicar en este momento.

Fortalecimiento muscular. Si no se puede trabajar la resistencia porque los músculos están muy débiles, se puede empezar con un programa de fortalecimiento utilizando la resistencia de la gravedad para, posteriormente, ir añadiendo peso. Siempre que sea posible, se debería conseguir una completa movilidad de la articulación antes de incorporar resistencia. Un buen método es empezar con un peso ligero que permita completar el movimiento articular y que pueda levantarse entre 6 y 8 veces sin grandes problemas. Hemos de tener siempre en cuenta que un resistencia demasiado grande hará que los individuos trabajen en una postura inapropiada y, posiblemente, perjudicial. Esta fase debe durar entre 10 y 15 min. Los ejercicios pueden llevarse a cabo mediante el uso de elementos de musculación, como máquinas, gomas, balones medicinales, etc., o mediante trabajo o juegos entre dos o varios compañeros.

Vuelta a la calma. El objetivo de esta fase es minimizar el dolor y la rigidez y fomentar la relajación. El período de tiempo aproximado de esta fase es de unos 10 min, y se han de realizar movimientos que abarquen todos los grupos musculares. Así, se trabajarán, al igual que se hizo en la fase de calentamiento: respiración profunda; inclinaciones laterales y rotaciones de la cabeza; flexión; extensión y rotación de los hombros; rotaciones de las muñecas; extensión y abducción de los dedos; estiramientos de la espalda; extensión; flexión y rotación de caderas; extensión de rodillas; rotación de tobillos y dorsiflexión de los pies. Antes o después de esta fase de estiramientos se puede llevar a cabo algún juego deportivo tradicional, tal como la rana, la petanca u otro similar, o también una pequeña sesión de baile.

Relajación

Se pueden incorporar las técnicas de relajación a los programas de actividad física para aumentar los beneficios de la reducción de tensión obtenidos a través de los ejercicios gimnásticos. Existen distintas técnicas, sencillas o complicadas, que se pueden desarrollar en estos programas, como los ejercicios de respiración profunda, el método analítico, el entrenamiento autógeno, etc. Los métodos de relajación, en palabras de Coutier et al, son comportamientos terapéuticos, reeducativos o educativos que utilizan técnicas elaboradas y codificadas y actúan de forma específica en lo referente a la tensión de la personalidad.

Método analítico de Jacobson. Se basa en la fisiología muscular y se caracteriza por una toma de conciencia de la contracción y de la relajación musculares, actuando sobre las aferencias propioceptivas del músculo con el fin de disminuir la tensión y evitar el gasto excesivo de energía. El método consta de tres etapas: la primera lleva a la sensibilización propioceptiva mediante la toma de conciencia de la contracción y de la distensión muscular, con una secuencia determinada (brazos, piernas, abdomen, tórax, cuello, cabeza y cara); la segunda etapa desarrolla la capacidad de control muscular y la traslada a la vida cotidiana; por último, la tercera etapa consiste en conseguir el estado de relajación en los planos físico y psíquico.

Método global o autógeno de Schultz. Basándose en la hipnosis y en el concepto holístico de la personalidad humana, conduce a la relajación a través de la autohipnosis, la cual se logra mediante las modificaciones voluntarias del estado tónico a través de la concentración en una imagen mental. El método consta de dos ciclos: el primero se divide, a su vez, en 6 etapas sucesivas que se centran en los sistemas muscular, vascular, cardíaco, respiratorio y digestivo y en la cabeza. El ciclo superior corresponde a la psicoterapia profunda, la investigación y la reflexión sobre conceptos abstractos, realizándose al margen de las sesiones de actividad física.

Programa de actividad física en personas muy ancianas

A lo largo del capítulo se ha hecho hincapié en los grandes beneficios que se obtienen de la práctica deportiva en la edad avanzada, sin hacer especial referencia a su aplicación en aquellas personas que ya tengan dificultades considerables en la realización de las AVD. En el trabajo llevado a cabo por Durante y Hernando en 30 individuos válidos y moderadamente dependientes, de edades comprendidas entre 78 y 96 años, se muestra cómo un programa global de actividad física incide positivamente en el bienestar global, no sólo de los «ancianos jóvenes» sino también de aquellos que sufren una discapacidad funcional moderada.

El programa pretendía mantener la mejor condición física en relación con las tareas cotidianas durante el mayor tiempo posible a través de ejercicios gimnásticos y juegos deportivos en ancianos sanos, a la vez que servir como medio rehabilitador en los casos de incapacidad funcional moderada. Para ello se establecieron dos niveles de ejecución: clientes con discapacidad funcional y clientes sin discapacidad.

La sesiones se desarrollaron diariamente de lunes a viernes, con una duración aproximada de 1 hora. El esquema básico de cada sesión, recogido en la tabla 25-3, se complementó con algún juego, baile, etc.

Durante las sesiones se trabajaron, además de las cualidades objeto de estudio, otros componentes, como el ritmo, el esquema corporal, el velocidad de reacción, la educación postural y respiratoria. La flexibilidad se trabajó de manera específica principalmente mediante técnicas de estiramiento muscular. No se incluyeron ejercicios en el suelo dadas las características osteoarticulares de la mayor parte de los individuos. La mayor parte de los ejercicios se realizaron sentados en una silla, con el fin de evitar sobrecargas en las articulaciones de los miembros inferiores, y una mala alineación de la columna vertebral, favoreciendo con ello el trabajo de los miembros superiores en cuanto a fortalecimiento y coordinación.

La actividad se desarrolló en una sala de trabajo amplia, bien iluminada y ventilada. En cuanto al material utilizado durante las sesiones, cabe destacar su sencillez, economía, polivalencia y fácil almacenaje. Se emplearon cuerdas, pelotas de goma y de espuma de diversos tamaños, balones medicinales y palos. Se contó también con sillas, dos canastas de baloncesto (de tipo casero), un juego de la rana y diversos juegos pintados en el suelo. En algunas ocasiones se incorporó música a las sesiones.

TABLA 25-3
Contenido general de las sesiones

Calentamiento (10 min)	Acondicionamiento (20 min)	Vuelta a la cama (10-15 min)	Final (15 min)
Ejercicios respiratorios	Resistencia	Estiramientos	Juegos populares
Movimientos de cuello	Fuerza	Coordinación	Baloncesto
Movimientos de hombros, codos, muñecas y dedos	Coordinación	Relajación	Baile
Movilización de la espalda	Flexibilidad	Ejercicios respiratorios	Relajación
Movimientos de caderas, rodillas y tobillos	Equilibrio		
	Velocidad de reacción		

Las mejorías más significativas en el grupo de ancianos catalogados como válidos fueron las correspondientes a los ítems de fuerza, coordinación y resistencia. En el grupo de incapacidad funcional moderada mejoraron el salir/entrar de la cama y el vestido.

Un 50 % del total de los participantes en el programa de gimnasia señalaron encontrarse mejor que al inicio del mismo, frente al 50 % de los individuos control que afirmaron encontrarse más o menos igual. El 20 % de los «gimnastas» se encuentran mejor, frente al 30 % de los «no gimnastas» que dicen estar peor.

En la discusión del trabajo, los autores recogen el hecho probado de que la actividad física es un elemento preventivo e incluso paliativo de la incapacidad en la vejez, destacando que, aunque este hecho es cierto y está ampliamente probado, en algunas situaciones se limita su uso a personas de edad no muy avanzada dentro de la población mayor de 65 años, los cuales no presentan signos de incapacidad, olvidando a todos aquellos situados en el grupo de los muy viejos y/o que tienen dificultades funcionales más o menos importantes.

Se observó, aunque no fue motivo de estudio, una mayor integración y participación en las actividades sociales e interpersonales en la residencia (nuevas amistades, reconocimiento de los beneficios de la actividad y consiguientes paseos, etc.), lo que también ha sido recogido por otros autores.

El hecho de que ítems como la fuerza, la resistencia, la coordinación o el equilibrio puedan mejorar con la realización de una actividad física controlada y mantenida indica que, en mayor o menor medida, estamos incidiendo en la prevención de caídas (con las secuelas que éstas conllevan) así como en el deterioro funcional, debido en muchas ocasiones al abandono de las tareas, pérdida de fuerza, dolor por inmovilidad, etc.

Además, y quizás lo más valioso de este trabajo, en el estudio se observó que no sólo mejoran las cualidades físicas fundamentales (fuerza, resistencia, flexibilidad, etc.), sino que, mediante un programa de ejercicio programado se mejora la capacidad funcional de aquellos individuos que presentan un déficit en la realización de las AVD. Los autores lo atribuyeron no sólo al ejercicio físico en sí (con todos los beneficios físicos que éste conlleva), sino al grado de motivación suscitado en los participantes, que hace posible que luchen más por su independencia.

Para que el programa sea efectivo, los objetivos del mismo, de acuerdo con Skinner, han de ser específicos. Y no sólo los del programa, sino también los planteados para cada individuo de acuerdo con los objetivos de la rehabilitación geriátrica.

En cuanto a la consecución de una mejora del bienestar general, parece que, a partir de las respuestas obtenidas, la actividad física hace que los participantes se sientan mejor que con anterioridad a la realización del ejercicio. Posiblemente, esta sensación se vea reforzada por el ambiente general del grupo y por el apoyo de los terapeutas.

BIBLIOGRAFÍA

AOTA. Occupational therapy in the promotion of health and the prevention of disease and disability. Rockville: AOTA, 1988.

Böhmer D. El anciano y el deporte. Jornadas internacionales de medicina y deporte. Madrid: Comité Olímpico Español, Fundación Valgrande, 1990; 54-70.

CEPID. Bases para una nueva educación física. Zaragoza: CEPID, 1989.

Cheryl LH. Maintaining fitness in later life. En: Kiernat JM, ed. Occupational therapy and the older adult: a clinical manual. Gaithersburg: Aspen Publishers, 1991; 43-60.

Coutier D, Camus Y, Sarkar A. Tercera edad: actividades físicas y recreación. Madrid: Gymnos, 1990.

Crepeau EL. Activity programming for the elderly. Boston: Little, Brown, 1986.

De Vries HA, Hales D. Fitness after 50. Nueva York: Scribner's, 1974.

Dean E. Cardiopulmonary development. En: Bonder BR, Wagner MB, eds. Functional performance in older adults. Filadelfia: FA Davis, 1994.

Durante Molina P, Hernando Galiano AL. Demencia senil: seguimiento de un programa de reeducación con pacientes institucionalizados. Rev Esp Geriatr Gerontol 1993; 3: 154-164.

García Baró C. Actividades físicas y deportes en geriatría. VI Jornadas nacionales de la SER. Vitoria: Sociedad Española de Rehabilitación, 1976; 228-250.

Gorman KM, Posner JD. Benefits of exercise in old age. Clin Geriatr Med 1988; 4: 181-192.

Gwinup G. Pérdida de peso sin restricción dietética: eficacia de diferentes formas de ejercicio aeróbico. En: Anderson JL, George FJ, Shephard RJ, Torg JS, Eichner ER, eds. Year Book Medicina deportiva. Barcelona: Edika-Med, 1989.

Jiménez J. Fines, metas y objetivos de la rehabilitación en geriatría. En: Parreño Rodríguez JR, ed. Rehabilitación en geriatría. Madrid: Editores Médicos, 1990: 73-83.

Kauffman T. Mobility. En: Bonder BR, Wagner MB, eds. Functional performance in older adults. Filadelfia: FA Davis, 1994.

Marcos Becerro JF. La relación entre la salud y el deporte. Jornadas internacionales de medicina y deporte. Madrid: Comité Olímpico Español. Fundación Valgrande, 1990; 143-176.

Morgan WP, Goldston SE. Exercise and mental health. Nueva York: Hemisphere, 1985.

Parreño Rodríguez JR. Planteamiento general de la rehabilitación geriátrica. Revitalización. En: Parreño Rodríguez JR, ed. Rehabilitación en geriatría. Madrid: Editores Médicos, 1990; 85-108.

Pollook ML, Wilmore IH, Fox SM. Exercise in health and disease. Filadelfia: WB Saunders, 1984.

Short L, Leonardelli CA. The effect of exercise on the elderly and implications for therapy. Phys Occup Ther Geriatr 1987; 5: 410-418.

Skinner JS. Exercise testing and exercise prescription for special cases. Filadelfia: Lea & Febiger, 1987.

Sping H, Illi U, Kunz R, et al. Stretching: ejercicios gimnásticos de extensibilidad y fortalecimiento. Barcelona: Hispano Europea, 1988.

Steptoe A, Cox S. Acute effects of aerobic exercise on mood. Health Psychol 1988; 7: 329-340.

Svebak S. La salud mental y el deporte. Jornadas Internacionales de Medicina y Deporte. Madrid: Comité Olímpico Español. Fundación Valgrande, 1990; 263-290.

Movilidad y sedestación

26

T. Elorduy Hernández-Vaquero y P. Pedro Tarrés

Introducción

El deterioro de la movilidad física conlleva una limitación de la capacidad de movimientos que condicionan la vida de relación y comunicación de las personas. En geriatría, la discapacidad, la pérdida de autonomía, es uno de los grandes problemas asociados con el envejecimiento. Esta pérdida de autonomía provoca diferentes grados de incapacidad funcional, física, mental y social, con la consiguiente necesidad de ayuda para la realización de las actividades de la vida diaria (AVD). Existen en el mercado diferentes ayudas técnicas para facilitar, compensar o paliar los déficit que las diferentes enfermedades puedan provocar en el individuo.

Este capítulo se centra en la descripción de las ayudas técnicas para la marcha, en los sistemas de sedestación para personas ambulantes y, especialmente, en los sistemas de sedestación para aquellas personas mayores que no podrán recuperar la capacidad de caminar y que, por lo tanto, se verán obligadas a permanecer en una silla de ruedas para desplazarse o ser desplazadas.

La marcha

La movilidad es una función compuesta de múltiples maniobras. La correcta realización de éstas depende de la buena coordinación y funcionamiento de diversos sistemas (nervioso, osteoarticular, vestibular y órganos de los sentidos).

La deambulación es uno de los ejercicios más beneficiosos para que la persona mayor mantenga su organismo en óptimas condiciones, pero la marcha debe ser segura. El miedo a caerse puede inducir al individuo a dejar de caminar o hacerlo lo menos posible provocando la aparición del síndrome poscaída, por lo que se debe valorar en qué casos es conveniente utilizar una ayuda técnica.

Ayudas técnicas para caminar

Como en todas las ayudas técnicas, es esencial una buena adaptación al usuario. La elección dependerá de las características personales y sociales de la persona y de cómo y dónde utilizará la ayuda técnica. Son imprescindibles una fase de aprendizaje y de entrenamiento previas a la utilización. Tanto la elección como la etapa de aprendizaje son fundamentales para una buena aceptación y para maximizar el beneficio de la ayuda técnica.

Las ayudas para caminar tienen tres objetivos básicos:

1. Aumentar el equilibrio. Amplían la base de sustentación mediante uno o más apoyos proporcionando gran sensación de seguridad.
2. Reducir el esfuerzo sobre las piernas. El apoyo sobre las manos permite realizar

una descarga al repartir el peso entre las extremidades superiores e inferiores.
3. Facilitar la propulsión, el avance. Con el apoyo se impulsa cada nuevo paso.

A la hora de la prescripción, hay que tener en cuenta la capacidad de equilibrio del usuario y el tipo de marcha que realiza en función de su patología.

Los requerimientos generales para poder utilizar las ayudas técnicas para la marcha son:

1. Capacidad muscular y de movimiento de los miembros superiores.
2. Capacidad de agarre de las manos.
3. Adecuado equilibrio de tronco en bipedestación.

Una persona con estas capacidades y con ayuda técnica podrá andar bien. Pero mantener la marcha, aunque no sea del todo funcional, también es posible en personas sin estas capacidades. El único requerimiento es tener una movilidad y potencia muscular mínimas en las extremidades inferiores, ya que existen en el mercado andadores con accesorios que pueden sustituir el agarre, la fuerza y el movimiento de las extremidades superiores. También existen andadores con apoyos de tronco y sistemas de seguridad que pueden sustituir parte del equilibrio de tronco.

Según la normativa ISO de clasificación de ayudas técnicas, las ayudas para caminar están dentro del grupo de ayudas para la movilidad personal, y se dividen en dos grandes grupos:

1. Ayudas para caminar manejadas por un brazo:
   - 12 03 03. Bastones.
   - 12 03 06. Muletas de codo.
   - 12 03 09. Muletas de antebrazo.
   - 12 03 12. Muletas axilares.
   - 12 03 16. Bastones multipodales.
2. Ayudas para caminar manejadas por ambos brazos:
   - 12 06 03. Andadores.
   - 12 06 06. Andadores con ruedas.
   - 12 06 09. Andadores con ruedas para caminar sentado.
   - 12 16 12. Andadores con ruedas para caminar apoyado.

Bastones

El ajuste de la altura es fundamental. La longitud del bastón la determina la distancia del trocánter mayor de la persona al plano del suelo, quedando el codo a unos 20-25° de flexión. El requerimiento principal que hay que valorar (además de los básicos ya descritos) es la fuerza en la muñeca, ya que ésta es la que está sometida a todo el trabajo de descarga y propulsión.

Se valorará también el tipo de empuñadura, desechando las que propician la carga del peso corporal únicamente sobre las articulaciones metacarpofalángicas y aconsejando las empuñaduras anatómicas, diseñadas de forma que el apoyo se distribuya sobre toda la palma de la mano y los dedos (evitando flexiones extremas). Según el estado de las manos, estas empuñaduras se pueden acolchar para amortiguar la dureza del material. En el caso de que la persona no tenga suficiente estabilidad y presente un patrón de marcha lenta con pasos cortos, se puede probar con bastones de tres o cuatro pies (trípodes) (fig. 26-1).

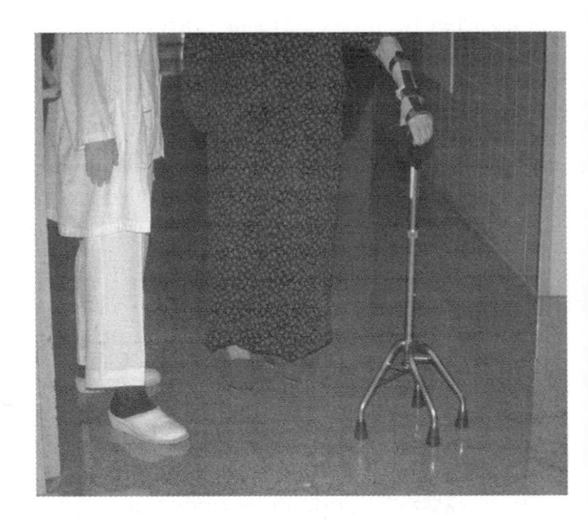

Figura 26-1. *Bastón con cuatro pies de apoyo.*

Durante la fase de entrenamiento se tendrán en cuenta los distintos lugares y las diferentes actividades que realizará el paciente sentado o de pie, con y sin bastón. Resulta útil la colocación de soportes para bastón (accesorio que sujeta los bastones y muletas, manteniéndolos al alcance mientras no se utilizan) que evitan tropezar con él o tener que recogerlo del suelo.

Muletas

Muletas de codo

La abrazadera y el brazo de la muleta fijan la muñeca dando mucha más estabilidad al hacer el apoyo y la propulsión en cada paso, por lo que son adecuadas cuando hay debilidad de muñeca o cuando se necesita hacer una gran descarga. Por ejemplo, en los casos de debilidad muscular en una o las dos extremidades inferiores.

Se elegirá la abrazadera basculante, principalmente, cuando se usen dos muletas, ya que permite liberar un brazo para abrir una puerta o coger un objeto sin que caiga la muleta.

Muletas de antebrazo

Se valorará esta opción cuando el apoyo con la mano no sea posible.

Es necesario un buen entrenamiento, ya que la marcha tiene que ser muy lenta y los pasos, cortos.

Muletas axilares

Dan mucha estabilidad, pero sólo son aconsejables cuando no es posible ninguna de las opciones anteriores. El apoyo axilar debe estar bien almohadillado para evitar la compresión nerviosa en el hueco axilar. Este tipo de compresión puede producir hormigueos o pérdida de fuerza muscular en una zona determinada del miembro superior.

Andadores

Los andadores tienen una base de sustentación muy amplia, y ofrecen mucha estabilidad. La sensación de seguridad es realmente importante para los ancianos que tienen miedo a las caídas.

La elección personalizada de la ayuda técnica y el entrenamiento son básicos para la aceptación por parte del usuario. En el mercado hay una gran variedad de ayudas, de modo que es posible encontrar la que mejor se adecue a los requerimientos concretos de cada persona.

Andadores con cuatro pies de apoyo

Sólo son útiles cuando no hay debilidad en los miembros superiores o ésta es simétrica, ya que la descarga sobre la empuñadura en cada paso ha de tener la misma fuerza con las dos manos; si no, el andador podría perder estabilidad. Otro requerimiento es el tipo de marcha, que ha de ser muy lenta y requiere buena coordinación. Algunos modelos facilitan ponerse de pie, operación que se hace en dos movimientos: el andador tiene unas empuñaduras a una altura intermedia para hacer el primer apoyo, quedando con las rodillas en extensión y la cadera semiflexionada; en el segundo paso, el paciente acaba de ponerse de pie apoyándose en las empuñaduras altas (fig. 26-2).

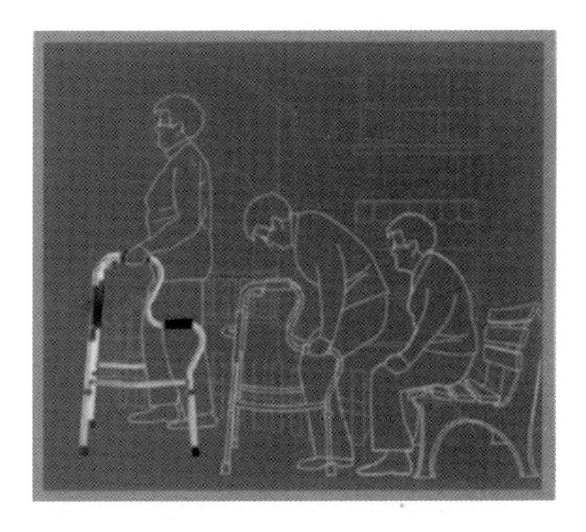

Figura 26-2. *Combinación de andador y ayuda para facilitar el paso a la bipedestación.*

Andadores con dos ruedas y dos pies de apoyo

Son los que necesitan menos requerimientos. Hay que valorar el entorno y adaptarlo, dejando espacio libre para su uso teniendo en cuenta las maniobras de giro, el paso por las puertas y el aparcamiento. Seleccionaremos el andador con las medidas mínimas, pero de suficiente estabilidad, y concretaremos el tipo de material (de acero, si se quiere que el peso aporte más estabilidad, o de aluminio, si nos interesa que sea ligero).

Valorar si el andador debe llevar o no asiento de descanso es fundamental ya que éste puede aportar mucha autonomía para la realización de las tareas domésticas. Actividades como lavarse las manos, cocinar, coger o guardar cosas de los armarios o cajones se pueden hacer de forma segura sentado en el mismo andador. También se puede valorar la colocación de cestas o bandejas para trasladar objetos.

Andadores con tres o cuatro ruedas

Están indicados especialmente para su uso en el exterior de los edificios. Siempre van con freno y las ruedas neumáticas amortiguan la descarga en las manos y permiten la marcha por terreno más o menos irregular (fig. 26-3). Permiten bajar o subir pequeños desniveles, como un bordillo, pero no son aptos para el uso en escaleras.

Algunos modelos tienen apoyo de antebrazo en lugar de empuñaduras, asiento de descanso, cintas de seguridad para la espalda (que evitan caídas hacia atrás en el momento de sentarse) y/o cestas para transportar objetos.

Andadores con ruedas para caminar apoyado

Este tipo de andador se utiliza en la vivienda y tiene una función de mantenimiento de la marcha. La estructura metálica acaba con cuatro ruedas pivotantes; la persona queda estable dentro de la estructura y las ruedas le permiten moverse en todos los sentidos. Se ha de ajustar muy bien la altura ya que los antebrazos y el pecho quedan apoyados y durante la marcha no permiten la claudicación en caso de pérdida de fuerza (fig. 26-4). Están indicados en ancianos con una gran debilidad muscular en los miembros inferiores, cuando el riesgo de caída impide a la persona una marcha autónoma y sólo conserva la marcha controlada por el asistente.

Es necesario recalcar que los puntos más importantes que los profesionales deben tener en cuenta para obtener el máximo bene-

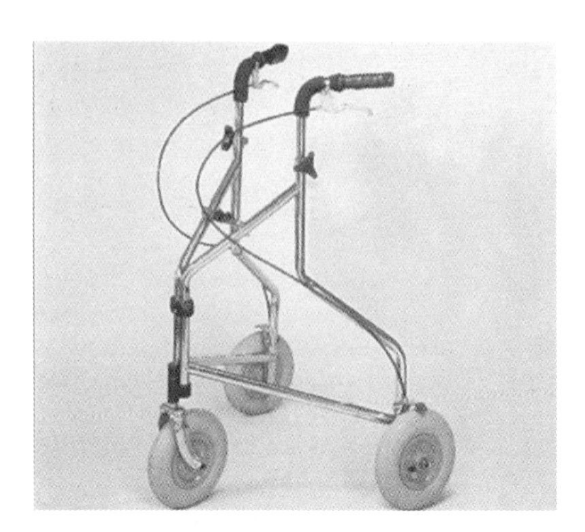

Figura 26-3. *Andador para exteriores con tres ruedas.*

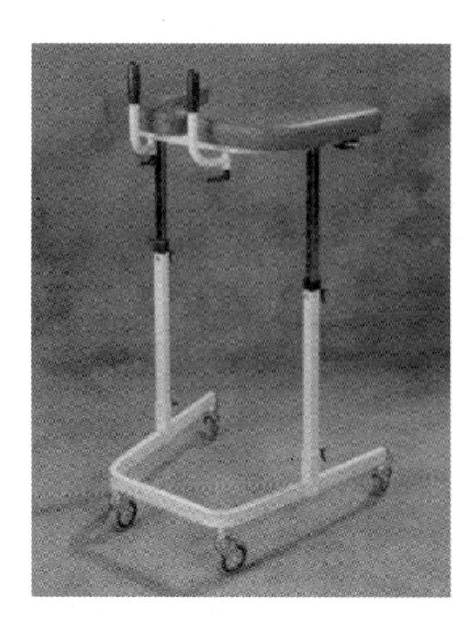

Figura 26-4. *Andador con ruedas para caminar apoyando antebrazos y pecho.*

ficio de las ayudas técnicas son la elección, el ajuste y el entrenamiento. Tampoco debe olvidarse el mantenimiento (la revisión periódica del estado de los tacos, tanto de bastones como de andadores, que permiten que la ayuda técnica quede bien fijada al suelo), y, si es posible, realizar un seguimiento.

Otro aspecto importante que tener en cuenta cuando se pretende facilitar la marcha es revisar el calzado. Se asesorará sobre el calzado más adecuado para cada caso concreto, teniendo en cuenta la facilidad de su colocación.

Sedestación

Una parte importante de la población anciana, aun gozando de buena salud y de autonomía en la movilidad, sufre determinadas afecciones crónicas, como dolores por enfermedad osteoarticular, debilidad muscular, falta de coordinación motora, etc. Otra parte de la población sufre deficiencias psicofísicas que afectan de forma total a su capacidad para estar de pie o caminar, viéndose forzados a utilizar una silla de ruedas de forma permanente.

La elección de un asiento o sistema de sedestación debe basarse en unos criterios ergonómicos acordes con la persona que va a utilizarlos. Para ello, hay que evaluar la postura que adopta la persona, posteriormente hacer las correcciones más acordes a sus necesidades.

Ciñéndonos al tipo de población descrita, nos centraremos en dos sistemas de sedestación diferentes: el asiento de reposo o butaca, para personas mayores con capacidad de deambulación, y la silla de ruedas, para el anciano sin capacidad de marcha.

En cuanto a calidad de vida, es importante recalcar lo que significa para una persona utilizar un asiento especial adaptado a partir de sus necesidades y deseos y los de sus cuidadores; a los objetivos individuales se unen los de prevención y mejora de la funcionalidad.

A continuación se desarrollan algunos conceptos que ayudarán a tomar decisiones a la hora de hacer una evaluación.

Necesidades del usuario

Para decidir la modificación de un sistema de sedestación hay que conocer, en primer lugar, los problemas, necesidades y deseos del usuario:

1. Siente dolor o malestar.
2. Tiene dificultad al hacer alguna actividad.
3. Durante cuánto tiempo suele estar en el sistema.
4. Al cabo de cuánto tiempo se cansa del sistema.
5. Le cuesta, necesita ayuda para levantarse (cómo lo hace o cómo le ayudan).
6. Qué quisiera mejorar del sistema.

La investigación sobre cada punto debe ser exhaustiva y, posteriormente, contemplar las diferentes soluciones que se pueden adoptar.

Observación

A partir de la observación, recogeremos el resto de información necesaria para llevar a cabo los cambios.

Si la postura es incorrecta habrá que buscar las causas que la provocan. Una posibilidad es que tenga que ver directamente con la afección como, por ejemplo, si la musculatura de soporte es débil. En este caso, el sistema de asiento debe compensar la falta de fuerza, ayudar a mantener la alineación, estabilizar la pelvis o centrar el tronco sobre su base de apoyo.

También puede ser que sea el sistema el que provoque la adopción de una posición incorrecta. Por ejemplo, que esté sentado en una silla estándar, que las medidas no correspondan, que el asiento sea resbaladizo, que el cojín, los reposabrazos o los reposapiés no sean los adecuados. En este caso, habrá que revisar qué tipo de ajustes permite el sistema.

Otra causa podría ser que la *incomodidad* le hiciera buscar posturas compensatorias. En este caso, habría que buscar un sistema más cómodo o sugerir que pasara menos tiempo en el sistema, haciendo un cambio de posición o de actividad.

La postura puede reflejar un *estado de ánimo,* por lo que habría que valorar la presencia de apatía, desinterés o falta de motivación, entre otras, para corregir este tipo de causas.

Prevención

Un buen sistema de sedestación debe ser capaz de prevenir la aparición de deformidades, la atrofia muscular, las úlceras por presión y el deterioro de las funciones orgánicas.

Deformidades

Las posiciones incorrectas continuadas de la columna y la pelvis facilitan la aparición de deformidades. En caso de deformidades instauradas, el sistema debe acomodar y dar forma al asiento siguiendo la curva de la deformidad, y rellenar los huecos o mejor utilizar un respaldo de un material con el que se pueda excavar dando forma para que haya un buen apoyo.

La falta de movilidad puede dar lugar a retracciones musculares, sobre todo en la cadera, las rodillas y los tobillos. En general, cuando no hay problemas específicos, deben posicionarse los tres ángulos de las articulaciones del miembro inferior a 90°, aunque es posible variarlos si se cree conveniente.

Atrofia muscular

Una de las causas de la atrofia muscular es la falta de movilidad, un factor que hay que tener muy presente cuando se prescribe un sistema de sujeción tipo cinturones, petos, topes o controles de seguridad. En estos casos, hay que valorar la prioridad del sistema que, en ocasiones es difícil de decidir, pues se puede ganar en seguridad y mantenimiento de posturas correctas pero perder movilidad o desencadenar estados de abatimiento o confusión. La comodidad de la persona, a la hora de elegir estos sistemas de sujeción, debe ser prioritaria.

Úlceras por presión

En sedestación, el muslo y los glúteos son las partes del cuerpo que soportan más presión. Las tuberosidades isquiáticas y el coxis son las prominencias óseas que deben protegerse para prevenir la aparición de úlceras por presión. Estos puntos deben mantenerse en un medio que no ofrezca resistencia y se acomode a la anatomía. La fricción puede producir escaras, y está causada por el deslizamiento, así que es necesario evitar las tapicerías resbaladizas y los asientos reclinables.

Deterioro de las funciones orgánicas

La falta de movilidad y las posturas incorrectas causan un deterioro de las funciones orgánicas. La postura cifótica, cuando la persona está sentada, empeora la función cardiorrespiratoria por opresión del estómago sobre el diafragma.

Es necesario valorar si la cifosis es postural o está estructurada. Si todavía se puede corregir, se intentará poner un soporte lumbar y reclinar unos grados el respaldo. Una corrección en el reposabrazos o una bandeja también pueden favorecer una postura más erguida.

El conocimiento de las enfermedades que presente la persona, y de su situación funcional, psicológica y social ayudan a establecer pronósticos. El pronóstico funcional ayudará a tomar la decisión respecto de los aspectos prioritarios en la elección del sistema de sedestación, teniendo en cuenta la priorización de los objetivos a la vez que su uso a corto, medio o largo plazo.

Capacidad funcional

Uno de los objetivos de la valoración de la sedestación es mejorar la capacidad funcional. Esto a menudo se consigue llevando el tronco de la persona a la verticalidad ya que esta posición favorece casi todas las actividades.

Campo visual. Valorar el campo visual de una persona en sedestación implica observar su capacidad de amplitud de movimientos, giro, inclinación y elevación. Los giros permiten la relación con el entorno, la inclinación es necesaria para poder ver sus manos, etc. Si fuera necesario, se probará un apoyo en el cuello, pero únicamente cuando la persona no sea capaz de recuperar la postura de forma activa; si no, provocaremos una atrofia de la musculatura de la zona y la consiguiente pérdida de movilidad.

Comunicación. La verticalización del tronco y la cabeza es la postura en la que se puede emitir mejor la voz. La independencia en la movilidad y la amplitud del campo visual favorecen la comunicación que, de otro modo, quedaría reducida a las personas que estén enfrente.

Deglución. La postura de la cabeza puede favorecer o entorpecer la masticación y la deglución. Si la persona ya utiliza un reposacabezas, es posible que se tenga que ajustar para realizar la actividad.

Actividades manipulativas. La postura en sedestación que más favorece una actividad manipulativa es una buena estabilidad pélvica, el tronco completamente vertical (en esa posición, el torso queda centrado sobre la pelvis y el centro de gravedad permanece sobre la base de apoyo) y el respaldo a una altura por debajo de la escápula, con apoyo lumbar para mantener la curva fisiológica de la columna. Además, es la mejor posición para autopropulsar la silla, hacer giros rotando la cintura, alcances en cualquier dirección, etc. Ante una musculatura de soporte débil, como en el caso de las personas mayores, el respaldo ha de ser más alto y contorneado, con unos grados de inclinación para permitir que las extremidades superiores queden un poco adelantadas. Esto último dificulta la autopropulsión de la silla pero favorece actividades manipulativas de mesa.

Éstas son algunas premisas que tener en cuenta cuando se valora la sedestación de una persona para, posteriormente, modificar y corregir el sistema.

Sistemas de sedestación fijos

Butacas de reposo

La butaca es el mobiliario más adecuado cuando la persona mayor está cansada o quiere relajarse.

El anciano con capacidad de deambular está, por lo general, bastante sano y conserva una movilidad relativamente buena, pero por limitaciones de la actividad, impuestas en ocasiones por algún proceso patológico, dolor o inmovilización prolongada, es común que aparezca debilidad muscular localizada o general y limitación de la movilidad articular. Esta incapacidad parcial conduce a un deterioro funcional. Una sedestación apropiada favorece la movilidad, la independencia, la comunicación y el contacto social, entre otros. La valoración de la sedestación debe ser un objetivo prioritario en el cuidado del anciano ya que equivale a mejorar su calidad de vida.

Al valorar la butaca hemos de tener en cuenta los criterios generales explicados anteriormente: necesidades del usuario, observación, prevención y funcionalidad, y unos objetivos concretos para este tipo de sistema, como son: facilidad de acceso, estabilidad postural y comodidad.

Facilidad de acceso. El asiento debe ser lo más alto posible, teniendo en cuenta que los pies han de estar bien apoyados en el suelo. También es importante que sea poco profundo, acolchado para dar comodidad pero no tanto como para quedar hundido, ya que dificultaría la acción de levantarse.

El respaldo ha de ser alto, con una inclinación de 110°. Con esta inclinación los músculos de la espalda disminuyen la actividad y quedan relajados. Una mayor inclinación aumentaría la presión sobre las tuberosidades isquiáticas y dificultaría también el levantarse.

Los apoyabrazos largos ayudan a los brazos en el impulso al ponerse de pie y frenan el movimiento en el momento de sentarse, sobre todo en personas con debilidad en los músculos extensores de las caderas.

La butaca debe tener un espacio libre debajo del asiento para poder poner los pies y facilitar el impulso al levantarse.

Hay que valorar en cada persona qué grupos musculares están más debilitados y cuáles tienen un balance muscular más alto. Los extensores de cadera suelen ser los que presentan mayor debilidad pero también, según el caso, podrían ser los extensores de rodillas, espalda o codos. Cuando se presenta debilidad en los músculos de las caderas un asiento catapulta sería una ayuda para levantarse; en el caso de los músculos de las rodillas, se mejoraría elevando la altura del asiento, y en el caso de la espalda, modificando verticalmente el respaldo.

Comodidad. La comodidad está constituida por muchos factores pero, fundamentalmente, por dos: el almohadillado del asiento y el ajuste de las medidas de la butaca al cuerpo del individuo.

El apoyo de los brazos sobre un reposabrazos ancho y acolchado, y la posibilidad de apoyar las piernas en un reposapiernas aumentan la comodidad si es necesario.

El material que cubre el asiento debe permitir la aireación para que disipe la humedad de la piel.

Estabilidad. El asiento ligeramente acuñado da estabilidad y evita que la persona se deslice hacia delante.

El respaldo debe proporcionar apoyo a toda la columna. Teniendo en cuenta la dificultad para acomodar la espalda, en caso de diferentes deformidades, debemos considerar el mayor o menor apoyo lumbar siguiendo la curvatura fisiológica. El respaldo contorneado proporciona apoyo torácico lateral si la butaca se usa para dormir o si la fuerza muscular para sostener el torso no fuera suficiente.

El apoyo del cuello y de la cabeza deberán considerarse a la hora de optar entre un apoyo de nuca o de orejeras.

Sillas de ruedas

Como con todas las ayudas técnicas, la elección de la silla de ruedas se ha de hacer junto con el usuario y, si no es posible, con los familiares. La prescripción de la silla de ruedas debe ser el resultado de unir los objetivos terapéuticos y funcionales valorados por el profesional y las necesidades individuales del usuario. En general, tiene que ver con factores del entorno y prioridades personales, como la comodidad, el transporte o el poder adquisitivo.

Debemos conocer todas las posibilidades que existen en el mercado para conseguir los objetivos propuestos.

Hay que transmitir al usuario y/o a sus familiares la incompatibilidad de algunos objetivos. Por ejemplo, un chasis basculante no es fácil de plegar o ligero de transportar; una silla reclinable y con reposapiés elevables no puede ser ligera ni ocupar poco espacio.

Ante cada disyuntiva, y para tomar la decisión más correcta, hay que valorar y explicar las ventajas y desventajas de cada opción. Así, la silla resultante cubrirá al máximo las necesidades de cada usuario.

Lo primero que deberá tenerse en cuenta es si los desplazamientos con la silla los va ha realizar el propio usuario o éste será desplazado por otra persona.

Cuando los desplazamientos los realice el propio usuario, se puede elegir una silla manual autopropulsable, si tiene suficiente movilidad y fuerza en las extremidades superiores, o una silla eléctrica si no las tiene. Si hay problemas cognitivos o visuales, se elegirá una silla de ruedas manual no autopropulsable, dirigida por el cuidador.

A continuación se deberán valorar los elementos que compondrán la silla de ruedas, según las necesidades individuales de cada usuario. Debe existir una correspondencia entre las partes de la silla y el cuerpo del individuo.

Chasis

Constituye una parte elemental ya que proporciona la base sobre la que se fijan el sistema de soporte corporal y las ruedas. El peso y la resistencia de la silla dependerán del material del chasis. El de una silla estándar permite instalar e intercambiar diferentes elementos pero tiene pocas posibilidades de ajustes.

La silla estándar está pensada para el traslado, con prioridades como plegado rápido, mínimo espacio, reposabrazos y reposapiés desmontables. Las tapicerías sólo tienen sentido si valoramos la facilidad de traslado como prioridad, pero únicamente para personas con un buen control postural, buen tono muscular en la espalda o buen equilibrio y reflejos de enderezamiento.

Si sentamos a un anciano sobre un sistema con estas características lo estamos predisponiendo al «efecto hamaca». Resbala, se hunde o se desploma hacia delante en flexión, ya que no existe apoyo lateral para el torso, ni apoyo para las zonas lumbar y superior de la espalda; además, la falta de comodidad predispone aún más a buscar posturas compensatorias y a salirse del sistema.

Sin embargo, sobre este chasis es posible cambiar la tapicería por un respaldo anatómico o modular y un cojín antiescaras con base sólida, que permite ajustar medidas importantes como la altura del respaldo y la profundidad del asiento que la tapicería no permite.

Un chasis estándar con el respaldo reclinable y reposapiés elevables ofrece la posibilidad de hacer cambios posturales en la silla, pero siempre hay que vigilar y rectificar la posición de los apoyos de cabeza y pies ya que varían cada vez que se hace un cambio postural.

El chasis que permite hacer el efecto de un cambio postural sin modificar el ángulo de la cadera, es decir, sea el que sólo cambia los puntos de presión, es el chasis basculante. Con este sistema el respaldo puede tener controles laterales y apoyo lumbar y no hay que modificar el apoyo de cabeza al reclinar la silla.

Asiento

El almohadillado del asiento debe ser lo bastante firme para permitir cambios de posición, pero lo suficientemente blando para resultar cómodo. El tapizado (funda del cojín) debe ser de un material que disipe la humedad de la piel, ignífugo y que no resbale. Se puede elevar la parte delantera del asiento entre 1 y 4° para evitar que el ocupante se deslice hacia delante. Una mayor inclinación aumenta la presión sobre el sacro.

El cojín antiescaras se considera una parte del asiento, se debe elegir conjuntamente con la silla de ruedas y es necesario para prevenir las úlceras por presión, aunque para evitarlas también se requieren cambios de posición y una adecuada atención de la piel.

Se pueden diferenciar tres grandes grupos de cojines: de espuma (poliuretano, látex o viscoelastic), de flotación (gel de silicona, agua o aire) y los híbridos, que son una mezcla de los otros dos. Todos reparten la presión pero tienen características diferentes (peso, firmeza, estabilidad, mantenimiento, coste, forma anatómica o sin forma, etc.). El cojín más adecuado será el que cumpla el máximo de requisitos necesarios para el usuario.

Respaldo

El respaldo debe tender a la verticalidad para que las extremidades superiores queden en una posición activa y funcional, pero se puede considerar hasta un ángulo de 100 a 110° como máximo entre el respaldo y el asiento. Hay que tener en cuenta que a medida que aumenta este ángulo las fuerzas de fricción incrementan la posibilidad de aparición de úlceras por presión.

Para personas con poco control de tronco existen apoyos laterales de columna que, combinándolos con unos grados de inclinación del respaldo, permiten evitar los cinturones pectorales, de los que se suele abusar.

Todos los topes o controles que coloquemos deberán plantearse teniendo en cuenta que restarán movilidad. El uso de controles de tronco está indicado cuando la valoración evidencia que la persona no puede rectificar la postura por sí mismo, enderezándose cuando cae hacia los lados; en otro caso, favoreceríamos la pérdida de fuerza muscular en la espalda.

Son tres las circunstancias que requieren la colocación de un reposacabezas. En el caso de que el respaldo sea reclinable; si el chasis es basculante o si la persona no tiene suficiente control cefálico. En casi todos los casos es más útil que esté separado, porque tiene más posibilidades de adaptación (ajuste de altura y profundidad) que la prolongación del respaldo. También habrá que valorar la necesidad de que el reposacabezas tenga apoyos laterales, sobre todo en casos de hipotonía de cuello o si se va a usar la silla para descansar.

Reposabrazos

Tienen una misión importante ya que sirven de apoyo a los brazos en la posición de reposo, con lo que disminuye la concentración de presión sobre los glúteos y muslos. También mejoran la estabilidad y permiten la realización de pulsiones y apoyos para cambiar el peso del cuerpo de un lado a otro, reduciendo la presión isquiática. Son elementos de apoyo importantes para ayudarse en las transferencias. Una bandeja colocada sobre el reposabrazos favorece el movimiento hacia delante y atrás de forma controlada.

En caso de falta de movilidad en los brazos o de que ésta sea muy reducida (hemiplejía o tetraplejía) habrá que pensar en reposabrazos anchos y, si hiciera falta, en colocar soportes de antebrazo regulables que permitan movimientos de amplio rango. En el caso de personas con nula movilidad, se adaptarán a la silla de ruedas apoyabrazos que permitan apoyar los miembros superiores de forma correcta y que, a su vez, acoplan posicionadores para la mano, evitando así posiciones flexoras extremas provocadas habitualmente por un aumento de tono o espasticidad. Existen también cinchas de antebrazo para evitar que éste se deslice, o cojines para acolchar los reposabrazos que evitarán escaras y aumentarán la comodidad.

Reposapiés

La selección y ajuste de los reposapiés tienen como principal función posicionar correctamente los pies y estabilizar la postura. Existen reposapiés elevables, útiles en caso de dificultades circulatorias o para hacer cambios posturales. En ese caso, se elegirá además el reposapantorrillas más adecuado.

Las cinchas y taloneras son eficaces para evitar que los pies resbalen hacia atrás y contribuyen a mantener la postura, sobre todo en personas con inestabilidad de tronco o con gran espasticidad.

Ruedas

Las personas mayores tienen dificultad para agarrar los aros de propulsión en las sillas autopropulsables ya que estos tubos son muy estrechos. En caso de detectar mucha dificultad para asir el aro se puede probar con aros con pivotes, que permiten el impulso con la palma de la mano.

Existen ruedas con doble aro para personas que sólo pueden impulsarse con un brazo y ruedas que se impulsan mediante una palanca, gesto que favorece más la simetría.

La adaptación de la silla para las personas con amputación bilateral de los miembros inferiores requiere una especial atención. Esto se consigue desplazando hacia atrás el eje de las ruedas traseras para que el peso del cuerpo quede centrado y evitar que la silla bascule hacia atrás, ya que el centro de gravedad de estas personas está desplazado.

En la mayoría de los casos los reposapiés son innecesarios, excepto en los portadores de prótesis.

Sillas de ruedas para personas con restricción permanente de la marcha

En ancianos con importantes niveles de incapacidad psicofísica (trastornos cognitivos, escaso control postural, espasticidad exacerbada, deformidades establecidas, etc.), que provocan una restricción permanente de la capacidad de deambular, la silla de ruedas es el lugar donde van a pasar un mayor número de horas.

En estos casos, la silla debe ofrecer un sistema con el mayor número posible de prestaciones, que habrá que ir ajustando de forma individualizada para que ofrezca comodidad y máxima funcionalidad de uso durante las actividades o el reposo. Es el sistema con más posibilidades de ajuste e individualización, aunque hoy día todavía se usa de una forma muy precaria.

El sistema debe ofrecer las máximas posibilidades al usuario: movilidad, actividad, reposo y facilitar el manejo a los familiares o cuidadores en aspectos de maniobrabilidad, transferencias o cuidados especiales. Las metas básicas que deberá proporcionar este sistema son varias.

Evitar úlceras por presión. El primer punto que tener en cuenta es repartir el peso del cuerpo para que no recaiga sobre puntos vulnerables. La posición en la que el peso del cuerpo queda mejor repartido es: espalda vertical, cadera en ángulo de 90°, codos apoyados en ángulo de 90°, rodillas y tobillos a 90° ajustando el reposapiés para que haya un buen apoyo del muslo y evitar cualquier tipo de presión en el hueco poplíteo.

Al cambiar esta posición para conseguir otros objetivos hemos de considerar el aumento de presión sobre unos puntos determinados que deberán ser sobreprotegidos.

Comodidad. La falta de comodidad provoca la búsqueda de posturas compensatorias que pueden dar lugar a desviaciones posturales, pérdida de la estabilidad o salida del sistema, no pudiendo rectificar para volver a una posición estable.

Un buen sistema de sedestación en personas con poca movilidad y muchas horas sentados no evitará que se tengan que hacer cambios posturales en la silla que aumentan la comodidad y evitan la aparición de úlceras por presión. A mayor parte del cuerpo apoyada, más sensación de comodidad y estabilidad. La espalda ha de estar apoyada un mínimo del 60 al 70 %. Para aumentar la comodidad, hay que ampliar la zona de apoyo, alargando el respaldo, con reposabrazos más anchos, apoyos en la cabeza, cuello o pantorrillas.

Dos son los sistemas que permiten el cambio postural en la misma silla, con respaldo reclinable y reposapiés elevables o con chasis basculante. El chasis basculante permite cambiar de posición más fácilmente, sobre todo en el caso de que el sistema lleve incorporados diferentes accesorios, como controles laterales o reposacabezas, entre otros, y siempre ajustados individualmente.

La comodidad es un factor unido a la calidad de vida, pero en personas con discapacidad que han de estar en una silla de ruedas equivale a poder estar más horas en la silla, es decir, más horas activas.

Estabilidad. La pelvis proporciona la base de apoyo de la parte superior del cuerpo, y por lo tanto, debemos buscar fundamentalmente la estabilidad pélvica.

Las posiciones incorrectas de la pelvis pueden estar provocadas por diferentes factores, descritos anteriormente (búsqueda de comodidad, tono muscular anormal, afectación en la parte superior del cuerpo que a su vez impide el control del tronco, deformidad de la columna, reposapiés mal ajustados, asiento resbaladizo, etc.). Hay que valorar las causas que provocan la postura incorrecta para poder modificarla o corregir el sistema.

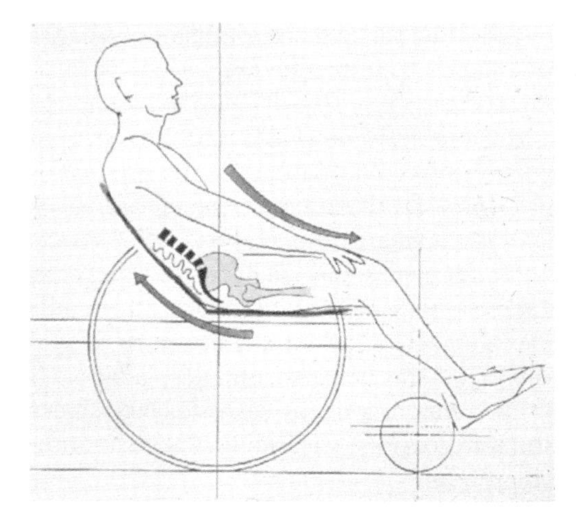

Figura 26-5. Postura recostada en la silla de ruedas. Aumenta la presión sobre el sacro y se producen fuerzas de cizallamiento.

Retroversión pélvica. Observando a la persona desde el plano sagital, la pelvis puede estar en retroversión o en anteversión. Son las posturas más típicas que adoptan las personas mayores. Habitualmente, están provocadas por el mismo sistema (silla estándar, asiento y respaldo blando y resbaladizo) o por la búsqueda de comodidad, no pudiendo después rectificar para erguirse.

La persona resbala y queda sentada sobre el sacro; pierde el soporte femoral y de los pies y casi todo el apoyo de la espalda, por lo que está absolutamente inestable (fig. 26-5). Es una postura, además, antifuncional ya que provoca una disminución del campo visual, dificultad en la respiración y en la deglución, y las extremidades superiores quedan afuncionales. La columna adopta una posición cifótica, perdiendo la curva lumbar y cervical, provocando dolor en espalda y cuello. Si la postura se mantuviera, podría llegar a estructurarse apareciendo una cifosis difícil de corregir. Para evitar esta postura habrá que colocar un asiento (cojín) con base sólida y forma anatómica. El respaldo deberá tender a la posición vertical y con apoyo lumbar.

Anteversión pélvica. No es una postura muy frecuente en las personas mayores. Aparece por la falta de tono en los músculos del tronco, principalmente los abdominales. También se produce cuando la persona siente mucha presión en la zona del coxis, y para buscar la comodidad adelanta la pelvis, la columna sigue el ángulo de la pelvis, y aparece la postura lordótica.

Esta posición provoca inestabilidad (hasta llegar a caer hacia delante), incomodidad (para mantener el cuerpo erguido hay que hacer fuerza), y lordosis estructurada si se mantiene mucho esta postura.

Para evitar esta posición hay que comprobar, primero, la presión que recae sobre el coxis al enderezar la postura. Si la causa es la falta de tono, un cojín en forma de cuña puede ser la solución. Si es necesario también podemos elevar los apoyapiés de manera que las rodillas queden a 65°, para que los isquiotibiales tiren y no permitan la anteversión.

Desde el plano frontal, se observa si existe oblicuidad pélvica. Ésta se detecta tocando las crestas ilíacas, notando una más alta que otra y un hombro más alto que otro, posición que acaece para compensar la curva escoliótica de la columna. De otro modo, la persona caería de lado.

Oblicuidad pélvica. Es la típica postura compensatoria en las personas mayores, que puede darse si se utilizan cojines de agua.

Esta postura provoca que el isquión, que queda más bajo, cargue con casi todo el peso del cuerpo, lo que facilita la aparición de escaras y provoca también inestabilidad e incomodidad (fig. 26-6A). La persistencia de esta posición conduce a una escoliosis estructurada (fig. 26-6B). La forma de corregirla es elevar el isquión más bajo, desde debajo del cojín, para nivelar la cadera. Si al hacer esta corrección desaparece la escoliosis es que no estaba estructurada.

Si la oblicuidad pélvica aparece por hipotonía en los músculos del tronco, habrá que colocar soportes laterales.

Rotación pélvica. En el plano transversal, podemos observar la rotación pélvica. En las personas mayores es poco común, únicamente como postura compensatoria, en cuyo caso hay que mejorar la comodidad del sistema. Se detecta cuando se observa una rodilla más adelantada que otra.

Si se consigue que la pelvis esté estable y la espalda bien apoyada, hay que considerar la cantidad de gestos y movimientos que permite hacer el sistema, recomendando actividades y movilizaciones que favorezcan los objetivos que interesen.

En el caso de que haya muy poca movilidad, se recomienda que el asiento se coloque sobre un chasis basculante, sistema que permitiría cambiar la postura con facilidad, según la actividad y el momento.

Es importante recordar que si hay que realizar muchos cambios en el sistema, éstos deben hacerse poco a poco, sobre todo si la persona lleva tiempo en su silla, y ya ha adquirido un patrón patológico en sedestación.

Por último, cabe señalar que no hay un sistema ideal de sedestación para las personas que dependen de una silla de ruedas. El mejor sistema tiene que conjugar los intereses individuales del usuario con las necesidades propias de su incapacidad y el entorno donde va a utilizarse. Aunar todas esas premisas es lo que debe conseguir un buen sistema de sedestación.

BIBLIOGRAFÍA

Bock O. Criterios de la sedestación. Toronto: Beverly Henderson BPT, 1989.

Consejo interterritorial del sistema nacional de salud. Guía práctica clínica para la indicación de sillas de ruedas. Madrid: Ministerio de Sanidad y Consumo, 2000.

Neil BA. Papel de la tecnología en la evaluación del control postural del anciano. En: Vellas B et al, eds. Trastornos de la postura y riesgos de caída. Barcelona: Glosa, 1995.

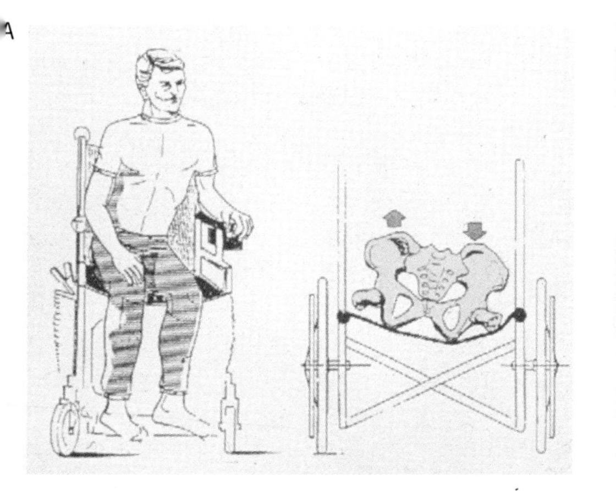

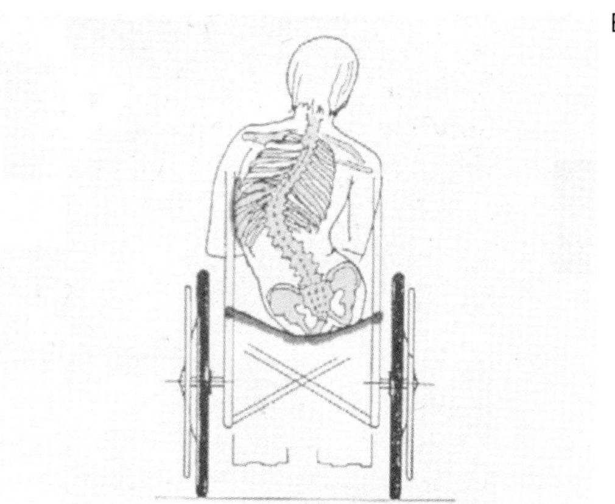

Figura 26-6. *A. Oblicuidad pélvica como consecuencia de una postura habitual asimétrica en sedestación. B. Oblicuidad pélvica junto con escoliosis.*

Poveda Puente R et al. Guía de selección y uso de sillas de ruedas. Instituto Biomecánico de Valencia. Madrid: IMSERSO, 1998.

Poveda Puente R et al. Cómo elegir tu silla de ruedas manual. Valencia: Instituto Biomecánico de Valencia, 2001.

Salcedo J. Ayudas a la bipedestación y deambulación. Rev Soc Esp Rehab 1999; 33: 436-441.

Soler García C et al. Catálogo valorado de ayudas para caminar del Instituto Biomecánico de Valencia. Madrid: Ministerio de Trabajo y Asuntos Sociales, 1998.

Sistemas aumentativos y alternativos de comunicación para personas mayores

27

J. Boix Pérez y C. Basil Almirall

Introducción

El habla es la forma de comunicación mejor, más rápida y natural para las personas oyentes. No obstante, algunas de estas personas tienen grandes dificultades para producir lenguaje oral, pudiendo, en cambio, beneficiarse del uso de un sistema aumentativo y alternativo de comunicación (SAAC). Según Von Tetzchner y Martinsen llamamos comunicación aumentativa y alternativa (CAA) a cualquier forma de comunicación distinta al habla y empleada por una persona en contextos de comunicación cara a cara. Hay muchas formas alternativas de comunicación para una persona que carece de la habilidad de hablar, entre ellas el uso de signos manuales y gráficos, la escritura, etc. La CAA puede ser, como su nombre indica, una alternativa al habla para aquellas personas que carecen de ella y una forma de comunicación de apoyo aumentativa que tiene el doble objetivo de promover y apoyar el habla y de garantizar la comunicación si la persona no la aprende o no la recupera.

El SAAC que necesite cada persona dependerá de sus propias características y deseos. Cuando se hace referencia a los diferentes sistemas de comunicación, éstos suelen clasificarse en sistemas sin ayuda (gestos de uso común o idiosincrásicos, sistemas bimodales y lenguajes de signos manuales) y sistemas con ayuda, bien sean signos tangibles (objetos, fichas, etc.) o bien signos gráficos (fotografías, dibujos, mapas, calendarios, recuerdos, etiquetas, pictogramas, logogramas, letras, palabras escritas, etc.). Éstos suelen estar dispuestos en ayudas técnicas, como libretas, tableros de comunicación, tarjetas, comunicadores electrónicos y ordenadores (figs. 27-1 y 27-2). El uso de *estrategias de interacción* que permitan crear un contexto de interacción adecuado las 24 h del día es un aspecto clave en el desarrollo y la calidad de las interacciones entre interlocutores en que al menos uno de ellos es usuario de CAA.

Entre las personas mayores candidatas al uso de un SAAC se encuentran aquellos individuos con problemas motrices y de habla congénitos que han aprendido a leer y escribir (p. ej., algunas personas con parálisis cerebral con inteligencia conservada) y algunas personas mayores con deficiencias adquiridas que mantienen intactas las habilidades de leer y escribir; normalmente, esto suele suceder en casos de esclerosis múltiple, esclerosis lateral amiotrófica, en personas que durante un tiempo deben estar intubadas o con respiración asistida, en casos de Parkinson y en personas con traumatismos craneoencefálicos que han superado los déficit cognitivos y lingüísticos típicos de esta lesión, según señala Basil.

Otras personas mayores que necesitan acceder a un SAAC presentan déficit cognitivos asociados o no a discapacidad motriz. Nos referimos, por un lado, a quienes han tenido dificultades comunicativas a lo largo de su vida y que, al envejecer, siguen necesi-

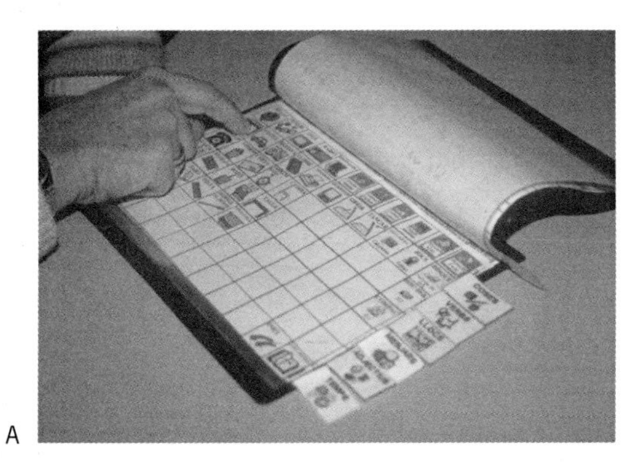

A

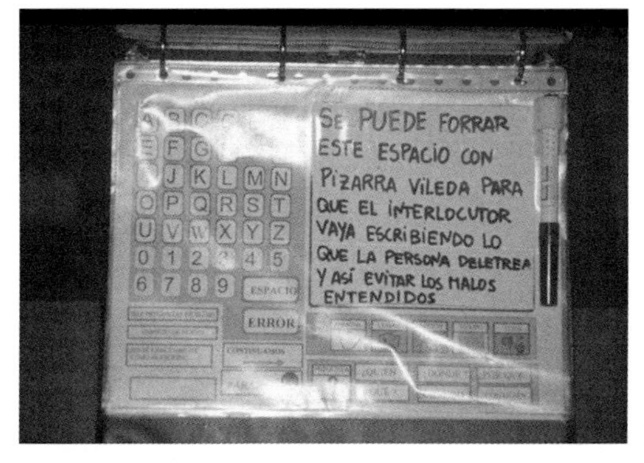

B

Figura 27-1. *A. Libreta de comunicación con pestañas y vocabulario organizado por temas. B. Tablero alfabético con frases para controlar la conversación y para centrar el tema.*

tando sistemas aumentativos adaptados a sus nuevas necesidades e intereses cambiantes. Entre estos casos se encontrarían personas con autismo, con deficiencia mental, algunos individuos con parálisis cerebral y deficiencia mental asociada, etc. Por otro lado, se encuentran las personas mayores con déficit cognitivos a causa de deficiencias adquiridas, como traumatismos craneoencefálicos, que han perdido las habilidades de lectura y escritura. Algunos de ellos también tienen su motricidad afectada, pero sus dificultades comunicativas van estrechamente ligadas, además, al déficit cognitivo.

También las personas mayores que presentan afasia pueden beneficiarse de sistemas y estrategias de comunicación aumentativa. La afasia puede deberse a diferentes motivos: accidentes vasculocerebrales (AVC), tumores, demencias, traumatismos craneoencefálicos que han localizado su lesión en el área específica del cerebro que se ocupa del procesamiento del lenguaje, y muchos otros. En la mayoría de estos casos es crucial incidir en la habilidad de los familiares, amigos y terapeutas en el uso de determinadas estrategias de interacción que veremos más adelante. Por último, las personas mayores con problemas de pérdida de memoria y demencia, en muchas ocasiones, tienen dificultades comunicativas. Así, las personas con Alzheimer también pueden beneficiarse de este enfoque.

Tanto las personas que se han comunicado oralmente durante un período de tiempo y por algún motivo han perdido o ha quedado limitada la habilidad de comunicarse mediante el habla, como las que han presentado este problema desde las primeras etapas de su vida, verán afectada su participación en las actividades diarias. Las personas con déficit adquiridos, al recordar la calidad de sus intercambios comunicativos anteriores, posiblemente se darán cuenta de que su relación con las otras personas se ha alterado y que son tratados de diferente manera. Esto les supondrá un gran cambio en su vida, según Lasker y Bedrosian. La CAA propone un enfoque habilitador global que intentará minimizar las consecuencias negativas de estas limitaciones y de estos cambios, y promover un contexto de interacción que permita al anciano participar de las actividades que más le interesan y en interacción con quienes desea estar en contacto. En este capítulo revisamos posibles estrategias de interacción para personas mayores con necesidad de un SAAC, así como las ayudas técnicas adecuadas para facilitar y promover la participación de estos individuos en situaciones comunicativas en sus entornos más comunes y de manera generalizada. El lector interesado en ampliar sus conocimientos de los SAAC puede consultar, entre otras, las obras de Von Tetzchner y Martinsen y de Basil et al.

Sistemas, estrategias y ayudas técnicas de comunicación para personas mayores

Generalmente, el primer objetivo de intervención que solemos plantearnos al introducir un SAAC es que el usuario realice demandas. Sin embargo, hay que tener en cuenta que estas interacciones suelen ser actos comunicativos bastante simples, predecibles y cortos, ya que, una vez conseguido el objeto, la comunicación termina, según Light. Es sumamente importante para muchas de las personas entre 60 y 90 años poder realizar demandas, pero la mayoría de las veces tienen más necesidad de desarrollar «una relación de amistad» con su interlocutor (comentando sus experiencias, repitiendo una y otra vez las historias de su vida) que de pedir objetos. También es importante que su sistema de comunicación les permita mantener el contacto social con las personas queridas y comunicar funciones específicas, como por ejemplo demandar información, protestar y opinar. Asimismo, según señala Light, debe preverse la posibilidad de tener recursos para guiar el discurso (p. ej., iniciar, mantener y finalizar interacciones, cambios de turno, mantener la coherencia de la conversación, etc.). El hecho de tener en cuenta todos estos aspectos y pensar en los deseos comunicativos de la persona cambiará las intervenciones y ayudará a la mejora de la calidad de vida, no sólo de la persona con necesidades comunicativas, sino también de todo su entorno. En este apartado, hemos intentado agrupar las distintas intervenciones teniendo en cuenta las habilidades y dificultades de los individuos que necesitan un SAAC. Sin embargo, puede haber personas que no se identifiquen concretamente en ninguno de los grupos, y es posible que muchas de las estrategias que se citarán puedan aplicarse en la intervención con otros grupos de personas mayores.

Personas mayores con dificultades físicas y lectura y escritura conservada

Las dificultades comunicativas de estas personas pueden abarcar desde el habla ininteligible hasta la carencia total de habla. Sus dificultades motrices se deben a lesiones neurológicas que habitualmente causan problemas en la fuerza, coordinación y/o velocidad del habla, como señalan Beukelman y Garrett. Las personas que componen este grupo, como hemos comentado, se caracterizan por conservar sus capacidades de lectura y escritura, y por lo tanto, las ayudas técnicas más adecuadas, en estos casos, tienden a ser las que se basan en el sistema alfabético. Éstas pueden ser, fundamentalmente, de dos tipos: tableros de comunicación y ayudas técnicas electrónicas.

Tableros de comunicación

Normalmente en estos tableros se suelen ubicar las letras en orden alfabético. Sin embargo, para algunas personas la comunicación es mucho más fácil y efectiva si las letras están dispuestas en otro orden. En este sentido, el tablero puede estar organizado por frecuencia de aparición de las letras en el idioma que el usuario use para comunicarse, manteniendo el orden del teclado QWERTY o agrupando las vocales (fig. 27-1). Estos tableros de comunicación deberán permitir a la persona rectificar cualquier error de deletreo. Para ello, es de gran utilidad dejar en el tablero un espacio con la palabra «Error». Igualmente, es necesario, que la persona pueda separar las palabras que va componiendo dejando un espacio en su tablero para un mensaje como: «final de palabra» o bien «espacio». También es de gran utilidad que en el mismo tablero aparezcan mensajes que posibiliten el control de la conversación por parte de la persona con dificultades comunicativas. Esto es posible si aparecen frases preestablecidas tales como: «cambio de tema», «paro», «continúo», «empiezo otra vez», «hazme preguntas de sí/no», «no nos entendemos», «tengo una pregunta», «no estoy de acuerdo», «quiero contarte algo», etc. En todo caso, como siempre, la última palabra en cuanto a la elección de las características de su sistema de comunicación la tendrá el usuario.

Ayudas técnicas electrónicas

Entre éstas se encuentran los comunicadores alfabéticos con habla sintetizada y los ordenadores provistos también de voz sintetizada y, si es necesario, de programas o sistemas de simulación, teclado o ratón para ser usados con un conmutador (fig. 27-2). Para más información se puede consultar, entre otros, a Suárez et al.

En este grupo de personas uno de los aspectos importantes que se debe valorar es el control motor para el acceso a las ayudas técnicas, ya sea para comunicarse o para controlar su entorno. Según la gravedad de las dificultades motrices, estas personas podrán indicar directamente (con la mano, el puño o el dedo) utilizando ayudas técnicas de alta o baja tecnología. El uso de un puntero luminoso o un cabezal licornio también puede facilitar la indicación independiente de personas con un buen control cefálico. En otras ocasiones, si la habilidad de indicar directamente no es posible, es de gran ayuda el uso de un sistema de exploración o barrido, que puede ser asistido por el interlocutor, por el comunicador o por el ordenador. También se puede emplear un sistema de codificación para producir una palabra mediante el deletreo o una frase ya preestablecida. Referimos al lector interesado ampliar esta cuestión a la revisión de obras de Basil Yorkston, y Lloyd, et al, para comprobar ejemplos de estos tableros, métodos y estrategias. El uso de las ayudas técnicas debe complementarse con otras estrategias con las que los familiares, amigos, personal sanitario y terapeutas deben estar familiarizados. En primer lugar, deberán aprender a formular preguntas de SÍ/NO y a pactar con el usuario la mejor manera de responderlas. También deberán formarse para saber formular preguntas de respuesta más abierta que permitan al usuario tener recursos para responder. Para ello, según indica Basil, puede ser de gran ayuda pedir pistas para centrar el tema, y una vez centrado, mediante preguntas más concretas, continuarlo.

Personas mayores con discapacidades múltiples con problemas cognitivos

Es probable que muchas de las personas que tienen dificultades cognitivas puedan comunicarse con gestos o señales comunicativas, como miradas o vocalizaciones que, por supuesto, no deberán inhibirse. Contrariamente, se potenciarán y se ampliarán en la medida de lo posible, pudiéndose complementar con el uso de pictografías de distintos tamaños y dispuestas en tableros de comunicación, tipo tríptico, tableros generales y sus monográficos, agendas con pestañas, etc. (fig. 27-1) o con comunicadores con voz digital o sintética (fig. 27-2) Para más información sobre éstas y otras ayudas técnicas así como de los comerciales, se puede consultar en el sitio de Internet *http://www.xtec.es/~esoro.* El uso de ayudas técnicas específicas para la comunicación, como las que se han citado, junto con las ayudas técnicas para el desplazamiento (sillas de ruedas eléctricas, caminadores, etc.) y las que permiten controlar el entorno (poner música, encender la televisión y cambiar de canal, avisar a una enfermera o a un familiar con un timbre, hacer un café, contestar el teléfono, etc.) ayudarán enormemente a las personas mayores con dificultades motrices a ser más independientes y esto mejorará su calidad de vida. El uso de estas técnicas no se centra sólo en personas que pertenecen a este grupo, sino que probablemente la mayoría de las personas mayores con dificultades motrices y de comunicación podrán beneficiarse de ellas.

Las estrategias de enseñanza de un SAAC son un aspecto crucial que se debe abordar

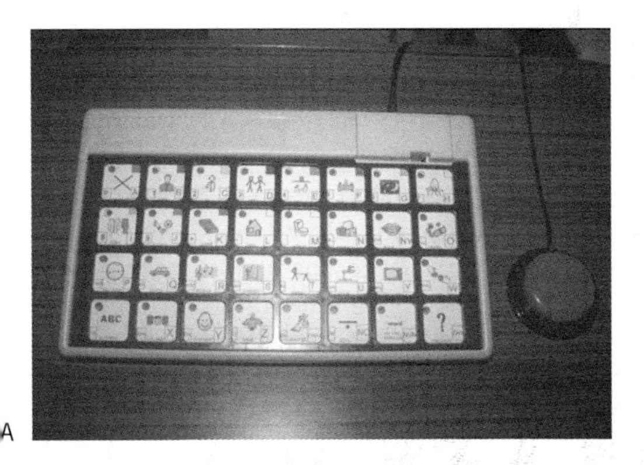

A

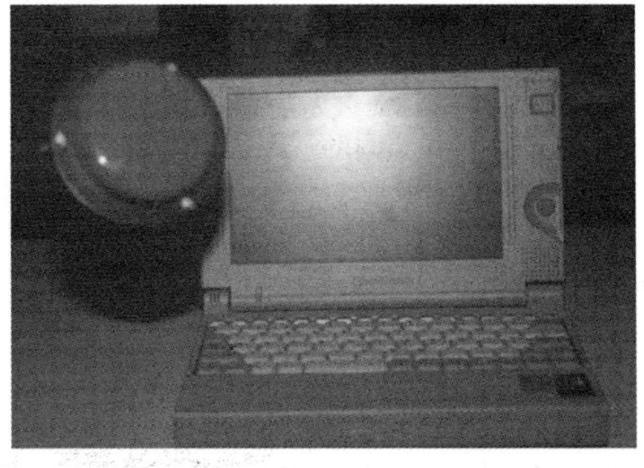

B

Figura 27-2. A. Imagen de un comunicador con voz digital que permite el acceso directo y el acceso por exploración con un conmutador. B. Ejemplo de la pantalla de un ordenador portátil configurado como comunicador de habla sintetizada.

cuando hablamos de poblaciones con dificultades cognitivas, como refieren Von Tetzchner y Martinsen y Yorkston. Por otro lado, es también imprescindible, en las intervenciones con estas personas, la adecuación de los contextos naturales en los que se encuentran para que puedan participar en muchas actividades que les permitan tener nuevos temas que comunicar. Muchas experiencias muestran esta necesidad de crear contextos para favorecer la iniciativa y el deseo de comunicarse con los demás. Los casos de Fermín y Gloria (citado por Roca) y de Ernie (citado por Baumgart et al), aunque no son experiencias de personas ancianas, sino de jóvenes adultos, son un gran ejemplo de la importancia de crear contextos adecuados que den pie a la necesidad de comunicarse. También lo son las experiencias de Sheela Stuart con personas mayores y actividades como la poesía y la creación de historias o relatos de hechos a partir de SAAC (Blackstone, 1996).

Personas mayores con afectación específica del área del lenguaje: afasia

La afasia no es una enfermedad, sino un síntoma que puede aparecer como consecuencia de una lesión neurológica debida a diferentes motivos ya descritos anteriormente. Nos encontramos con muchas personas mayores que presentan afasia y, en consecuencia, su lenguaje se encuentra afectado, en mayor o menor medida, tanto por lo que se refiere a la expresión (oral, gestual y escrita) como a la comprensión. Las dificultades de expresión con las que se enfrenta una persona con afasia se deben a la dificultad de encontrar la palabra o estructura lingüística que se asocia con la idea que quiere comunicarse. Explicado de una manera posiblemente demasiado simple, la dificultad de estas personas se puede comparar a la sensación que tenemos cuando queremos pronunciar una palabra y no la recordamos exactamente: «la tenemos en la punta de la lengua». Muchas veces, la palabra o idea que se quiere expresar emerge con una pequeña ayuda del interlocutor. En cuanto a la comprensión, son multitud los factores que hacen que la persona con afasia no pueda entender el mensaje (factores lingüísticos como la longitud del mensaje, la complejidad sintáctica, el vocabulario usado, la rapidez del lenguaje hablado, la atención, la fatiga, etc. [Schulte y Brandt, 1989]). Desde el punto de vista de la comunicación aumentativa, el papel del interlocutor en estos casos será de gran importancia para que el acto comunicativo tenga éxito.

Garrett y Beukelman remarcan la importancia de dos aspectos cruciales que se deben tener en cuenta en toda intervención con personas con afasia:

La sinceridad social. Es esencial que en el intercambio comunicativo los interlocutores hagan preguntas y traten temas de los que realmente se quiere saber la respuesta. En este sentido, la intervención no se dará en momentos puntuales en los que se trabaja logopedia, sino que es totalmente imprescindible que el uso de estrategias y de ayudas técnicas se dé en situaciones naturales y funcionales durante las 24 h del día.

Papel del interlocutor. La intervención con personas con afasia va mas allá de intentar mejorar las habilidades comunicativas del individuo. Será de vital importancia que las personas más cercanas colaboren en aprender a usar unas determinadas estrategias y técnicas que ayudarán a que el acto comunicativo sea más rico y menos frustrante.

Las siguientes estrategias generales pueden resultar útiles para mejorar las interacciones con personas con afasia:

1. Ofrecer dos opciones para escoger. «¿Quieres hablarme de un familiar o de otra persona?» La manera de escoger será diferente, unos dirán el nombre, otros harán un gesto o indicación, etc.
2. Esperar el tiempo suficiente para que se produzca la respuesta. Si el individuo no responde, el interlocutor debe ofrecer nuevas opciones.
3. Las personas con buena comprensión se pueden beneficiar de la estrategia de múltiples opciones escritas, consistente en que el interlocutor haga una pregunta y la escriba, a la vez que enuncia verbalmente diferentes alternativas de respuesta. Una vez escritas, el interlocutor puede presentarlas de nuevo a la persona con afasia, señalando cada una de las respuestas y a la vez nombrando en voz alta la palabra que señala. Una vez el individuo señale su elección, el interlocutor redondea la palabra y seguidamente realiza otra pregunta del mismo tema o cambia de tema para continuar la conversación, según proponen Garrett y Beukelman.
4. Las personas con una compresión pobre deben tener soporte visual al habla, a partir del uso de gestos que el interlocutor acompaña con la palabra y/o de símbolos gráficos (palabras escritas, dibujos, pictogramas, mapas, etc.) que podrá ir señalando mientras habla; por ejemplo: «¿A qué hora te vas? (el interlocutor señalaría el reloj y la puerta)». Será necesario usar frases cortas y sencillas y un vocabulario de alta frecuencia que le resulte familiar.
5. El uso de líneas de valor puede ayudar a situar entre dos polos opuestos el grado de interés, opinión y rechazo sobre cualquier tema.
6. Las personas con afasia que conservan algunas habilidades comunicativas (utilizar gestos, deletrear la primera letra de una palabra, encontrar la palabra que se asocia con la idea que quieren comunicar mediante un listado de palabras, usar el dibujo comunicativo, decir y/o escribir alguna palabra, encontrar una palabra por su categoría, etc.) pueden beneficiarse del uso de hojas de pistas, calendarios, árboles genealógicos, diccionarios de palabras, mapas y planos, tableros con pictogramas o alfabéticos, fotografías, libretas de nuevas informaciones con recortes de periódicos, trípticos o entradas de algún espectáculo, etiquetas comerciales, etc.
7. En algunos casos, el uso de un comunicador electrónico con voz puede ser de gran ayuda, sobre todo pensando en situaciones concretas, como el uso del teléfono.

Además, en muchas ocasiones, según indican Garrett y Kimelman, las dificultades comunicativas de estas personas se encuentran muy relacionadas con las dificultades en el procesamiento de la información (atención, percepción, memoria, capacidad de inventiva) y de las habilidades de localizar y de ubicarse. De hecho, éstas son habilidades necesarias en el momento de aprender y utilizar un SAAC en situaciones cotidianas, por lo que será importante intentar compensar sus dificultades potenciando las habilidades que han quedado conservadas.

Personas mayores con dificultades cognitivas degenerativas

Actualmente, muchas personas mayores sufren demencia, en muchos casos, la causa es la enfermedad de Alzheimer, que de momento, es una enfermedad progresiva y sin esperanza de recuperación. Normalmente, estas personas tienen dificultades comunicativas que aumentan a medida que progresa la enfermedad. Las intervenciones deben ir dirigidas a entrenar a los familiares y cuidadores para comunicarse con la persona con Alzheimer. Con ello se procurará minimizar los efectos de la pérdida de memoria y centrarse en el uso de las habilidades conservadas de la persona, evitando rupturas comunicativas, como recogen Koul et al.

Lloyd et al han aportado estrategias para mejorar las intervenciones con personas con pérdida de memoria basándose en el trabajo de diversos autores, como Bowlby, Clark o Ripich. Se trata de las siguientes:

1. Relación cara a cara con la persona con demencia mediante el uso de nombres propios. «¿Qué tal, señor Luis? Soy Ana, su enfermera.»
2. Uso de frases simples y cortas. Hacer una sola pregunta o demanda.
3. Hablar sobre el aquí y el ahora. Usar gestos y señalar objetos o fotos para ayudar a la comprensión del mensaje.
4. Dejar un tiempo para que la persona con demencia responda. Usar la espera estructurada.
5. Mejor usar nombres que pronombres (ya que normalmente son confusos): «¿Dónde está María?» es mejor que «¿Dónde está?». Así como: «El libro está encima de la mesa» es mejor que «Está allí encima».
6. Hablar despacio pero no demasiado lento, de manera relajada. Intentar no hablar demasiado alto.
7. Intentar llevar a cabo una interacción no directiva. «¡Qué te parece si vamos a comer!» es mejor que «¡Venga!, ¡a comer!».
8. Usar las mismas frases en las rutinas diarias. «¡La comida está lista!» Indicaría que es hora de desayunar, comer o cenar. «¡Es hora de descansar!» Indicaría que es hora de ir a la cama. «Vamos a ponernos la chaqueta» significaría que se va a salir.
9. No siempre se debe asumir que el mensaje ha sido comprendido totalmente. Hay que estar preparado para repetirlo si hace falta.
10. Comunicarse mediante gran variedad de modalidades (p. ej., gestos, expresiones faciales, movimientos del cuerpo). Usar el contacto directo y las expresiones faciales relajadas para tranquilizar (una sonrisa puede calmar). Asociar expresiones faciales con los mensajes anunciados, aunque con ello se provoque la redundancia (p. ej,. una cara feliz para anunciar un mensaje alegre). Usar el contacto visual directo, y los movimientos corporales para dar más información.
11. Estar al caso de los estados emocionales de la persona con demencia. «¡Vaya! ¡Parece que lo estás pasando en grande!». Esto a menudo provoca la respuesta del individuo.
12. Hablar con la persona con demencia a pesar de sus dificultades lingüísticas, con mensajes cortos, claros y familiares (p. ej., hablar sobre las actividades de cuidados, sobre el tiempo, sobre su aspecto, etc.).
13. Escuchar atentamente y con una expresión facial apropiada cuando la persona con demencia quiere comunicar algo, aunque lo que diga no tenga sentido. Hacer preguntas de sí/no o preguntas cerradas (ya que pueden ayudar a verificar alguna información).

14. Decir «adiós», saludar y/o dar alguna pista de que la conversación se ha terminado. «Adiós Sr. Juan».

Aunque todavía hay pocos datos empíricos sobre la eficacia de las intervenciones desde el punto de vista de la CAA, algunas experiencias sugieren el uso de ayudas técnicas con símbolos para casos en fases iniciales de la enfermedad de Alzheimer. Ejemplos de ello son las experiencias de Bourgeois et al con libretas de comunicación con fundas de plástico, dentro de las cuales habría fotografías y dibujos acompañados de frases o palabras, para ayudar a la persona con demencia a recordar pequeñas informaciones. También habría información autobiográfica, calendarios, listados de cosas que hacer, mapas, etc. En los estadios más avanzados de la enfermedad, se sabe que las personas con demencia siguen manteniendo la habilidad de leer palabras aisladas (así lo demuestran los estudios de Fried-Oken et al). En estos casos, también podría ser útil la estrategia de las múltiples opciones escritas, citada anteriormente, con sus variaciones. Según Lasker et al, éstas consistirían en suprimir el soporte escrito dando las opciones oralmente o bien presentar sólo las opciones escritas eliminando el soporte auditivo, con el fin de no confundir a la persona con demencia.

Conclusiones

Las características de la persona mayor (personalidad, las particularidades de su déficit, su estado emocional, etc.) condicionarán el uso y la aceptación de un SAAC. En un primer momento, sobre todo en personas mayores, puede haber un rechazo de las ayudas técnicas por la falta de costumbre en su uso de ellas. En algunos casos de personas mayores alfabetizadas pero poco acostumbradas a leer y a escribir, el hecho de usar la escritura y la lectura como forma de comunicación habitual puede ser un impedimento debido al gran esfuerzo que les supone comunicar una idea a partir de este sistema. A todo ello se suman factores importantísimos relacionados con los entornos habituales de estos usuarios. Las necesidades de habilitación y de acceso a la comunicación oral y escrita variarán según dónde esté ubicada esta persona: su hogar, una residencia, un hospital, etc. Por lo tanto, las posibilidades de establecer interacciones con otras personas dependerán, en gran medida, de la riqueza o la pobreza de estos contextos en cuanto a la creación de situaciones que ofrezcan a estos individuos oportunidades para comunicarse. En cada uno de estos contextos, habrá personas que se constituirán como interlocutores habituales del usuario con necesidades de un SAAC. En entornos familiares, se tendrán que facilitar recursos comunicativos a las familias y amigos para favorecer la calidad de las interacciones. En cuanto a los entornos institucionales, la gran cantidad de profesionales que están en contacto con el usuario, así como la poca formación de éstos en aspectos psicoeducativos, influyen en la dificultad de intervenir de forma global en personas mayores. El profesional responsable de fomentar la comunicación aumentativa en personas mayores tendrá que tener en cuenta todos estos aspectos y abordarlos de forma creativa.

Algunas experiencias demuestran que las personas mayores con problemas de comunicación pueden beneficiarse de un SAAC. No obstante, aunque existen claros ejemplos de los beneficios que puede aportar este tipo de intervención, su uso está todavía poco generalizado. En este capítulo se han descrito intervenciones para mejorar las habilidades comunicativas. Sin embargo, existen muchas otras que también influirán en la comunicación y que, por lo tanto, deben ser potenciadas. Como indica Clark el dibujo y la pintura, la música, la fisioterapia, la informática, la poesía, la creación de historias, la jardinería y muchas otras actividades de ocio, permitirán expresar emociones y pensamientos, compartir experiencias y recuerdos agradables, posibilitarán la socialización, estimularán el funcionamiento cognitivo y la atención y mejorarán las habilidades comunicativas de los pacientes. En este sentido, muchas personas mayores sin grandes dificultades comunicativas también podrían beneficiarse del enfoque habilitador global que se propone desde la CAA, ya que la posibilidad de participar en eventos sociales e interrelacionarse con los seres queridos y los conocidos es vital para la gente mayor.

Como se ha comentado, es muy importante tener en cuenta que es un gran error, y así lo demuestra Blackstone, pensar que las personas mayores ya no pueden aprender. También lo es el prejuicio de considerar que las intervenciones con el uso de CAA en personas mayores tenderán al fracaso. Esto refleja una actitud de conformismo y aceptación del hecho de que si eres mayor ya no puedes comunicarte. Queda mucho trabajo por hacer desde el ámbito de la CAA, y los profesionales debemos trabajar para cambiar estos prejuicios y dar la oportunidad a las personas mayores de participar en actos sociales, así como de aprender y compartir la experiencia y los conocimientos que han adquirido a lo largo de la vida, porque las personas mayores aún tienen mucho que enseñarnos y poseen todo el derecho de hacerlo.

BIBLIOGRAFÍA

Basil C. La comunicación aumentativa en el proceso de habilitación de los adultos con discapacidad para hablar o escribir. En: Basil C, Soro-Camats E, Rosell (editores.) Sistemas de signos y ayudas técnicas para la comunicación aumentativa y la escritura. Principios teóricos y aplicaciones. Barcelona: Masson, SA, 1998; 187-198.

Basil C, Soro-Camats E, Rosell C. Sistemas de signos y ayudas técnicas para la comunicación aumentativa y la escritura. Principios teóricos y aplicaciones. Barcelona: Masson, SA, 1998.

Baumgart D, Johnson J, Helmstetter E. Sistemas alternativos de comunicación para personas con discapacidad. Madrid: Alianza, 1996. (Original en inglés, 1990).

Beukelman D, Garrett KL Augmentative and alternative communication for adults with acquired severe communication disorders. Augmentative and Alternative Communication 1988; 4: 104-121.

Blackstone SW. The third thirty: keep on communicating. Augmentative Communication News 1996; 9: 2, 1-5.

Bourgeois M, Katinka D, Burgio L, Allen-Burge R. Memory aids as an augmentative and alternative communication strategy for nursing home residents with dementia. Augmentative and Alternative Communication 2001; 17: 196-210.

Bowlby C. Therapheutic activities with persons disabled by Alzheimer's disease and related disorders. Gaithersburg: Aspen Publications, 1993.

Clark L W. Interventions for persons with Alzheimer's disease: Strategies for maintaining and enhancing communicative success. Topics in Language Disorders 1995; 15: 47-65.

Fried-Oken M, Rau M, Oken B. AAC and dementia. En: Beukelman D, Yorkston K, Reichle J, eds. Augmentative communication for adults with neurogenic and neuromuscular disabilities. Baltimore: Paul Brookes, 2000; 375-405.

Garrett KL, Beukelman D. Augmentative communication approaches for persons with severe aphasia. En: Yorkston MK, ed. Augmentative communication in the medical setting. Tucson: Communication Skill Builders, 1992; 245-338.

Garrett KL, Kimelma, MDZ. AAC and aphasia: Cognitive-linguistic considerations. En Beukelman D, Yorkston K, Reichle J, editores. Augmentative communication for adults with neurogenic and neuromuscular disabilities. Baltimore: Paul Brookes, 2000; 339-374.

Koul K, Arvidson H H, Pennington GS. Intervention for persons with acquired disorders. En: Lloyd L, Fuller D, Arvidson H, eds. Augmentative and alternative communication: A handbook of principles and practices. Boston: Allynd and Bacon, 1998.

Lasker J P, Bedrosian J L. Acceptance of AAC by adults with acquired disorders. En: Beukelman D, Yorkston K, Reichle J, eds. Augmentative communication for adults with neurogenic and neuromuscular disabilities. Baltimore: Paul Brookes, 2000; 107-136.

Lasker J, Hux K, Garrett KL, Moncrief E, Eischeid T. Variations on the written choice communication strategy for individuals with severe aphasia. Augmentative and Alternative Communication 1997; 13: 108-116.

Light J. Toward a definition of communicative competence for individuals using augmentative and alternative communication systems. Augmentative and Alternative Communication 1989; 5: 137-144.

Light J. Communication is the essence of human live: Reflections on communicative competence. Augmentative and Alternative Communication 1997; 13: 61-70.

Lloyd L, Fuller D, Arvidson H. Augmentative and alternative communication: A handbook of principles and practices. Boston: Allynd and Bacon, 1998.

Ripich D. Functional communication with AD patines: A caregiver training program. Alzheimer Disease and Associated Disorders 1994; 8: 95-109.

Roca M. Fermín y Gloria: comunicación aumentativa, trabajo y tiempo libre en el taller ocupacional. En: Basil C, Soro-Camats E, Rosell C, eds. Sistemas de signos y ayudas técnicas para la comunicación aumentativa y la escritura. Principios teóricos y aplicaciones. Barcelona: Masson, 1998; 217-229.

Schulte E, Brandt SD. Auditory verbal comprehension impairment. En: Code C, ed. The caracteristics of aphasia. Londres: Taylor y Francis, 1989; 53-74.

Suárez MD, Aguilar A, Rosell C, Basil C. Ayudas de alta tecnología para el acceso a la comunicación y a la escritura. En: Basil C, Soro-Camats E, Rosell C, eds. Sistemas de signos y ayudas técnicas para la comunicación aumentativa y la escritura. Principios teóricos y aplicaciones. Barcelona: Masson, SA, 1998; 187-198.

Von Tetzchner S, Martinsen H. Introducción a la enseñanza de signos y al uso de ayudas técnicas para la comunicación. Madrid: Visor, 1993. (Original en noruego, 1991.)

Yorkston KM. Augmentative communication in the medical setting. Tucson: Communication Skill Builders, 1992.

Parte V

Caso 1 **Rehabilitación domiciliaria (o la influencia de los factores sociales y económicos en la intervención de terapia ocupacional)**

Caso 2 **Deterioro funcional complicado**

Caso 3 **Demencia primaria tipo Alzheimer en una unidad de larga estancia geriátrica**

Caso 4 **Estancias diurnas: tratamiento de hemiplejía derecha**

Caso 5 **Estancia temporal en una residencia: hemiplejía izquierda**

Caso 6 **Un caso de pluripatología discapacitante**

Caso 7 **Demencia: intervención a domicilio**

Caso 8 **Un caso clínico de demencia frontotemporal**

CASO CLÍNICO 1

Rehabilitación domiciliaria (o la influencia de los factores sociales y económicos en la intervención de terapia ocupacional)

C. Navarro Correal y M. Gerritsma

Introducción

Ana llegó al servicio de rehabilitación a domicilio (SRD) en 1991, con el diagnóstico de prótesis de cadera y secuelas de poliomielitis. Aunque en aquel momento empezó fisioterapia a domicilio, pronto se derivó a tratamiento ambulatorio, pero éste no se llegó a realizar por causas ajenas a la rehabilitación.

En junio de 1999 reingresó en el SRD y ya se hizo intervención de terapia ocupacional (TO), de junio a octubre de 1999, y después, otra intervención de TO, de enero a marzo de 2000.

Ya que la situación en junio de 1999 y la de enero de 2000 no es la misma, los objetivos tienen que ser distintos, así como la planificación del tratamiento. Por esto, expondremos el caso en dos partes: la correspondiente a la primera intervención de TO y la correspondiente a la segunda.

Hemos escogido exponer el caso de Ana porque, quizás, en la rehabilitación a domicilio es donde encontramos que los factores ajenos a la discapacidad física y/o psíquica influyen más en los resultados del tratamiento. En el caso de Ana nos encontramos, por un lado, con barreras arquitectónicas muy importantes, y por otro, con barreras sociales y económicas graves. Además, todo el núcleo familiar está pasando un momento difícil, lo que también influirá en la rehabilitación.

Otro motivo para exponer este caso es acentuar la importancia del trabajo interdisciplinario entre los profesionales que atienden a la misma persona. En el caso de Ana, el contacto con la asistente social es vital para poder llevar hasta el final algunos de los objetivos planteados.

Primera intervención de terapia ocupacional

Datos personales de interés

Ana es soltera, reside en Barcelona, y tiene 71 años. Hasta los 68 años vivió sola o con un sobrino a temporadas.

En 1996 fue a vivir con su hermana y el sobrino y la pareja de éste. Tiene otra hermana en Los Ángeles (EE.UU.) quien le regaló la cama eléctrica, en junio de 1999.

Actualmente depende de su hermana, que ya tiene 67 años, del sobrino y de la pareja de éste. Durante el tratamiento, en septiembre, esta última tuvo un accidente y se quedó en coma.

En 1994, se le hizo la valoración del grado de disminución, por el equipo de valoración y orientación del centro de atención al disminuido (CAD), según los baremos contenidos en los anexos I, III y IV de la Orden de 3 de marzo de 1984, del Ministerio de Trabajo y Seguridad Social (BOE n.° 65 y 66, del 16 y 17 de marzo de 1984).

Certifican:

1.° Que tiene un grado de disminución del 84 %, que SÍ supera el mínimo establecido del 33 %, para el reconocimiento de la condición legal de persona disminuida. Esta valoración tiene carácter definitivo.
2.° Que NO necesita asistencia de una tercera persona.
3.° Que SÍ tiene la movilidad reducida.

Si ahora se revisara el grado de disminución, seguramente sería superior al 84 % y se certificaría que SÍ necesita ayuda de una tercera persona.

Datos clínicos actuales

Junio de 1999: ingresa en el SRD con el diagnóstico de prótesis de cadera bilateral, fractura de fémur y tibia derecha, y secuelas de polio (1928).

Historia clínica pasada

1928: poliomielitis, con secuelas de predominio en extremidad inferior derecha.

1951: cirugía con material de osteosíntesis en pie derecho que lo mantiene fijo en posición neutra.

1973: fractura de rodilla derecha, intervenida con osteosíntesis.

1985: fractura de cadera izquierda, intervenida con prótesis de cadera.

1988: fractura no desplazada de tibia.

Marzo de 1991: caída con fractura supracondílea de fémur derecho y fractura del tercio proximal de la tibia derecha. Intervenida quirúrgicamente con artroplastia de A. Moore derecha y osteosíntesis en la tibia derecha.

En ese momento ingresó en el SRD, sólo se realizaron cuatro sesiones y se derivó a tratamiento ambulatorio sin llegar a realizarse la rehabilitación.

En ese momento, presentaba un índice de Barthel de 95/100, con capacidad de marcha con dos bastones con mucho dolor.

Enero de 1999: fractura de la meseta tibial derecha, con intervención quirúrgica.

Historia ocupacional

A lo largo de su vida laboral, Ana ha realizado distintos trabajos.

Trabajó muchos años en la industria siderúrgica, en una cadena de montaje, hasta 1965, cuando lo dejó para cuidar a su madre. En casa empezó a trabajar de bordadora a máquina hasta 1990. Cuando ya no pudo continuar por los problemas de salud, le dieron la incapacidad total no contributiva, ya que había estado pocos años asegurada (sin que ella lo supiera).

Hasta 1996 había vivido sola y hacía todas las tareas domésticas intradomiciliarias y extradomiciliarias.

Valoración de la situación inicial: exploración

Ana vive en casa de su hermana, con ella, el sobrino y la pareja de éste.

Justo antes de iniciar el tratamiento, vino la hermana de Los Ángeles y le compró la cama articulable eléctrica. Esta hermana ya se ha marchado.

Ana pasa todo el día acostada, en el comedor, que es donde han puesto la cama. Para comer se sienta en la cama, con los pies hacia fuera, y come en la mesilla de ruedas. Hace sus necesidades en una cuña que tiene debajo de la cama. Va todo el día en camisón y mira la televisión o recibe visitas.

Tiene que hacer vida en cama y no puede salir a la calle porque no puede comprar una silla de ruedas por problemas económicos.

Actualmente depende de su hermana y de su sobrino.

Expectativas

Según sus propias palabras: «El problema es que paso todo el día en la cama y me aburro». «Querría poder salir a la calle, aunque sea en silla de ruedas».

Componentes de la ejecución

Componente sensomotriz

1. *Extremidades superiores:* dominancia derecha.

   - Balance articular conservado.
   - Balance muscular: debilidad general, sobre todo en hombros (derecho: 2/5; izquierdo: 2/5) y en la flexión dorsal de muñeca (derecha: 0/5; izquierda: 2/5).
   - Agarre derecho no funcional, agarre izquierdo débil. Buenas pinzas con la mano izquierda, pinza precaria con el pulgar e índice de la mano derecha.
   - Patrones de movimiento funcional: con la mano derecha, no llega a tocarse la nuca, llega a la boca con dificultad y con movimientos compensatorios en el hombro derecho; con la mano izquierda llega a la nuca y a la espalda.
   - Tiene sensibilidades conservadas, pero con sensación de «agarrotamiento» y dolor en las dos extremidades.

2. *Extremidades inferiores:* debilidad en las mismas. Debido a la intervención, no puede realizar carga en la extremidad inferior derecha.

Componente cognitivo

Ana está bien orientada y colabora en la rehabilitación. Tiene estudios primarios.

Es consciente de su enfermedad y de su discapacidad; también sabe que sus recursos son muy limitados.

Componente intrapersonal

Está deprimida por su situación, aunque lo que más le afecta emocionalmente es su entorno familiar; actualmente, el sobrino tiene problemas con las drogas.

Componente interpersonal

Ana es el centro del núcleo familiar y tiene una relación muy buena con el sobrino y una relación muy estrecha con la hermana, con los roces que supone convivir las 24 h del día juntas. Con la hermana de los EE.UU. hay poca relación. Tienen alguna visita de conocidos, pero son escasas. Es una persona muy sociable y cariñosa.

Actividades de la vida diaria

Automantenimiento

1. *Movilidad en cama:* necesita ayuda para mover las piernas para girarse, sentarse al lado de la cama y acostarse. Es independiente para sentarse en la cama subiendo el cabezal con el mando y llega a la mesilla de ruedas.
2. *Higiene:* no puede llegar al aseo. Participa en su higiene en la cama. Usa la cuña para orinar y se la pone sola. Precisa ayuda para las deposiciones fecales. Buen control de esfínteres.
3. *Vestido:* dependiente total, sólo se pone y se quita los zapatos, con mucha dificultad.
4. *Alimentación:* come con la mano izquierda. Dependiente para cortar y pelar.
5. *Comunicación:* lee con dificultad por pérdida de visión. No puede escribir, manejar el correo, cortar con tijeras, ni usar llaves. Independiente para el uso del teléfono, si lo tiene al alcance.
6. *Movilidad:* no puede realizar bipedestación. No tiene silla de ruedas. Está confinada a una vida en cama. Índice de Barthel (inicio): 40/100.

Productividad

1. *Laboral:* en 1990 le otorgaron la incapacidad total.
2. *Tareas domésticas:* no puede realizarlas.

Recibe 252 euros/mes y la hermana recibe 337 euros/mes. Entre las dos pagan el piso de alquiler de 155 euros/mes, más los gastos adicionales (agua, gas, electricidad, etc.).

Ocio

A Ana le gustaba mucho coser, «pero ahora no puede». Actualmente ve la televisión, mira por la ventana, lee, etc.

Entorno

Barrio

Vive en un barrio de Barcelona de aceras relativamente anchas y sin pendientes pronunciadas; bien comunicado por servicio público y privado.

Domicilio

Ana vive en un primer piso, de alquiler. Con ascensor de 68 cm de ancho y 85 cm de profundidad. Hay un pequeño escalón en la portería de 8 cm de alto; la puerta del bloque de pisos es ancha pero pesada; el timbre está a 143 cm.

Es un piso pequeño, con comedor, cocina, aseo pequeño y dos habitaciones. Hay bastante mobiliario y muchos estorbos que reducen aún más el espacio libre. No hay balcón. Hay ventana a la calle en el comedor y en una de las habitaciones, el resto es interior. Ana hace vida sólo en el pequeño comedor donde tiene instalada la cama (articulable, eléctrica y de 50 cm de altura). Al lado hay una mesilla de ruedas plegable, tipo hospitalario, y además, la mesa redonda del comedor, una butaca y varias sillas. Tiene la televisión con mando a distancia y el teléfono al alcance. El espacio libre es muy reducido.

El aseo es pequeño, de 122 × 112 cm. El ancho de la puerta es de 64 cm. Entrando de frente está el váter, a 43 cm de altura. La pila está entrando a la derecha, con armario debajo. El plato de ducha está a 30 cm de altura, mide 49 × 49 cm, y está en la esquina derecha, sin posibilidad de acceso.

La cocina es pequeña, con una entrada de 43 cm, no accesible. La anchura del pasillo es de 80 cm.

Entorno social

Ana vive en una zona trabajadora, de clase social media baja. Ella pertenece a una clase social baja, debido a sus circunstancias sociales, familiares y económicas.

Conclusiones

De acuerdo a las expectativas de Ana y a la información recogida durante nuestra valoración, y conforme a los objetivos del equipo de rehabilitación a domicilio y ciñéndonos a unas sesiones limitadas, nos plantearemos el plan terapéutico que exponemos a continuación.

Plan terapéutico

Planificación del tratamiento

Inicio de tratamiento de TO: el 18/06/1999, con el resumen de la historia clínica hecha por el médico de rehabilitación. Durante la primera visita se empieza la intervención de TO, con una entrevista y valoración inicial de los parámetros anteriormente expuestos, y se plantean los objetivos.

Objetivos

1. Mejorar la función de las extremidades superiores.
   - Mejorar los componentes de ejecución (balance muscular, agarres, patrones de movilidad funcional, etc.)
   - Valorar la confección de una férula funcional.
2. Aumentar la independencia de Ana en las actividades de la vida diaria básicas (AVDB).
   - Enseñar estrategias para que las AVDB le resulten más fáciles.
   - Valorar, probar y entrenar en el uso de ayudas técnicas/adaptaciones que faciliten las tareas.
   - Proporcionar educación sanitaria a la familia para lograr el máximo nivel de autonomía para Ana.

3. Aconsejar la silla de ruedas más adecuada y buscar recursos para obtenerla.
4. Valorar el entorno y aconsejar las ayudas técnicas/adaptaciones necesarias.

El marco de referencia en que nos basaremos es el rehabilitador o compensador, y para el primer objetivo utilizaremos el marco biomecánico.

Acciones/estrategias para desarrollar los objetivos: fase de tratamiento

Mejorar la función de las extremidades superiores

Lo primero que Ana necesita para ganar independencia es una mayor funcionalidad en las extremidades superiores. Para ello, trabajamos los componentes de ejecución ya enumerados (balance articular, agarre, pinzas, patrones de movimiento, coordinación, etc.) a través de actividades bimanuales. Usamos material terapéutico, como conos y plastilina terapéutica, y material que se encuentra en la casa, como botones, periódicos, hilos, cascanueces, etc. Este último material es preferible ya que así ellos sienten el tratamiento más próximo y además pueden continuar los ejercicios fuera de las sesiones (con dos sesiones semanales no obtendríamos resultados significativos).

Después de 2 semanas de tratamiento, ya se observa una ligera mejoría en la función de las extremidades superiores y podemos empezar a trabajar el segundo objetivo.

A mitad del tratamiento, cuando vemos que la mejoría en las extremidades superiores se está estacionando y que continúan las limitaciones para conseguir la función suficiente para la ejecución de las AVD, nos planteamos confeccionar una férula funcional, tipo *cock-up*, para la mano derecha. Hacemos la férula con material termoplástico San-splint XR, de Rolyan. Los pasos para realizar la férula son los mismos que en cualquier departamento de TO, pero en el domicilio tenemos los inconvenientes de no disponer del espacio adecuado y el material se trae desde la oficina (la bañera con termorregulador, pinzas y tijeras especiales). En el caso de Ana, tuvimos que hacer la férula en un cazo normal (demasiado pequeño) en la cocina, mientras ella estaba en el comedor. Sujetamos la férula con velcro.

Una vez hecha la férula, comprobamos que resultara cómoda y respondiera a los objetivos que queríamos, haciendo las modificaciones precisas; realizamos un control durante 2 días. Es muy importante que la férula respete los arcos de movimiento, mantenga la muñeca en posición funcional y deje los dedos libres para manipular, y que no dañe las estructuras de la mano.

Ya acostumbrada a la férula, pudimos entrenar las actividades cotidianas con la férula puesta.

En la mano izquierda no es necesaria una férula porque ya tiene suficiente funcionalidad para las tareas diarias.

Aumentar la independencia de Ana en las actividades de la vida diaria

A medida que vamos ganando funcionalidad en las extremidades superiores, pasamos a entrenar directamente las AVD.

Trabajamos el vestido, empezando por lo más fácil (quitarse la ropa de la parte superior) y hasta lo más difícil (ponerse los calcetines). En estos casos, no hay un sistema válido para todos los pacientes, sino que probamos distintos métodos hasta encontrar el que resultara más práctico. Por ejemplo, para Ana es mejor usar ropa ancha, ponerse y quitarse la ropa sin desabrochar, usar pantalones y faldas con goma, y apoyar los pies en la cama para ponerse los calcetines. En ciertos casos el esfuerzo puede no ser justificable con el resultado. Así, decidimos que estando la hermana siempre con ella es preferible que la ayude con los sujetadores, aunque en caso de necesidad Ana pueda llegar a ponérselos.

En alimentación, entrenamos el corte con cuchillo-tenedor con la férula en la mano derecha, usando engrosadores de cubiertos y antideslizante (los proporciona el SRD). Primero hacemos un simulacro con plastilina y después ella ya lo prueba con comida real. Probamos pelar la fruta con un pelador de patatas y lo puede hacer, pero no se acostumbra a usarlo, prefiere que la hermana la ayude en esto y lo respetamos.

Con la férula trabajamos otras AVD, como escribir engrosando el bolígrafo, o coser botones.

Realizamos todas estas actividades estando Ana sentada en la cama, con las piernas hacia fuera, y usando la mesita de ruedas. Intentamos trabajar estando sentada en una silla normal pero el espacio no lo favorece, y ella tiene el hábito de hacer las actividades desde la cama.

Cuando conseguimos la silla de ruedas (v. objetivo 3) se empezaron a entrenar la movilidad en casa y las transferencias. El poco espacio libre y la debilidad en las extremidades superiores hacen que resulte demasiado costoso para Ana desplazarse con la silla; necesita ayuda. Practicamos las transferencias al váter y a la cama; y las hace con ayuda.

Para lograr este objetivo, además de insistir a Ana en que practique diariamente lo trabajado en las sesiones, también es muy importante insistir en que la hermana no la ayude en lo que Ana puede hacer, para proteger su propia espalda. Trabajamos con Ana y con la familia.

Aconsejar la silla de ruedas más adecuada y buscar recursos para obtenerla

El primer paso para aconsejar la silla es tomar las medidas de Ana (para su anchura, necesita un asiento de 40 cm) y las medidas del piso. El sitio más estrecho por donde debe pasar la silla es la puerta del aseo, de 64 cm.

Debido a la difícil maniobrabilidad intradomiciliaria y a la debilidad en las extremidades superiores es de esperar que Ana no pueda autopropulsarse, por eso aconsejamos una silla de ruedas fija (propulsable por una tercera persona), y de ruedas neumáticas para salir a la calle. La pedimos plegable, para que ocupe el menor espacio en el piso. Por lo demás, aconsejamos una silla estándar, sin accesorios, para ajustar el precio; aunque lo ideal sería una silla ligera para facilitar su propulsión a Ana y a su hermana.

Tal como está organizado el Sistema de Prestaciones Ortoprotésicas de la Seguridad Social, en estos casos sí se subvenciona la totalidad del importe de la silla. El problema es que, primero, el paciente debe pagar la silla y, al cabo de un tiempo, se le reembolsa el importe. Nos encontramos, pues, que Ana necesita ahora la silla de ruedas, pero no dispone del dinero para pagarla por adelantado.

El siguiente paso es recurrir a los recursos sociales para intentar conseguir la silla por esta vía. Primero, nos dirigimos a los servicios sociales del barrio, sin resultados. Después pedimos colaboración al Servicio de Prestación de Ayudas Técnicas de la Cruz Roja; hay una buena respuesta por parte de la TO de este servicio, y realizamos un informe de profesional a profesional exponiendo la situación y las necesidades de Ana, y hacemos una visita conjunta las dos terapeutas. Cruz Roja se compromete a proporcionar una silla a Ana, aunque sus recursos también son limitados y sólo disponen de una silla de ruedas estándar, plegable, autopropulsable (ruedas posteriores de 600 mm de diámetro), de exterior (ruedas neumáticas), reposapiés regulables en altura y extraíbles, ancho de asiento 43 cm, y ancho total 58 cm (le sacamos los aros para reducir la anchura total). Esta silla entra en el aseo y en el ascensor, sacándole los reposapiés, muy justa.

Junto con la silla, le dieron a Ana un documento de propiedades de la silla.

Valorar el entorno y aconsejar las ayudas técnicas/adaptaciones necesarias

Con la silla de ruedas podemos empezar a trabajar la movilidad por casa y las transferencias, e insistimos al sobrino para que deje el máximo espacio libre en la casa. Colabora, reorganiza el mobiliario y elimina obstáculos; sin embargo, aún queda poco espacio para que resulte práctico autopropulsarse con la silla. Ana necesita ayuda.

La transferencia de la silla a la cama, y viceversa, resulta fácil, porque la cama está a 50 cm. La transferencia al váter es más difícil, porque éste está bajo y hay un espacio muy justo para moverse, pero la puede hacer con ayuda. Se le informa de la posibilidad de instalar un alza para el váter, pero lo prefieren tal como está. Lo que sí resulta imposible es llegar a la ducha; el plato es alto y está en una esquina inaccesible. Como el piso es de alquiler, podrían hacer las obras, pagando Ana, pero seguramente esto encarecería el alquiler y, de todas formas, no tienen dinero. Dada la situación económica y el momento que están pasando (la sobrina está en el hospital), se conforman con el sistema que usan actualmente: la hermana lava a Ana en la cama.

Evolución del caso en relación con los objetivos planteados

1. Ha aumentado la independencia de Ana en sus AVDB, gracias a la mejoría en la función de las extremidades superiores, la aplicación de nuevas estrategias compensatorias y el uso de equipo adaptado.
2. Cambios en las AVD:
   - *Movilidad en cama:* mayor independencia, sólo requiere ayuda para el giro de derecha a izquierda.
   - *Higiene:* si le acercan la silla de ruedas y la llevan al aseo, apoyándose en la pila puede lavarse la cara, las manos y los dientes. Es independiente para peinarse, sigue usando la cuña para orinar y evitar el traslado al aseo, pero defeca en el váter, con ayuda mínima para las transferencias.
   - *Alimentación:* come con la férula y el engrosador de cubiertos; necesita ayuda para pelar la fruta y cortar.
   - *Comunicación:* ha empezado a escribir con la férula y el engrosador.
   - *Movilidad:* aunque es dependiente para manejar la silla de ruedas, ahora puede realizar los desplazamientos intradomiciliarios y salir a la calle, ocasionalmente. Realiza las transferencias con ayuda.
   - *Tareas domésticas:* no ayuda en tareas sencillas, aunque podría, porque lo hace todo la hermana.
3. Se le ha proporcionado una silla de ruedas que, aunque no sea la ideal para ella, sí que responde a las dos necesidades básicas de desplazamiento intradomiciliario y posibilidad de vida extradomiciliaria.
4. Sería necesaria una adaptación del cuarto de baño, pero no se considera oportuna debido a la situación actual; se deja para otra ocasión más propicia.

Cuando se da el alta, habiéndose realizado 30 sesiones de TO, una o dos veces por semana, consideramos que se han obtenido buenos resultados globales de rehabilitación y se han satisfecho las expectativas de Ana, a pesar de la problemática sociofamiliar, económica y de barreras arquitectónicas, aún más limitantes que la propia enfermedad.

Su capacidad funcional al final de la primera intervención de TO (octubre de 1999) es la siguiente: presenta un índice de Barthel 50/100; usa la férula *cock-up* para actividades funcionales; hace vida mayoritariamente en la cama; no puede realizar bipedestación, y es usuaria de silla de ruedas propulsada por una tercera persona para la movilidad intradomiciliaria y extradomiciliaria.

Segunda intervención de terapia ocupacional

Ya que se trata de la misma persona, con 2 meses de diferencia entre el alta de la primera intervención y el inicio de la segunda, sólo especificaremos los aspectos que han variado.

Datos clínicos actuales

Enero de 2000: ingresa en el SRD con el diagnóstico de polifracturas en extremidades inferiores y síndrome pospolio (febrero de 1998).

Valoración de la situación actual: exploración

Ana continúa viviendo en casa de su hermana, ahora tiene 72 años, y la enfermedad no ha progresado ni se han producido caídas o fracturas durante este intervalo de tiempo.

Expectativas

Lo que Ana quiere de esta segunda intervención de TO es «una silla de ruedas eléctrica para salir con comodidad a la calle y no depender de mi hermana».

Componentes de la ejecución

Componente sensomotriz

Extremidades superiores

1. Balance articular. Conservado.
2. Balance muscular. Persiste la debilidad en hombros y en la flexión dorsal de muñecas, pero se aprecia una ligera mejoría en la resistencia contra la gravedad.
3. Agarres débiles, derecho (1/5), izquierdo (2/5).
4. Realiza pinzas finas sin problemas con la mano izquierda, pero con dificultad con la derecha.
5. Patrones de movimiento funcional: con el brazo derecho llega a tocarse la nuca, la frente y espalda, pero con movimientos compensatorios en el hombro derecho. Patrones casi normales con el brazo izquierdo.
6. Persiste la sensación de «agarrotamiento» y dolor en las ambas extremidades.

Férula

La férula *cock-up* para la mano derecha que se le hizo en la primera intervención de TO le va bien y la utiliza para las AVDB, escribir, etc. El problema es que los velcros se han gastado y ya no le sujeta bien la mano.

Extremidades inferiores (según informe médico)

1. Derecha: balance articular limitado por las intervenciones quirúrgicas realizadas, inmovilidad lateral. Balance muscular 1/5.
2. Izquierda: balance articular normal balance muscular 1/5

Componente cognitivo (v. Primera intervención)

Componente intrapersonal e interpersonal

Al empezar esta segunda intervención la pareja del sobrino estaba ingresada en el hospital por traumatismo craneoencefálico (TCE), pero pronto le darán el alta con secuelas moderadas. Al poco tiempo ingresan al sobrino, que es drogodependiente, y muere después de unos días en coma. Hemos incluido esta información porque la consideramos relevante para conocer los motivos de las interrupciones del tratamiento y para entender el estado anímico de la paciente y su familia, aún más deprimida que durante la primera intervención. También tenemos que interrumpir el tratamiento cuando operan a la hermana de varices, ya que cuando Ana está sola en casa no puede abrir la puerta. Más adelante tendrán que volver a operar a la hermana, pero como se tratará de un período más largo, Ana ingresará en una residencia temporal de los servicios sociales.

Actividades de la vida diaria

Automantenimiento

Ana continúa pasando la mayor parte del tiempo en la cama porque dice que es la posición en la que se encuentra mejor. No está normalmente en la silla de ruedas porque el espacio libre que queda es demasiado reducido «para dejar la silla por el medio». La silla está plegada en la entrada y cuando la necesitan la llevan al comedor.

Su capacidad funcional en AVDB y movilidad es parecida a la situación del alta en octubre de 1999. Sin embargo, ha dejado de hacer algunas tareas por comodidad, como vestirse de la parte inferior. Ahora puede realizar bipedestación con mínimo apoyo en las extremidades inferiores.

Desde enero de 2000, una trabajadora familiar de los servicios sociales va al domicilio a lavarla dos veces a la semana.

Va al aseo con la silla de ruedas para realizar las deposiciones, y para la higiene corporal, sentada en el váter, cuando viene la trabajadora familiar.

Sale a la calle en la silla de ruedas con la hermana, unas dos veces a la semana. El problema es que a la hermana le cuesta mucho esfuerzo mover la silla.

Productividad (v. Primera intervención)

Ocio

Con la férula podría coser y participar en alguna tarea doméstica sencilla sentada, pero no lo hace «para no molestar a la hermana», para que no le tenga que traer las cosas y dejarla trabajar a su ritmo.

Entorno

Domicilio

Se trata del mismo piso. Han quitado más muebles y otros obstáculos, para permitir el paso de la silla de ruedas, pero continúa habiendo poco espacio libre para que resulte fácil moverse.

Conclusiones

En esta intervención, retomaremos lo que había quedado pendiente en la primera intervención y responderemos a las nuevas expectativas de Ana.

Plan terapéutico

Objetivos

1. Aconsejar una silla de ruedas eléctrica e intentar conseguirla a través de los recursos sociales.
2. Valorar y aconsejar las ayudas técnicas/adaptaciones necesarias para facilitar las actividades de higiene.
3. Recuperar el nivel de independencia que Ana había logrado en las AVDB en el alta de octubre de 1999.

Seguiremos usando básicamente el marco de referencia rehabilitador.

Acciones/estrategias para desarrollar los objetivos: fase de tratamiento

Aconsejar una silla de ruedas eléctrica e intentar conseguirla a través de los recursos sociales

Seguimos los mismos pasos que para aconsejar la silla estándar: retomamos las medidas de Ana y de su entorno, consideramos sus necesidades actuales y recetamos la silla más adecuada y de menor presupuesto. También especificamos cómo debería ser la rampa para salir a la calle.

La Seguridad Social paga la silla de ruedas eléctrica, previa prescripción médica. Pero dados los problemas económicos que supone adelantar el pago y recurrimos a los recursos sociales. La asistente social del barrio no responde a la demanda, y recurrimos a Cáritas; esta institución, en principio, no acostumbra anticipar tanto dinero, pero pueden valorar el caso si existe una demanda de una asistente social. Nos ponemos en contacto con la asistente del Centro de Asistencia Primaria de la zona, quien sí recoge la demanda. Se hace un informe exponiendo las circunstancias y necesidades de Ana, así como las características de la silla y rampa aconsejadas, sugiriendo a la asistente social dos alternativas: pedir la intervención de Cáritas o pedir a una ortopedia que adelante la factura en espera de que la Seguridad Social reembolse el dinero. El tema de la silla de ruedas queda en manos de la asistente social.

Receta de la silla de ruedas

Ancho total: 60 cm.
Asiento: 40 × 40 cm.
Largo sin apoyapiés: máximo 80 cm.

Apoyapiés: extraíbles y regulables en altura.
Apoyabrazos: extraíbles y regulables en altura.
Peso: el modelo más ligero posible, dentro del presupuesto.
Baterías: extraíbles, separadas en dos compartimientos.
Plegable.
Mando manejable con la mano izquierda.
Accesorios: dispositivo subebordillos.

Valorar y aconsejar las ayudas técnicas/adaptaciones para facilitar las actividades de higiene

Lo ideal sería hacer obras en el cuarto de aseo y cambiar el plato de ducha alto por uno sin bordillo, antideslizante y con mínima inclinación hacia el desagüe. La asistente social ya lo ha solicitado, pero se necesita permiso de obras, dinero... y será a largo plazo. De modo provisional, ya que ahora viene la trabajadora familiar a lavarla y lo hacen con Ana sentada en el váter, probamos si podría pasar, sentada, a un taburete en la ducha, con los pies hacia fuera, y sí resulta viable. Por eso aconsejamos un taburete para la ducha, de unas medidas concretas, y un asidero, y lo hacemos llegar a la asistente social (informe y receta), para que solicite un Programa de Ayudas de Atención Social a Personas con Disminución (PUA), al Servicio de Benestar Social). Se queda a la espera de los resultados.

Para solicitar las PUA se exige el certificado de minusvalía, pero Ana se lo hizo hace tiempo y lo ha perdido. Por eso, previamente, iniciamos los pasos para que la hermana consiga una copia del certificado y pida la revisión del grado (tiene visita para el 20/4/2000).

Recuperar el nivel de independencia en actividades de la vida diaria que Ana había logrado en el alta de octubre de 1999

Por falta de motivación y, sobre todo por los contratiempos familiares durante este intervalo sin tratamiento, Ana ha dejado de realizar algunas tareas que había empezado a hacer. Volvemos a entrenarlas:

- En el vestido, ya que ha ganado capacidad de bipedestación, lo aprovechamos para vestirse de la parte inferior.
- En alimentación, volvemos a probar, cortar con cuchillo y tenedor, esta vez con el cuchillo a 90° y le resulta más práctico; intentará que en la ferretería le hagan uno. Entrenamos otra vez con el pelador de patatas y le va bien.

Paralelamente, retomamos los ejercicios para potenciar los componentes de ejecución de las extremidades superiores y empezamos nuevos ejercicios de mayor exigencia. Trabajamos en sedestación en una silla normal, ya que ahora resulta más fácil la transferencia, aunque ella continúa haciendo las actividades desde la cama.

Aprovechamos esta intervención para cambiar los velcros de la férula, que se han gastado por el uso.

Evolución del caso, con relación a los objetivos planteados

1. Se ha recetado la silla eléctrica que consideramos más adecuada dentro del presupuesto más ajustado y se ha hablado con la asistente social para conseguirla (queda bajo su responsabilidad).
2. Se aconsejan las ayudas técnicas para hacer posible la actividad de ducha. Queda pendiente de conseguirlas a través de las subvenciones de los servicios sociales.
3. Al final de esta intervención, Ana ha recuperado el nivel de independencia deseable conforme a su situación, aunque el índice de Barthel no es lo suficientemente sensible para detectar los cambios.

Aunque los resultados no sean muy visibles porque se da el alta de TO a la espera de conseguir la silla de ruedas eléctrica y las ayudas técnicas para el baño, sí que se ha hecho todo lo posible hasta el momento: recetar lo más indicado y derivar a la persona indicada para proporcionarlo.

Se han realizado 8 sesiones de TO, con muchas interrupciones en 3 meses, y de momento no se da el alta definitiva del SRD porque la doctora de cabecera ha solicitado fisioterapia y queda pendiente una segunda visita médica.

Conclusiones

En el caso de Ana, no se ha logrado restablecer el 100 % de su capacidad funcional, pero hemos de considerar las limitaciones marcadas por la propia patología y sus circunstancias socioeconómicas y familiares.

Por esto, insistimos en que, por más que valoremos a la persona y planteemos unos objetivos de rehabilitación aparentemente lógicos, no alcanzaremos los objetivos si olvidamos todos los factores sociales, económicos y afectivos que afectan a la persona que pretendemos ayudar. Este tipo de entorno físico y social, trabajando en domicilios, es bastante habitual y, por tanto, podemos considerar satisfactorios los resultados obtenidos en el caso de Ana.

Aunque pueda quedar la sensación de poder hacer más por esta persona, nos debemos ajustar a la estructura social y sanitaria en la que nos encontramos. Como profesionales, hemos hecho todo lo que estaba en nuestras manos.

Es necesario enfatizar la necesidad de trabajar en equipo, ya que en este caso la unión del trabajo entre la asistente social y el TO ha servido para dar calidad de vida a Ana al interconectar aspectos sociales y sanitarios.

CASO CLÍNICO 2

Deterioro funcional complicado

L. González Román

Introducción

El caso presentado trata sobre un varón de 73 años que ingresa en el hospital de agudos para estudio por pérdida de la deambulación desde hacía 3 semanas. Desde hacía un año y medio, había sufrido una alteración progresiva de la capacidad de marcha.

Tras la valoración médica por parte del servicio de medicina interna, se diagnostica una fractura de fémur que es tratada quirúrgicamente mediante una artroplastia cérvico-cefálica bipolar.

El caso es consultado al equipo de unidades funcionales interdisciplinarias sociosanitarias (UFISS) 24 h antes de la intervención quirúrgica, para realizar una valoración geriátrica y prever el destino de la persona en el momento del alta hospitalaria.

Datos personales de interés

Varón de 73 años, jubilado, viudo desde hace 18 años, vive solo en un primer piso sin ascensor.

Tiene tres hijos que viven en otra población, con los que no se relaciona. Hace 2 años falleció una hija, con la que tampoco tenía contacto. Los familiares con los que más se relaciona son sus dos hermanos, que están dispuestos a colaborar en caso de que vuelva a su propio domicilio, pero que no pueden cuidarle en su casa.

Datos clínicos actuales

El motivo del ingreso hospitalario es el estudio de la causa de la pérdida de deambulación, desde hace 3 semanas; remitido por consultas externas de neurología.

En la exploración física, se observa impotencia funcional y actitud en rotación externa de la extremidad inferior derecha, con dolor, e imposibilidad de incorporarse de la silla sin ayuda ni apoyo. En ambas extremidades inferiores se valora una hipoestesia en guante-media.

Los datos que aportan las exploraciones complementarias son:

1. Radiografía de la columna cervical: artrosis.
2. Radiografía de cadera: fractura subcapital de fémur derecho.
3. TC craneal: atrofia cortical global, áreas de infartos lacunares bilaterales.
4. EMG: polineuropatía mixta de predominio axonal. Atrapamiento del nervio mediano bilateral.

Se practica una artroplastia cérvico-cefálica bipolar, sin complicaciones quirúrgicas.

Historia clínica

Antecedentes patológicos:

1. Exfumador hace más de 10 años.
2. Hábito enólico (18 g/día).

3. Hipercolesterolemia leve con control dietético.
4. Fractura de muñeca izquierda hace 20 años.
5. AVC isquémico recuperado hace 15 años.
6. Amputación postraumática en el primer dedo del pie izquierdo.
7. Caída hace 6 años con fractura de tibia: paresia de la dorsiflexión del pie derecho residual.
8. Faquectomía de ojo derecho hace 6 años.
9. Hace 2 años, fue visitado en consultas externas por el servicio de neurología por pérdida de fuerza y alteración de la marcha; no mantuvo los controles, por lo que no pudo seguir el estudio.
10. Hace 5 meses fue ingresado en el servicio de medicina interna para estudio de cuatro caídas con traumatismo de forma súbita, sin pérdida de conocimiento, ni relajación de esfínteres, ni alteraciones motoras. Fue tratado con citicolina y cianocobalamina/piridoxina/tiamina. Es citado a consultas externas al mes siguiente, pero no se presenta.

Valoración de la situación actual

El servicio de medicina interna realiza la interconsulta a la UFISS 24 h antes de la intervención quirúrgica. El motivo de la consulta es realizar una valoración geriátrica y plantear la derivación de la persona al alta hospitalaria.

El equipo de UFISS acude a valorar al paciente mediante entrevista directa, ampliando la recogida de datos con ayuda de la familia (hermano) y el personal de enfermería.

Los resultados de las diferentes escalas que se utilizan para esta valoración dan los siguientes resultados: Norton (resultado: 16), Mini Nutritional Assessment (MNA) (resultado: 22) y Pfeiffer (2 errores).

El índice de Barthel previo a las últimas 3 semanas era de 100/100. Desde hace 3 semanas es de 45/100: es dependiente para el baño y la higiene personal, el uso del váter, no camina, ni sube ni baja escaleras; necesita ayuda para vestirse y para las transferencias.

El balance muscular global de extremidades superiores es 3(+) y de extremidades inferiores 3(–). Presenta retracciones en isquiotibiales, sobre todo en la extremidad inferior derecha.

En las notas de enfermería consta que el paciente está «confuso y disconforme». El hermano comenta que aprovecha el ingreso hospitalario para hacer «limpieza general» del domicilio del paciente. Con la recogida de estos datos y la historia clínica sabemos que el paciente, antes de perder completamente la capacidad de deambulación, vivía solo y era autónomo para las actividades de la vida diaria (AVD), aunque parece ser que no realizaba actividades domésticas y la alimentación era precaria.

Dada la situación en la que se encuentra en la actualidad, se cree necesario detectar y analizar los síndromes geriátricos que puedan repercutir en el plan de tratamiento.

Los síndromes geriátricos detectados son:

1. Caída.
2. Síndrome poscaída.
3. Síndrome de inmovilidad.
4. Riesgo de malnutrición.
5. Síndrome confusional agudo.

En este caso, la *caída* ha provocado una fractura de fémur que se ha tenido que intervenir quirúrgicamente con la colocación de una prótesis total de cadera. Según los antecedentes de la persona, ésta ya tenía un alto riesgo de sufrir caídas (amputación postraumática del primer dedo del pie izquierdo, paresia residual de la flexión dorsal de tobillo derecho, disminución de la visión, alteración de la marcha, polineuropatía y artrosis de la columna cervical). Actualmente, la fractura de fémur también es un factor que tener en cuenta, pues produce disminución de la fuerza en extremidades inferiores, pérdida de la bipedestación y deambulación y, consecuentemente, dependencia en la realización de las AVD.

Tras la caída y su consecuente pérdida de deambulación, la persona manifiesta miedo/torpeza a la hora de moverse y realizar las transferencias, lo que hace pensar que pueda presentar un *síndrome poscaída*, disminuyendo las actividades y consecuentemente provocando un mayor deterioro de la funcionalidad.

La persona lleva 3 semanas sin deambular, por lo que sufre también las consecuencias de la *inmovilidad*, que le provocan: pérdida global de fuerza muscular, retracciones musculares (isquiotibiales), edemas en extremidades inferiores, alteración del equilibrio y coordinación, disminución de la capacidad respiratoria con aumento de secreciones bronquiales y un bajo umbral de tolerancia al esfuerzo.

El resultado del MNA refleja que la persona presenta un *riesgo de malnutrición,* lo que puede ser también causa de apatía y disminución de la fuerza muscular.

La escala de Pfeiffer y las notas de enfermería ayudan a manifestar la presencia de un *síndrome confusional agudo,* como consecuencia del estrés al que está sometido en los últimos días (encamamiento, hospitalización, cambio de entorno, intervención quirúrgica, etc.). La persona manifiesta desorientación temporoespacial, agitación motriz, ansiedad y pérdida de memoria. Todo ello aumenta el riesgo de sufrir una nueva caída, a la vez que retrasa el plan de tratamiento funcional por la poca colaboración y la alteración de la capacidad de aprendizaje que presenta el paciente.

Dada la existencia de todos estos síndromes geriátricos, el tratamiento se enfoca teniendo en cuenta las diferentes áreas sobre las que habrá que intervenir: clínica, funcional, psicológica y social de la persona.

Plan terapéutico

Con los datos obtenidos de la valoración, anteriormente expuesta, se pasa a desarrollar el tratamiento de terapia ocupacional (TO), durante la estancia hospitalaria.

Sin embargo, antes de enumerar y desarrollar los objetivos, se deben tener en cuenta una serie de factores que condicionarán el desarrollo normal del tratamiento. Estos factores son:

1. Síndrome confusional.
2. Evolución posquirúrgica.
3. Entorno.

El síndrome confusional condicionará la ejecución del tratamiento mientras esté de manifiesto. Siempre que el anciano se presente confuso, el terapeuta deberá presentarse y explicarle para qué está allí, a la vez que le ayuda a situarse en tiempo y espacio. El terapeuta observa la respuesta por parte del anciano para comprobar si tiene una actitud receptiva, la capacidad de atención y aprendizaje con la que cuenta en esos momentos. Durante el desarrollo de las actividades, los estímulos y las secuencias deben de ser ordenados y las órdenes, muy sencillas y progresivas.

La evolución posquirúrgica condicionará el tratamiento en cuanto al tiempo de descarga de la extremidad inferior derecha. Hay que considerar que una prótesis total de cadera sin complicaciones permite realizar carga parcial a las 48 h de la intervención. Hay que evitar siempre los movimientos luxantes durante la activación de la persona, y para este tipo de artroplastia se deberá evitar el movimiento combinado de flexión más aducción.

Por último, el propio entorno hospitalario puede condicionar el desarrollo del tratamiento. Habrá que tener en cuenta el espacio del que se dispone para mover y desplazar a la persona, la colocación del mobiliario, la provisión de ayudas técnicas necesarias, ajustar el horario de la planta de hospitalización y el del propio terapeuta, entre otros.

Teniendo en cuenta estas limitaciones, se establecen los objetivos de TO.

Como objetivo principal, en el medio hospitalario y en situación aguda, se fomentará la activación funcional lo más precoz posible.

Los objetivos serían los siguientes:

1. Activación precoz de la movilidad.
2. Restauración de la sedestación, transferencias, bipedestación y marcha.
3. Restauración/mantenimiento de la realización de las AVD.
4. Estimulación de las funciones cognitivas.
5. Adecuación del entorno/medidas de seguridad.

Activación precoz de la movilidad

Es de suma importancia movilizar al anciano encamado lo más precozmente posible, tanto antes de la intervención como inmediatamente después de ésta.

Se realizarán ejercicios libres de extremidades superiores y la extremidad inferior izquierda. En la extremidad inferior derecha se aplicará el tratamiento de fisioterapia de prótesis de cadera (isométricos e isotónicos de cuádriceps, glúteos, gemelos, etc.; movilizaciones articulares de cadera y rodilla y estiramientos musculares). La persona debe aprender a hacer ejercicios circulatorios de las extremidades para evitar edemas.

El terapeuta ocupacional (TO) trabajará la movilidad en cama, que incluye:

1. *Volteo:* sobre el lado izquierdo, ya que sobre el derecho está contraindicado; evitar la aducción de cadera derecha.
2. *Taparse y destaparse:* hay que dar tiempo al anciano para realizar esta actividad.
3. *Deslizarse en la cama:* tanto de arriba abajo, como lateralmente. Para ello, se le puede facilitar un trapecio sobre la cama para asistirse con las extremidades superiores.
4. *Hacer el «puente»:* con o sin ayuda del trapecio. Esta actividad potencia la musculatura de las extremidades inferiores, facilita la colocación de la cuña en la cama y también ayuda a descargar la zona sacra, como prevención de úlceras de decúbito.

Todas estas actividades se realizarán diariamente, aprovechando los momentos en que el paciente esté menos confuso. Se intentará que la secuencia sea siempre la misma para ayudar a que la persona recuerde los ejercicios.

Para la ejecución de la actividad, la orden dada por el terapeuta debe ser sencilla e incluso puede ser guiada gestualmente para una mayor comprensión de los movimientos que tiene que realizar.

Es preferible que haya algún familiar en el momento del tratamiento, para instruirle y recomendarle aquellas actividades o movimientos que el paciente puede seguir realizando con su ayuda el resto de la jornada.

Restauración de la sedestación, transferencias, bipedestación y marcha

En el desarrollo de este objetivo se incluirán las siguientes actividades:

1. *Sentarse en el borde de la cama:* para ello el paciente volteará hacia el lado izquierdo, posteriormente asomará las piernas por el borde de la cama y, con la ayuda de las extremidades superiores, se incorporará.
2. *Paso de la cama a la silla (o viceversa):* a las 24 h de la intervención, ya está indicada la sedestación en el sillón. La transferencia se realizará con ayuda de una persona para asistir el momento en que está en bipedestación (las primeras 24 h en descarga de la extremidad operada). La sedestación correcta debe asegurar un reparto de la carga de forma simétrica en glúteos, se debe evitar cualquier postura antiálgica que adopte el paciente (transferencia del peso al glúteo izquierdo, rotación externa de cadera derecha, etc.) ya que puede dar lugar a retracciones y posturas viciosas. Los pies deben estar apoyados en el suelo y, a su vez, la altu-

ra del asiento no debe permitir más de 90° de flexión de cadera.

3. *Paso de la silla (de ruedas) al váter:* es importante que el paciente pueda llegar precozmente al váter. Si aún no puede llegar caminando, se le acercará en silla de ruedas (si hay suficiente espacio y es autopropulsable la llevará él mismo); de esta manera, una vez llegue al váter se realizará la transferencia. Se debe tener en cuenta que el váter deberá disponer de un alza para no provocar una flexión de cadera superior a 90°.
4. *Bipedestación:* a las 48 h ya está indicada la bipedestación con carga parcial de la extremidad inferior derecha, por lo que se iniciará desde ese momento. Hay que enseñar la manera correcta de levantarse del sillón, usando el apoyo de las manos en el reposabrazos, inclinando el tronco hacia delante y con los pies planos en el suelo y las rodillas flexionadas un poco más de 90°. Para no cargar excesivamente la extremidad derecha, se instruirá al paciente para que la flexión anterior del tronco la realice ligeramente inclinado hacia la extremidad inferior izquierda. Una vez en pie, se le facilita un caminador para que mantenga una bipedestación estable y se vaya encontrando seguro en esta posición.
5. *Marcha asistida:* una vez mantenga una bipedestación estable, se inicia la marcha con caminador, en carga parcial. A partir de este momento, el anciano podrá llegar al váter por su propio pie y posteriormente, ir aumentando el recorrido de la marcha. En la etapa hospitalaria, la marcha será con caminador.

Restauración/mantenimiento de la realización de las actividades de la vida diaria

Mientras el paciente esté confuso, las AVD se realizarán de manera muy ordenada y secuenciada con la supervisión de una persona para comprobar su ejecución con seguridad y eficacia. Se intentan cubrir y/o mantener las actividades más sencillas e ir evolucionando según la dificultad:

1. *Estimulación de la higene personal:* se debe estimular la higiene personal con el fin de activar las extremidades superiores. Para ello se le facilitará la llegada al lavabo, sea con la silla de ruedas (a ser posible propulsándola él) o bien con el caminador. Si el paciente no tolera una bipedestación estática mantenida o bien el equilibrio en esta posición es insuficiente para realizar toda la actividad de pie, se le hará sentar en una silla delante del lavabo. Una vez en posición, se lavará las manos y la cara, se enjuagará la boca, se peinará y se afeitará. Todo ello, guiado verbalmente por el terapeuta, que le irá dando las órdenes de una manera pautada.
2. *Mantenimiento de la autoalimentación:* como consta en la escala de Barthel, la persona es autónoma en esta actividad. Por lo tanto, es importante asegurar una buena posición para que la actividad resulte cómoda para el paciente. Se colocará una mesa regulable en altura, de manera que pueda apoyar los antebrazos y se le sentará cómodamente en el sillón. Mientras la persona esté confusa, necesitará supervisión en esta actividad para asegurar una ingestión suficiente de alimentos, ya que tiene un riesgo de malnutrición y es primordial asegurar que come lo necesario.
3. *Uso del váter o botella:* como se ha comentado anteriormente, es importante que la persona pueda llegar al váter para realizar sus necesidades con más intimidad. De igual manera, la botella de diuresis debe estar a su alcance, por si no es posible acompañarlo al lavabo, de esta forma se previene la aparición de incontinencia.
4. *Reeducación del vestido:* en principio, la persona está capacitada para vestirse la parte superior del cuerpo, siempre que se le oriente y secuencie la actividad, y la realice en sedestación. El vestido de la parte inferior es preferible reeducarlo cuando la

bipedestación sea estable, ya que necesitará un buen equilibrio para subirse los pantalones. Para la colocación del calzado y para la introducción de la pernera del pantalón, hay que prestar especial atención en que no se produzca el movimiento combinado de flexión superior a 90° y aducción de cadera. Se debe tener en cuenta que para ponerse el pantalón debe introducir primero la extremidad intervenida y luego la sana, posteriormente se levantará de la silla para subírselo; el proceso es el inverso para quitarse el pantalón. Para la colocación del calzado se puede intentar el uso de un calzador largo y entrenar al paciente, aunque para ello es necesario cierto nivel cognitivo y que sea capaz de reconocer el objeto como un calzador.

5. *Reeducación para el baño/ducha:* esta actividad es más compleja, no tanto por su realización como por su seguridad. Desde el primer baño que se realiza al paciente en la cama, se debe estimular para que él se pase la esponja por todas aquellas zonas del cuerpo que alcance. Posteriormente, se pasará a la ducha en sedestación, con una silla para ducha. Se estimulará al paciente para que se eche agua y para que se frote las zonas que alcance, y se le facilitará una esponja con alargador para que llegue a las zonas más lejanas. Necesitará supervisión para esta actividad ya que el riesgo de caída es alto.

Estimulación de las funciones cognitivas

Durante toda la ejecución del tratamiento, el TO aprovechará el desarrollo de las actividades para contactar con el paciente y trabajar funciones cognitivas, como la orientación temporoespacial, memoria, praxias, lenguaje, etc. Especialmente mientras presente confusión, momento en el que deberán adaptarse las tareas a su nivel cognitivo.

En primer lugar, el TO se presentará al paciente, indicándole su nombre y orientándolo en el espacio actual. Se le invitará a que hable de él, de su pasado, de su situación actual.

Es aconsejable que tenga a la vista un reloj y a ser posible un calendario, para situarlo en el tiempo. Deberán estar al alcance del paciente todos aquellos aparatos protésicos que utilizaba con anterioridad (gafas, audífono, prótesis dental, etc.).

Durante la actividad de «paseo», mientras se está reeducando la marcha, le acercaremos hasta la ventana y hablaremos sobre el tiempo que hace, las calles, plazas o zona que ve, si reconoce algún edificio, si ha estado en ellos, etc. Cuando pasee por la habitación observaremos si reconoce a su compañero de habitación, si sabe su nombre, dónde está el lavabo, cuál es su cama, el número de su habitación, etc.

Durante la ejecución de las AVD se aprovecha el hecho de tener que manipular diferentes objetos de uso cotidianos para que los nombre y haga el uso correcto de ellos.

El objetivo de pautarle estas actividades es potenciar tanto la funcionalidad motriz como la sensoperceptiva y cognitiva del paciente.

Adecuación del entorno

La adecuación del entorno pretende prevenir nuevas caídas y evitar complicaciones posquirúrgicas.

En este caso concreto tendremos en cuenta:

1. *Uso de barandas en la cama:* que facilitarán la movilidad en la cama y evitarán que el paciente salga de ésta cuando esté confuso y agitado.
2. *Uso de un cojín abductor entre las piernas:* tanto para cuando esté en decúbito supino como en decúbito lateral sobre el lado izquierdo, con el fin de evitar la aducción de la cadera derecha.
3. *Facilitar el acceso al timbre de llamada del personal:* debe estar al alcance del paciente para poder llamar en caso de necesi-

dad. Debe saber para qué sirve y dónde lo tiene.

4. *Ayuda para la deambulación:* en el hospital, y para esta enfermedad y momento concretos, le facilitamos un caminador para desplazarse con seguridad.
5. *Uso de un calzado adecuado:* debe usar un calzado cerrado, a ser posible sin cordones, o bien con cordones elásticos; con un tacón en forma de cuña de 2 o 3 cm de alto; base ancha; suela antideslizante y que le vaya a medida. Hay que considerar que le falta el primer dedo del pie izquierdo (de gran importancia en el último momento de despegue del pie en la marcha). Se preguntó a la familia si llevaba alguna plantilla con relleno en el zapato para cubrir el hueco y compensar la alteración biomecánica; desconocían si lo tenía por lo que hubo que ponerse en contacto con el ortopeda para valorar su colocación.
6. *Mobiliario adecuado:* la silla, la cama y el váter estarán colocados a una altura que durante la sedestación no provoque una flexión superior a 90° de cadera y, a su vez, permita que los pies del paciente queden planos en el suelo. El uso de una mesa regulable en altura y reclinable facilitará la autoalimentación y actividades de entretenimiento, como leer el periódico, hacer crucigramas, etc., en una posición correcta. Se incorpora un trapecio en la cabecera de la cama para que pueda moverse mejor. En el váter deberán colocarse unos asideros al lado del retrete y en la ducha para prevenir posibles desequilibrios.
7. *Suelos no deslizantes:* el suelo por donde se mueve el paciente debe ser antideslizante, no debe estar mojado, ni encerado.
8. *Iluminación adecuada:* especialmente por la noche, para que el paciente sepa dónde está y evitar que en algún movimiento pueda caerse.

Como medida de seguridad, el paciente, siempre que esté confuso, necesitará supervisión para todas las AVD. Cuando le pedimos que realice algún movimiento, debemos asegurarnos de que lo hace partiendo de una buena base de sustentación y ejecutando el gesto adecuado para que la línea de gravedad mantenga dentro de esta base, y no se desequilibre. Deberá evitar cualquier gesto brusco de cadera por riesgo de luxación.

Resultados

El paciente es dado de alta a la semana de la intervención quirúrgica.

En el momento del alta, ya no está desorientado, ni agitado, pero sí tiene algunos déficit de memoria reciente. Funcionalmente, la escala de Barthel da como resultado 65/100: es autónomo para comer, para la higiene personal, y controla sus esfínteres; necesita supervisión y ayuda para las transferencias, el baño, el vestido de la parte inferior, el uso del váter y para caminar; no sube, ni baja, escaleras.

Comentarios

Acercándose el momento del alta, el equipo de UFISS plantea la derivación del paciente dado que reúne una serie de requisitos que lo hacen candidato a ser trasladado a un centro sociosanitario para convalecencia por:

1. Presentar dependencia funcional.
2. Difícil acceso a la vivienda en su situación actual.
3. Falta de soporte familiar.
4. Control dietético y de la medicación.
5. Estudio de caídas.

Ante esta situación el caso se presenta a la comisión que valora los ingresos en centros sociosanitarios y es aceptado para realizar un período de convalecencia.

Llegado este momento, cada profesional de la UFISS cumplimenta una hoja con las valoraciones pertinentes desde su disciplina para informar al personal del centro de destino de la situación y evolución del paciente.

El TO se encarga de informar del estado funcional en que se encuentra el paciente, aportando los resultados en la escala de Barthel de la situación previa, del momento del ingreso y el del alta. Orienta también sobre los objetivos funcionales que se deben seguir dada la situación del paciente al alta.

Las recomendaciones dadas son:

1. Mejorar el equilibrio durante la marcha, teniendo en cuenta que previamente ya presentaba una alteración de ésta y antecedentes de caídas.
2. Mejorar las transferencias: intentar conseguir total autonomía en ellas.
3. Continuar la reeducación de vestido de los miembros inferiores, con las ayudas técnicas pertinentes (calzador largo).
4. Continuar la reeducación del baño/ducha: en sedestación, usando esponjas de mango largo y con medidas de seguridad (asideros).
5. Continuar la reeducación del uso del váter, con alza de váter y asideros para facilitar la transferencia.
6. Resituar al paciente, teniendo en cuenta que vuelve a cambiar de entorno.
7. Ocupar el tiempo libre; el ocio es una actividad importante en el anciano y una vez recuperado de la situación aguda es importante que realice actividades lúdicas en el centro para favorecer la socialización.

Nota

El interés del caso radica en que una vez diagnosticada y tratada la fractura de fémur, que es lo que hizo perder definitivamente la funcionalidad de la persona, ésta recuperó la capacidad de deambulación y el nivel de dependencia fue disminuyendo. Esto significa que, en principio, el abordaje funcional de este paciente desde el nivel asistencial que le corresponde debe ir encaminado a conseguir la situación funcional previa en la que se encontraba.

Habrá que tener en cuenta que se trata de un paciente geriátrico, con una situación social precaria y que en un período corto de tiempo su marcha se ha ido alterando, dando lugar a varias caídas. Esto significa que hay que seguir controlando su situación, así como la evolución de su estado cognitivo ya que se puede considerar frágil y necesita control sanitario, en previsión de que cualquier cambio de salud que afecte a la persona pueda descompensarlo, tanto funcional como cognitivamente, y dar lugar de nuevo a una situación de dependencia.

BIBLIOGRAFÍA

Campbell J, Roberston MC, Gardner MM. Elderly people who fall: identifying and managing the causes. Br J Hosp Med 1995; 54: 520-523.

Durante P, Pedro P. Terapia ocupacional en geriatría: principios y práctica. Barcelona: Masson, 1998.

Lázaro M. Prevención de las caídas. Rev Esp Geriatr Gerontol 1997; 32: 27-34.

Norton R, Campbell J, Lee-Joe T, Robinson E, Butles M. Circunstancias asociadas con caídas que provocan fracturas de cadera entre ancianos. JAGS 1997; 45: 1108-1112.

Reed K. Quick reference to occupational therapy. Gaithersburg: Aspen Publishers, Inc., 1991.

Rummans TA, Evans JM, Krahn LE, Fleming KC. Delirium in elderly patients. Evaluation and management. Mayo Clin Proc 1995; 70: 989-998.

Sánchez P. Complicaciones secundarias de la inmovilidad en el anciano. Rev Gerontol 1995; 5: 337-344.

Viladot R, Cohí O, Clavell S. Ortesis y prótesis del aparato locomotor. Extremidad inferior (vol. 2.2.). Barcelona: Masson, 1994.

CASO CLÍNICO 3

Demencia primaria tipo Alzheimer en una unidad de larga estancia geriátrica

N. L. Coral Esteban

Introducción

Se presenta el caso de una paciente diagnosticada de probable demencia tipo Alzheimer. Los déficit cognitivos impiden su permanencia en la comunidad, razón por la cual ingresa en un centro sociosanitario, en la unidad de larga estancia.

El servicio de terapia ocupacional (TO) trata de que la persona pueda desempeñarse en el ambiente del centro, adaptando el entorno y las actividades de forma que se mantenga la funcionalidad el máximo tiempo posible, aun cuando el deterioro es irreversible. La evolución indica cómo la intervención retrasa el deterioro y mantiene el nivel de funcionalidad y la adaptación al entorno.

Datos personales

Paciente mujer, de 84 años, que ingresa en unidad de larga estancia geriátrica en un centro sociosanitario, derivada del servicio de medicina interna de un hospital de agudos. Es viuda y tiene 3 hijos, varones, de 65, 59 y 56 años de edad.

Hace 2 años inicia un proceso de deterioro cognitivo consistente en trastornos de conducta, pequeños olvidos, episodios de desorientación espacial y fallos en el manejo del dinero. Fue valorada en un hospital psiquiátrico, e ingresada, y diagnosticada de probable demencia tipo Alzheimer.

Los déficit la imposibilitan seguir viviendo sola en su domicilio, razón por la cual sus hijos deciden acojerla en casa de cada uno de ellos de forma rotativa y con periodicidad mensual. Este cambio de domicilio periódico exige a la paciente un esfuerzo adaptativo más allá de sus capacidades cognitivas y genera una mala relación interpersonal entre ella y sus familiares.

Ninguno de los 3 hijos puede asumir el rol de cuidador principal debido a problemas de salud, laborales o cargas familiares.

Uno de ellos padece un síndrome depresivo en tratamiento y atiende en su domicilio a un hijo con esquizofrenia. El hijo menor tiene a su cargo un hijo afectado de síndrome de Down.

Historia clínica

Como antecedentes personales destacan:

1. Probable demencia tipo Alzheimer diagnosticada hace 2 años.
2. Hipertensión arterial diagnosticada hace 2 años.
3. Diabetes mellitus no insulinodependiente desde hace 3 años. En tratamiento con antidiabéticos orales.
4. Arritmia completa por fibrilación auricular hace 4 años.
5. Insuficiencia cardíaca crónica hace 4 años.
6. Hernia de hiato.
7. Accidentes vesicales.

8. Artrosis generalizada.
9. Cifosis dorsal.
10. Genu valgo.
11. Pie valgo.

Datos clínicos actuales

Ingresa en centro hospitalario por descompensación física de su patología orgánica consecuencia de una infección urinaria resistente a tratamiento antibiótico, que da como resultado un aumento en los niveles de glucosa. Es dada de alta a los 22 días; la falta de un adecuado soporte familiar aconseja su derivación a un centro sociosanitario, unidad de larga estancia.

Valoración neuropsicológica: MEC 23 (35); Set-Test, 29; GDS, 4.

Valoración funcional: índice de Barthel, 55; Oars, 12.

Al ingreso en la unidad de larga estancia de crónicos del Centro Sociosanitario Garbí (Castelldefels, Barcelona) se realiza una valoración geriátrica, por parte de los servicios médicos y de enfermería, trabajo social, fisioterapia, psicología y TO.

La paciente se muestra consciente, orientada en persona, tiempo y espacio. La comprensión y el lenguaje están conservados. Nivel de escolaridad mínimo, sabe leer y escribir, sumar y restar.

Presenta disminución en la agudeza visual por la presencia de cataratas e hipoacusia moderada.

Como consecuencia de un síndrome de inmovilidad leve tras estancia hospitalaria, el balance muscular pone de manifiesto una disminución de la fuerza a nivel general, dando una puntuación de 4 sobre 5.

La deambulación es inestable y precisa de ayuda de otra persona, es dependiente para subir y bajar escaleras.

Necesita ayuda para la alimentación: cortar, pelar y preparar los alimentos.

Es dependiente en higiene personal y baño. Participa en la actividad de vestirse aunque necesita ayuda para la preparación de la ropa, abrochar/desabrochar botones y cremalleras, ponerse medias, zapatos y atar cordones, así como estímulo verbal para iniciar la actividad.

Necesita ayuda para realizar transferencias de la cama a la silla, levantarse de la silla y sentarse y levantarse del váter.

Es dependiente para todas las actividades de la vida diaria instrumentales (AVD).

La exploración neuropsicológica pone de manifiesto déficit leves en la memoria reciente: verbal y visual, memoria de trabajo y praxis constructiva, siendo el resto de funciones cognitivas normales.

Es derivada al servicio de TO con los siguientes objetivos:

1. Reeducación de las AVD.
2. Rehabilitación de la marcha.
3. Apoyo emocional, acogida y adaptación.
4. Psicoestimulación de las funciones cognitivas conservadas.
5. Inclusión en el programa de terapia recreativa.

Valoración de la situación actual

A los pocos días del ingreso, la paciente parece adaptada, se orienta bien en el centro, es capaz de participar en las rutinas y horarios, y establece relaciones interpersonales con otros residentes. Sin embargo, paralelamente, manifiesta quejas de forma obsesiva, en relación a la pérdida de objetos personales, así como somáticas. Este trastorno conductual ocupa gran parte de su tiempo, que dedica a entrevistarse con todo el personal del centro, intentando resolver sus problemas.

La dependencia en las AVD, en este caso, responde a dos motivos principales: la pérdida de fuerza producto de la inmovilización hospitalaria y el desconocimiento por parte de la paciente de las expectativas ambientales del centro, respecto a su desempeño.

La suma de factores implicados en este caso: edad, enfermedad crónica, pronóstico de deterioro cognitivo y los problemas iniciales detectados (dependencia para las AVD y trastorno conductual), requieren un abordaje global. Esto es, no sólo el mantenimiento de «la funcionalidad durante el máximo tiempo posible», sino también la adaptación progresiva de la persona al deterioro, dentro de una rutina significativa y satisfactoria.

El ingreso en la unidad de larga estancia permite intervenir en toda la estructura ambiental que va a sostener la vida ocupacional de la persona, durante un período de tiempo largo.

Marco conceptual

Se decide enfocar el tratamiento basado en el modelo de ocupación humana (MOH).

> «El MOH afirma que todos los seres humanos tienen necesidad intrínseca de ser activos. El comportamiento ocupacional de cada persona puede ser visto como su expresión única de esa necesidad. Esta expresión depende de las capacidades innatas y aprendidas y de lo que la persona ha aprendido acerca de sí misma como actor en el mundo. Es así como a medida que las personas participan en ocupaciones, van adquiriendo disposiciones personales hacia la participación en el mundo (p. ej., atracciones o displacer en ciertas cosas y no otras). Más aún, acumulan un sentido de su propia efectividad, un conocimiento del potencial de disfrutar y sentirse satisfecho y una visión de la vida que las compromete a comportarse de ciertas maneras. Estas disposiciones e imágenes son explicadas como volición. Juntas, constituyen los motivos de las personas para involucrarse en el desempeño ocupacional» (Kielhofner, 1992).

Este modelo proporciona herramientas de valoración que permiten analizar y comprender el estilo propio de ocupación de la persona y su adaptación a las diferentes exigencias ambientales a lo largo del tiempo. Esta adaptación se concreta en elecciones ocupacionales, participación en roles, estructura de hábitos y patrón de intereses que son el reflejo del sistema volicional de la persona.

El conocimiento de la volición permite al terapeuta diseñar un tratamiento individualizado en un contexto institucional.

La aplicación de este modelo requiere tiempo y flexibilidad, tanto en la valoración como en la aplicación, ya que ambas transcurren de forma simultánea en el tiempo a través de la observación de la persona en su desempeño ocupacional, teniendo en cuenta que la terapia se convierte en un evento incluido dentro de la narrativa de vida.

La utilización de otros enfoques, centrados en los déficit concretos, nos daría en todo caso tratamientos parciales. La persona vive en la unidad, y este hecho ofrece la posibilidad de realizar un tratamiento integral, como propone el MOH.

Instrumentos de valoración

Los instrumentos de valoración utilizados son: entrevista histórica del desempeño ocupacional OPHI II y cuestionario volicional.

Entrevista histórica del desempeño ocupacional OPHI II

La entrevista histórica del desempeño ocupacional (OPHI II) es una herramienta desarrollada a través de las aportaciones de gran número de TO e investigadores a lo largo de los últimos 20 años.

La necesidad de una entrevista exploratoria del estilo ocupacional pasado y presente ha sido una constante en TO. Se basa en la idea de que el estado ocupacional actual y futuro es consecuencia del desarrollo de la vida y las experiencias ambientales, que dan lugar a la narrativa de vida.

La utilización de la OPHI II supone obtener un relato cualitativo de la vida del paciente. Se ha estudiado que las personas no sólo dan congruencia o sentido a sus vidas como relato, sino que buscan comportarse para dirigir sus vidas dentro de la misma línea narrativa (Helfrich et al, 1994).

La comprensión de esta narrativa implica el conocimiento de los elementos que han ido conformando el estilo ocupacional y tiene valor pronóstico acerca de la adaptación a ambientes futuros.

La utilización de esta herramienta requiere entrenamiento previo del TO y proporciona información relevante en cinco áreas:

1. Elecciones de actividad/ocupación.
2. Eventos críticos en la vida.
3. Rutina diaria.
4. Roles ocupacionales.
5. Ambientes de comportamiento ocupacional.

La entrevista tiene como objetivo elaborar una historia de vida que permita identificar valores, intereses y causalidad personal implicados en el desempeño ocupacional y la adaptación a las exigencias ambientales en el transcurso de la propia historia de desempeño. Esta valoración permite un acercamiento pronóstico a la capacidad de adaptación a través de elecciones ocupacionales futuras.

Cuestionario volicional

El cuestionario volicional fue creado por De las Heras para estudiar la volición en personas a las que no podía realizarse una entrevista histórica.

Consta de 16 ítems valorados en cuatro niveles a través de la observación sistemática de la persona en la realización de actividades en, al menos, cinco situaciones ambientales diferentes.

La terapeuta analiza y adapta el ambiente para realizar una observación estructurada de la motivación de la persona durante su desempeño en la realización de formas ocupacionales en ambientes distintos.

El ambiente está conceptualizado como todo aquello que rodea a la persona, e incluye el espacio físico (amplitud, iluminación, utensilios, materiales) y el entorno social.

En este caso resulta útil para estudiar el desempeño de la persona en los diferentes ambientes creados a partir del programa de TO.

La valoración pone de manifiesto el funcionamiento de la volición en diferentes ambientes y proporciona una aproximación a las posibilidades de adaptación de la persona a los ambientes y a los requerimientos de adaptación de actividades y entorno por parte del TO.

Resultados de la valoración

Entrevistas histórica del comportamiento ocupacional OPHI II

Historia de la vida. Resumen

La infancia de la paciente se desarrolla en un pueblo de la provincia de Cádiz. Vive con sus padres y dos hermanos. Acude a la escuela hasta los 12 años, aunque participa en las tareas de su casa desde edad muy temprana, realizando los encargos y las compras. Todavía es capaz de recordar cantidades, precios y lugares en los que realizaba la actividad. Ella obtuvo satisfacción y recuerda esta etapa como una de las mejores de su vida.

A los 18 años se queda embarazada, y este hecho provoca el rechazo general en su entorno y su familia le impide ver a su pareja, la mantiene encerrada en casa y la somete a un acoso moral y físico con el objetivo de malograr el embarazo: *«...yo sufrí mucho, sufrí mucho, mucho, mucho, me estuvieron dando de comer las cosas más baratas, no las más baratas, las más sencillas ... aquello que a mí no me gustaba... yo no quería tortilla: tortilla, no quería puchero: puchero... aquello que yo no quería; aquello que me daban, para hacerme sufrir... me daban veneno para que abortara, qué se yo las cosas que me dieron, pero mi hijo salió adelante... era un varón hermoso, tan blanco...».*

Tras el nacimiento de su hijo la presión ambiental se mantiene y ella se marca el objetivo de «dar un apellido» a su hijo, para lo cual se casa con un hombre 14 años mayor que ella, que en este momento tenía 24. Las autoridades eclesiásticas le niegan la posibilidad de que su pareja reconozca al hijo, tiene dos hijos más, ambos varones, finalmente queda viuda tras 4 años de convivencia.

Durante esos 4 años desempeña el papel de madre y ama de casa, y ayuda a su marido en el negocio familiar, una fonda. Durante este tiempo dispuso de pocas oportunidades para el desarrollo de otros intereses. Se sintió *«engañada»* puesto que él lo que quería era una mujer para trabajar en casa, y no se sintió querida por la familia política: *«mi suegra no quería cogerle cariño a mi hijo...».*

A partir de este momento dedica toda su actividad a la crianza de sus hijos, realizando trabajos domésticos (lavar ropa) fuera y dentro del hogar.

Se le ofrece la oportunidad a través de unos familiares de trasladarse a Barcelona: *«...ellos estaban agradecidos porque yo me porté bien con ellos y me mandaron llamar... me dijeron que dejara a mis hijos en Cádiz... yo me planté en la estación de Francia con mis hijos...».*

Ya en Barcelona empieza a trabajar en una fábrica, alquila una habitación para ella, el hijo mayor empieza a trabajar y ayuda en la crianza de los hermanos. Uno de los hijos enferma y se ven obligados a internarlo en una institución... *«y así fuimos pasando, comiendo lo que se podía... luchando mucho...».*

Ella sigue trabajando, el objetivo principal de su vida sigue siendo la crianza de sus hijos.

A los 38 años inicia una relación sentimental, pide permiso a su hijo mayor para poder casarse de nuevo: *«...Dios dispuso que me encontrara con él... Era muy bueno... él quiso mucho a mis hijos, y ellos a él... lo quisieron mucho, mucho, mucho...».*

Esta relación le permitió reducir su horario de trabajo y le proporcionó oportunidades para desarrollar intereses de tiempo libre. Estos intereses no eran elecciones propias, sino que respondían a las propuestas de su compañero. Las actividades que realizaba eran pasear, ir a la playa, cine, teatro y actuaciones. Ella define esta etapa como la mejor de su vida, llena de satisfacción y sentido.

Seguía trabajando en la fábrica y realizando las tareas domésticas.

«Lo que más me ha gustado siempre ha sido la limpieza...»

Ya jubilada, enviuda de nuevo y dedica su tiempo al cuidado de la casa, y ayudando a sus hijos, ya casados, en el cuidado de los nietos. En este tiempo, no realiza elecciones de tiempo libre.

En el momento del ingreso en el centro no tiene participación en roles, ni realiza actividades significativas debido a su estado de salud.

Descripción de la rutina diaria actual

8.30 h: Higiene menor y vestido.

9.00/10.00 h: Desayuno.

10.00/11.30 h: Paseo. Ordena su ropa, supervisa la limpieza de su habitación y enseres personales.

11.30/13.00 h: Actividad terapéutica (3 días por semana)/ver televisión.

13.00 h: Almuerzo.

14.00 h: Descanso/ver televisión.

16.00 h: Terapia recreativa (2 días por semana).

17.30 h: Descanso/Recibir visitas.

19.00 h: Cena.

20.00 h: Ver televisión.

21.00 h: Higiene personal. Desvestirse. Dormir.

Análisis de la historia de vida

Sistema volicional

Los valores han sido protagonistas de su vida. Un fuerte sentimiento de lo que es importante ha dirigido su historia ocupacional, favoreciendo el mantenimiento de los roles y reforzando su sistema habituacional a lo largo de la historia de vida, así como un buen nivel de desempeño.

Estos valores están relacionados con la responsabilidad y el compromiso en la crianza de sus hijos y su disponibilidad a los «deseos de Dios» que promueven su adaptación a los diferentes ambientes impuestos, y han proporcionado un sentido de dirección y propósito a su vida.

Su estándar de calidad en relación al desempeño laboral ha sido alto: *«me gusta la limpieza»*, esto hace que tenga necesitad de mantener el control sobre el orden y limpieza de sus objetos personales y se traduce en conductas obsesivas de forma puntual.

En cuanto a la causalidad personal, la paciente cree en sus habilidades y expectativas de éxito en la realización de las tareas laborales conocidas.

Su orientación tiende a ser externa, cree en la acción de otros o el azar, como elementos generadores de cambios, excepto en el área laboral, en la que ha desarrollado una fuerte creencia en sus propias habilidades.

En relación a los intereses, ha mantenido dificultades en realizar elecciones ocupacionales placenteras. Da un sentido de obligación a las actividades de ocio.

Valoración de hábitos y rutinas

La paciente mantiene una buena estructura habituacional que potencia la automatización de las AVD básicas y favorece su orientación personal, temporal y espacial.

El ambiente físico está adaptado a sus capacidades y favorece la elección de formas ocupacionales (paseos por el jardín, tomar el sol, conversar). (La adaptación del entorno físico es competencia del servicio de TO.)

El ambiente social no siempre facilita su adaptación, en el momento en que se valoraron los hábitos y rutinas todavía no había establecido relaciones interpersonales significativas.

Le afectan negativamente las críticas y necesita ser aceptada en su entorno social.

Cuestionario volicional

Se decidió utilizar el cuestionario volicional por la necesidad de obtener información sobre la influencia que los diferentes contextos ambientales disponibles ejercen sobre la volición y para identificar las condiciones ambientales en que la persona muestra una volición óptima con el objetivo de facilitar el desarrollo volicional a través de la adaptación de las actividades.

La observación estructurada, a través del cuestionario, permite identificar: si la persona muestra curiosidad por actividades nuevas; busca desafíos; es capaz de iniciar, permanecer involucrado y finalizar la actividad; mostrar orgullo en su desempeño o resultado, y otras actitudes relevantes para el estudio de la volición.

1. *Áreas de fortaleza:* la paciente es capaz de iniciar tareas, aunque precisa estímulo verbal. Sin embargo, una vez iniciadas permanece involucrada y se mantiene hasta finalizar. Es capaz de corregir errores, mostrar preferencias, indicar objetivos y manifestar interés. En general, obtiene significado de las actividades.
2. *Áreas de debilidad:* tiene dificultades para iniciar actividades desconocidas, mostrar orgullo acerca de los resultados obtenidos y buscar desafío.
3. *Influencias ambientales:* la mayor puntuación se dio en formas ocupacionales conocidas y las que ofrecen un nivel de desafío adecuado a sus capacidades (AVD básicas y bingo). El ambiente social que más apoyó el desempeño fue el grupo cooperativo.

A los 2 meses del ingreso, la paciente se muestra bien adaptada, han disminuido las conductas obsesivas, produciéndose de forma ocasional, y mantiene la funcionalidad para las AVD básicas (AVDB). Dada la buena adaptación y la mejora del estado general de la paciente, se plantea la duda, por parte del equipo interdisciplinario sobre el diagnóstico de enfermedad de Alzheimer, y por lo tanto sobre la idoneidad del recurso y se decide derivarla a una unidad de diagnóstico de demencias para nueva valoración.

De la valoración psicopatológica y neuropsicológica realizada cabe destacar: afectación de la fluencia semántica, la memoria de trabajo (visual y verbal), el recuerdo a corto plazo, aprendizaje y memoria semántica, la praxis ideomotora y el razonamiento abstracto.

Herramientas utilizadas: Minimental 27/30. Blessed 5. RDRS- 2:28. CAMCOG: 55/77. MMSE: 22/25, MEC: 29/35.

Pruebas complementarias: TC craneal, signos de atrofia cerebral, de predominio subcortical y cerebeloso. Leucocariosis. Pequeño foco isquémico capsular posterior derecho. Analítica de sangre: ligera elevación de transaminasas (GOT, GTP y GGT). Ligera hipocalcemia. Déficit de vitamina B_{12}. Ligero aumento del volumen corpuscular medio de eritrocitos sin anemia.

Se confirma el diagnóstico de probable demencia degenerativa primaria tipo Alzheimer, por lo que se mantienen los objetivos de tratamiento para el servicio de TO.

Conclusiones para el plan terapéutico

La paciente tiene un estándar de desempeño elevado, necesita que sus producciones tengan calidad para sentir un grado adecuado de causalidad personal. Le gustan las actividades cooperativas y los proyectos grupales no competitivos.

Da un sentido laboral o productivo a todo lo que hace, tiene dificultades para obtener placer de la actividad si no puede proporcionarle un sentido de utilidad.

Ha tenido un buen desempeño laboral y ha sido capaz de equilibrar su participación en roles en el pasado y se mantiene capaz de identificar las expectativas ambientales de rol.

A lo largo de su vida ha desarrollado una buena estructura de hábitos que le ha permitido hacer frente a las exigencias ambientales.

El ocio, para ella, está relacionado con la celebración de fiestas tradicionales y obtiene placer de las relaciones interpersonales en este contexto festivo.

Se considera que el entrenamiento de las AVDB debía realizarse dentro de los primeros días de ingreso en la unidad, con el objetivo de favorecer el establecimiento de éstas en la rutina ocupacional.

La paciente manifiesta a través de su conducta obsesiva la necesidad de control y efectividad personal en el ambiente. La estructura del centro y las exigencias ambientales para la adaptación estaban resultando excesivas a sus capacidades.

Las formas ocupacionales (actividades) deben ser adaptadas a sus capacidades y proporcionar el desafío justo para favorecer el desarrollo de la motivación y una participación adecuada. Estas actividades deben estimular las funciones cognitivas conservadas.

Plan terapéutico

Objetivos

El objetivo general para esta persona, dentro del programa de TO, fue proporcionar oportunidades que le permitieran estructurar una rutina adaptativa, acorde con sus propios valores e intereses, de forma que su vida dentro de la unidad tuviera sentido y fuera significativa y satisfactoria.

El servicio de TO establece como objetivos prioritarios la recuperación de las AVDB, independencia para la deambulación y la adaptación a la rutina del centro, así como la observación sistemática, seguimiento y evaluación continua de la motivación, que permita diseñar y/o adaptar actividades significativas, acordes a los intereses de la paciente.

En definitiva, el trabajo de la TO en este caso era conocer los valores, intereses, la estructura motivacional de la persona y encontrar instancias ocupacionales que permitieran el desarrollo de su vida en un entorno estimulante de sus capacidades motoras, sensoperceptuales, relacionales y, sobre todo, cognitivas. Todo ello teniendo en cuenta las exigencias ambientales del centro.

La rutina diaria debería ser coherente con el objetivo de enlentecer el proceso de deterioro cognitivo, manteniendo el máximo tiempo posible las capacidades conservadas, dentro del desarrollo de una vida significativa.

En la realización de actividades recreativas se debía favorecer el desempeño de un rol laboral (colaboración, ayuda, etc.), debido a la dificultad de la paciente para encontrar placer en el ocio.

El tratamiento no se plantea objetivos de mejora debido al proceso degenerativo, sino de mantenimiento y adaptación mediante rutinas que favorezcan la automatización de los AVD y hábitos.

Tratamiento

El centro dispone de un programa preestablecido de TO para usuarios que padecen deterioro cognitivo leve, que incluye actividades físicas, de estimulación cognitiva y recreativas.

El número elevado de usuarios requiere la utilización de un marco grupal, que tiene en cuenta las necesidades particulares de cada participante, exploradas a través de la valoración.

El tratamiento se inicia con la reeducación de AVD y rehabilitación de la marcha, ambos a través de sesiones individuales.

La recuperación de las AVDB se realiza en tres sesiones de entrenamiento en vestido e higiene y supervisión y estímulo verbal en la alimentación. El objetivo de estas sesiones es guiar el reaprendizaje de la actividad con resultado positivo. Se establece un programa de paseo diario con el objetivo de recuperar la deambulación. Asimismo, se trabaja en la creación de una buena relación terapéutica, requisito previo para la evaluación, seguimiento e inclusión en el programa.

Se la incluye en el programa de actividades de TO realizando sesiones de psicomotricidad, taller de manualidades, terapia recreativa y participación en la preparación de fiestas.

Taller de psicomotricidad

Participa en la actividad, además de ejercer un rol de ayuda, repitiendo consignas a personas con déficit auditivo y repartiendo materiales.

Vive los ejercicios físicos como una obligación para mantener su salud.

Disfruta de la relación interpersonal, se esfuerza en la realización de ejercicios de memoria, ritmos y secuencias.

En ocasiones, prioriza el rol de ayuda sobre una mala ejecución y acepta desafíos y desempeño por debajo de su estándar dando respuesta a las expectativas del rol.

> *«TO: ¿Qué es para ti esta actividad: descanso, distracción o diversión?*
> *Paciente: «...Ayudar a los demás, yo lo pongo en ayudar a los demás. Porque si tú sabes un pedazito así y yo sé de lo otro, pues de resultas es mayor...». «...Como el otro día cuando canté, sabía yo que lo que cantaba era una calamidad, pero yo lo canté y ya estaba, estaban contentas mientras, pues ya está...»*

Terapia recreativa

Actividades de cine y bingo. Vive el cine como una distracción. Es capaz de comentar algunos fragmentos de una película y manifestar y argumentar si le gusta o no. Disfruta con la actividad de bingo, en la que también ejerce el rol de ayuda participando en la preparación de la actividad. El nivel de desafío se ajusta a sus necesidades. En la realización de esta actividad se produce la mayor puntuación en el cuestionario volicional.

Preparación de fiestas

Participa ayudando en la decoración, montaje de mesas, etc. Manifiesta satisfacción, muestra curiosidad e iniciativa y es capaz de aportar sugerencias y resolver problemas. Le gusta compartir el resultado obtenido. Este tipo de actividades tiene mucho sentido para ella.

Actividades de la vida diaria instrumentales

Ocasionalmente, se ofrece para colaborar en algunas AVD instrumentales como doblar ropa, emparejar calcetines, preparar bocadillos. Éstas se programan con el objetivo de estimular las capacidades práxicas procedurales de personas con deterioro cognitivo más avanzado.

Ejemplo de actividad

Contexto ambiental

Ocupación: tiempo libre.
Actividad nueva: sí.
Elección libre: no.
Ambiente conocido: sí.
Espacio físico: sala de terapia.
Objetos: papel de seda, cartulina, pegamento, pincel, tijeras.
Dispuestos sobre la mesa, libre elección de colores y materiales. Elección del motivo que realizar entre diversas opciones.
Ambiente social.
Grupo: cooperativo (12 personas).
Rol: participante y ayudante de TO.
Consciente de las expectativas de rol.

Forma ocupacional

Collage de bolas de papel de seda sobre una figura previamente recortada en cartulina.
Participación de todos los trabajos en un proyecto global: macropóster.
Motivo: la primavera.
Acciones: explicación de la actividad, trabajo verbal de orientación, conversación acerca de cuándo empieza la primavera, qué fiestas se celebran, evocación de recuerdos pasados sucedidos en primavera.
Recortar la figura en cartulina previamente dibujada. Planificación de la disposición del color y elección de éste. Recortar papel de seda. Formar bolitas. Aplicar pegamento con pincel.

Análisis de la actividad desde el punto de vista de los requerimientos cognitivos

1. Funciones ejecutivas
   - Secuenciación de los pasos que realizar.
   - Razonamiento abstracto: comprensión de la actividad.
   - Denominación y categorización: diferentes motivos (flor, mariposa, pájaro, letras).
2. Praxias
   - Constructiva, ideomotora e ideatoria (realizar la composición, cortar con tijera, etc.).

Memoria

Inmediata (mantenimiento de la consigna en la realización de la actividad) visual y auditiva.
Semántica: denominación de objetos relacionados.
Episódica: relato de hechos sucedidos.
Remota: evocar acontecimientos pasados.
Lenguaje: expresión verbal, fasias (comprensión y creación cortical) y artrias (estimulación y producción motora) mediante el lenguaje.
Gnosias: reconocimiento de objetos (auditiva, visual y táctil).
Lateralidad: relación con los objetos.
Coordinación: ojo/mano. Bimanual.

Justificación

Esta actividad no fue elegida especialmente para esta residente, sino que formaba parte de un proyecto grupal, sin embargo se adaptó a las necesidades de todos los participantes.

Los motivos que tenía que realizar eran de dos tipos, unos para exponer solos y otros para formar parte de una composición mayor (un póster con letras). La paciente, como se ha analizado en la evaluación, tiene dificultades para ajustar su ejecución a su nivel estándar, por lo que se le facilitó la elección de un motivo que iba a formar parte de una composición mayor y que pudiera ser mostrado entre otros, facilitando la capacidad de valorar su trabajo de forma positiva cuando está incluido en un contexto grupal.

Se trabajó el papel de ayudante de terapia solicitando ayuda a la paciente para colocar las protecciones de plástico en las mesas, así como para recoger los materiales.

La actividad incluye la estimulación de las funciones cognitivas (v. Análisis de la actividad), uno de los objetivos de la terapia, así como la participación en roles, favoreciendo el desarrollo de la causalidad personal, congruente con los valores personales, aunque no tanto con los intereses. De hecho, las manualidades no son un área de interés para ella, pero sí las relaciones interpersonales y la participación en proyectos grupales.

Evolución

La paciente ha participado en el programa de TO durante el último año.

Durante este tiempo ha recibido seguimiento de todos los servicios que componen el equipo del centro.

El trastorno conductual se ha ido extinguiendo paulatinamente hasta desaparecer en el plazo de 3 meses.

La adaptación al centro se ha valorado como positiva.

Se ha mantenido estable en su patología orgánica, a excepción de un proceso gripal (hace 3 meses) por el que estuvo encamada durante 10 días, después de los cuales pudo mantener su independencia en AVDB y la deambulación sin necesidad de intervención.

Resultados

1. *Reeducación de AVD y rehabilitación de la marcha.* El resultado fue que en los 20 días siguientes al ingreso la paciente era independiente en AVDB, excepto el baño, que realiza con supervisión (índice de Barthel: 95).

   También recuperó la independencia para caminar y la capacidad de subir y bajar escaleras, actividad para la que ocasionalmente pide ayuda.
2. *Estructura ocupacional.* Actualmente sigue participando en el programa de TO.

   Ocasionalmente muestra sus trabajos y ayuda a otros residentes en las actividades, manifestando orgullo por su veteranía y conocimiento del centro.

   Mantiene una buena relación con el equipo interdisciplinario, al que acude ofreciendo su ayuda y es capaz de plantear sus necesidades con mayor asertividad.

   Se mantiene orientada en espacio y tiempo.

   Durante este año se ha observado un deterioro en las capacidades constructivas y la memoria reciente, aunque no son significativos desde el punto de vista funcional.

   La estructura ocupacional resulta, en este caso, un buen soporte; permitiendo el desarrollo de una vida satisfactoria y significativa a pesar de los déficit.

Comentarios

La TO, en este caso, interviene en el ambiente de forma sistemática, facilitando la adaptación de la persona en el transcurso del deterioro.

La intervención se concreta en el mantenimiento de los hábitos a través de las rutinas horarias, automatización de las AVDB, y adaptación de las tareas a las capacidades de la persona en cada una de las fases del deterioro.

La rutina crea una estructura habituacional que permite a la persona automatizar gran parte de su desempeño ocupacional, la memoria procedural, más resistente al deterioro, asume gran parte de esta estructura, ayudando al mantenimiento de la funcionalidad durante más tiempo.

La realización diaria y sistemática de las AVD proporciona una actividad física necesaria para el mantenimiento de la fuerza muscular y la amplitud articular global, así como el estímulo de funciones sensoperceptuales y cognitivas y un aumento del sentimiento de efectividad personal en el ambiente (causalidad personal).

BIBLIOGRAFÍA

Durante P, Noya B. Terapia ocupacional en salud mental: principios y práctica. Barcelona: Masson, 1998.

Elliot MS. Occupational role performance and life satisfaction in the elderly. Unpublished Master's Thesis, University of North Carolina and Chapel Hill, 1984.

Foy SS. Learned helplessness: control of the environment and its effect on the occupational behavior of the elderly in long-term care. Unpublished Master's Thesis, University of North Carolina at Chapel Hill, 1986.

Grieve J. Neuropsicología. Bogotá: Ed. Médica Panamericana, 1995.

Hopkins HL, Smith HD. Willard and Spackmon. Terapia ocupacional. Madrid: Médica Panamericana, 1998.

Jackoway IS. Roles and the ederly- An index of role participation and adaptation to role loss. Unpublished Master's Tesis, University of North Carolina at Chapel Hil, 1985l.

Kielhofner G. Conceptual fundations of Occupational therapy. Filadelfia: A. Davis Publishers, 1992.

Oakley F. Clinical aplication of the model of human occupation in dementia of the Alzheimer's type. Occup Ther Ment Health 1987; 7: 37-50.

Olin D. Assessing and assisting the person with dementia: an occupational behavior perspective. Phys Occup Ther Geriatr 1985; 3: 25-32.

Riopel NJ. An examination of the occupational behavior and life sastisfaction of the elderly. Unpublished Master's Thesis, Virginia Commonwealth University, 1982.

Smith N, Kielhofner G, Watts J. The relationship between volition, activity pattern and life satisfaction in the ederly. Am J Occup Ther 1986; 40: 278-283.

Terr L. El juego: por qué los adultos necesitan jugar. Barcelona: Paidós Ibérica, 2000.

CASO CLÍNICO 4

Estancias diurnas: tratamiento de hemiplejía derecha

P. Carrasco Mateo y V. Prudencio García

Datos personales

Edad: 81 años.
Lugar de nacimiento: Madrid.
Profesión: sus labores.
Estudios: elementales.
Estado civil: viuda.
Motivo del ingreso: vive sola. Precisa ayuda para sus cuidados básicos.
Actitud: favorable.

Datos clínicos

Diagnóstico: AVCA isquémico en ganglios basales (2/2/1997). Hemiplejía derecha. Sin deterioro cognitivo.

Historia clínica

1. Paciente exfumadora con antecedentes de alergias farmacológicas.
2. Intervenida de peritonitis el 24/10/1997.
3. Diagnosticada de hipertensión arterial.
4. Caídas de repetición.

Valoración de terapia ocupacional

Situación basal previa al AVCA: totalmente independiente.
Fecha del AVCA: 2/2/1997.
Fecha de ingreso en el centro de día: 18/03/1998.
Al ingreso en el centro de día y después del AVCA: continúa independiente para algunas actividades de la vida diaria (AVD) y para otras, como alimentación, vestido y salvar escalones, precisa ayuda. Dependiente para el baño y mantiene la deambulación ayudada por una muleta.

Movilidad en cama y transferencias

Es impotente para realizar giros en decúbito supino. Es capaz de pasar a sedestación con gran esfuerzo. Precisa ayuda para realizar todas las transferencias en general.

Cabeza y tronco

Acortamiento en la musculatura del cuello que le limita la movilidad en giros, inclinaciones y extensión.
Asimetría postural.
Conserva la percepción del esquema corporal.
Realiza movimientos en bloque sin disociar ambas cinturas, escapular y pélvica.
Pérdida de fuerza muscular en tronco, acusándose más en el lado pléjico.
Control de equilibrio en sedestación en estático y dinámico.

Miembros superiores

1. *Miembro superior izquierdo:*
   - Arcos de movimiento normales en todo su recorrido, con aumento de la fuerza muscular por suplencias del miembro superior derecho (pléjico).
   - Presencia de motricidad fina y gruesa con adecuada pinza y puño. Coordinación oculomanual unilateral y motora. Conserva la sensibilidad superficial y profunda.
2. *Miembro superior derecho:*
   - Pérdida total de movilidad en todas las articulaciones.
   - Síndrome doloroso hombro-mano.
   - Patrón pléjico espástico con afectación importante de los músculos depresores de la cintura escapular y brazo, los fijadores y retractores de la escápula, los aductores y rotadores del brazo, pronadores del codo y muñeca y los flexores y aductores de los dedos. Como consecuencia presenta brazo pegado al tronco, húmero descendido, codo en semiflexión y mano cerrada.
   - Por tener el brazo caído y péndulo aparece un aumento de dolor en el hombro. Conserva la sensibilidad superficial y profunda.

Miembros inferiores

1. *Miembro inferior izquierdo:*
   - Movilidad completa en todos los recorridos de todas las articulaciones con aumento de fuerza muscular por sobreúso.
2. *Miembro inferior derecho:*
   - Movilidad reducida en la cadera, manteniendo 15-20° de flexión y 5-10° de abdución en cadera. El resto de articulaciones (rodillas, tobillos y pies) sin movilidad activa con atrofia muscular. Espasticidad acusada en los músculos extensores de cadera, rodilla y tobillo, con distensión ligamentosa y pie en equino.
   - Marcha típica de segador con mal apoyo bipodal. Presenta, por tanto, carga asimétrica y ritmo alterado durante la marcha, caminando con pasos de corta longitud.
   - Equilibrio inestable en bipedestación en estático, pronunciándose más su inestabilidad en dinámico.
   - Conserva la sensibilidad superficial y profunda.
   - No presenta dolor a la movilización.

Escalas utilizadas

Barthel: al ingreso 80/100, siendo dependiente total para el baño y necesitando ayuda para la alimentación, vestido y salvar escalones. Rivermead: 0/25, no existe habilidad motora en miembro superior pléjico. Lawton: 2/8, siendo capaz de controlar su medicación y de manejar sus asuntos económicos.

Ayudas técnicas al ingreso

Bastón canadiense.

Plan terapéutico

Una vez analizada su situación funcional, valoramos sus posibilidades de mejora decidiendo su inclusión dentro del departamento de terapia ocupacional (TO), planteándonos una serie de objetivos generales y específicos. Por ser usuaria del centro de día y vivir sola con escaso apoyo familiar, es importante e imprescindible realizar una valoración en su domicilio, que comentaremos y expondremos más adelante.

Objetivos generales

1. Disminuir el dolor en hombro pléjico.
2. Cambio de dominancia para aumentar la

autonomía necesaria para el desarrollo de las AVD.
3. Mejorar la simetría postural reduciendo las contracturas y rigideces provocadas por su hemiplejía.
4. Mejorar su patrón de marcha, así como el equilibrio para disminuir el riesgo de caídas.
5. Conseguir la máxima autonomía en la comida, vestido, etc.
6. Autocuidado de su higiene postural.
7. Facilitar el manejo y la funcionalidad en su domicilio.

Objetivos específicos

1. Ampliar la movilidad en los músculos del cuello.
2. Evitar las contracturas y rigideces musculares, posturales.
3. Mejorar la movilidad en cama y las transferencias.
4. Mejorar las reacciones de equilibrio y enderezamiento.
5. Mejorar la marcha con las ayudas técnicas necesarias.
6. Conseguir la máxima autonomía en la comida, vestido, salvar escalones y baño.

Actuaciones (medios, acciones y estrategias)

En su tratamiento intentaremos desarrollar la funcionalidad, planteándonos como posibilidad real el cambio de dominancia (nulas posibilidades de recuperación para su brazo pléjico), favoreciendo una mejor autonomía. Los ejercicios los realizará en los tres planos: decúbito, sedestación y bipedestación. Dadas las limitaciones que presenta al ingreso para realizar las transferencias, su tratamiento comienza desde decúbito para posteriormente realizar el resto de ejercicios en bipedestación, alternándolos con ejercicios en sedestación.

Como objetivo principal del tratamiento, el departamento de TO se marca como criterio de actuación mejorar el equilibrio, evitando así el número de caídas sufridas reiteradas veces por la paciente.

Disminuyendo la espasticidad en el brazo pléjico y el tronco reduciremos la espasticidad extensora de la pierna consiguiendo una marcha más normalizada y armónica.

Algunos de los ejercicios practicados desde el departamento se exponen a continuación:

1. Ampliar la movilidad en los músculos del cuello:
   - Masaje pasivo para elongar la musculatura del cuello.
   - Autoaprendizaje de los movimientos voluntarios de cabeza (flexoextensión, inclinaciones laterales y giros).
2. Evitar las contracturas y rigideces:
   - Movilidad pasiva de miembro superior pléjico relajando y disminuyendo la espasticidad.
   - Relajación del miembro afectado, colocando una férula antiespástica. El tiempo de exposición con la férula fue, en un principio, de 10 min, ampliándose de forma gradual en el tiempo.
   - Movilizaciones asistidas realizándolas con el apoyo del miembro superior válido (abducciones y elevación de hombro).
   - Autoaprendizaje del control postural en sedestación. Caderas en flexión a 90° con respecto al tronco. Tronco erguido con buen apoyo en respaldo del asiento. Brazo pléjico sostenido en una mesa colocada frente a ella, en abducción, y mano reposando en posición anatómica sobre la mesa. Muslo descansando sobre el asiento con rodillas en flexión a 90° con respecto al suelo y pies sobre el suelo a 90°. Desde esta postura se trabaja con el lado sano mientras se relaja el pléjico.
3. Movilidad en cama y transferencias:
   - Pulsiones de caderas en decúbito supino. Con las piernas flexionadas y pies apoyados en la cama, eleva las caderas

en series de 10 pulsiones intercaladas con descanso.

- Giro lateral hacia la derecha. La paciente en decúbito supino gira hacia el lado derecho llevando la pierna y el brazo izquierdo hacia el lado del giro a la vez que voltea el tronco. Una vez realizado el giro, corregimos su postura: hombro pléjico hacia delante permitiendo que su brazo se coloque en rotación externa y extendido a la altura del codo.

  El giro hacia el lado izquierdo fue abordado en un segundo plano por los siguientes motivos:
  - Según la disposición de su cama en su habitación precisa de un giro hacia la derecha para bajar.
  - No tener aún fortalecida la musculatura troncal que permita el giro hacia la izquierda.
- Paso de decúbito supino a sedestación. Comenzamos desde la misma posición en la que realiza el giro pero apoyándose con la mano válida en la cama, baja las piernas y se incorpora ayudada, en un principio, por la terapeuta, que se sitúa frente a ella.
- Transferencias de silla a silla. La paciente está sentada en una silla con apoyabrazos, con los pies correctamente alineados, paralelos entre sí y en perpendicular a las rodillas. Se prepara para iniciar la transferencia a otra silla previamente colocada en oblicuo junto a la suya. Pedimos que incorpore el tronco hacia delante llevando la cabeza hacia abajo, levanta las nalgas, con el brazo sano se apoya en el reposabrazos de la silla a la que va a transferirse, gira y se sienta.

  Este mismo ejercicio lo repite con los brazos entrelazados, se desplaza hacia delante, eleva las nalgas y se levanta del asiento.

4. Reacciones de equilibrio y enderezamiento:
   - Paso desde sedestación a bipedestación. Para conseguir un buen equilibrio en bipedestación colocamos a la paciente sentado frente al terapeuta. Ésta sitúa sus manos en sus muslos y traslada el tronco hacia delante, al tiempo que eleva las caderas e inicia la bipedestación. Una vez de pie, se trabajarán las reacciones de enderezamiento y simetría postural. Cuando la paciente aprende a controlar su brazo pléjico y su postura de pie, realiza la misma actividad alternando con distintos apoyos, como delante de una camilla, silla, etc.
   - Disociación de cinturas y equilibrio en bipedestación. La paciente, de pie con un amplio polígono de sustentación (lo conseguimos separando sus pies por medio de una caja), traslada tacos de madera desde un plano frontal hacia un plano lateral, que se va cambiando en distintas alturas.
   - Enderezamiento desde sedestación a bipedestación. La paciente sentada sobre una pelota Bobath (base inestable) con pies abiertos y manos entrelazadas impulsa el tronco hacia delante a la vez que va bajando sus manos hacia el suelo. Eleva las caderas y comienza a erguirse levantando la cabeza al mismo tiempo que empieza a enderezar el tronco hacia la bipedestación.
5. Entrenamiento de la marcha con ayudas técnicas. Se cambia el bastón canadiense por un bastón trípode para aumentar su seguridad en la marcha, intentando reducir el número de caídas al aumentar su seguridad. Comienza el entrenamiento con el trípode:
   - Se coloca un circuito con obstáculos (picas, sacos, aros, etc.) que debe sortear adelantando y apoyando primero el trípode, luego el pie pléjico y luego el pie normal.
   - Subir y bajar escaleras. Sube primero con la pierna sana, cargando el peso en el trípode y la pierna afectada, luego sube a la vez el trípode y la pierna pléjica. Para bajar las escaleras apoya a la vez la pierna pléjica y el trípode, car-

gando el peso sobre la pierna sana para luego bajarla.
- Apoyos sobre la pierna afectada: la paciente de pie y delante de un taburete coloca la pierna sana sobre éste y proyecta el tronco hacia delante cargando el peso sobre la pierna afectada.

6. Adiestramiento en AVD:
   - Alimentación: presenta dificultad para partir los alimentos. Desde el departamento se prescribe un cuchillo tipo Nelson (cuchillo y tenedor). Se le proporciona un mantel antideslizante para evitar que se le escurra el plato al cortar.
   - Vestido: se le prescribe un calzado más adecuado para poder caminar con mayor sujeción en tobillo y que a la vez no presente dificultades a la hora de su manejo (calzado tipo bota, con cierre tipo cremallera o velcro para paliar el equino). Su familia no colabora en la petición que desde TO se transmitió para la compra de un antiequino. Adaptamos el cierre del sujetador con velcro y la adiestramos en su colocación. Sujetamos con una pinza de la ropa un extremo del cierre del sujetador a su pantalón llevando con la mano sana el otro extremo, rodeando la cintura por detrás, hasta abrochar el sujetador con el velcro. Una vez abrochado, se lleva el cierre hacia la espalda pasando primero el brazo afectado por el tirante del sujetador y luego el brazo sano por el otro tirante. Recomendamos que cambiara su indumentaria (vestidos y faldas) por pantalones tipo chándal facilitando su manejo a la hora de vestirse.
   - Baño: la enseñamos a bañarse con una sola mano, para ello le facilitamos la acción por medio de una esponja de mango largo.

Valoración a domicilio

Observamos y valoramos los diferentes obstáculos que se encuentra a diario en el acceso al domicilio de la paciente.

Dentro del programa de adaptación domiciliaria, el departamento cuenta con una hoja de valoración a domicilio. Este instrumento de trabajo se ha ido diseñando y confeccionando a medida que se han presentado y detectado nuevas necesidades en las distintas visitas a domicilio que hemos realizado. En esta valoración se reflejan datos de carácter general (datos personales, enfermedad principal, fecha de valoración), así como datos más específicos (tipo de hogar [piso, planta baja, etc.], transferencias, movilidad en domicilio, barreras en el acceso y en el propio domicilio). Al final de la valoración recogemos generalidades y recomendaciones que luego se convertirán en sugerencias que se transmiten directamente a la persona o al familiar de apoyo.

En el caso particular de esta paciente detectamos los siguiente problemas:

1. Es una vivienda tipo piso en la que existen numerosas barreras arquitectónicas. La gran cantidad de muebles que decoran su casa impiden su paso.
2. Hay ranuras en el suelo que presentan cambios de nivel no identificados que provocan tropiezos.
3. El perchero está colocado en el pasillo, a una altura inaccesible para colgar su abrigo al entrar y salir de casa. Este problema la usuaria lo resolvió colocando una silla a la entrada que, lejos de solucionar su problema, lo aumentó reduciendo el espacio y dificultando su paso por el pasillo.
4. Tiene una estufa catalítica que a veces olvida apagar.
5. Baño pequeño y no adaptado, por lo que apenas lo puede utilizar. Un cesto de ropa sucia colocado a la entrada impide el acceso al baño.
6. Parte del mobiliario de su casa tiene aristas que, al estar mal ubicado, provoca que a su paso la usuaria se golpee contra ellas.

Como recomendaciones a estas dificultades propusimos:

1. Despejar el mobiliario de la casa en general, almacenando los muebles desechados en una habitación que tenía cerrada y que no utilizaba.
2. Salvar los desniveles del suelo, arreglándolos o identificándolos en sus defectos.
3. Dar utilidad al perchero bajándolo en altura, de esta manera se podrá retirar la silla.
4. Cambiar la estufa de gas por un calefactor de aire caliente.
5. En el baño, retirar el cesto de ropa sucia que impide su acceso, colocar barras dentro y fuera de la bañera, poniendo un asiento para aumentar la seguridad.
6. Forrar y cubrir las aristas de los muebles.

Resultados

Con fecha 18/06/1998 obtiene una puntuación en el índice de Barthel de 90/100, siendo dependiente para el lavado y con independencia total para salvar escalones.

El 19/11/1999 se revalúa obteniendo un 95/100 en el índice de Barthel; es capaz de subir los escalones con independencia pero necesita ayuda para el baño.

Con fecha 22/02/2000 continúa con un índice de Barthel de 95/100 al no conseguir su independencia en el baño en su domicilio por negarse a realizarlo.

Rivermead: 4/25. Pasa de sedestación a bipedestación sin apoyo.

Lawton: 4/8. Maneja el teléfono, realiza tareas ligeras del cuidado de la casa. Continúa siendo responsable para su medicación y el manejo de sus asuntos económicos.

Estado físico y funcional

En los miembros superiores el miembro sano gana fuerza muscular, mejora la coordinación y se consigue el cambio de dominancia. En el miembro superior pléjico no aparece la movilidad activa pero disminuye la espasticidad facilitándole la apertura de la mano en la relajación, lo que favorece el aseo de ésta evitando heridas palmares. Disminuye el dolor en el hombro. En los miembros inferiores se consiguen 10-15° más en flexión de cadera, lo que permite mejorar el peso para la marcha. Mejora el equilibrio en bipedestación, afianzando la deambulación y disminuyendo el número de caídas. A fecha de hoy, continúa en el departamento trabajando futuras posibilidades y manteniendo lo alcanzado. Las ayudas técnicas utilizadas para la consecución de estos objetivos fueron las siguientes: trípode, sujetador adaptado, esponja de mango alargado, cuchillo tipo Nelson, mantel antideslizante. Para el domicilio recomendamos: calientaleches por tener problemas con el gas, barra en cuarto de baño, retirar parte del mobiliario, cambiar la estufa de gas por un calefactor, bajar el perchero de la entrada, colocar un espejo de baño a su altura, teleasistencia y ayuda a domicilio (recursos coordinados y recomendados por la trabajadora social).

Explicación del caso

Paciente que ingresa el día 18/03/1998 en el centro de día exponiendo como motivo principal del ingreso que vive sola, afectada recientemente de un AVCA isquémico en los ganglios basales, con hemiplejía espástica derecha y sin deterioro cognitivo.

Al ingreso su actitud fue muy positiva. Pronto se pudo comprobar que esta actitud respondía a una falsa esperanza creada por ella misma respecto de una segura y total recuperación que le permitiría volver a su vida normal. Desde el propio departamento y en coordinación con el resto de profesionales del equipo, se vio necesario explicarle la realidad de su enfermedad y sus límites viables de recuperación. Esto contribuyó a disminuir su nivel de ansiedad y a que comenzara a aceptar sus propias limitaciones.

Una vez efectuada la valoración, protocolizada por el departamento, como con todos los nuevos pacientes, decidimos incluirla en los programas neurológicos, de entrenamiento en AVD y de adaptación domiciliaria, planteándonos como objetivos mejorar su situación funcional y modificar su situación ambiental.

La falta de participación y apoyo de su familia ha repercutido negativamente en su tratamiento, no pudiendo afianzar del todo su marcha por omitir la compra de un antiequino, no colaborando en las recomendaciones para salvar todos los obstáculos en su domicilio y teniéndola que asistir desde la residencia en su baño por falta de higiene, no tenida en cuenta por ella, ni por su familia.

Este caso no sólo ilustra el trabajo diario de unos profesionales o la historia clínica de una persona, sino también muchos otros aspectos. Desde el departamento consideramos que tan importante es el trabajo de los profesionales, la aplicación de unas técnicas concretas, las posibilidades de realizar adaptaciones, etc., como la aportación de la familia. Muchas veces, sin esta última parte, el trabajo que desarrollamos queda interrumpido o incompleto. En las propias evaluaciones del departamento hemos observado que en los casos en los que la actitud del usuario es favorable y además existe un apoyo familiar involucrado en el proceso de recuperación de la persona, el trabajo aporta mayores y mejores resultados. Con esto se consigue también algo que consideramos fundamental: que el paciente y la familia tomen conciencia del proceso y se sientan partícipes de los objetivos propuestos.

CASO CLÍNICO 5

Estancia temporal en una residencia: hemiplejía izquierda

P. Carrasco Mateo y V. Prudencio García

Datos personales

Mujer de 85 años, nacida en Valladolid; soltera; dedicada al servicio doméstico; con estudios elementales.

Motivo del ingreso: rehabilitación, accidente vasculocerebral (AVC).

Actitud: colaboradora.

Datos clínicos

Diagnóstico: infarto isquémico en el hemisferio derecho con hemiplejía izquierda (1/11/1999). Sin deterioro cognitivo.

Historia clínica

1. Paciente con antecedentes de posible reumatismo en su juventud y posible meningitis (refiere que le realizaron una punción lumbar).
2. Sin hábitos tóxicos.
3. Sin antecedentes de alergias farmacológicas.
4. A su ingreso presenta hipertensión arterial detectada hace 5 años.

Valoración de la terapia ocupacional

Fecha de ingreso en el departamento: 26/11/1999.

Situación basal: independiente totalmente sin ayudas técnicas. Vivía sola en casa.

Movilidad en camas y transferencias

1. No realiza giros en decúbito supino.
2. No se incorpora desde la posición en decúbito a sedestación.
3. Las transferencias las realiza dependiente, con ayuda de una persona.

Cabeza y tronco

1. Cabeza: ligera rigidez articular con limitación de movilidad (giros, flexoextensión, inclinaciones, etc.).
2. Tronco: asimetría postural (hombro pléjico descendido, oblicuidad en la pelvis sin llegar a producir con esta postura acortamientos musculares [postura reducible]).
3. Sin disociación de cintura escapular y pélvica, conservando la percepción normal del esquema corporal.
4. Equilibrio en sedestación conservado en estático y dinámico.

Miembros superiores

1. *Miembro superior derecho:*
   - Arco de movimiento completo en todas las articulaciones con fuerza muscular conservada/edad.

- Presencia de sensibilidad superficial y profunda.
- Patrón de movimientos normales.

2. *Miembro superior izquierdo:*
   - Miembro pléjico con limitación de la movilidad activa a 60° en anteversión de hombro.
   - No realiza abducción, ni rotaciones.
   - Consigue una ligera flexión y pronosupinación del codo con suplencias de tronco.
   - La extensión completa de la muñeca está limitada.
   - No ejecuta movimientos activos de dedos (ni pinza, ni puño). Pérdida de coordinación oculomanual.
   - No presenta espasticidad, ni dolor. No hay retracciones. Hipotonía muscular.
   - La sensibilidad superficial y la profunda están conservadas.

Miembros inferiores

1. *Miembro inferior derecho:*
   - Movilidad y fuerza muscular conservadas y normales para su edad.

2. *Miembro inferior izquierdo:*
   - Pérdida de movilidad en todas las articulaciones con hipotonía muscular.
   - No mantiene el equilibrio en bipedestación, aunque con ayuda es capaz de permanecer de pie algunos segundos.
   - Sensibilidad superficial y profunda conservada.
   - Mantiene el apoyo bipodal para las transferencias.
   - No hay dolor a la movilización, ni retracciones.
   - Presencia de edema en pierna y tobillo.

Escalas utilizadas

Al ingreso: Barthel 35/100, siendo dependiente total para el baño, vestido, arreglo personal, deambulación y salvar escalones. Necesita ayuda para la alimentación, uso del retrete y transferencias. Presenta incontinencia vesical nocturna funcional. Revermead: 0/25. Lawton: 2/28; es capaz de contestar al teléfono y en el cuidado de la casa necesita ayuda.

Ayudas técnicas al ingreso

Se coloca una silla de ruedas por imposibilidad de caminar.

Plan terapéutico

Realizada la valoración previa de la residente al ingreso, nos planteamos y diseñamos los objetivos, generales y específicos:

Objetivos generales

1. Conseguir independencia en las transferencias.
2. Recuperar toda la movilidad y funcionalidad posibles tanto en miembros superiores como en el miembro inferior pléjico integrando ambos en su esquema corporal.
3. Adquirir control y simetría postural en bipedestación.
4. Adquirir equilibrio estático y dinámico en bipedestación.
5. Entrenar la marcha.
6. Obtener la máxima autonomía posible en las actividades de la vida diaria (AVD).

Objetivos específicos

1. Disociar los movimientos de la cabeza.
2. Mejorar la movilidad en la cama.
3. Disociar la cintura escapular de la pélvica evitando los movimientos en bloque.
4. Recuperar el máximo rango articular de los miembros superiores para adquirir gestos armónicos importantes en sus AVD.

5. Aumentar el rango articular y la potencia muscular en el miembro inferior pléjico.
6. Mejorar las reacciones de reequilibrio y enderezamiento.
7. Entrenamiento y práctica de la marcha.

Actuaciones (medios, acciones y estrategias)

1. *Disociación de movimientos de cabeza.*
   - Masajes para elongar la musculatura del cuello.
   - Aprendizaje de los movimientos voluntarios de la cabeza: flexión y extensión, inclinaciones laterales y giros.
   - Disociar los movimientos de la cabeza con respecto al tronco y los miembros superiores.
2. *Movilidad en la cama.*
   - Giro en la cama: la paciente, en decúbito supino, gira hacia decúbito lateral derecho. Primero gira la cabeza, flexiona la pierna contralateral al giro (pierna izquierda) acompañándose de su brazo izquierdo. Este mismo ejercicio se realiza hacia el lado contrario consiguiendo el decúbito lateral izquierdo.
   - Pulsiones en decúbito, flexiona las rodillas, eleva las nalgas a la vez que se mira el ombligo consiguiendo la flexión del tronco contrarresistencia.
   - Con la paciente en decúbito supino golpeo de pelotas suspendidas del techo, quedando a una altura de 30 cm con respecto a la cama, intentando que golpee de forma alternativa con el pie derecho y el izquierdo. De forma progresiva, aumentaremos esta altura en 50, 60 cm, etc.
   - Paso de decúbito supino a sedestación. La paciente, en decúbito supino, lateraliza la cabeza hacia borde de la cama, flexiona la pierna contraria al giro, gira los hombros a la vez que va levantando la cabeza acompañándose del brazo contralateral al giro. Comienza a bajar las piernas dejándolas caer a la vez que se va recuperando e incorporando hacia la sedestación.
3. *Disociar la cintura escapular de la cintura pélvica para evitar los movimientos en bloque.*
   - Paciente en sedestación, con los pies en contacto con el suelo a 90° y separados, con las caderas correctamente alineadas, traslada tacos de madera con el miembro superior pléjico desde una mesa colocada en el plano frontal hacia un taburete colocado en un plano lateral (flexión y extensión de tronco, anteversión y abducción).
   - Paciente en sedestación, con los pies en contacto con el suelo a 90° y separados, con las caderas correctamente alineadas, traslada tacos de madera con el miembro superior pléjico desde un plano frontal hacia un plano lateral a distintas alturas (inclinación y rotación de tronco).
   - Traslado del peso de su cuerpo en sedestación: la paciente sentada en la cama, con los pies en contacto con el suelo, con las palmas de las manos apoyadas y ayudada por la terapeuta desplaza la cadera y los miembros inferiores hacia el lado izquierdo cogiendo impulso con los miembros superiores.

     El ejercicio se repetirá tanto hacia el lado izquierdo como al derecho.
4. *Recuperación del máximo rango articular de los miembros superiores para adquirir gestos armónicos importantes en las actividades de la vida diaria.*
   - Apilar los cubos situándolos en una mesa frente al paciente, subiéndolos en altura conseguimos la extensión y elevación del miembro superior pléjico.
   - Repetir el mismo ejercicio anterior pero colocando la mesa lateral al paciente, para trabajar la abdución del miembro superior pléjico.
   - La paciente se sienta frente a una mesa, y con las manos atrae y aleja una pelota (se consigue la flexoextensión de

tronco, la anteversión y retroversión de hombro y la dorsiflexión de muñecas).
- La paciente sentada frente a una mesa coge canicas haciendo pinza con los diferentes dedos (se consigue motricidad fina, destreza, coordinación oculomanual, pinza, etc.). Este mismo ejercicio se repetirá con palillos, anillas, monedas, etc.

5. *Aumentar el rango articular y la potencia muscular en el miembro inferior pléjico.*
   - En sedestación, la paciente asida de una barra comienza a realizar pulsiones hacia la bipedestación. Comienza con series de 10, aumentando progresivamente en frecuencias de 20, 30, etc.
   - En bipedestación, con la paciente asida de una barra, trabajamos cargas asimétricas: sube a un escalón con cada pierna de forma alternativa.
   - Apoyada en bipedestación, de espalda a la pared, comienza a agacharse y levantarse.
   - Desde sedestación y frente a una camilla, apoya sus manos para comenzar la pulsión hacia la bipedestación realizándolo primero con apoyo de manos y más tarde sin apoyo.
6. *Trabajar reacciones de reequilibrio y enderezamiento.*
   - La paciente en bipedestación coge y suelta la pelota a la vez que se la tira a la terapeuta (lanzamientos en diferentes direcciones).
   - La paciente en bipedestación, sin mover los pies del suelo, esquiva balones suspendidos desde el techo que lanza la terapeuta.
   - La paciente en bipedestación, asida con las dos manos a una pica, sortea y sube pivotes colocados en la pared a una altura mínima de 100 cm del suelo. Elevará la pica hasta la altura máxima permitida por su articulación.
   - La paciente en bipedestación, colocada frente a la pared, simula con un trapo que limpia los cristales con la mano pléjica.
7. *Entrenamiento en la marcha.*
   - Marcha lateral siguiendo un recorrido diseñado.
   - Marcha lateral salvando obstáculos (picas, sacos de arena, escalones, etc.).
   - Marcha adelante y atrás sorteando obstáculos.

     Estos ejercicios se realizarán primero con la ayuda de la terapeuta y progresivamente se retiran los apoyos según se afianza la marcha de la paciente.
   - Ejercicios con lanzamiento de pelota a la vez que la paciente avanza paso a paso.
   - Subir y bajar escalones, al principio con ayuda de la terapeuta, prescindiendo luego de la ayuda.

Resultados

A fecha de alta, el 25 de febrero de 2000 (estancia temporal de 3 meses), se revalúa su situación funcional obteniendo una puntuación de 95/100 en el índice de Barthel, ejecutando todas sus AVD con independencia total, necesitando solamente ligera supervisión para el baño. En la escala de Lawton obtiene una puntuación de 7/8, independiente para las AVD instrumentales a excepción de la realización de la compra por falta de seguridad en la calle. En la escala de Rivermead obtiene una puntuación de 19/25.

La paciente recupera la simetría funcional, disocia ambas cinturas y es capaz de realizar con el miembro superior pléjico todas las actividades motrices gruesas con buena coordinación bimanual. Presenta limitación para la motricidad fina (actividades complejas como coser, no importantes para su vida diaria puesto que es diestra y su mano pléjica le sirve de apoyo). Camina con un bastón, con buen equilibrio estático y dinámico; consigue braceo y una marcha normalizada. Necesita ayudas técnicas para su recuperación y en las AVD y la marcha:

1. *En su habitación:*
   - Dormía en una cama muy alta (eléctrica con ruedas) a la que no llegaba con los pies en el suelo para levantarse, lo que constituía una gran barrera para sus transferencias. Como solución, quitamos las cuatro ruedas, bajando la cama 10 cm en altura.
   - Para conseguir calzarse y descalzarse, se le facilitó una silla con patas cortadas a su altura y un escalón para la subida del pie pléjico. Como al principio aun con el escalón no conseguía calzarse y hasta que mejorara su flexión de tronco con ejercicios se le dio un calzador alargado que más tarde se retiró.
   - Para facilitar el acto del vestido se le recomendaron prendas holgadas sin peso, abrochadas delante y con anillas grandes en cremalleras.
   - El roce de las etiquetas de la ropa en su piel provocaba erupciones; recomendamos colocar al revés las prendas interiores, ya que no se podían cortar por estar señalizadas dentro del registro de ropa de la residencia.
2. *En el comedor:*
   - Para el acto de la comida y al no emplear bien al principio su mano pléjica, le facilitamos un tenedor con mango engrosado fácil de prensar, que más tarde retiramos.
   - Se le colocó un mantel de material antideslizante porque el plato se le escurría.
3. *En el departamento:*
   - Para iniciar su independencia en la marcha, se comenzó a entrenar en primer lugar con un andador y después con una muleta hasta su alta, cuando consiguió una deambulación con bastón.

Explicación del caso

La paciente ingresa por un infarto isquémico de hemisferio derecho (hemiplejía izquierda) el 1/11/1999. No presenta deterioro cognitivo. Su situación basal es de total independencia, viviendo sola en su domicilio y siendo autónoma para todo. Iniciamos su tratamiento pasados 25 días, en los que permaneció hospitalizada en la Fundación Jiménez Díaz. Ingresa en la residencia el 26/11/1999 y nuestra actitud es favorable hacia su recuperación. Su colaboración positiva, unida a un excelente entorno sociofamiliar que le sirvió de respaldo y refuerzo, repercutieron positivamente en su mejora.

El departamento de terapia ocupacional (TO), así como el resto de departamentos que componen el equipo interdisciplinario de la residencia, valora a la paciente el día del ingreso realizando las pruebas, escalas e historias clínicas correspondientes. Las escalas que se utilizaron desde el departamento de TO fueron Barthel, Lawton (por tratarse de una estancia temporal) y de Rivermead (por ser una hemiplejía). La puntuación obtenida en estas escalas, unida a la historia funcional que se realizó, indicaron su inclusión en dos programas distintos: neurológico y de reeducación en AVD.

Al mismo tiempo, nos preocupamos de adaptar el entorno residencial a su discapacidad (habitación, ubicación en el comedor, etcétera).

Su control y simetría postural fue marcado como objetivo principal en su tratamiento rehabilitador, evitando así en todo momento patrones anormales posturales y de movimiento.

La observación directa y la atención prestada a las necesidades que la propia paciente expresaba contribuyeron, sin duda, a la efectividad de su tratamiento.

Todo lo anteriormente señalado permitió que al mes y medio de su estancia en la residencia la paciente puntuara 65/100 en el índice de Barthel. Este resultado nos indicaba que la intervención profesional, la que ejercía la familia y la actitud favorable de la paciente eran positivas.

El 26/01/2000, la paciente se desplaza sólo con la ayuda de un andador, y se solicita, por medio de la trabajadora social del centro y en coordinación directa con el departamento de TO, una prórroga de su estancia en la residencia.

Existían aún muchas posibilidades de intervención y de mejoría.

El 26/02/2000 la paciente es dada de alta con un índice de Barthel de 95/100 y va a vivir al domicilio de unos familiares. Su mejoría, su autonomía para las AVD y la independencia en sus cuidados básicos permitieron que no fuera ingresada en una residencia de carácter permanente, tal y como se llegó a barajar como alternativa en un principio, tanto por la familia como por la paciente.

Cabe señalar la importancia que en este proceso tuvo que la paciente, tras comprobar su mejoría, creyera tanto en ésta como en sí misma.

El 20/03/2000 se mantiene una conversación telefónica con la paciente, que sigue siendo independiente y no necesita del cuidado de nadie por lo que se le permite continuar en el domicilio de sus familiares.

CASO CLÍNICO 6

Un caso de pluripatología discapacitante

P. Carrasco Mateo y V. Prudencio García

Datos personales

Mujer de 85 años de edad, natural de un pueblo de la provincia de Cáceres, de profesión camarera; con estudios de bachiller. Llega a la residencia desde su domicilio, donde vivía sola. No tiene familia directa.

Datos clínicos

Diagnosticada actualmente de poliartritis reumatoide (de larga evolución) y enfermedad de Parkinson.

Tiene una historia clínica de osteoporosis, hernia discal intervenida, adenocarcinoma de pulmón y alergia a fármacos.

Valoración de la terapia ocupacional

Fecha de ingreso en el departamento 9/2/1998.

Situación basal independiente para la realización de las actividades de la vida diaria básica (AVDB), instrumentales y avanzadas. Camina independiente sin ayudas técnicas.

Movilidad en camas y transferencias

No necesita ayuda para las transferencias, es autónoma para todas.

Cabeza y tronco

Tras la valoración, se observa rigidez en flexión de cuello con temblor de cabeza asociado. Realiza giros de cabeza con suplencias de tronco y teniendo muy limitados los movimientos de inclinación y de rotación.

Su centro de gravedad está alterado y descompensado, de ahí que eche hacia delante el tronco al caminar. Presenta movimientos en bloque, con rigidez importante en toda su musculatura.

Miembros superiores

En el hombro todos los movimientos están limitados en los últimos grados, siendo más acusada esta limitación en las rotaciones interna y externa. En el codo no realiza una supinación completa aunque sí prona, al igual que flexiona y extiende. En la muñeca presenta desviación radial de muñeca con desviación cubital de dedos. Pulgar en «Z» (flexión y aducción de la articulación metacarpofalángica, con flexión de la articulación interfalángica proximal).

Los ligamentos y tendones de los flexores de la muñeca y extensores de los dedos afectados llevan la muñeca a una flexión palmar y desviación cubital. Los extensores están rasgados y los flexores, acortados. El resto de los dedos tienen deformidad en la articulación metacarpofalángica en fase muy avanzada. Presenta más afectación en mano derecha por ser la dominante, comprobándose, en este caso, el papel que desempeñan los factores mecánicos. No realiza pinza ni puño, aunque coge con la mano «en ráfaga» por la acción de los flexores.

Debido al Parkinson presenta temblor en reposo, que se mantiene, aunque disminuido, con la actividad y pérdida generaliza de fuerza muscular.

Conserva la coordinación motora y la funcionalidad en sus movimientos pero actúa con gestos perjudiciales para sus articulaciones (mala economía articular).

Miembros inferiores

Presenta rigidez de caderas en flexión, aducción de rodillas en flexión y deformidad en *valgus* con pérdida de movilidad y de fuerza muscular; pies reumatoides, antepié convexo, luxaciones externas y dorsales del primer dedo.

Camina independiente, sin ayuda técnica, con movimientos en bloque (ausencia de braceo), pasos cortos con arrastre de pies con flexoextensión de cadera y rodillas no muy acentuado, con temblor durante la marcha.

Posee equilibrio estático en bipedestación pero inestable en la marcha al realizar los giros (pérdida de reflejos).

Escalas utilizadas

Valorada su funcionalidad al ingreso con la escala de Barthel puntúa 100/100, es independiente para todas las actividades básicas de la vida diaria. Realiza todas sus actividades haciendo un mal uso de la economía gestual, perjudicando y afectando sus articulaciones. Al valorar sus actividades instrumentales también puntúa el máximo: 8/8 (como explicamos, vivía sola sin ayuda externa).

Ayudas técnicas

No tiene ayudas técnicas para el desarrollo de sus actividades de la vida diaria (AVD).

Plan terapéutico

Realizada la valoración previa al ingreso, nos centramos en las dos enfermedades que tratar.

Dentro de su poliartritis nos planteamos como objetivo específico y general la reeducación gestual y el empleo de ayudas técnicas para superar las dificultades diarias con las que se encuentra. Con esto conseguimos disminuir los factores agravantes con el fin de prevenir o retardar el deterioro articular.

La economía articular está constituida por el conjunto de medios que permiten superar los obstáculos que se presentan constantemente, a la vez que impiden o retrasan la agravación de las deformidades. Por lo tanto, la economía articular desempeña un papel de facilitación de la movilización, de prevención de las deformidades o de disminución de su potencial agresivo y evolutivo, y también de compensación, evitando gestos imposibles de realizar.

Una economía articular comporta: una educación gestual que constituye el elemento básico por el que el enfermo aprende a vivir mejor, abandonando ciertos hábitos y adquiriendo otros, y la adaptación del medio externo que permita una facilitación del gesto y una mayor autonomía. El uso de ayudas técnicas contribuye a conseguir esta facilitación y su consiguiente autonomía.

Respecto a la otra vertiente de su tratamiento (la enfermedad de Parkinson), nos centramos y planteamos como objetivos globales:

1. Disociar cinturas para evitar los movimientos en bloque y conseguir una marcha normalizada y un equilibrio más estable.

2. Ampliar el rango articular en los miembros superiores para mantener su funcionalidad en las AVD.
3. Conseguir el máximo grado de higiene postural.
4. Fortalecer la musculatura extensora en tronco.

Actuaciones

Centramos la intervención sobre la artritis en la economía articular y en la realización de ejercicios terapéuticos. La intervención sobre los problemas ocasionados por la enfermedad de Parkinson se desarrollará entorno al tratamiento con ortesis.

Dada su avanzada y progresiva deformidad, diseñamos y confeccionamos una férula estática de descanso para la desviación cubital de los dedos realizada para la mano derecha, por ser la más agravada. Con esta férula facilitamos una posición cómoda y anatómica de la mano y corregimos su desviación de muñeca y falanges. La confección se realiza colocando el antebrazo y la mano sobre un papel encima de la mesa, con una posición anatómica correcta, y dibujando el contorno de la mano con un lápiz perpendicular a la mesa, asegurándonos de marcar la articulación de la muñeca, las articulaciones metacarpofalángicas, el ancho de la palma de la mano, el espacio del pulgar, el largo del antebrazo y las articulaciones interfalángicas proximales. Tuvimos en cuenta que las articulaciones metacarpofalángicas en reposo presentan desviación cubital.

La férula fue construida en material termoplástico con almohadillados, y salvando las zonas y las prominencias óseas.

Pasados unos meses, observamos que su deformidad en la mano izquierda evolucionaba, por lo que nos dispusimos a confeccionar una férula estática correctora de su desviación cubital.

En relación al abordaje de economía articular, lo más difícil fue educar y convencer a la paciente de la necesidad de cambiar sus gestos habituales por otros y, además, utilizar ayudas técnicas que jamás había visto, que detestaba y rechazaba al principio.

Las ayudas técnicas que utiliza actualmente están divididas por actividades diarias:

1. *Baño:* no tiene bañera, sino un baño adaptado con suelo antideslizante y sumidero, barras de apoyo y un asiento, por lo que no ha hecho falta adaptar. El asiento contribuye a la economía de las extremidades inferiores.
2. *Aseo personal:* para que se duche, le hemos facilitado una esponja de mango alargado y curvado para la limitación (rotaciones) de hombro que impide que llegue a la espalda, así como para los pies debido a la rigidez que presentan sus caderas. Para que se peine, adaptamos un mango alargado al peine, engrosando su puño. Para que se cepille los dientes, engrosamos el cepillo, para que facilite el agarre y reduzca el trabajo de los flexores. Para cortarse las uñas facilitamos tijeras con mango de plástico ligero, que ofrece poca resistencia y que actúa como resorte.
3. *Vestido:* dada su independencia mantenida, no prescribimos ayudas técnicas por no necesitarlas, pero sí recomendamos ropa abierta por delante y fácil de colocar, abrochar el sujetador por delante, zapatos confortables suficientemente anchos y ligeros, sustituyendo su calzado habitual con tacón que sobrecarga el antepié y precipita la deformidad.
4. *Comida:* los cubiertos normales le provocan una desviación cubital de los dedos al realizar la pinza tridigital cuando agarra la cuchara, y una flexión contrarresistencia en interfalángicas proximal y distal de todos los dedos menos del índice cuando coge el cuchillo y el tenedor. Debido a esto, engrosamos los mangos de todos los cubiertos que va a emplear durante la comida, disminuyendo las agresiones a las articulaciones metacarpofalángicas, y

reduciendo el riesgo de luxación anterior de la primera falange al disminuir la presión y la desviación cubital de dedos. Para beber, construimos una adaptación con termoplástico para asir el vaso, evitando que lo coja con la punta de los dedos, lo que favorecía el mal gesto. La taza del desayuno la cambiamos por un bol que tiene que coger con las dos manos para evitar la desviación cubital y distribuir la fuerza entre ambas manos.

Ámbito residencial

Para cerrar la puerta de su habitación con llave, adquiere una posición incorrecta con un agarre término-lateral al mantener la llave entre el pulgar y el índice, rechazando los demás dedos e inclinando la muñeca y el resto de dedos hacia el borde cubital. Para evitar este gesto incorrecto prescribimos un adaptador de llaves.

Dado que en su tiempo de ocio le gusta escribir, engrosamos el lápiz y el bolígrafo para facilitar el agarre y evitar las agresiones a las pequeñas articulaciones, ya que el uso de un bolígrafo normal provoca rápidamente contracturas al mantener la pinza cerrada, y el pulgar e índice en posición estática.

Ejercicios

Ejercicio con canicas

Con el codo y el antebrazo apoyados sobre la mesa, debe entrelazar canicas entre los espacios interdigitales separando los dedos, corrigiendo la desviación cubital de éstos, favoreciendo la extensión.

Empleo de parafina

Sumergimos ambas manos en el recipiente de parafina, y esperamos que se enfríe la parafina en sus manos, envolviéndolas en bolsas de plástico y recubriéndolas a su vez en toallas de algodón. El tiempo de exposición es de 20 a 30 min. Con esto paliamos los dolores articulares provocados por su artritis reumatoide.

Otros ejercicios

1. Con un rodillo de madera de 10-15 cm de diámetro y sus manos colocadas encima de éste por la palma, la paciente desliza el rodillo, realizando una flexión y extensión de la muñeca y dedos.
2. Con el disco de dedos, debe separar sus dedos meciéndolos en distintas celdas, abriéndolos y extendiéndolos.
3. Con el codo fijo y el antebrazo en pronación, debe coger cubos situados en la línea media, que se corresponde con la línea que pasa por el tercer dedo, alineándolo entre el cúbito y el radio, y lo traslada hacia el borde radial de la muñeca.

Intervención sobre el Parkinson

Los ejercicios que se deben realizar en esta intervención se encaminan a movilizar todos los segmentos corporales a través de movimientos amplios y globales. Algunos de estos ejercicios son:

1. *Ejercicios con pelota.* La paciente en bipedestación, colocada frente a una canasta, trata de encestar pelotas en ésta (se trabajan reacciones de enderezamiento, equilibrio, coordinación, y elevación de miembros superiores).
2. *Ejercicios de palos.* La paciente colocada frente al terapeuta en bipedestación coge dos palos por sus extremos (uno con la mano derecha y otro con la izquierda) y al ritmo que marca la terapeuta (1,2, 1,2, 1,2, 1,2) comienza a caminar realizando el braceo (obtenemos braceo en la marcha, disociación de cintura escapular y cintura pélvica y entrenamiento de la marcha con amplitud del paso).
3. *Ejercicio con palo.* La paciente en bipedestación frente a un espejo y cogiendo un pica por los dos extremos con sus dos manos la eleva por encima de la cabeza, enumerando las veces que la sube y marcándose un ritmo.

4. *Ejercicios asimétricos de brazo y pierna.* La paciente en bipedestación frente a una pared y con un escalón delante, eleva el brazo izquierdo a la vez que sube al escalón la pierna derecha, para después alternar el brazo derecho con la pierna izquierda (trabajamos la disociación de cintura escapular y cintura pélvica, extensión de tronco, movimientos espirales, carga, coordinación, etc.).
5. *Higiene postural.* Hemos querido dar más relevancia a este objetivo al verse afectada su postura, no sólo por la enfermedad de Parkinson, sino también por su poliartritis reumatoide.

Normalmente, la postura en sedestación que presenta la paciente es incorrecta, no es ergonómica en cuanto a su patología: cruce de piernas, pies de puntillas por no llegar al suelo en un asiento normal, sentada en mitad del asiento sin apoyo en la espalda, marcando una importante cifosis.

Los consejos pautados desde el departamento de terapia ocupacional (TO) para conseguir una buena postura en sedestación fueron los siguientes: sentarse en un asiento con reposabrazos llevando las caderas hacia el fondo del asiento y situándolas en posición neutra con las rodillas a 90° perpendicular al suelo y los tobillos formando un ángulo de 90° con los pies, apoyados en el suelo; la espalda apoyada en el respaldo del asiento, con los brazos apoyados sobre los reposabrazos; para conseguir esta postura hubo de comprarse una silla distinta. Se le facilitó un pequeño escalón para colocárselo cuando se sentase en asientos altos desde los que no llegase con los pies al suelo. Recomendamos realizar las actividades de aseo, baño, vestido, y por supuesto, comida, en sedestación, para economizar las extremidades inferiores.

Resultados

Con fecha 13 de febrero de 2000, mantiene la misma puntuación en el índice de Barthel 100/100, revisado periódicamente cada 3-6 meses.

En la escala de Lawton, la puntuación no ha variado, continúa con un 8/8, siendo independiente para las actividades instrumentales pero sin practicar algunas de ellas, como cocinar, porque vive en una residencia.

Es importante resaltar, a la hora de evaluar los resultados, que no ha perdido funcionalidad tras la aplicación de un tratamiento de economía articular, profiláctico y paliativo de las deformidades que presentaba.

Ha aprendido gestos diarios con los que economiza fuerzas y energías que, aunque bien le ha costado trabajo integrarlos, hoy día los asume con total normalidad.

Su deformidad progresiva se ha visto frenada por la aplicación del tratamiento con ortesis, que no ha corregido pero sí evitado una mayor deformidad que, a la larga, la hubiera incapacitado.

Explicación del caso

La paciente ingresa en la residencia en agosto de 1998 procedente de su domicilio en el que vivía sola. Es soltera y como familia de referencia cuenta con el débil apoyo de unos sobrinos.

Durante mucho tiempo fue una mujer de carácter abierto y emprendedor, presidenta de la asociación de vecinos de su barrio, querida y respetada por todos. Su artritis reumatoide y su Parkinson, unidos a un sentimiento negativo de su propia vejez, hicieron de ella una persona insegura y llena de complejos. Comenzó a encerrarse en sí misma encontrando en su domicilio el refugio perfecto donde esconderse lejos de lo que hasta entonces había sido su vida diaria. Fue en estas circunstancias cuando los servicios sociales, alertados por su familia, articularon a la paciente una plaza en una residencia.

El departamento de TO la valora y aun siendo independiente para todas las AVD considera oportuno e importante tratarla por su artritis reumatoide y su Parkinson. Intentamos prevenir las dificultades que se le iban a presentar *a posteriori*.

Paciente muy colaboradora y responsable en cuanto a sus ejercicios de rehabilitación, al principio de su estancia en la residencia se mostraba dudosa, expresando sus miedos en cuanto a su adaptación en un entorno residencial. No quería llevar los vestidos que usaba antes en su barrio, ni utilizar los cubiertos y material adaptado que nosotros le especificábamos. De los cubiertos comentaba que eran «feos y anormales» y de sus «vestidos», que a sus años y en una residencia no merecía la pena llamar la atención.

Fue costoso educar y concienciar a la paciente de su enfermedad. La aceptación de las limitaciones propias es uno de los principales soportes de trabajo. A partir de ahí, podemos conseguir mucho, incluso que lo que antes se presentaba como una limitación deje de serlo. Fue fácil entonces hacerle ver la importancia de utilizar esos cubiertos adaptados «feos y anormales», pero los más adecuados a su patología.

Nuestra reflexión a partir de este caso es que cada recurso cumple con unos objetivos y una función determinada. Tan importante es poder ofrecer a los ciudadanos una serie de recursos reales como valorar muy bien cada caso para que ese recurso sea el que mejor se adapte a las necesidades emocionales, físicas, mentales, etc., de la persona. Posiblemente nuestra paciente necesitara un equipo de profesionales de atención primaria (en el que la figura del terapeuta estuviera integrada), un soporte de recursos domiciliarios y una red sociofamiliar de apoyo. Domicilio propio ya tenía y posibilidades reales para proseguir manejándose en él y en su entorno habitual, también.

CASO CLÍNICO 7

Demencia: intervención a domicilio

C. Cipriano Crespo

Introducción

El caso que se presenta a continuación corresponde a un varón de 79 años, con diagnóstico de demencia de Alzheimer, que durante 2 meses ha sido usuario del centro de día psicogeriátrico Afata, de Talavera de la Reina debido a cambios en su estado de salud (ha sufrido varios episodios de fiebre elevada), le han retirado la medicación para el Parkinson, lo que ha hecho que tenga problemas serios de movilidad, y esto ha llevado a la familia a decidir que abandone el centro.

La demencia es un síndrome mental orgánico caracterizado por pérdida general de las facultades intelectuales, con deterioro de la memoria, el juicio y el pensamiento abstracto, así como cambios de personalidad. No incluye la debida a embotamiento de conciencia, depresión u otros trastornos mentales funcionales, es de aparición insidiosa y curso gradual.

Justificación del modelo

El modelo de la ocupación humana (MOH) contempla al ser humano desde todas sus esferas, física, psíquica y social, y además tiene en cuenta el entorno, que en la mayoría de los casos es el que marca la evolución de una enfermedad.

Datos personales

Está casado, reside en Talavera de la Reina, y nació en 1922 en un pueblo de la provincia de Cáceres.

Vive con su esposa, tiene 4 hijos, que se turnan para hacer compañía a la madre y darles las atenciones higienicosanitarias que precisan.

Situación clínica

Enfermedad de Alzheimer diagnosticada por el neurólogo en 1998.

Enfermedad de Parkinson diagnosticada en 1990.

Padece diabetes mellitus no insulinodependiente, úlcera duodenal y recientemente se le diagnosticó estenosis esofágica.

Está medicado con entacapona 200 mg 1/1/1, levodopa-clorhidrato de benserazida 100 g 1/1/1, Norprarn 28 mg 1/0/0 y glibenclamida 6 mg/día.

Historia clínica

Intervenido de próstata en 1995; en 1989 sufrió un accidente isquémico transitorio (AIT) que no le dejó ninguna secuela.

Ha presentado con frecuencia anemias graves, con deposiciones melénicas.

Valoración de la terapia ocupacional

Historia ocupacional

Estuvo trabajando muchos años como carpintero, después se instaló por su cuenta; él mismo se encargaba de ir al campo y talar los árboles y después los trabajaba en su taller.

Trabajó también en una central nuclear.

Valoración de intereses

Su principal interés ha sido y es la poesía, le gusta referirse a él mismo como poeta, y le encanta leer libros de poesía, de historia de España y de toreros; las «Fábulas» de Samaniego son sus preferidas.

Le gusta mucho ser el centro de atención y recitar poesías suyas en público, a pesar de que siempre que lo hace se emociona.

Le gusta salir a pasear, escuchar música, le ha gustado mucho bailar y presume de ser un buen bailarín.

Le gustaba ver la televisión, sobre todo las películas del oeste, que ahora dice que no entiende.

También su trabajo le apasionaba; se ha hecho él mismo la mayoría de los muebles que tiene en su casa.

Subsistema volitivo

Es una persona con una autoestima muy alta, cree en sus habilidades y piensa que alguna de ellas sirve para hacer feliz a su mujer, refiriéndose a la poesía, ya que le escribe poesías y se las dedica.

Locus de control externo. Da mucha importancia a su familia y a la unión de ésta. Le gusta que le demuestren afecto y demostrárselo a los demás.

Subsistema de la habituación

Tiene un patrón de hábitos muy establecidos, de manera que con su situación actual le cuesta cambiar, por ejemplo ir al servicio constantemente. Le han puesto un pañal porque debido a sus problemas físicos no se le puede llevar al baño.

Iba diariamente a comprar el periódico, algo que ahora no puede realizar.

Ha desempeñado varios roles en su vida, con los que se muestra muy satisfecho, sigue manteniendo el de padre, esposo y abuelo.

Subsistema ejecutivo

En cuanto a las destrezas procesales, tiene dificultades para la orientación espacial y menos para la temporal, aunque esto está empezando a variar debido a que pasa mucho tiempo en cama sin salir de casa.

Tiene dificultades importantes para mantener la atención, aunque sí mantiene la escritura y el lenguaje conservado.

El nivel de estudios es primario, a pesar de eso es un hombre muy culto, que se ha preocupado siempre de leer para aprender por su cuenta.

Destrezas físicas: las dificultades para la marcha son cada vez mayores, no la realiza de modo independiente y necesita de dos personas para hacerlo, la rigidez que presenta en las articulaciones empeora esta situación, por lo que la familia apenas le levanta del sillón, provocando aún más rigidez.

Es capaz de comer solo si la comida se la cortan previamente pero tiene mucho temblor, que hace que derrame la comida; por ello la familia, para evitar que se manche y que tarde mucho, se la da, lo que constituye un problema.

Aún conserva fuerza en las manos para poder sujetar un libro.

Destrezas de comunicación e interacción: comienza a tener problemas para la emisión del lenguaje; él aún comprende el lenguaje hablado y escrito, no tiene ningún problema para iniciar una conversación, y de hecho le encanta hablar con la gente. Mantiene buenas relaciones con la familia.

Entorno

Entorno físico

Las relaciones que ha tenido con el vecindario han sido muy buenas, basadas siempre en el respeto por los demás.

Vive en un segundo piso de su propiedad sin ascensor, lo que impide que lleve a cabo uno de sus intereses preferidos como es salir a pasear.

Vive en un piso de unos 90 metros^2, con tres habitaciones. La habitación del paciente es grande, pero tiene muchos muebles que dificultan la movilidad, ya sea ésta independiente o no.

La cocina es muy pequeña, el cuarto de baño tiene un plato de ducha con asiento adaptado, a indicación nuestra seguida por la familia al ingreso del paciente en el centro de día.

El comedor es pequeño, con unos sillones muy grandes y pesados que ponen en peligro una maniobra segura; no hay alfombras.

Las puertas permiten el paso de una silla de ruedas casi rozándolas.

Tiene una terraza no muy grande que da a la calle.

El acceso desde la calle es bueno, las aceras son bajas y las baldosas están bien fijadas.

Entorno social

Las relaciones con los hijos son muy buenas. Él los adora, aunque ellos comienzan a tener los síntomas claros de sobrecarga que supone el cuidado de un enfermo de estas características. Además, la esposa también tiene problemas de salud, principalmente una artrosis que le invalida mucho y no puede hacer grandes esfuerzos por lo que no puede realizar el trabajo físico con su marido recayendo el trabajo en los hijos.

Pertenece a una clase social media-baja.

Planificación del tratamiento

Se inicia el tratamiento a domicilio el 5 de marzo de 2001, se plantean los siguientes objetivos:

1. Aliviar la sobrecarga de los cuidadores.
2. Evitar la inmovilidad prolongada.
   - Mejorar las destrezas físicas.
   - Disminuir la rigidez articular.
   - Aumentar la independencia en la comida.
   - Establecer una nueva rutina para la micción y defecación.
3. Mantener los intereses pasados.
4. Eliminar las barreras arquitectónicas.
5. Mantener las capacidades residuales durante el mayor tiempo posible.

Acciones para conseguir los objetivos

En coordinación con la trabajadora social, se busca el modo de disminuir la sobrecarga de los hijos, que está empezando a poner en peligro las buenas relaciones que existen; se habla con la familia sobre la posibilidad de tener una auxiliar de ayuda a domicilio que vaya diariamente a casa. La familia accede, quedando en que la auxiliar irá 3 veces al día para realizar la higiene y cuidado del enfermo. Desde la asociación se contrata a una auxiliar a la que la familia le paga una parte. Con esta auxiliar trabajamos en coordinación para explicarle la situación actual del paciente, sus intereses, y un poco de su vida para que la relación sea más estrecha y más fácil de llevar el trabajo diario. También se le enseña a la auxiliar la realización de los cambios posturales, que previamente se enseñaron a la familia, así como el modo de masajear la zona y realizar movilizaciones, tanto para la prevención de escaras como para evitar que aumente la rigidez.

Para aumentar la independencia en las actividades de la vida diaria básicas (AVDB)

Hablamos con la familia para que sean conscientes de la importancia de la conservación de sus capacidades en la realización de la comida del modo más independiente posible. Empezarán a dejarle que meriende solo y poco a poco le dejarán que lo haga así en todas las comidas. También se acuerda que no deben obligarle a orinar en el pañal, puesto que se produce un decondicionamiento, y se les aconseja que le dejen utilizar una botella y una cuña para las defecaciones, puesto que no siempre van a coincidir dos personas para llevarle al cuarto de baño.

Para prevenir la inmovilidad

Deben realizársele movilizaciones pasivas cada vez que se le cambia el pañal y cada 2 h como mínimo. También deben realizarse levantamientos con dos personas siempre que les sea posible.

Sus problemas de movilidad, unidos a las barreras arquitectónicas de su vivienda, no le permiten salir a la calle, por lo que se aconseja a la familia el uso de una silla de ruedas propulsada por otra persona.

Se le presta la silla de ruedas del centro ante la imposibilidad económica de la familia. Esta silla de ruedas permite que el paciente pueda salir a la terraza, que pueda ver la calle y que le dé la luz natural.

Eliminación de barreras arquitectónicas

Se aconseja retirar todos los muebles que suponen obstáculos para el paso, sobre todo los situados en su habitación, ya que dificultan mucho la realización de las transferencias.

Al estar el piso en una segunda planta sin ascensor, se le aconseja a la familia que trate este problema en una reunión de la comunidad de vecinos, para ver si entre todos llegan a un acuerdo y lo instalan. De este modo, el paciente podría salir a la calle, ya que ni siquiera sale para acudir al médico porque éste lo visita en su domicilio.

Para mantener sus intereses pasados

Se decide comprarle diariamente el periódico y que una persona lo lea con él, e igualmente organizar recitales de poesía entre los hijos y nietos.

Evolución

Con fecha de 1 de junio de 2002, el resultado de la intervención, en ausencia de cambios de salud, es el siguiente:

1. La sobrecarga de los cuidadores ha disminuido. Han recuperado su vida social y familiar y las relaciones entre ellos han mejorado.
2. En cuanto a la utilización de la silla de ruedas, ha supuesto una mejora considerable en su calidad de vida puesto que llevaba mucho tiempo sin poder salir a la terraza. Se siente feliz al poder ver a la gente que pasa por la calle y al recibir directamente los rayos del sol. Además, puede acompañar a su esposa a cualquier zona de la casa, lo que reduce su sentimiento de soledad.
3. En cuanto a las AVDB: la familia ha accedido a facilitarle una botella y una cuña y no obligarle a hacer sus necesidades en el pañal, él se siente mejor puesto que lo hace de un modo más normalizado y, además, no tiene tanto escozor de piel como antes.
4. Le dejan que coma solo, le han puesto un babero para que no se manche excesivamente.
5. Eliminación de barreras: han retirado todos los muebles de la casa que suponían obstáculos para el paso, excepto un sillón muy grande y pesado en su habitación, porque la esposa afirma que es el más cómodo para su marido. El planteamiento realizado por parte de la esposa a los vecinos de su bloque referente a la instalación de un ascensor ha sido rechazado por problemas económicos, por lo que se le plantea que consulte a la trabajadora social del ayuntamiento por si existe alguna posibilidad de obtener ayuda para las hijas o para auxiliarle a domicilio para

bajarle por las escaleras y poder salir a la calle.
6. Le compran diariamente el periódico y se sientan con él a leerlo, lo que le aporta mayor satisfacción personal y el mantenimiento de un interés pasado.

Conclusiones

En el trabajo que se ha realizado con esta persona en su domicilio ha sido muy importante trabajar previamente y establecer una buena relación terapéutica con la familia, puesto que ha sido ésta la ejecutora de la mayoría de las acciones que se han llevado y se continúan llevando a cabo. Es importante no olvidar, cuando trabajamos con personas que sufren una demencia de cualquier tipo, que estas personas conviven con una familia que siempre suele estar sobrecargada y que también requiere atenciones por parte de los diferentes profesionales que tratan esta enfermedad, para ayudarles a continuar manteniendo al enfermo durante el mayor tiempo posible en su propio medio, es decir, en su domicilio.

CASO CLÍNICO 8

Un caso clínico de demencia frontotemporal

S. Guzmán Lozano

Introducción

La demencia es una enfermedad que afecta a las células nerviosas del cerebro (neuronas) provocando una pérdida de las funciones, habitualmente de forma lenta y progresiva, que interferirá en la vida diaria de la persona. Comporta cambios en el carácter y una disminución progresiva de la capacidad para recordar, aprender cosas nuevas, razonar, reconocer personas y objetos, utilizar instrumentos y mantener su autonomía personal. La demencia de tipo frontotemporal (incluyendo la demencia frontal y la demencia de Pick) destaca, en las fases iniciales, por las alteraciones de la personalidad y de la conducta, con desinhibición, conducta antisocial y apatía; del mismo modo afecta a las capacidades ejecutivas, sobre todo a la planificación, y se observa un lenguaje con tendencia a la ecolalia y neologismos.

Principios para la práctica

Según la OMS, el término rehabilitación implica el restablecimiento en los pacientes del funcionamiento más alto posible en los ámbitos físico, psicológico y de adaptación social. Incluye poner todos los medios posibles para reducir el impacto de las condiciones que son discapacitantes y permitir a las personas discapacitadas alcanzar un nivel óptimo de integración social. Si este término lo aplicamos al tratamiento de las personas afectadas de demencia podemos definir la intervención de muchas maneras, los términos más utilizados actualmente son «rehabilitación cognitiva» y las «terapias blandas». La rehabilitación cognitiva se define como un «proceso a través del cual la persona con daño cerebral trabaja junto con profesionales del servicio de salud para remediar o aliviar los déficit cognitivos que surgen tras una afección neurológica» (Wilson, 1989). Por otra parte, las terapias blandas se definen como un conjunto de estrategias terapéuticas rehabilitadoras de las capacidades cognoscitivas con el objeto de mejorar o estabilizar las funciones instrumentales básicas de la vida diaria del enfermo con trastornos cognitivos y de la conducta. Las terapias blandas se basan en la plasticidad neuronal, que aún presentan los ancianos y personas con demencia en fases leve y moderada, la psicoestimulación y las estrategias de modificación de la conducta. Se entiende por neuroplasticidad «la respuesta que da el cerebro para adaptarse a las nuevas situaciones a fin de restablecer el equilibrio alterado».

El objetivo tradicional de la rehabilitación, independientemente del concepto que se utilice, ha sido optimizar la recuperación funcional mediante técnicas compensatorias. La nueva tendencia consiste en el refinamiento de las estrategias rehabilitadoras con el objetivo de promover terapias funcionales que utilicen y optimicen la capacidad del sistema nervioso para reorganizarse y recuperarse (Aissen, 1999).

Por esta razón, diversos artículos manifiestan que, para asegurar una rehabilitación cognitiva o la aplicación de las terapias blandas de forma efectiva necesitamos: *a)* centrarnos en la discapacidad más que en el déficit; *b)* no olvidarnos de las emociones y la motivación; *c)* tener una visión amplia y dialogar con otras disciplinas, como la neuropsicología cognitiva y las terapias rehabilitadoras, entre las que destaca la terapia ocupacional; *d)* ampliar la base teórica, y *e)* asegurar que la rehabilitación es accesible para todo aquel que la necesita. Estos puntos son fundamentales para entender el papel que desarrollamos los profesionales en el ámbito de la intervención en demencias, sobre todo por la necesidad de establecer planes de funcionamiento entre la neuropsicología y la terapia ocupacional.

Datos personales

Varón de 67 años, natural de Córdoba, que reside desde los 24 años en Santa Coloma de Gramanet. Está casado, su mujer que es la cuidadora principal, tiene 64 años y trabaja en una empresa de limpieza. Tienen dos hijas, una de 38 años viuda, y otra de 42 años. Ambas residen cerca de la vivienda de los padres, aunque actualmente no participan en su atención. Cobra una pensión de 472 euros. La vivienda es de propiedad, y viven en un segundo piso con ascensor.

Trabajó en el mantenimiento de mobiliario urbano como ebanista y electricista.

Datos clínicos y antecedentes personales

Paciente de mínima escolaridad (aproximadamente, 3 años) remitido en mayo de 2000 del hospital general a la unidad funcional interdisciplinaria sociosanitaria (UFISS, trastornos cognitivos) para valoración de posible deterioro cognitivo. La familia refiere que desde hace 2 años y coincidiendo con su jubilación, cuando cumplió los 65 años, ha observado un cambio de carácter, con disminución de la iniciativa, apatía y mucha irritabilidad. También destacan olvidos de hechos recientes, de la ubicación de los objetos (que, lenta y progresivamente, han ido aumentando), y preguntas repetitivas de las cosas, con disminución de la fluencia verbal, sobre todo en la denominación. Respecto a las actividades cotidianas, lo más destacable es el descuido de la higiene personal, dificultad en el afeitado y la necesidad de ayuda en la utilización del transporte público y en los asuntos bancarios; también manifiesta insomnio en los últimos meses. En las diferentes entrevistas con la cuidadora principal se observa dificultad en aceptar la enfermedad por parte de la esposa, que se inició 2 años antes (se olvidaba de ir a buscar a su nieto al colegio).

Como antecedentes personales destacan alergia a la penicilina y derivados, frecuentes caídas en los últimos años en el trabajo con traumatismo craneoencefálico (en 3 o 4 ocasiones sin pérdida de conciencia). Hace, aproximadamente, 4 años, tuvo un posible accidente isquémico transitorio que provocó un cuadro confusional, con pérdida momentánea de la deambulación. Durante 1 mes se realiza la exploración neuropsicológica, destacando los resultados recogidos en la tabla 1.

Como conclusión de la exploración neuropsicológica se observa: desorientación temporal (más conservada la espacial), y que en persona recuerda datos significativos de su historia autobiográfica. Grave alteración de la memoria de aprendizaje y de la retención a largo plazo. Manifiesta dificultades en la denominación por confrontación visual, en la comprensión verbal de órdenes complejas, en el cálculo escrito de

TABLA 1
Resultados de la exploración neuropsicológica

Función valorada	Resultado
Orientación	Orientado en tiempo, persona y espacio
Memoria a corto (3 min) y a largo plazo (30 min)	Se observa una severa afectación
Memoria remota	Alteración autobiográfica y cultural
Praxias: ideomotoras	
Con y sin finalidad comunicativa	Normal
Lenguaje:	
Lenguaje espontáneo	Fluente, con fonología y síntesis normal
Denominación	Leve alteración
Comprensión verbal	Leves dificultades en órdenes complejas
Gnosis visuales complejas	Alteradas
Comprensión verbal	Normal
Lectura automática	Normal
Funciones frontales	Dificultades atencionales, perseveración, movimientos repetitivos, no hay capacidad de aprendizaje

operaciones muy sencillas, disgrafía con tendencia a la perseveración y enlentecimiento visuomotor. Destaca la perseveración de las funciones visuoespaciales, praxias constructivas y el reconocimiento visual.

El resultado actual muestra deterioro cognitivo cortical con predominio anterior izquierdo, que es compatible con una probable demencia frontotemporal en fase inicial, GDS-4.

Paralelamente, se aprecia una disminución moderada en las actividades de vida diaria (AVD) instrumentales (índice de Lawton y Brody punto 2/8) necesitando ayuda y supervisión de la familia.

En junio de este mismo año se recomienda a la familia el ingreso en el hospital para mantener las funciones cognitivas preservadas y la capacidad funcional, prevención y control de su enfermedad cardiovascular (cardiopatía isquémica), soporte a la cuidadora principal (asesoramiento) e inclusión en el tratamiento con la rivastigmina. Ingresa en el hospital de día la primera semana de julio.

Proceso de intervención de terapia ocupacional

Fase de valoración

Previo a la intervención de terapia ocupacional (TO), se realizó una reunión con la geriatra y la neuropsicóloga para describir las características del caso. Posteriormente, se aplican durante 1 mes las valoraciones que se describen en la tabla 2. Algunas de las valoraciones, como las realizadas a la cuidadora principal, se realizaron antes y después del ingreso. No se consideró oportuno aplicar una entrevista amplia de toda la historia de vida por la fragilidad emocional de la cuidadora principal en aquel momento. El modelo teórico sobre el que se desarrolla el caso clínico es el modelo de la ocupación humana (MOH), de Kielhofner.

Algunas de las valoraciones se adjuntan en el anexo 1, como el inventario de tareas rutinarias de Allen. Del conjunto de valoraciones realizadas se llegó al siguiente perfil ocupacional desde el modelo teórico utilizado.

TABLA 2
Sistemas de valoración utilizados

Instrumentos utilizados:	Indicadores	Aplicación a
Entrevista semiestructurada	Historia de vida Ocupaciones realizadas Hábitos y roles (últimos años) Contextos ocupacionales (actual)	Cuidador principal
Cuestionario volicional	16 indicadores valorados en el domicilio y en las primeras 2 semanas	Cuidador Paciente
Evaluación de las habilidades de comunicación e interacción (ACIS)	Dominio físico Intercambio de información Relaciones	Paciente
Routine Task Inventury (RTI Allen)	Indicadores de AVDB Indicadores de AVD instrumentales	Cuidador principal

AVD: actividades de la vida diaria; AVDB: AVD básicas.

Volición

1. *Causalidad personal:* esta área se encuentra afectada, ya que presenta déficit en iniciativa, en organización y en la realización de rutinas por sí mismo. Nulos intereses, baja confianza personal, por la confusión de la efectividad de sus habilidades. Se siente desconfiado e inquieto, levantándose continuamente de las actividades. Se muestra desmotivado y apático, demandando constantemente atención para escucharlo. Le motivan las actividades lúdicas, como la petanca y un proyecto de realización de cuadros tridimensionales iniciado en la segunda semana. La persona manifestaba su negativa a ir al hospital de día.
2. *Valores:* presenta los valores propios en personas de su edad que han sido independientes toda su vida, le da un alto valor al trabajo y a la responsabilidad.
3. *Intereses:* no identifica unos intereses claros; en principio, parece estar interesado por actividades individuales y de ejecución (manualidades).

Habituación

1. *Roles:* Hay una pérdida importante de roles ocupacionales, permaneciendo el de miembro de familia, esposo y abuelo. Sobre todo esta pérdida ha sido muy marcada en los últimos años: trabajador, aficionado, amigo, etc. Dentro de las ocupaciones desarrolladas se destaca que sabe leer y escribir y que su vida laboral está marcada por trabajos del sector servicios: ebanista, montador de muebles, mantenimiento de mobiliario urbano, etcétera.
2. *Hábitos:* siempre ha sido un hombre de costumbres y hábitos; actualmente existe una alteración de sus hábitos higiénicos, alimenticios y del ritmo sueño-vigilia. También destaca una falta de rutina significativa, permanece muchas horas en descanso, y muchas AVD las realiza la cuidadora principal. No ha participado en actividades de ocio y tiempo libre en el último año.

Ejecución

1. *Habilidades de comunicación e interacción:* se mantienen de forma autónoma las habilidades del área de dominio físico, y tiene dificultades importantes en el intercambio de información en los ítems de pregunta, se involucra y sostiene, con pun-

tuaciones de 2-3 en la ACIS. Asimismo, necesita estimulación para realizar las relaciones de comunicación.
2. *Habilidades de procesamiento y motoras:* en el ámbito motor se observa una marcha «robotizada», en bloque. Y en el procesamiento requiere ayuda en el uso del conocimiento; si no tiene acceso visual a los objetos no es capaz de averiguar dónde se encuentran. Responde bien a la organización espacial y a la adaptación a la tarea.

Ambiente

1. *Contexto domiciliario:* la vivienda no tiene problemas arquitectónicos, pero requiere pautas en la organización de los objetos, para prevenir accidentes y favorecer la autonomía.
2. *Grupo familiar:* la cuidadora está sobrecargada, y necesita asesoramiento sobre cómo debe actuar con el paciente. Ella se ocupa de los asuntos económicos.
3. *Contextos de ocio:* no utiliza ningún contexto de ocio.
4. *Grupo social:* en el último año, se ha reducido a la esposa e hijas.

Análisis e interpretación de los datos

El paciente presenta una *discapacidad ocupacional* de las áreas de automantenimiento y ocio/tiempo libre por la afectación de las habilidades de procesamiento del subsistema de ejecución, ocasionado por el diagnóstico principal de probable demencia frontotemporal anterior izquierda, que también repercute directamente en las habilidades de comunicación (problemas de denominación). Los otros subsistemas, volición y habituación, presentan una alteración con pérdida progresiva y muy marcada en estos últimos años. Actualmente requiere una adaptación del entorno físico, social (asesoramiento a la cuidadora principal) y cultural. Teniendo presente la evolución de esta enfermedad, el planteamiento desde terapia ocupacional se orienta a un programa de intervención, utilizando abordajes relacionales, compensatorios, funcionales y ambientales.

Etapas de la intervención

Para el abordaje de este caso se utilizan las etapas de intervención del MOH de Kielhofner, quien describe 3 tipos de etapas: exploración, competencia y logro.

Etapa de exploración

Durante los primeros 2 meses se planificó la vinculación del paciente al dispositivo de hospital de día, iniciándose el período de descubrimiento, discriminación de valores, intereses y habilidades. El énfasis de esta etapa está centrado en la volición; hay que tener presente que la persona no quería ir al hospital de día, por lo tanto no interesó en ese momento centrarnos en la psicoestimulación cognitiva, sino que fue mucho más relevante conseguir la confianza de la persona. El período de vinculación se realizó durante un mes y medio. Las recomendaciones que se siguieron en esta etapa fueron:

1. *El paciente opta sobre qué hacer:* siempre se tomaban como referencia los intereses de la persona y él decidía qué hacer, el terapeuta sólo proponía posibilidades.
2. *Individualización del tratamiento (dar opciones sobre un conjunto):* se le ofrecían un conjunto de actividades de los bloques de ocio y tiempo libre, como la petanca, actividades creativas o lúdicas, y también se utilizaron algunas actividades de los programas de habilidades de comunicación.
3. *Historias personales (experiencias relevantes):* se tuvo presente en todo momento la historia de vida de la persona, para que de esta manera las actividades tuvieran ca-

racterísticas de los trabajos realizados en su vida laboral, lo que contribuyó a su adaptación.

4. *Solución de problemas conjunta (vínculo)-sesiones exitosas (evitar el fracaso):* uno de los privilegios de la TO es el de analizar la actividad para simplificarla y adaptarla a la persona. En este caso, se utilizó como marco de referencia el de discapacidad cognitiva de Allen, adaptando el nivel de exigencia a los niveles 3 y 4 propuestos por este marco teórico.

Durante 3 meses se utilizó esta etapa de intervención, ampliando el horario inicial y realizando un horario completo de las 9.00 a las 17.00 h. También se fueron incluyendo los bloques de intervención cognitiva, intervención psicomotriz e intervención de las actividades de la vida diaria básica (ADVB).

Los objetivos prioritarios de esta etapa eran facilitar la vinculación de la persona al dispositivo y al programa, mejorar la confianza personal, estimular nuevos intereses e iniciar el proceso de descubrimiento de actividades satisfactorias. Como objetivos secundarios, se planteaban la regulación del ritmo sueño-vigilia y la disminución de los trastornos de conducta (irritabilidad, apatía, etc.). El resultado de esta etapa se observó a través del cuestionario volicional. En un inicio la puntuación fue de 1, que según el modelo teórico es un comportamiento que no se muestra de ninguna manera aún con apoyo, estructura o estimulación y, posteriormente, la puntuación era de 3, involucrado con mínimo apoyo, estructura o estimulación.

A partir de esta etapa se elaboró el plan funcional de neuropsicología y TO, que se adjunta en el anexo 2.

Etapa de competencia

En esta etapa se seleccionaron las habilidades relevantes para la persona, y para el entorno donde reside, destacando las habilidades de ocio, tiempo libre, autocuidado, comunicación e interacción, y las cognitivas y motoras. Se planificó la priorización de actividades y se realizó la implementación de los diversos programas con la preparación del ambiente. Se desarrollaron los programas de psicoestimulación cognitiva, intervención psicomotriz, comunicación e interacción, AVD y programa de ocio y tiempo libre. Destacar de esta etapa que durante 5 meses la persona utilizaba situaciones reales de las áreas de ocupación (automantenimiento y ocio y tiempo libre), se observa un buen manejo ambiental, condicionado por dos factores: organización ambiental, cada actividad se realiza en un entorno concreto, con una disposición de objetos establecida para la capacidad de la persona, siempre en los mismos horarios, y por la adaptación de la complejidad de la tarea, todo el programa está adaptado a la persona. Los objetivos prioritarios de esta etapa fueron consolidar una rutina congruente con las capacidades de la persona, desarrollar habilidades que apoyaran la participación en roles, enlentecer la pérdida progresiva del subsistema de ejecución y mejorar el desempeño ocupacional en el domicilio y en el hospital. El resultado de esta etapa se observó mediante el Routine Task Inventury, de Allen (v. Evolución en anexo 1), la evaluación de las habilidades de comunicación e interacción (ACIS) y la evaluación de las habilidades de procesamiento y motoras (AMPS); en ambas escalas se observó el mantenimiento de las puntuaciones basales. Incluso en la exploración neuropsicológica se observó el mantenimiento de las capacidades, destacando la neuropsicóloga la siguiente conclusión: «con relación a la exploración anterior se evidencia un ligera mejoría de la memoria reciente, el resto de subtest se mantienen».

Etapa de logro

Esta etapa se centra en la adquisición de roles, volición y refinamiento de habilidades específicas. Es la etapa en la que se encuentra el paciente actualmente, ya que participa en el programa de actividades de colaboración: poner comedor, preparación y recogida de actividades, se ha consolidado como miembro de un grupo de personas en el bloque de ocio y tiempo libre que participan en actividades lúdicas de forma espontánea, ha aumentado la permanencia y la tolerancia en todos los programas. Los objetivos prioritarios de esta etapa son los anteriores, etapa de competencia, más la facilitación de oportunidades de práctica de comportamiento competente, promoción de una rutina diaria satisfactoria, proveer satisfacción de vida con el mantenimiento y la facilitación de la salud, resaltando los aspectos positivos, la capacidad, los talentos y las iniciativas. Actualmente no hay una temporalidad concreta acerca de cuánto tiempo debe estar una persona en un recurso de psicoestimulación. Los expertos consideran que mientras exista un beneficio objetivo, la persona debe seguir recibiendo tratamiento, por esta razón el caso que se comenta continúa a día de hoy en nuestro servicio, manteniendo los mismos objetivos interdisciplinarios que se planificaron en los primeros meses del ingreso. Como resultado cabe destacar que sólo ha bajado 5 puntos en el índice de Barthel en estos últimos 2 años, y que sigue teniendo el mismo nivel de desempeño ocupacional que al inicio. Este hecho no quiere decir que la persona siempre esté en este nivel funcional, ya que dado el diagnóstico (demencia frontotemporal), en cualquier momento se presentarán problemas conductuales, de atención y de lenguaje de expresión. Del mismo modo, se deberá adaptar el programa a cada una de las etapas degenerativas, que actualmente son irremediables, tanto con tratamiento farmacológico como con los no farmacológicos.

Abordajes, métodos y técnicas

Para el abordaje de este caso se han utilizado, primero, las técnicas de orientación a la realidad, y las técnicas de validación para la relación terapéutica; posteriormente, se ha utilizado el marco de discapacidades cognitivo de Allen, para adaptar el nivel de exigencia de las actividades de los bloques de ocio y tiempo libre y los de psicoestimulación cognitiva. Para las actividades de la vida diaria se ha utilizado también el mismo marco de referencia, con la técnica cambio en el ambiente, y el enfoque funcional de Neisdast (1990), con el que la persona ha aprendido a utilizar habilidades funcionales residuales mediante señales del entorno. Para la intervención psicomotriz las técnicas utilizadas han sido las de facilitación y estimulación del movimiento. También cabe destacar las pautas ofrecidas a la familia y al equipo de hospital de día sobre estructuración ambiental, y nombrar también la utilización de técnicas de estimulación sensorial, las de remotivación y las de resocialización.

Papel de la familia

En todo el proceso la implicación de la familia ha sido indispensable, ya que en la primera etapa, la de exploración, la conciencia de venir al hospital de día se desarrolló por parte de la cuidadora principal, acompañando al paciente durante un largo período. Posteriormente, se asesoró a la cuidadora sobre el manejo de los problemas del comportamiento: como alteración del sueño, apatía (creación de rutinas programadas), preguntas repetitivas (seguridad y tipos de comunicación), etc. También se asesoró sobre organización ambiental y manejo de las actividades de la vida diaria.

BIBLIOGRAFÍA

Abreu BO, Toglia JP. Cognitive rehabilitation: a model for occupational therapy. Am J Occup Ther 1987; 41: 439-448.

Allen CK. Occupational therapy for psychiatric diseases: measurement and management of cognitive disabilities. Boston: Little, Brown, 1985.

Allen CK, Earhart CA, Blue T. Occupational therapy treatment goals for the physically and cognitevely disabled. Rockeville: AOTA, 1992.

Chapinal Jiménez A. Involuciones en el anciano y otras disfunciones de origen neurológico. Guía práctica para el entrenamiento de la independencia personal en terapia ocupacional. Barcelona: Masson, 1999.

Durante Molina P, Pedro Tarrés P. Terapia ocupacional en geriatría: principios y práctica. Barcelona: Masson, 1998.

Kielhofner G. A model of human occupation: therapy and applycation. Baltimore: Williams & Wilkins, 1985.

Pla General de Salut del Barcelonès Nord i el Maresme 1997-1998. Barcelona: Servei Català de la Salut, 1997.

Zoltan B. Vision, perception and cognition. Thorofare: Slack Incorporated, 1996.

ANEXO 1
Inventario de tareas rutinarias de terapia ocupacional
Adaptación del RTI de Allen CK, 1985

R.V. Nombre/apellidos: *XXXX* Unidad: *Hospital de día*
Julio 02 Fecha 1: *Julio 2000* Fecha 2: *Julio 2002*

Cuidado personal (tener cuidado del pelo, uñas; cosméticos)

Julio 2000	Julio 2002
□ 5.	□ 5. Inicia y completa el cuidado/actividad sin asistencia.
● 4.	● 4. Inicia las tareas de cuidado/actividad pero descuida/olvida/omite aquello que no es claramente visible.
□ 3.	□ 3. Se cuida diariamente (cepillarse los dientes, lavarse las manos o la cara o ambos).
□ 2.	□ 2. Necesita ayuda total para el aseo personal.
□ 1.	□ 1. Ignora la apariencia personal y no coopera espontáneamente, o se resiste a la ayuda de los cuidadores.

Comentarios adicionales: Requiere supervisión, organización visual de los objetos y simplificación de la secuencia. Tiene dificultades en acabar bien el afeitado, aunque inicia y desarrolla la actividad con ayuda.

Vestido

Julio 2000	Julio 2002
□ 5.	□ 5. Selecciona su ropa por sí mismo y se viste solo sin equivocarse/sin error.
● 4.	● 4. Se viste. Puede hacer pequeños errores en la selección de la ropa o en el método para vestirse.
□ 3.	□ 3. Se viste. Puede hacer grandes errores en la selección de la ropa o en el método para vestirse.
□ 2.	□ 2. Puede cooperar con ayuda de otros moviendo espontáneamente las manos, los pies o la cabeza para facilitar el vestido.
□ 1.	□ 1. Debe ser vestido y no coopera espontáneamente con la posición del cuerpo para facilitar el vestido.

Comentarios adicionales: Hay que seleccionarle la ropa y ponérsela siempre en el mismo lugar, tiene dificultades en seguir el orden de las prendas, necesita ayuda.

Baño

Julio 2000	Julio 2002
□ 5.	□ 5. Se baña sin asistencia, usando champú, desodorante y otros utensilios de baño.
● 4.	● 4. Se baña la parte delantera del cuerpo.
□ 3.	□ 3. Utiliza jabón y esponja en acciones repetitivas.
□ 2.	□ 2. Se mantiene de pie en la ducha o sentado en la bañera.
□ 1.	□ 1. No se lava él mismo y es lavado por otra persona.

Comentarios adicionales: Solamente se lava la parte delantera, necesita ayuda para la parte posterior.

Deambulación

Julio 2000	Julio 2002
□ 5.	□ 5. Emprender/manejar sitios nuevos o poblaciones y encuentra el camino de vuelta a casa.
□ 4.	□ 4. Deambula por alrededores familiares (zonas conocidas) sin perderse.
● 3.	● 3. Inicia la deambulación dentro de un espacio para hacer actividades familiares.
□ 2.	□ 2. Va detrás, obedece y acompaña (llevar de la mano, guiar). Sigue directrices puntuales de otros.
□ 1.	□ 1. Deambula con ayuda física. Realiza la transferencia/se transfiere de la cama a la silla con ayuda.

Comentarios adicionales: Tan sólo está orientado en espacios internos.

Alimentación

☐ 5. ☐ 5. Considera el tamaño de las porciones de comida y comparte comida con los demás. Normalmente él se autorregula una dieta equilibrada.
● 4. ● 4. Los modales en la mesa son compatibles/consecuentes con las normas sociales.
☐ 3. ☐ 3. Usa los utensilios de mesa.
☐ 2. ☐ 2. Utiliza una cuchara o material, adaptado para comer (p. ej., antideslizante o plato con borde elevado), con ayuda/supervisión del cuidador.
☐ 1. ☐ 1. Mastica y deglute/bebe voluntariamente.

Comentarios adicionales: Requiere organización de objetos.

Lavabo

☐ 5. ☐ 5. Cuidad de sí mismo en el lavabo y localiza cuartos de baño no familiares con pequeña asistencia o sin ella.
● 4. ● 4. Cuida de sí mismo en el lavabo.
☐ 3. ☐ 3. Utiliza el lavabo.
☐ 2. ☐ 2. Utiliza el lavabo incongruentemente/contradictoriamente.
☐ 1. ☐ 1. Deja de controlar los esfínteres.

Comentarios adicionales: Identifica lavabos familiares y necesita ayuda en los no familiares.

AVD INSTRUMENTALES

Cuidado de la casa

☐ 5. ☐ 5. Organiza el ambiente de la casa, planifica una lista para hacer las tareas domésticas y planifica su mantenimiento en el tiempo.
☐ 4. ☐ 4. Reconoce y completa (en menor grado) tareas visibles (p. ej., quita el polvo y limpia rincones).
☐ 3. ☐ 3. Completa tareas familiares, simples y corrientes de un nivel aceptable de limpieza.
☐ 2. ☐ 2. Repite acciones familiares (p. ej., quitar el polvo) si se le asiste en llevar la casa.
● 1. ● 1. No participa en las tareas domésticas.

Preparar la comida

☐ 6. ☐ 6. Planea/planifica menús para una nutrición adecuada y prevé/anticipa sustituciones y problemas.
☐ 5. ☐ 5. Prepara ingredientes y utensilios y sigue una nueva receta para la preparación de la comida.
☐ 4. ☐ 4. Prepara platos sencillos y familiares si se le suministran los ingredientes.
☐ 3. ☐ 3. Utiliza acciones familiares repetitivas para ser ayudado/asistido en la preparación de la comida (pela patatas, vierte leche, pone la mesa).
● 2. ● 2. No participa en la preparación de la comida.

Empleo del dinero

☐ 6. ☐ 6. Anticipa gastos infrecuentes y planea/planifica la financiación con seguridad.
☐ 5. ☐ 5. Administra semanalmente y mensualmente, según rutina, las compras y los ingresos.
☐ 4. ☐ 4. Maneja/administra las compras diarias, pero es torpe con el cambio; puede calcular correctamente el cambio con papel y lápiz, calculadora.
● 3. ● 3. Otra persona maneja el dinero.
☐ 2. ☐ 2. No maneja dinero.

Toma de medicación

□ 6.	□ 6.	Efectúa correctamente las nuevas dosis y se anticipa a los efectos del medicamento cuidadosamente.
□ 5.	□ 5.	Es responsable de la toma habitual de medicación en la correcta dosis y frecuencia/tiempo. Explica por qué la medicación le ha sido prescrita y de los efectos individuales que obtiene.
□ 4.	□ 4.	Toma dosis simples de la medicación indicada en horas fijas, como en las comidas. Puede usar un pastillero para guardar e identificar la medicación.
● 3.	● 3.	Es necesario que la medicación sea dada por el cuidador.

Limpieza de la casa

□ 6.	□ 6.	Se anticipa al encogimiento y al desteñimiento de la ropa sin errores.
□ 5.	□ 5.	Clasifica la ropa.
□ 4.	□ 4.	Lava a mano o usa la lavadora para realizar una carga de ropa. Pone la ropa sucia en un cesto.
● 3.	● 3.	No participa en la limpieza de la casa.

Viajar

□ 6.	□ 6.	Usa el mapa para anticiparse a direcciones y determinar la posición actual.
□ 5.	□ 5.	Conduce el coche o encuentra caminos con menor frecuencia, que ya han sido viajados o rutas no familiares.
● 4.	□ 4.	Independientemente viaja por rutas familiares en vehículos conducidos por otros.
□ 3.	□ 3.	Entra y sale de un vehículo familiar sin asistencia manual/tangible.
□ 2.	□ 2.	Puede subir a un vehículo, pero es imprevisible el paso al ambiente externo.

Comprar

□ 6.	□ 6.	Se anticipa y planifica las necesidades de la compra.
□ 5.	□ 5.	Lleva una rutina en la actividad de su compra.
□ 4.	□ 4.	Compra pequeñas cantidades. Compras familiares.
□ 3.	□ 3.	Va al almacén.
● 2.	● 2.	No va a comprar.

Telefonear

□ 6.	□ 6.	Usa un sistema de clasificación para encontrar un número en las páginas amarillas o en la lista de agencias gubernamentales.
□ 5.	□ 5.	Busca un número en una agenda personal de teléfonos.
□ 4.	□ 4.	Marca números familiares y llama a información para números nuevos. Transmite un mensaje.
□ 3.	● 3.	Responde al teléfono cuando suena y puede responder aunque no sonara. Puede marcar uno o dos números bien conocidos.
● 2.	□ 2.	No usa el teléfono.

Comentarios adicionales: Hay alteración en las actividades «empleo del dinero», «telefonear», «viajar», «toma de medicación». Los otros indicadores no son valorables porque no se realizaban previamente, sólo acompañaba a su mujer.

ANEXO 2
Plan funcional de neuropsicología - Terapia ocupacional

Nombre/Apellidos: Fecha:
Unidad:

A rellenar por la neuróloga

Perfil neurológico

Grados de deterioro de Reisberg

☐ GDS 3	☐ GDS 4	☐ GDS 5
☐ GDS6 (a, b, c)	☐ GDS 6 (> c)	☐ GDS 7

Nivel terapéutico

☐ Avanzado	☐ Básico 1	☐ Otros
☐ Mantenimiento 1	☐ Básico 2	

Firma:

A rellenar por el terapeuta ocupacional

Perfil ocupacional

Persona
- ☐ Volición
- ☐ Habituación
- ☐ Ejecución:
  - ☐ Procesamiento
  - ☐ C. motriz
  - ☐ Comunicación e interacción

Ocupación
- ☐ AVD-Básicas
- ☐ AVD-Instrumentales
- ☐ AVD-Avanzadas
- ☐ Ocio anterior
- ☐ Ocio nuevo

Entorno
- ☐ Facilitador
- ☐ Estructurado
- ☐ Directivo
- ☐ Guiado
- ☐ Otros

Intervenciones y técnicas de aplicación

☐ **Psicoestimulación cognitiva**
- ☐ Orientación a la realidad
- ☐ Reminiscencia
- ☐ Nivel Claudia Allen-3
- ☐ Nivel Claudia Allen-4
- ☐ Nivel Claudia Allen-5
- ☐ Técnicas adaptativas
- ☐ Técnicas sensoriales

☐ **Intervención psicomotriz**
- ☐ Animación
- ☐ Solicitación
- ☐ Imitación
- ☐ Nivel Claudia Allen 2-3

☐ **Actividades de la vida diaria**
- ☐ Nivel Claudia Allen-4
- ☐ Nivel Claudia Allen-4
- ☐ Nivel Claudia Allen-4
- ☐ Nivel Claudia Allen-4
- ☐ Técnicas compensatorias

☐ **Intervención en el ocio y tiempo libre**
- ☐ Nivel Claudia Allen-4
- ☐ Nivel Claudia Allen-4
- ☐ Nivel Claudia Allen-4
- ☐ Técnicas adaptativas
- ☐ Técnicas compensatorias

☐ **Programa de soporte**
- ☐ Ambiental/movilización
- ☐ Actitudes
- ☐ Responsabilidad

☐ **Intervención sensoriomotriz**

Firma:

Índice alfabético de materias

A

B

E

F

G

H

I

J

L

M

N

O

P

R

T

U

V